Jetzt helfe ich mir selbst

Dieter Korp

Audi 80

alle Modelle bis Juli '78
ohne Einspritzmotor

Jetzt helfe ich mir selbst

Unter Mitarbeit von
Albrecht G. Thaer
und
Thomas Haeberle

Motorbuch Verlag Stuttgart

Neue technische Maßeinheiten

Internationale Abkommen und das Bundesgesetz vom 2. Juli 1969 fordern, daß wir von einigen altgewohnten technischen Begriffen allmählich Abschied nehmen. Soweit sie unser Auto betreffen, sind sie natürlich auch in diesem Buch zu finden, vielfach allerdings neben oder mit den alten Bezeichnungen, sozusagen zum Abgewöhnen. Hier ihre Erläuterung:

Die Motorleistung wird nicht mehr in **PS** (= Pferdestärken), sondern in **kW** (= Kilowatt) angegeben, wobei 1 PS = 0,736 kW bzw. 1 kW = 1,36 PS ist.

Das Drehmoment, sowohl beim Motor wie beim Anziehen von Montageschrauben, kannte man seither in **mkg** (= Meterkilogramm), jetzt wird es in **Nm** (= Newtonmeter) gemessen, wobei 1 mkg = 10 Nm sind. Die seitherigen Werte verzehnfachen sich also.

Der Reifendruck, seither in **atü** (= Atmosphäre Überdruck) angegeben, wird nun in **bar** (= Bar Überdruck) vorgeschrieben, wobei 1 atü = 0,9806 bar, praktisch also auch = 1 bar ist.

Umschlagentwurf und Buchgestaltung: Peter Werner/Siegfried Horn.
Titelbild: Albrecht G. Thaer
ISBN 3-87943-375-5
Auflage Nr. 109 1811

Idee und Gestaltung des Störungsfahrplanes in der Buchklappe: Verfasser.
Fotos: Thaer (124), Haeberle (19), Audi-NSU (1).
Werkszeichnungen: Audi NSU (12), Solex (5), Metzeler (1).
Die Stromlaufpläne in der hinteren Buchklappe entstanden nach Werksunterlagen.
Satz und Druck: studiodruck, 7441 Raidwangen, Talstraße 40.
Buchbinderische Verarbeitung: Verlagsbuchbinderei Wilhelm Nething, 7315 Weilheim/Teck.
Printed in Germany.

Sie finden in diesem Buch

Antrieb und Fahrwerk

Die Karosserie

Dies und das

Vorwort

So bleibt Ihr Auto mobil

Schon zu Beginn seines Daseins hat sich der Audi 80 sehr viele Freunde erworben. Er besticht durch Temperament und erfreuliche Fahreigenschaften, in seinem Benzindurst ist er anspruchslos und so kann man als Besitzer dieses Fahrzeugs seine Freude an ihm haben.
Aber auch mit einem guten Auto ist man gegen Pannen nicht sicher, und wie das so ist, sie finden in besonders ungeeigneten Augenblicken statt. Etwa so: Bei der Fahrt zu einer wichtigen Verabredung bemerken Sie mit Schrecken, daß der Zeiger der Kühlwasser-Temperaturanzeige in das rote Feld geraten ist. Muß der Wagen abgeschleppt werden? *
Als Besitzer dieses Buches muß Sie dieses Mißgeschick und eine ganze Reihe anderer unangenehmer Überraschungen nicht zu hilfloser Verzweiflung treiben, denn Sie können sich selbst helfen. Das setzt allerdings voraus, daß dieses Buch nicht zu Hause im Bücherschrank steht, sondern daß Sie es im Handschuhkasten mit sich führen und sich schon ein wenig darin auskennen.
Aber auch beim gelegentlich unvermeidbaren Besuch der Fachwerkstatt will Ihnen dieses Buch mit Rat zur Seite stehen, denn es finden sich darin viele Erläuterungen über technische Zusammenhänge und die Funktion jener Teile, deren Reparatur oder Austausch der Werkstattmann für notwendig hält.
Sie sollen darum, das ist unsere Absicht, sachkundiger werden, denn gerade das erspart bei den heutigen hohen Unterhaltungskosten eines Autos viele Geldausgaben.
Weibliche Autofahrer meinen übrigens, ihre technische Ader sei so wenig ausgeprägt, daß es wenig Sinn habe, sich mit dem Innenleben ihres Autos zu befassen. Gelegentlich sind sie dann bei der Entgegennahme von Werkstattrechnungen ernüchtert. Wir meinen, daß eine Frau, die sich in einem immer mehr technisierten Haushalt auskennt, auch mit ihrem Auto vertrauter werden kann. Auch dafür bietet sich dieses Buch mit vielen allgemeinverständlichen Teilen an.
So ist dieses Buch allen Modellen der Audi-80-Baureihe (ausgenommen die Einspritzanlage des Audi 80 GTE) gewidmet, wie sie von 1972 bis 1978 angeboten wurden, es bezieht sich aber nicht auf jenen gleichnamigen Vorgänger Audi 80 der Baureihe Audi 60–90 aus den Jahren 1966 bis 1968, der in Band 22 dieser Buchreihe behandelt ist. Und die neueren Audi 80 ab Herbst 78 sind im Band 86 besprochen.
Bei dieser Gelegenheit gilt unser Dank allen jenen freundlichen und hilfsbereiten Menschen aus Werk und Werkstatt, die bei der Arbeit an diesem Buch direkt und indirekt mitgeholfen haben!

Die Verfasser

---

* Prüfen Sie in diesem Fall zuerst, ob sich der thermoelektrisch geschaltete Kühlerventilator dreht. Ist dies nicht der Fall, dürfte das Schaltelement versagen. Man hilft sich durch direktes Zusammenstecken der Stromzufuhrkabel, wie im Bild auf Seite 72 gezeigt.

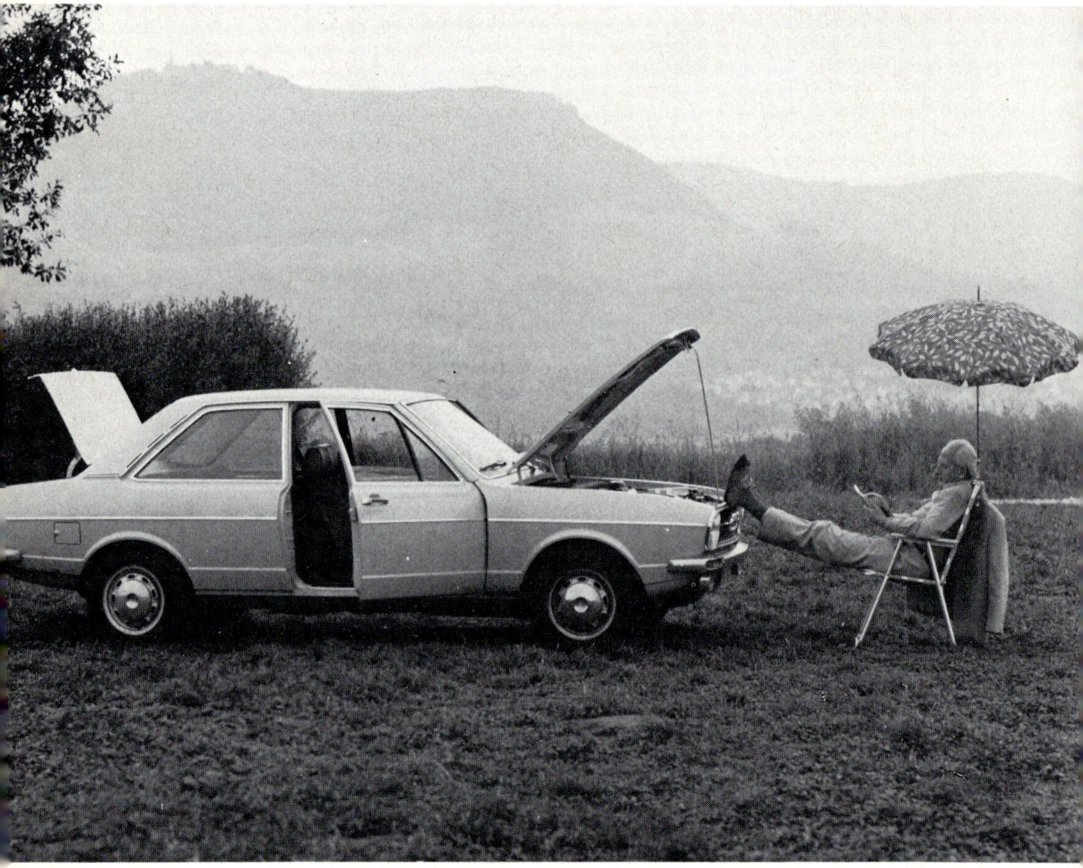

Haben Sie schon die Seiten dieses Buches durchgeblättert? Nein? Dann sollten Sie es aber tun, nachdem Sie diese Zeilen zu Ende gelesen haben. Denn unser Buch will nicht von Seite 1 bis Seite 230 der Reihe nach durchgelesen werden, wie etwa ein Roman – Sie wüßten dann auf Seite 212, wenn Sie dort über das Ausbauen der Fahrzeugtür lesen, sicher nicht mehr, wie das auf Seite 57 mit dem Ventilspiel des Motors war. In diesem Buch sollten Sie deshalb „naschen", obgleich man es zur Kategorie der Sachbücher rechnen muß, wenn Ihnen dies oder jenes wissenswert erscheint, wenn Sie sich überlegen: „Wie ist das eigentlich an meinem Audi 80"? Darum liest sich dieses Buch am besten, so meinen wir, wenn man sich an einem schönen freien Tag in, neben oder vor seinen Audi 80 setzt und mit nicht zu schmutzempfindlichen Bekleidungsstücken umhüllt ist, um jederzeit ohne Zögern auf, unter oder in das Auto schauen zu können, dabei den Text des Buches durch eigenen Anschauungsunterricht erweiternd. Große Anstrengungen sind dazu, wie man oben sieht, gar nicht nötig.

Werksbesichtigung

Lassen Sie das Werkzeug vorerst noch mal ruhig in der Kiste und die alte Hose, die für das Bastel-Hobby, bleibt auch im Schrank. Denn es gibt eine ganze Reihe einfacher Prüfungen und Kontrollen an Ihrem Audi 80, zu denen Sie nur Ihre Augen, Ohren und werkzeuglosen Hände brauchen. Was Sie aber brauchen, ist ein Notizzettel mit Schreibzeug, damit Sie Ihre Feststellungen nicht gleich wieder über der nächsten Prüfung vergessen, sondern im Bedarfsfall alsbald beheben (lassen) können.

Prüfen im Stand

Wartungsdienste Nr. 15, 17, 18, 1–3, 8, 10, 48, 11

Gehen Sie zuerst einmal rund um's Auto:

■ Neue Kratzer im Lack? Beulen? Rostansatz durch Steinschlag?

■ Kein Reifen platt? Nicht schlecht, wenn Sie bei dieser Gelegenheit doch ein „Werkzeug", einen eigenen Luftdruckmesser, zur Hand haben und gleich den Reifendruck nachprüfen – ein Tritt mit der Schuhspitze gegen die Reifenflanken ist da kein Ersatz.

■ Reifenprofil noch ausreichend? Reifenprofil nicht ungleichmäßig abgefahren (Seite 202)? Alle Ventilkappen vorhanden?

■ Alle Lichter in Ordnung? Bremslicht beobachten lassen (oder selbst abends im Rückspiegel vor einer hellen Hauswand kontrollieren). Funktionieren Richtungsblinker und Warnblinkanlage?

■ Auch ein Blick unter die Motorhaube empfiehlt sich: Scheibenwascherbehälter gefüllt? Motorölstand (Seite 32)? Kühlwasserstand (nicht überfüllen)? Stand der Bremsflüssigkeit (Seite 189)? Säurestand in der Batterie (Seite 103)?

Die folgenden Kontrollen lassen sich leichter durchführen, wenn der Wagen aufgebockt ist – beispielsweise beim Ölwechsel an der Tankstelle. Es genügt aber auch ein großer Bogen Packpapier oder Folie, auf den man sich knien oder legen kann, um die Unterseite seines Audis zu besichtigen:

■ Rost am Wagenboden, insbesondere an den Bremsleitungen?

■ Motor oder Getriebe ölfeucht? Ein wenig schadet nichts, Audi-Motoren „schwitzen" gerne ein wenig Motoröl aus, vor allem vorne an der Kurbelwellen-Keilriemenscheibe. Ernst ist es, wenn Bremsleitungen oder Stoßdämpfer ölfeucht sind (Werkstatt).

■ Schleifgeräusche der Bremsen an den Hinterrädern, Geräusche in den Radlagern (siehe Seiten 193 und 185), Räder schwergängig beim Durchdrehen von Hand? Bei der letzten Prüfung ist allerdings eine Eigenart der Audi-80-Vorderradbremsen zu beachten: Die Schwimmsattelbremse löst sich nur durch die Drehung des Rades und nicht schon beim Loslassen des Bremspedals. Bremsen Sie deshalb den Audi beim Befahren der Hebebühne nur mit der Handbremse (die auf die hinteren Trommelbremsen wirkt), sonst haben Sie bei hochgebocktem Wagen den Eindruck, die Vorderräder liefen nicht frei.

■ Auspuffanlage durchgerostet oder beschädigt?

Prüfen während der Fahrt

Wartungsdienste Nr. 42, 65, 30, 41, 53, 23–27

Die früher allgemein übliche Probefahrt ist heute durch Diagnose-Geräte und vor allem durch die allgemeine Verkehrssituation selten geworden. Trotzdem haben wir sie in unseren Wartungsplan (Seite 29) aufgenommen, denn ein kundiger Autofahrer kann sie selbst ohne allzu große Umstände durchführen, wenn er gelegentlich eine verkehrsarme Straße erwischt, wo er keine anderen Verkehrsteilnehmer durch plötzliche Bremsmanöver oder dergleichen verwirren kann. Noch besser ist ein gerade nicht benutzter großer Parkplatz (etwa an einem Wochentag vor dem Fußballstadion), wo man auch mal ein seitliches Ausbrechen des Wagens riskieren kann.

Hören Sie nicht die Flöhe husten

Bei der Probefahrt läßt sich mit Auge, Ohr und feinem Fingerspitzengefühl Wichtiges erkennen und manchem Schaden vorbeugen, bevor es teuer wird. Aber seien Sie auch nicht zu ängstlich: Nicht jedes außergewöhnliche Geräusch muß eine Vorankündigung sein, daß Ihr Wagen kurz vor dem Zusammenbruch steht. Zu ängstliches Hinhören kann nämlich auch teuer werden, weil man Teile reparieren läßt, die noch eine ganze Weile durchgehalten hätten. Wenn nicht die Verkehrssicherheit auf dem Spiele steht, zeugt sogar der Verschleiß der Teile bis zum „Jetzt-geht-es-aber-wirklich-nicht-mehr" von ruhiger Gelassenheit und wirtschaftlicher Denkweise. Man braucht nicht auf das Husten der Flöhe zu achten, das nimmt nur die Freude am Autofahren.

Vom Motor bis zu den Bremsen

■ Sprang der Motor willig an? Mangelnde Startfreudigkeit kann ihre Ursache sowohl in der Zündanlage als auch im Vergasersystem haben (siehe Abschnitt „Startschwierigkeiten", Seite 91).

■ Ist der Leerlauf ruhig? Stotternder Leerlauf kann von einem falsch eingestellten Vergaser oder verschmutzter Leerlaufeinrichtung (Seite 92) des Vergasers verschuldet sein.

■ Sind ungewöhnliche Motorgeräusche zu hören? Ein schnatternd-rasselndes Geräusch kann auf zu großes Ventilspiel (Seite 57) hinweisen. Ein zischelndes oder leicht pfeifendes Geräusch kann von Keilriemen, Wasserpumpe oder Lichtmaschine ausgehen.

■ Zeigt der Motor bei der Fahrt sauberen Übergang und ruckfreies Beschleunigen beim Gasgeben? Andernfalls kann der Elektrodenabstand (Seite 141) durch Abbrand zu groß geworden sein oder man hat in der kühlen Jahreszeit vergessen, den Luftschlauch des Luftfilters an den Auspuffkrümmer zu klemmen (Seite 96). Schließlich zeigen manche Motoren des Audi 80 auch schlechten Übergang durch mangelhafte Vergaser- und Zündungsabstimmung. Da kann nur die Fachwerkstatt helfen (und auch sie kommt damit nicht immer zurecht).

■ Patscht der Auspuff beim Gaswegnehmen? Dann ist er zumeist irgendwo durchgerostet und bekommt „falsche Luft".

■ Rutscht die Kupplung bei scharfem Gasgeben durch? Das betrifft das Kupplungsspiel, siehe Seite 174.

■ Kratzt das Getriebe beim Einlegen eines Ganges zum Anfahren? Das kann eine nicht sauber trennende Kupplung als Ursache haben, aber es kann auch an unsauberer Synchronisation des Schaltgetriebes liegen (Seite 178).

■ Ziehen die Bremsen einwandfrei? Die Bremsversuche beginnt man aus mäßiger Geschwindigkeit, sagen wir 30 km/h. Dann wird auch – je nach Platzverhältnissen – bei etwas größeren Geschwindigkeiten probiert. Bei kräftigem Tritt auf die Bremse müssen alle Räder achsweise gleichzeitig blockieren. Deshalb nach dem Anhalten aussteigen und Blockierspuren auf der Fahrbahn auf achsweise gleichmäßige Länge prüfen.

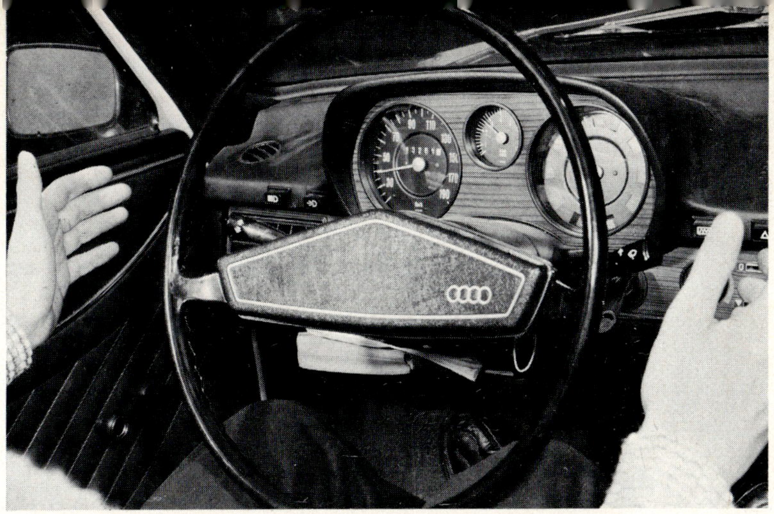

Machen Sie gelegentlich einer Probefahrt auf ebener (und natürlich verkehrsfreier) Fahrbahn diesen Versuch, bei dem allerdings neben Ihnen ein Beifahrer zum Gewichtsausgleich sitzen sollte: Bei mäßiger Fahrt (hier 40 km/h) Lenkrad loslassen. Der Audi 80 muß schnurgeradeaus weiterlaufen. Tut er das nicht oder verdreht sich beim anschließenden Bremsen selbsttätig das Lenkrad, dann hat Ihr Wagen irgendwelche Fahrwerkmängel, die von ungleichem Reifendruck bis zu verbogenen Fahrwerkteilen reichen können. Erste Maßnahme: Vorderräder miteinander austauschen und Versuch wiederholen. Bricht der Audi jetzt nach der anderen Seite aus, sind es die Reifen (siehe ab Seite 201).

■ Zieht die Handbremse (Feststellbremse)? Siehe Seite 195.

■ Federt das Bremspedal beim Treten oder kann man es ohne Verstärkung der Bremswirkung tiefer durchtreten? Dann ist meist Luft in der Bremsleitung und das gesamte Bremssystem muß sorgsam überprüft und entlüftet (Seite 195) werden. Die Ursache kann aber auch an mangelhaft funktionierendem Bremskraftverstärker liegen.

■ Ist die Lenkung leichtgängig? Stellt sich die Lenkung nach Kurvenfahrt selbsttätig wieder geradeaus? Bei dieser Prüfung Lenkrad locker durch die Hände gleiten lassen, um seine Eigenbewegung nachprüfen zu können.

■ Fährt der Audi auf ebener Fahrbahn auch bei losgelassener Lenkung sauber geradeaus? Ebenfalls beim kräftigen Bremsen, wie im Bild oben gezeigt? Ein selbsttätiges Verdrehen des Lenkrades oder seitliches Ausbrechen des Audi 80 weist auf schwere Einstellfehler in der Lenkgeometrie hin.

■ Rollt der Wagen leicht (Motor im Leerlauf, Schalthebel neutral) weiter? Andernfalls zu schwergängige Räder durch schleifende Bremsbeläge oder defekte Radlager.

■ Spürt man bei jeweils bestimmten Geschwindigkeiten Vibrationen im Lenkrad? Dann sind in der Regel die Räder nicht mehr richtig ausgewuchtet (Seite 205), sie springen (vor allem bei außerdem noch defekten Stoßdämpfern) auf der Fahrbahn.

Benzinverbrauch messen

Ein besonderes Lob verdient der Audi 80 für seine Sparsamkeit beim Kraftstoffverbrauch. So ermittelten die Redakteure der Zeitschrift „mot/auto-journal" bei ihren Dauertests einen Gesamt-Durchschnittsverbrauch für:

■ Audi 80 55 PS 10,7 Ltr./100 km Normalkraftstoff
■ Audi 80 S 75 PS 10,8 Ltr./100 km Superkraftstoff
■ Audi 80 GT 100 PS 10,2 Ltr./100 km Superkraftstoff

Diese Dauertests waren weder Spar- noch Rennfahrten, sondern Alltagsfahrten. Die günstigen Werte weisen aber darauf hin, daß die Fahrzeuge in technisch einwandfreiem Zustand waren. Die Werte beweisen außerdem, daß mehr PS unter der Motorhaube nicht auf jeden Fall auch einen höheren Kraftstoffverbrauch zur Folge haben müssen. Ganz im Gegenteil ergeben PS-stärkere Motoren durch höhere Verdichtung aus gleichem oder annähernd gleichem Hubraum einen günstigeren Kraftstoffverbrauch, wie auch die nachfolgende Tabelle zeigt. Voraussetzung dazu ist allerdings, daß die zusätzlichen Pferdestärken nicht ständig „gedroschen" werden.

Schnellfahren macht durstig

Denn Schnellfahren macht jeden Automotor durstig. So ergab sich bei exakten Verbrauchsmessungen vor allem bei hohen Geschwindigkeiten ein steil ansteigender Verbrauch. Die Redakteure von „mot/auto-journal" hatten mit 3 verschieden starken Audi-Motoren folgende Meßergebnisse (umgerechnet in Liter pro 100 km):

Gleichbleibende Geschwindigkeit in km/h	50	70	90	100	110	120	130	150
55 PS aus 1297 ccm	4,9	5,7	6,5	7,3	8,2	9,3	10,6	14,0
75 PS aus 1471 ccm	5,1	5,9	6,8	7,4	8,2	9,0	10,2	13,0
85 PS aus 1471 ccm	4,3	5,0	6,2	6,9	7,7	8,5	9,4	12,0

In der Fahrpraxis verwischen sich natürlich die weit auseinander liegenden Werte, denn man fährt ja nicht zig Kilometer ununterbrochen im 4. Gang in nervtötend gleicher Bummelgeschwindigkeit und ebensowenig ständig mit Volldampf. Wer also mit seinem Audi 80 über einen längeren Zeitraum auf je 100 km knapp 11 Liter Kraftstoff verbraucht, kann mit seinem Fahrzeug und mit sich selbst recht zufrieden sein.

Normverbrauch

Als Kraftstoffverbrauch sind in der Betriebsanleitung Ihres Audi 80 je nach Motor 8,6 oder 8,8 Liter pro 100 km (bei Automatic-Getriebe etwa 1 Liter mehr) angegeben. Das ist ein Verbrauchswert, der durchaus zu erreichen oder sogar zu unterbieten ist, wie die obige Tabelle zeigt. Trotzdem ist dies kein Praxiswert, denn es steht hinter dem Wort „Kraftstoffverbrauch" noch zusätzlich „nach DIN 70 030". Es ist nur ein genormter Vergleichsfaktor zu anderen Autos.

Der Normverbrauch wird nach der alten DIN 70 030 unter besonders günstigen Bedingungen ermittelt: Mit halber Nutzlast beladen und mit genau ¾ der Höchstgeschwindigkeit rollt das Fahrzeug mit vorgeschriebenem Reifendruck auf absoluter ebener Fahrbahn. Dem daraus ermittelten Verbrauchsergebnis wird noch ein 10%iger Zuschlag hinzugegeben.

Für die Verbrauchspraxis besagt dagegen eine überraschend gute Faustregel, daß ein Auto pro 100 kg seines Gewichtes (also je nach Beladung) auf 100 km etwa 1 Liter Kraftstoff verbrauchen darf. Von den sparsamen Motoren des Audi 80 wird dieser Richtwert sogar noch unterboten.

Verbrauchsmessung mit Fahrtenbuch

Ja, wieviel verbraucht denn nun Ihr Audi im Durchschnitt? Über den Daumen gepeilte Mutmaßungen nutzen da gar nichts. Auch einzelne Nachtank-Messungen (geteilt durch die gefahrene Strecke) bringen allenfalls das Ergebnis der an diesem Tage gefahrenen speziellen Fahrweise, das, wie die obige Tabelle zeigt, einen außerordentlich weiten Spielraum haben kann und 2 Liter pro 100 km mehr oder weniger hat man da schnell. Nach solch einer Messung über wenige hundert Kilometer besteht weder Anlaß, sich über sein sparsames Auto zu freuen, noch, im anderen Falle, Grund zur Sorge, das eigene Auto sei ein versoffenes Luder und müsse eilends in die Werkstatt.

Natürlich kann solch eine „Kurzstreckenmessung" mal ganz interessant sein, etwa um den Spezialverbrauch für eine öfter gefahrene Autobahnstrecke oder bei der Urlaubsfahrt den Zusatz-Durst für den angehängten Caravan zu ermitteln. Die wirklich wichtige Aussage über die Gesundheit des Motors und des Fahrgestells bringt nach unseren Erfahrungen jedoch nur ein über mindestens 1000 und mehr Kilometer sorgsam verbuchter Verbrauch. In solch einer Langstrecke über mehrere Tage oder Wochen, mischen sich in der Regel alle Fahrweisen, so daß man einen echten Durchschnitts-Verbrauch erhält.

Für diese laufende Verbrauchsbeobachtung eignet sich am besten ein ordentlich geführtes Fahrtenbuch (erhält man kostenlos an seiner Stamm-Tankstelle). Die Verbrauchsberechnung geht dann so:

■ Alle Tankungen mengenmäßig eintragen.

■ Alle paar tausend Kilometer gelegentlich des Volltankens genauen Kilometerstand zusätzlich eintragen.

■ Alle Nachfüllmengen zwischen zwei km-Eintragungen einschließlich der letzten Volltankung addieren.

■ Gesamtverbrauch durch gefahrene km (mindestens 1000 km!) teilen und mit 100 multiplizieren = Liter-Verbrauch pro 100 km.

Beispiel: Letzte km-Notierung 36 784, vorletzte Notierung km-Stand 35 434, ergibt 1350 km Meßstrecke. Getankt wurden nach km-Stand 35 434 (ohne die damalige Volltankung!) bis einschließlich km-Stand 36 784 insgesamt 140,4 Liter. 140,4:1350 = 0,104 (das ist der Liter-Verbrauch pro 1 Kilometer). 0,104 × 100 = 10,4 Liter Verbrauch pro 100 km.

Falls Ihnen die Führung eines Fahrtenbuches zu umständlich ist, sollten Sie wenigstens die Tankquittungen sorgsam sammeln, bei Volltankungen darauf Ihren km-Stand notieren und von Zeit zu Zeit mit diesen Quittungen nach obiger Methode prüfen, ob Ihr Audi keinen über den normalen Durst trinkt.

Beurteilung des Kraftstoff-Verbrauchs

Wenn Ihr Audi zwischen 10 und 11 Litern durchschnittlich verbraucht, dürfen Sie sich freuen, aber keinem Mechaniker gestatten, sich Zündung, Vergaser, Zündkerzen, Unterbrecherkontakten Ihres Audi auch nur zu nähern! Er kann daran nichts besser machen und neue Zündkerzen oder Unterbrecherkontakte sind bei solcher Sparsamkeit bestimmt noch nicht notwendig.

Liegt der Durchschnittsverbrauch Ihres Audi 80 zwischen 11 und 12 Ltr./100 km, dann müssen Sie unterscheiden, ob dieser Durchschnitt außergewöhnlich im Vergleich zum seitherigen Verbrauch ist (dann sind ungünstige Fahrbedingungen – etwa Winter-Reifen- oder Motorursachen, verbrauchte Zündkerzen usw. – der Grund), oder ob er auch den seitherigen Verbräuchen nach einer sorgsamen Motor-Einstellung entspricht.

Auf jeden Fall sollten Sie – und erst recht, wenn der Verbrauch über 12 Ltr./100 km liegt – die nachfolgend aufgeführten Einflüsse auf den Verbrauch genau studieren und durchdenken, bevor Sie Geld zur Werkstatt tragen. Vielleicht finden Sie eine einleuchtende Erklärung für Ihren höheren Verbrauch oder einen Weg, ihn erfolgreich zu reduzieren.

Unbeeinflußbare Bedingungen

■ Innerstädtischer Verkehr, vor allem zu Berufszeiten, mit ständigem Anhalten und Anfahren, läßt den Verbrauch kurzzeitig bis zum Dreifachen ansteigen.

■ Der Straßenzustand beeinflußt den Verbrauch ungünstig durch Kurven, gebirgige Strecken, Baustellen, unebenen Straßenbelag, Schneematsch oder Regenwasser.

■ Die Witterung treibt den Kraftstoffverbrauch in die Höhe durch Gegenwind oder Kälte. Letztere läßt den Motor später betriebswarm werden, so daß bis dahin durch ungünstigere Kraftstoffausnutzung und kältesteifes Öl mehr Benzin zusätzlich verbraucht wird.

Fahrzeugursachen

■ Hohe Belastung kostet mehr Kraftstoff. Nach unseren Erfahrungen braucht man je 100 kg Zuladung beim Audi etwa 0,5 bis 0,8 Liter pro 100 km mehr.

■ Dachgepäckträger steigern den Kraftstoffverbrauch durch erhöhten Luftwiderstand.

■ Auch Wohnwagen oder Bootsanhänger am Zughaken erhöhen die Benzinrechnungen, was allerdings bei Einhaltung der erlaubten und verbrauchsgünstigen 80 km/h Spitzengeschwindigkeit wieder einigermaßen ausgeglichen wird, falls man nicht über ein (benzinfressendes) Gebirge muß.

■ Am Fahrwerk verlangen schleifende Bremsen und schwergängige Räder (Radlager) mehr Kraftstoff, ebenso defekte Stoßdämpfer und falsch eingestellte Spur (was außerdem Reifen kostet).

■ Zu niedriger Reifendruck erhöht den Rollwiderstand und damit den Benzinverbrauch. Dagegen helfen 0,2 atü Überdruck (wie sowieso für Autobahnfahrt empfohlen) Benzin sparen.

■ Unterschiedlichen Benzinverbrauch bewirken auch die unterschiedlichen Reifenarten: Stahlgürtelreifen mit Sommerprofil (siehe Reifen-Kapitel) sind verbrauchsgünstig, grobstollige Winter-Reifen bewirken durch größeren Rollwiderstand höheren Benzindurst.

Motorursachen

■ Während der Einlaufzeit bis zu 5000 km braucht der neue Motor in der Regel mehr Kraftstoff.

■ Ständig ansteigender Durchschnittsverbrauch nach längerer Motorlebensdauer läßt auf nachlassende Kompression (siehe Motor-Kapitel) in den Zylindern schließen.

■ Klebende Kolbenringe, verkrustete Ventilsitze oder falsches Ventilspiel können den Verbrauch steigern.

■ Durch Bodenberührung zusammengequetschte Auspuffrohre hemmen durch schmaler gewordenen Rohrquerschnitt den Abgasfluß, drücken damit die Motorleistung und heben den Benzinverbrauch an.

■ Zu hoch eingestellter Leerlauf des Vergasers – er soll bei 950 Umdrehungen pro Minute bei warmem Motor liegen – frißt Benzin (und setzt auch die Bremswirkung des Motors bei Bergabfahrt herab).

■ Störungen am Vergaser: Defekte Startautomatik (Seite 91), falsch eingestellte Einspritzmengen oder verschmutzter Luftfilter (behindert das Ansaugen der Luft) steigern den Kraftstoffverbrauch. Ebenso natürlich ein Vergaser, dessen plombierte Justierschrauben verstellt wurden.

■ Abgenutzte Unterbrecherkontakte verschieben den Zündzeitpunkt ungünstig, der Kraftstoff wird nicht mehr voll ausgenutzt. Das geschieht auch durch Verschmutzung oder Verschleiß in der automatischen Zündzeitpunktverstellung (siehe Seite 131).

■ Auch lange gebrauchte Zündkerzen erhöhen ein wenig den Benzinverbrauch, doch ist die Ersparnis durch neue Zündkerzen nicht so hoch wie deren Kosten, wenn sie nicht wirklich verbraucht sind. Mehr darüber Seite 139.

■ Zu dickes Motoröl – etwa „30er" Öl im Winter – hemmt den Motor und erhöht damit den Benzinverbrauch, vor allem, bis der Motor betriebswarm ist.

Fahrerursachen

Jetzt sind Sie selbst dran und wenn Sie mit kühlem Kopf und beherrschtem Gasfuß fahren, können Sie tatsächlich manche Mark sparen.

■ Wirklich günstig ist der Verbrauch bei niedriger Drehzahl und hoher Motorbelastung. Eine derartige Fahrweise war lange als „Motorquälerei" verpönt. Nach neueren Erkenntnissen lassen sich so aber 5–12 % Kraftstoff sparen. Als Anhaltspunkt kann gelten, daß zwar zügig beschleunigt, aber möglichst früh der nächsthöhere Gang eingelegt wird. Beim Dahinrollen sollten Sie so oft wie möglich in den höchsten Gang schalten. Nur wenn scharfes Beschleunigen wirklich notwendig ist (z. B. beim Überholen), sollten Sie zurückschalten.

■ Bei jedem längeren Halt vor geschlossener Bahnschranke (nicht vor Verkehrsampeln!) oder im Verkehrsstau Motor abstellen. Das sind pro Minute fast 0,1 Liter! Bei allzu kurzem Halt frißt allerdings der Motorstart die ersparte Benzinmenge wieder auf.

■ Sehr sparsame Leute benutzen gelegentlich den „Sonntagsgang". Dazu liegt, wenn man es nicht eilig hat, der Schalthebel in „neutral" und das Auto rodelt im Leerlauf eine flache Gefällstrecke hinab. Nur drei Kilometer solcher Fahrt bringen schon etwa 2 % Benzinersparnis auf 100 km! Nicht 3 %, denn ein wenig Benzin braucht ja auch der im Leerlauf drehende Motor – Motor abstellen wäre verkehrswidrig (Bremsverstärker versagt)!

■ Kleine Benzinersparnisse bringt auch das Ausrollen des Wagens vor Stop-Stellen und Verkehrsampeln (aber nicht übrigen Verkehr behindern!), während „Ampelsportler", die mit Kavalierstart und quietschenden Bremsen von Ampel zu Ampel spurten, fantastische Benzinmengen durch den Vergaser jagen.

■ Nervosität im Gasfuß erhöht den Kraftstoffverbrauch, denn bei jedem hastigen Tasten auf das Gaspedal wird eine unnötige Menge Kraftstoff von der Beschleunigungspumpe in den Vergaser zusätzlich eingespritzt.

■ Wer viel bremsen muß, hat vorher zu viel aufs Gaspedal getreten. Und das hat Benzin gekostet.

■ Das „Warmlaufen" des Motors im Winter vor der Abfahrt kostet nicht nur unnötiges Benzin (für 6 Minuten „Warmlaufen" braucht der Audi 80 etwa einen halben Liter Kraftstoff!), sondern schadet auch dem Motor. Denn der im Leerlauf nicht weiter belastete Motor wird zu langsam warm und das bedeutet zusätzlichen Motorverschleiß. Stattdessen anfahren, sobald der Motor einigermaßen „rund dreht", aber nur in mittleren Drehzahlen und ohne kräftige Beschleunigung.

Geschwindigkeit und Tachoanzeige

Wartungsdienst Nr. 22

Sie brauchen nicht zu befürchten, daß Ihr Audi 80 105 km/h schnell ist, wenn das Tachometer auf die „100-Marke" zeigt. Der Gesetzgeber hat festgelegt, daß die bei solchen Massengeräten unvermeidbare Toleranz auf keinen Fall unter der wahren Geschwindigkeit liegen darf, sondern das Tachometer nur mehr anzeigen darf, nämlich bis zu 7 % des Skalen-Endwertes (!) in den beiden oberen Dritteln des Anzeigebereiches. Bei Skalenendwert 220 dürfen das also bis zu 15 km/h Mehr-Anzeige schon bei der Marke 100 sein, was glücklicherweise aber selten ist.

Um bei Geschwindigkeitsbegrenzungen dadurch nicht zu langsam trödeln zu müssen, empfiehlt sich eine „Tacho-Eichung" für die wichtigen Geschwindigkeiten 50, 60, 70, 80, 100, 120 und 130 km/h. Das läßt sich auf einer zufällig weniger befahrenen und ebenen Autobahn mit Beifarer(in) und Stoppuhr gut machen:

Bei völlig „ruhiger" Tachonadel auf der zu messenden Geschwindigkeit zwei- oder dreimal die Zeiten zwischen den Kilometermarkierungspfählen nehmen, in einer Tabelle notieren, Mittel daraus ziehen und die echte Geschwindigkeit in Kilometer pro Stunde (= 3600 Sekunden) ausrechnen. Sie ergibt sich, wenn Sie 3600 durch die gestoppte Zeit (in Sekunden) teilen.

Beispiel: Die Tachonadel zeigte auf 80; 1 km wurde in 48,5 Sekunden zurückgelegt; 3600 : 48,5 = 74,23; Ergebnis: Bei Tachoanzeige 80 wurden echte 74 km/h gefahren.

Zum Messen der Höchstgeschwindigkeit müssen Sie Ihren Audi auf ebener Autobahn bei Windstille einmal hin und einmal her scheuchen, so schnell er laufen kann und das Stoppuhr-Ergebnis nach obigem Beispiel umrechnen.

Altersschwächen der Audi 80

Die in diesem Buch beschriebenen Audi 80 kommen langsam in die Jahre. Wenn Ihnen also ein Audi 80 jener Jahre zwischen 1972 und 1978 angeboten wird, sollten Sie auf die folgenden Punkte besonders achten:

■ Rost ist der schlimmste und erfolgreichste Feind aller Audi-Modelle jener Jahre. Damals stellte Audi mancherlei Rostschutzexperimente an, die aber vielfach gar nichts brachten. Nicht mehr zu beheben (aber relativ harmlos) ist der Falzrost in Bördelkanten um Türen und Hauben. Wenn dort am Gebrauchtwagen frischer Lack zu sehen ist – ausgetupft oder übersprüht –, war mit Sicherheit kurz vorher weggeschliffener Rost darunter, der spätestens nach 4 Wochen wieder durchschlägt.

Gefährlicher sind die Durchrostungen an den tragenden Längs- und Querholmen der Bodengruppe. Es hilft nichts, Sie müssen sich auf den Boden legen, damit Sie mit einer Taschenlampe den Unterboden anleuchten können. Wunderschöner Unterbodenschutz ist besonders verdächtig. Stochern Sie ungerührt, auch wenn der Wagenbesitzer mault, mit einem Schraubenzieher gegen die Längsholme unter den Türen (die »Tür-Schweller«), ob der Schraubenzieher nicht plötzlich darin verschwindet. Wenn Sie das versäumen, tut's der Prüfer beim nächsten TÜV-Termin bestimmt. Und dann führt der nächste Weg nicht selten nur noch zum Schrottplatz.

■ Die Bremsanlage: Auch dort nagt gelegentlich der Rost, vor allem in den Scheibenbremsen. Bei weniger gefahrenen Wagen setzen die mit dem Bremsklotzverschleiß nachrückenden Bremskolben des Bremssattels Rost an. Müssen neue Bremsklötze eingesetzt werden (Seite 192), lassen sich die verrosteten Bremskolben nicht mehr genügend weit in den Bremssattel zurückdrücken. Das wird eine teure Werkstattreparatur, denn Eigenhilfe durch Ausbau und Abschmirgeln der Bremskolben ist sehr gefährlich, weil der Kolben plötzlich klemmen oder undicht werden kann.

Weiter finden sich an älteren Audi 80 gelegentlich altersschwache Bremsschläuche, verschlissene Bremsscheiben (bei viel und scharf gefahrenen Wagen), unrunde Bremstrommeln, zu großer Bremspedalweg (abgenutzte Bremsbeläge) und einseitig ziehende Handbremsen.

■ Gelenkwellen: Wenn die Gelenkwellen des Vorderradantriebs nach so langen Betriebsjahren wirklich noch in Ordnung sind, haben Sie Glück gehabt! Prüfen Sie vor allem, ob die Gelenkwellenmanschetten (insgesamt 4) noch einwandfrei dicht sind und keine Fettspuren außen zeigen (Seite 179). Wenn doch, ist durch eingedrungenes Spritzwasser und Schmutz wahrscheinlich das betreffende Rzeppa-Gelenk beschädigt – die Gelenkwelle heult und »eiert« bei der Fahrt und muß ausgetauscht werden.

■ Zahnriemen-Abdeckblech: Durch Motorrütteln kann das Abdeckblech neben seinen Befestigungspunkten an- oder abgebrochen sein – verhältnismäßig harmloser Fall.

■ Nasser Kofferraum: Schauen Sie mal vor dem Gebrauchtwagenkauf unter die Bodenmatte im Kofferraum! Wenn es dort feucht ist, dringt Spritzwasser bei scharfer Fahrt seitlich zwischen Kofferraumhaube und verschlissenem Abdichtgummi (Seite 209) ein. Eine neue Gummiumrandung um den Kofferraumausschnitt und ein Nachjustieren des Haubendeckels (Seite 209) hilft.

Aber wohlgemerkt: Andere Wagen dieser Jahrgänge haben zumeist mehr Mängel, und wenn der Vorbesitzer etwas gegen den Rost getan hat (Hohlraumkonservierung auf eigene Kosten!), kann Ihnen ein solcher betagter Audi 80 ein treuer Diener werden. Vor allem der 85-PS-Motor hat sich sehr bewährt; damit werden Sie keinen ungewöhnlichen Ärger haben, wenn der Motor nicht mißhandelt wurde.

Die Axt im Hause

In Großvaters Autofahrerzeiten gehörten Pannen unterwegs zum Alltagsgeschehen. Doch war der Automobilist dazumal sowohl an technischen Kenntnissen wie an Bordwerkzeug reichlicher ausgestattet als dies heute üblich ist. Und so kam man schließlich doch zum Ziel.
Pannen sind heutzutage selten geworden. Doch wenn sie einmal stattfinden, ist guter Rat teuer. Falls man sich nämlich bei dieser unschönen Gelegenheit auf das vom Kraftfahrzeughersteller mitgelieferte Bordwerkzeug verlassen will, ist man gar schnell verlassen. Was die Auto Union Ihrem Audi 80 diesbezüglich auf den Lebensweg mitgab, ist im Bild unten gezeigt.

Empfehlenswerte Grundausrüstung

Falls Sie sich gelegentlich selbst um Ihren Audi kümmern wollen, werden Ihre Gedanken bestimmt bald in Richtung Werkzeugkauf gehen. Unbedingt sollten Sie auf eine gute Qualität achten, denn nur mit wirklich gutem Werkzeug läßt sich leicht und zuverlässig arbeiten. Ein Werkmeister kann zur Not auch mit schlechtem Gerät hantieren – er weiß sich zu helfen. Aber ein Heimwerker, der den Umgang mit Werkzeug nur nebenbei und ungelernt betreibt, ist mit schlechten Schraubenschlüsseln und Schraubenziehern schnell am Ende seiner Kunst. Gutes Werkzeug ist aber nicht billig. Um so wichtiger ist es, daß man sein gutes Geld zweckmäßig anlegt und nicht einfach aufs Geratewohl ganze Werkzeugsätze kauft, denn manches Teil des so in Bausch und Bogen gekauften Werkzeuges wird dann gar nicht benötigt. Dagegen können Sie für Ihren Audi verschiedene Spezial-Werkzeuge recht gut gebrauchen, die aber in allgemeinen Werkzeugsätzen nicht enthalten sind. Aus diesem Grunde erscheinen uns auch fertige Werkzeugsätze „für den Herrenfahrer“ gar nicht empfehlenswert, denn ihre Zusammensetzung ist viel zu allgemein gehalten.

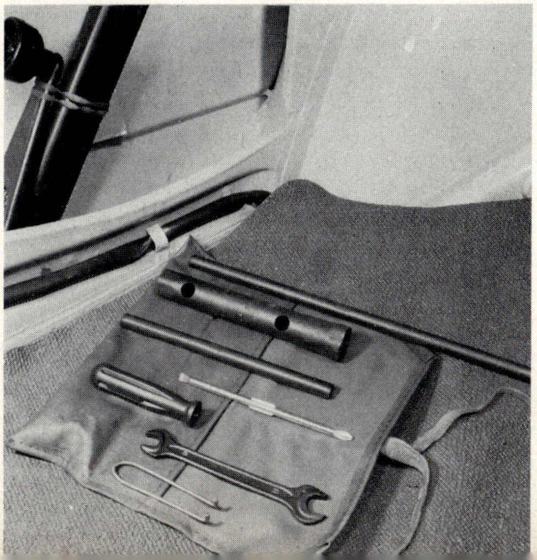

Hier sieht man das Bordwerkzeug des Audi 80 in seiner sparsamen Pracht. Wenn Sie sich mit Ihrem Wagen intensiver befassen wollen, ist die Anschaffung von Zusatzwerkzeug zu empfehlen. Was sich dazu eignet, ist auf den folgenden Seiten in Wort und Bild vorgestellt. Wußten Sie übrigens, daß der im Bordwerkzeug mitgelieferte Schraubenzieher in seinem Schaft umsteckbar und damit sowohl für Querschlitz- wie für Kreuzschlitzschrauben verwendbar ist?

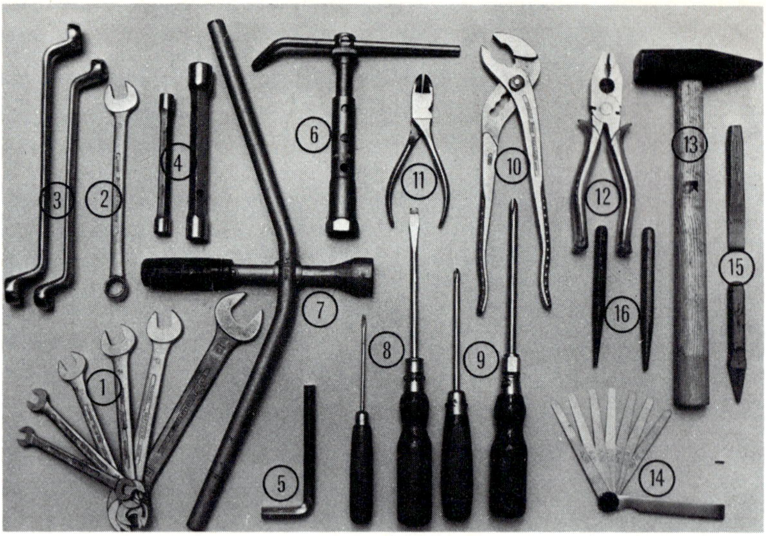

Das Bild zeigt Werkzeuge, die wir Ihnen speziell für den Audi 80 vorschlagen (zum Teil entsprechend untenstehender Liste, zum Teil als „Ergänzung nach Bedarf" gedacht): 1 – Doppel-Gabel-Schraubenschlüssel; 2 – Ring-Gabel-Schlüssel; 3 – Ring-Schraubenschlüssel, hoch gekröpft; 4 – Rohrsteckschlüssel; 5 – Inbus-Sechskant-Steckschlüssel, 6 mm; 6 – Zündkerzenschlüssel, in der Länge verstellbar; 7 – Radmutternschlüssel SW 17 (diese Art ist besonders gut zu handhaben); 8 – Querschlitzschraubenzieher; 9 – Kreuzschlitzschraubenzieher; 10 – Rohrzange; 11 – Seitenschneider zum Abschneiden von Kabel; 12 – Kombizange; 13 – Schlosserhammer; 14 – Fühlerblattlehre; 15 – Flachmeißel und Kreuzmeißel; 16 – Durchschläger und Körner.

Aus der nachfolgenden Liste ist erkennbar, was schon als recht vielseitig verwendbare Grundausrüstung für den heimischen Werkzeugkasten empfehlenswert erscheint. Die beigefügten Preise haben wir dem Katalog der Firma Hazet entnommen, die zu den renommierten Werkzeugherstellern zählt und in allen guten Werkzeuggeschäften bekannt ist. Natürlich können die Preise nur sehr ungefähre Anhaltspunkte sein – es sind unverbindliche Richtpreise, die außerdem alsbald wieder einmal steigen können.

Sie brauchen sich aber auch nicht gleich alles anzuschaffen, was hier aufgeführt ist; bei den Arbeitsbeschreibungen in diesem Buch ist vielfach erwähnt, welches Werkzeug dabei benötigt wird, und nur wenn Sie diese oder jene Arbeit auch selbst ausführen wollen, brauchen Sie das entsprechende Werkzeug.

		Preise in DM etwa
1 Satz Doppel-Gabelschlüssel 7 x 8, 9 x 10, 13 x 15, 17 x 19	zusammen	14,50
1 Gabel-Ring-Schlüssel SW 13 beidseitig, kurz		5,30
2 Ringschlüssel 10 x 13 und 17 x 19, gekröpft	zusammen	17,70
2 Rohrsteckschlüssel 8 x 10, 13 x 17	zusammen	20,50
1 Inbus-Steckschlüssel 6 mm, lang		3,00
1 Zündkerzenschlüssel SW 21 verstellbar		18,00
1 Radmutternschlüssel SW 17		12,00
3 Schraubenzieher, Breite 3, 6 und 8 mm, für Querschlitzschrauben	zusammen	15,00
2 Schraubenzieher für Kreuzschlitzschrauben	zusammen	12,80
1 Winkel-Schraubenzieher		5,50
1 Rohrzange, 240 mm lang		12,50
1 Spezial-Quetschzange (von Hella; siehe Seite 20)		27,00
1 Seitenschneider		18,00
1 Schlosserhammer, 300 Gramm		8,20
1 Fühlerblattlehre, 0,10 bis 0,70 mm		5,10
1 Flachmeißel und 1 Kreuzmeißel, kurze Ausführungen	je	4,50
1 Körner und 1 Durchschläger, 3 mm	je	3,70
1 Satz Schlüsselfeilen, flach, dreikant, rund	zusammen	13,60

Was die Größenangaben bedeuten

Bei der Aufzählung der Schraubenschlüssel ist verschiedentlich von SW 13 oder 17 x 19 die Rede. Natürlich müssen Sie wissen, was das bedeutet: Bei uns in Deutschland, wie in Frankreich und vielen anderen Ländern, werden Maschinenteile und Werkzeuge in der Regel nach dem metrischen Maßsystem gemessen. In manchen Fällen ist jedoch auch noch das amerikanische oder englische Maßsystem üblich. Im metrischen System werden alle Größen natürlich in Zentimeter und Millimeter angegeben, im amerikanischen Maßsystem in Zoll. Das Kennzeichen für Zoll ist ein oben an der betreffenden Zahl stehendes Gänsefüßchen (″). Ein Zoll (1″) entspricht 25,4 mm. Zumeist kann man schon an den Zahlen selbst erkennen, welchem Maßsystem sie zuzuordnen sind, denn Zollangaben werden in der Regel mit Bruchstrichen gemacht, also 1/2″ (= 12,7 mm) oder 3/8″ (= 9,53 mm), während metrische Angaben entweder ein Komma haben oder vollständig in Millimetern geschrieben werden.
Bei Schraubenmuttern mißt man den Abstand der einander gegenüberliegenden Flanken in Millimeter oder Zoll und schreibt auf den jeweils dafür passenden Schraubenschlüssel die entsprechende Schlüsselweite (Kurzbezeichnung: SW). Ein Doppelgabelschlüssel (man nennt den Gabelschlüssel vielfach auch Maulschlüssel) mit der Bezeichnung 10 x 13 hat also auf der einen Seite eine Gabel oder ein Maul für eine 13 mm breite und auf der anderen Seite für eine 10 mm breite Schraube. Schraubenschlüssel mit Zoll-Angaben kommen an unserem Audi nicht in Frage, denn ihre Größen passen um Bruchteile von Millimetern nicht, so daß man sich nur die Flanken der Schrauben oder Muttern damit beschädigt.

Welches Werkzeug für welchen Zweck?

Die Schlüsselweiten des zu Anfang der Liste aufgeführten Satzes Gabelschlüssel sind die gängigen an Ihrem Audi 80. Besonders oft werden SW 10, 13 und 17 gebraucht. Deshalb benötigt man von diesen jeweils ein zweites Stück zum Gegenhalten bei Kontermuttern (das sind fest gegeneinander verschraubte Muttern auf einem Gewinde zum Schutz gegen unfreiwilliges Lockern) oder bei beidseitigen Verschraubungen, wie etwa an den Lichtmaschinenhalterungen.
Wir haben dazu Ringschraubenschlüssel gewählt, die sich intensiver als Gabelschlüssel handhaben lassen. Am besten kauft man sie in der hoch gekröpften Form, weil man dadurch mit den Fingerknöcheln ein wenig Respektabstand vom Werkstück hat (z. B. mit SW 19 an der Motor-Ölablaßschraube) oder nur dadurch die versteckt sitzende Schraubenmutter fassen kann.
Seltener benötigt werden SW 7 (z. B. Bremsen entlüften), SW 8 und SW 9 findet man oft an der Elektrik, SW 10 ist weit verbreitet, vor allem aber SW 13. SW 15, 17 und 19 werden hauptsächlich am Fahrwerk benötigt. Die Rohrsteckschlüssel, vor allem SW 10 und 13, werden zum Erreichen tief sitzender Schrauben benötigt.

Kleine Schraubentricks

Wer selbst nach dem Getriebeöl sehen will (siehe Seite 41), braucht einen Innen-Sechskantschlüssel SW 17. Weil aber der dafür speziell entwickelte »Öldienstschlüssel« (auf der Gegenseite mit einem Ringschlüssel SW 21) rund 22 DM kostet, kann man sich auch mit einem Trick helfen und auf eine Schraube mit 17 mm breitem Sechskantkopf zwei gekonterte (stramm gegeneinander verschraubte) Muttern drehen. Diesen »Behelfsstecker« setzt man in den Innensechskant der Getriebegehäuseschrauben und dreht ihn mit einem Schraubenschlüssel über der jeweils gekonterten Mutter.

Und wenn Sie beispielsweise eine Schraube SW 12 lösen wollen, aber nur einen Gabelschlüssel SW 13 haben, dann geht's vielleicht auch, wenn Sie auf der einen Gabelseite einen flachen Schraubenzieher zwischen Gabel und Schraubenflanke klemmen. Aber solche Kunststücke sollte man nicht zur Regel machen – man vermurkst dabei die Schraubenflanken.

Aus gleichem Grund sollten Sie niemals eine Zange zum Lösen oder Festdrehen einer Schraube benutzen! Denn deren scharfe Zähne beschädigen die Ecken und Flanken der Schraube derart, daß sie sich danach kaum noch mit einem richtigen Schraubenschlüssel betätigen läßt. Das ist also nur eine Notmaßnahme, wenn anschließend eine neue Mutter oder Schraube eingesetzt werden kann.

Weitere Schlüsselweiten sind gefragt, wenn Sie diese oder jene besondere Arbeit ausführen wollen (z. B. SW 27 für das Lösen des Lenkrades oder des Öldruckschalters). Weil dies aber selten vorkommt, sind die entsprechenden Schlüsselweiten oder Spezialwerkzeuge nur bei der Beschreibung der speziellen Arbeit aufgeführt, aber nicht in unserer Liste eines erweiterten »Bordwerkzeugs«.

Weitere Werkzeuge

Unser Sortiment nennt 5 verschiedene Schraubenzieher. Sie können sich statt dessen auch einen Einsteckwerkzeugsatz mit entsprechend verschiedenen Einsteckklingen für Querschlitz- und Kreuzschlitzschrauben kaufen.

Rohrzange, Kombizange und der Seitenschneider zum Abschneiden von Kabeln dienen als allgemeine Hilfswerkzeuge, ebenso Hammer, Meißel, Körner, Durchschläger und die feinen Feilen in verschiedenen Ausführungen. Wer sich an seinem Audi besonders der Elektrik widmet und dieses oder jenes Zusatzgerät einbauen möchte, ist mit der Spezial-Quetschzange von Hella gut bedient. Diese Zange kostet zusammen mit einem Sortiment der wichtigsten Verbindungsteile etwa 27 DM (Bestell-Nr. 8 KW 002 733-001).

Die Fühlerblattlehre wird zum Ventileinstellen, zum Messen des Unterbrecher-Kontaktabstandes und des Elektrodenabstandes der Zündkerzen gebraucht. Da das Montieren der Zündkerzen mit dem Bordwerkzeug-Steckschlüssel am Audi etwas mühselig ist, empfiehlt sich trotzdem der zwar teure, aber sehr praktische, verstellbare Hazet-Zündkerzenschlüssel.

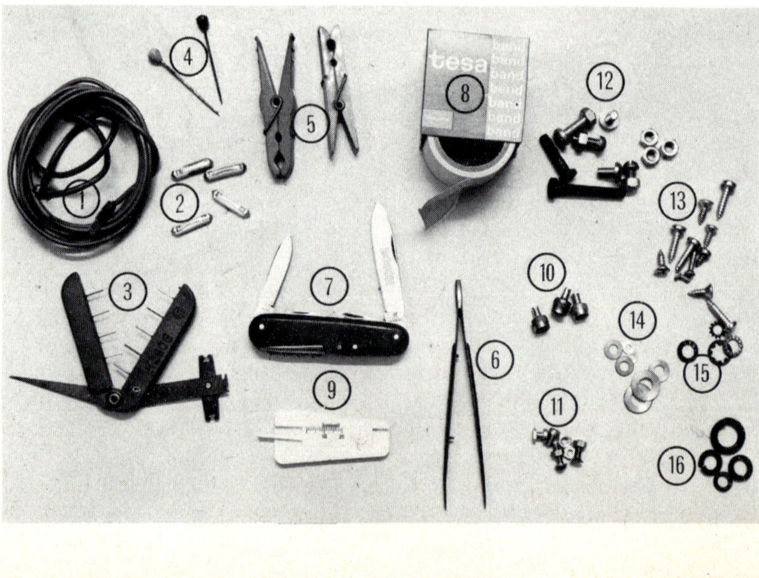

Unscheinbare, aber äußerst nützliche Kleinigkeiten, die unterwegs bei Pannen oder bei der Wartung manchmal sozusagen nicht mit Gold aufzuwiegen sind: 1 – isoliertes Kabel; 2 – Sicherungen verschiedener Stärke; 3 – Zündkerzen-Lehre zum Messen und Einstellen des Elektrodenabstandes; 4 – Nadeln mit Kunststoffköpfen (Dekorationsnadeln); 5 – Kunststoff-Wäscheklammern; 6 – schlanke Pinzette; 7 – kräftiges Taschenmesser; 8 – wetterfestes breites Klebeband; 9 – Reifen-Profiltiefenmesser; 10 – Reifenventilkappen; 11, 12 – Schrauben und Muttern; 13 – Blechschrauben; 14 – Beilegscheibchen; 15 – Zahnkranz-Unterlegscheiben; 16 – Sprengring-Unterlegscheiben (15 und 16 nur einmal verwenden, da nach Demontage wirkungslos).

Zum eigentlichen Werkzeug der Grundausrüstung gehören noch einige Hilfsgeräte, die man sich als angehender Auto-Heimwerker bald anschaffen sollte. Wir nennen davon:

Wichtige Hilfsgeräte

- Reifendruckprüfer
- Elektrik-Prüflampe
- Waschpinsel
- Frostschutzprüfer
- Profiltiefenmesser
- Zündkerzen-Lehre
- Fensterleder

Wie diese Hilfsgeräte benutzt werden, ist in den diesbezüglichen Kapiteln beschrieben.
Weiteres Gerät brauchen Sie auch für Wagenwäsche, Lackpflege, Lackausbesserung, Rostschutz und dergleichen. Diese für alle Automodelle in gleicher Weise gültigen Arbeiten sind in einem Sonderband dieser Buchreihe eingehend beschrieben.

Ergänzung nach Bedarf

Wer seine Werkzeugausrüstung für den Audi weiter ergänzen will, sollte sich in erster Linie Ringschlüssel und auch Steckschlüssel mit Sechskant-Einsätzen anschaffen. Ring- und Steckschlüssel haben nämlich vor den Gabelschlüsseln erhebliche Vorteile: Sie fassen eine Schraube an allen sechs Kanten, während ein Gabelschlüssel nur an zwei gegenüberliegenden Flanken angreift. Man kann also Ring- oder Steckschlüssel wesentlich kräftiger handhaben, während bei gleichem Druck ein Gabelschlüssel einfach die beiden anliegenden Kanten abwürgt oder sich, wenn er minderer Qualität ist, auseinanderbiegt und abgleitet. Meist kostet das dann blutige Fingerknöchel. Ringschlüssel gleiten dagegen nur ab, wenn die falsche Größe gewählt wird oder die betreffende Schraube vorher mit einer Kombizange mißhandelt und beschädigt wurde. Je nachdem, wo diese Ringschlüssel gebraucht werden, wählt man sie in der ganz flachen Form (sie passen auch in schmale Schlitze), flach oder hoch gekröpft.
Solche Steckschlüssel (»Nüsse«) sollten Sie sich in der Sechskant-Ausführung kaufen. Sie rutschen selbst auf verrosteten Schrauben nicht so schnell durch wie die ebenfalls marktgängigen Zwölfkant-»Nüsse«. Die Steckeinsätze haben auf der »Werk-Seite« (die Seite zur Schraube) die jeweils angegebene Schlüsselweite, auf der Halteseite ein Vierkantloch von $^3/_8$″ oder $^1/_2$″ Kantenlänge zum Einstecken der Betätigungswerkzeuge. Das sind 1 Gelenkgriff und 2 Verlängerungsstücke, kurz und lang. Weitere Betätigungswerkzeuge, wie Knarre, Kardangelenk usw. sind gut, aber nicht unbedingt notwendig.
Gelegentlich wird man bei Bekannten oder in einer Werkstatt weiteres Werkzeug sehen, das man sich auch kaufen möchte. Überhaupt hat ein eifriger Heimwerker mit der Zeit Lieblingswerkzeug, mit dem er besonders gerne arbeitet und bis zur Anschaffung eines Drehmomentschlüssels zu 125,– DM, einer Bohrmaschine, Gewindeschneider und einem bestens ausgestatteten Werkzeugschrank, der selbst einen Werkstattbesitzer vor Neid erblassen läßt, sind da keine Grenzen gesetzt. Wir wollen in dieser Richtung keine Vorschläge machen, denn solch ein Hobby entwickelt sich individuell.
Nur vor einer Werkzeugsorte wollen wir warnen: Vor sogenanntem Universal-Werkzeug, wie es besonders gern in »Hobby«-Katalogen angeboten wird, und mit dem man angeblich hunderterlei verschiedene Arbeiten bewerkstelligen können soll. Solches »Universal-Werkzeug« ist nur teuer, taugt aber für keinen seiner Zwecke wirklich. Aber zwei tatsächliche »Universal-Werkzeuge« wollen wir nicht vergessen: Sie haben doch ein schönes, kräftiges Taschenmesser – oder? Und eine Pinzette zum Halten und Herausangeln kleiner Schrauben, Unterlegscheibchen und dergleichen?

Umgang mit Werkzeug

Wenn Sie es zusammenrechnen, kostet ordentliches Werkzeug eine hübsche Stange Geld. Dieses Kapital sollten Sie zweckdienlich ausnutzen und sorgsam pflegen. Das bedeutet, daß grundsätzlich das Werkzeug nur zu jenem Zweck verwendet wird, für den es entwickelt ist. Einen Schraubenzieher etwa als Meißel zu benutzen, ist genauso schädlich wie etwa das Lösen oder Anziehen einer Schraubenmutter mit der Zange.

An den Schraubenziehern soll die Klingenspitze immer sauber gerade geschliffen sein, aber sie darf keine scharfe Schneide bilden, sondern muß flach wie ein Messerrücken sein. Eine scharf zugeschliffene Klingenspitze dreht sich nämlich leicht aus dem Schraubenschlitz, da ihre Flanken schräg sind.

Zum Aufbewahren des Werkzeuges genügen zu Anfang Holzkiste oder Tischschubladen, die am besten durch einige eingebaute Brettchen aufgeteilt werden, damit der ganze Inhalt nicht durcheinanderfällt und umgerührt werden muß, bis das gesuchte Stück endlich gefunden ist. Für unterwegs ist eine Werkzeugtasche (aus starkem Leinen oder Kunstleder selbst nähen) praktisch. Später kann man sich einen Werkzeugkasten aus Blech kaufen, wobei der fünfteilige mit Tragegriff, wie ihn die Schlosser haben, besonders praktisch zum schnellen Greifen der einzelnen Werkzeuge ist.

Flüssige Hilfsmittel

Im Regal an der Garagenwand, in welchem das Selbsthilfewerkzeug untergebracht ist, nehmen sich einige der modernen Sprühdosen ganz gut aus. Mit dem Rechenstift beurteilt ist ihr Inhalt durch die aufwendige Aufmachung zwar recht teuer. Da man als Heimwerker aber nur geringe Mengen braucht und auch die Handhabung der Spraydosen manche Arbeit sehr erleichtert, sind sie doch ganz praktisch.

Rostlöser und Isoliersprays

Als Lösemittel für festgerostete Schrauben haben sich beispielsweise »Caramba Super«, »Multigliss« von Molykote, »LM Liqui Multi« von Liqui Moly sehr bewährt. Man muß nur ein wenig Geduld haben und die Flüssigkeiten lange genug einwirken lassen (Frühstückspause derweilen machen), bevor man den Ringschraubenschlüssel ansetzt.

Mit diesen Rostlösern verwandt durch ihre außerordentliche Kriechfähigkeit in engsten Ritzen und feinsten Poren sind die sogenannten »Isolier-Sprays«. Vielfach sind die Rostlöser (z. B. alle oben genannten) zugleich solche Isoliersprays, die bei Feuchtigkeit in der Auto-Elektrik (vor allem in der Verteilerkappe; siehe Seite 119) den feinen Wasserfilm unterwandern, vom blanken Metall »abheben« und dadurch verhindern, daß Batterie- oder Zündstrom über den leitenden Wasserfilm als Kurzschluß oder »Kriechstrom« abgeleitet wird. Zu den bereits genannten Rostlösern wären als Spezial-Isoliersprays beispielsweise zu nennen »Aral Intact«, »4 X Silikon-Spray« von Molykote, »MoS_2« von Pingo oder »mo« von Teroson.

Die Vielseitigkeit dieser Sprays erweist sich auch an den Türschlössern der Autos: Sie halten das Schloß als Schmiermittel leichtgängig und verhindern im Winter durch ihre Feuchtigkeitsverdrängung das Einfrieren. Außerdem sind manche (Gebrauchsanweisung beachten) auch noch als Pflegemittel für die Türdichtungen (Schutz gegen Einfrieren) geeignet.

Motorreiniger und Spezialschmierstoffe

Sollen fettverschmierte Motorteile, die Innenseiten der Felgen oder der ganze Motorraum gereinigt werden, dann gibt es hierzu, ebenfalls in Sprühdosen, spezielle Motorreiniger (besonders wirksam fanden wir den »Motorreiniger MK 5« von Pingo und den »Spezialreiniger« von Aral). Damit wird

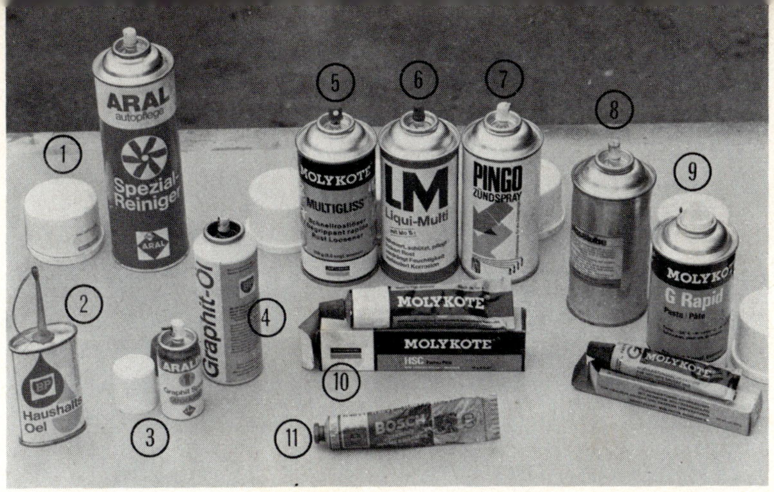

Flüssige und fettige Spezialisten für die Fahrzeugpflege: 1 – Motorreiniger zum Anlösen schmutziger Fettkrusten; 2 – vielseitig verwendbares Haushaltöl; 3 – Graphitpuder als Trockenschmierstoff, schmiert, bindet aber keinen Staub; 4 – Graphit-Öl mit meterweitem, nadelfeinem Sprühstrahl für versteckte Schmierstellen; 5 – Lösemittel für festgerostete Schrauben; 6 – Rost- und Fettlöse-Schmiermittel mit vielseitigen Anwendungsmöglichkeiten (bringt auch alte verharzte Wanduhren wieder in Gang); 7 – feuchtigkeitsverdrängender Isolierspray; 8 – feuchtigkeitsfestes Weichfett; 9 – Festschmierstoff-Montagepaste (als Spray oder in der Tube), wichtig bei Motor- oder Getriebemontagen und dergleichen; 10 – Heißschrauben-Compound, verhindert Festrosten von Schrauben; 11 – Batterie-Polschutzfett Bosch Ft 40 v 1.

das betreffende Teil eingesprüht und nach wenigen Minuten mit Wasser abgespritzt oder mit dem Pinsel abgewaschen. Selbst die dicksten Fettkrusten lösen die »Motor-Reiniger« und geben dazu den Teilen noch Glanz. Fahrbenzin ist demgegenüber zur Motorreinigung gar nicht zu empfehlen. Nicht nur, weil nach dem Trocknen die Teile grau und unansehnlich sind, sondern vor allem, weil das Fahrbenzin giftige Bleiverbindungen enthält.

Hierher gehören auch besondere Schmierstoffe, die man bei der Autobastelei meist nur in geringsten Mengen braucht, die sich aber an speziellen Schmierstellen sehr bewähren. Übrigens sind auch die Rostlöser, die vielseitigen, gut wirkende Schmiermittel, z. B. an Hauben- und Türscharnieren. Aber sie sind meist nicht hitzefest, also in Motornähe weniger dauerhaft.

■ Haushaltsöl gibt es in kleinen Spritzkännchen an Tankstellen verschiedener Marken und im Zubehörhandel. Es ist dünnflüssiges Universalöl, das man überall verwenden kann, wo keine besonderen Schmieransprüche gestellt werden, aber es hält die Motorwärme aus, ist also beispielsweise zur Schmierung der Verteilerwelle (siehe Seite 44) geeignet.

■ Graphitöl enthält den »Festschmierstoff« Graphit, der die Schmierkraft des Öles erhöht. Besonders gut ist die Graphitöl-Sprühdose von BP, die einen meterweiten nadelfeinen Ölstrahl versprüht und dadurch vor allem für schwer erreichbare Schmierstellen sehr geeignet ist (siehe Bild Seite 46).

■ Schmierstoff-Suspensionen liegen an der Grenze zwischen Öl und Fett und sind für seltener beanspruchte Gleitflächen (z. B. Sitzschienen, Türschließkeile, Heizungshebel) sehr vorteilhaft. Nach dem Auftragen bilden sie auf der behandelten Gleitfläche einen wachsähnlichen Schmierfilm, der auch gegen Rost schützt und erst bei Druckbeanspruchung flüssig wird. Besonders gleitfähig und feuchtigkeitsfest fanden wir »Plastilube 0« (in der Modellbauabteilung von Spielwarengeschäften erhältlich).

■ Gleit-Pasten sind Fette mit sehr hohem Festschmierstoffanteil, in diesem Falle Molybdändisulfid, die vor allem beim Zusammenbau mit hohem Druck aufeinander gleitender Teile auf die Gleitflächen aufgetragen werden. Vor allem bei Motorbasteleien sind solche Gleit-Pasten wichtig und jede Werkstatt kennt dafür »Paste G« von Molykote (Tube oder Spraydose).

■ Heiß-Schrauben-Compound ist eigentlich für Verschraubungen an Dampfmaschinen und Turbinen gedacht, aber es ist auch einer der segensreichsten Sonderschmierstoffe für den Autobastler. Wir möchten es nicht mehr missen, denn eine einmal damit eingeriebene Verschraubung rostet nie mehr und läßt sich auch nach Jahren wieder ohne weiteres lösen. Das gilt vor allem für Zündkerzengewinde, Auspuffrohr-Verschraubungen und Stoßdämpferhalterungen, mit denen man andernfalls so viel Ärger hat. Diese kupferfarbene Spezialpaste gibt es in kleinen Tuben als »HSC-Paste« von Molykote und als »ASC-Paste« von Liqui Moly. Die Paste ist hitzefest bis über 1000 °C!

■ Säureschutzfett, auch Polfett genannt, ist ein gegen elektrische Ströme, Säure und Feuchtigkeit isolierender Spezialschmierstoff, der vor allem die Batteriepole sauber hält. Konkurrenzlos ist hierbei das Säureschutzfett »Ft 40 v 1« von Bosch, das es in kleinen Tuben gibt. Anwendung siehe Seite 102.

Hilfe unterwegs

Es gibt Autofahrer, die so sorglos drauflosfahren, daß in ihrem Wagen weder ein Reservekanister noch ein Abschleppseil zu finden ist, und im Ersatzreifen ist auch keine Luft. Andere dagegen führen aus Furcht vor Pannen ein ganzes Arsenal von Werkzeugen und Ersatzteilen mit sich. Hier ist, wie zumeist, der Mittelweg goldene Richtigkeit. Wir wollen aufführen, was man mitführen sollte, auch wenn es nur dazu dient, anderen hilflosen und zu sorglosen Autofahrern unterwegs damit auszuhelfen. Wir nennen davon besonders:

- Ersatzglühlampen (Seite 142)
- Sicherungen (Seite 120)
- Zündkerzen (Seite 141)
- Reservekanister
- Ersatz-Keilriemen
- Abschleppseil
- Rolle Draht
- Tesa-Film
- 2 m Elektrokabel (Zündkabel)
- Starthilfekabel

Nach der ADAC-Pannen-Statistik blieben Audi 80 vor allem aus folgenden Gründen liegen: gebrochener Vergaserzug, gerissener Keilriemen, verschlissene Unterbrecher-Kontakte. Es gibt Sicherheit, wenn diese Teile als Ersatz dabei sind.

Ersatzteile bei Auslandsreisen

Falls eine längere Reise in fremde Länder geplant ist, wird es beruhigend sein, wenn im Kofferraum, in Lappen eingewickelt, nicht nur eine bewährte Auswahl des heimischen Werkzeugs mitreist, sondern auch einige Ersatzteile zur Hand sind, deren Fehlen die Weiterfahrt empfindlich hemmen kann, wenn das entsprechende eingebaute Teil unvermutet den Geist aufgibt. Neben den bereits oben erwähnten Stücken denken wir beim Audi 80 an:

- Blinkrelais (Seite 161)
- Satz Dichtungen für Zylinderkopf und Vergaser
- Benzinpumpe
- Vergaserzug
- Zündspule mit Vorwiderstand
- Verteilerläufer
- 2 m benzinfesten dünnen Schlauch
- Plastikflasche mit destilliertem Wasser für Batterie (Ostblock)
- Motorenöl (nicht in EG-Länder, dort Motoröl durchweg billiger!)
- Reifenflickzeug (Seite 204)
- 2 Reifen-Montierhebel
- Öldruckschalter (Seite 166)
- Benzin-Feinfilter (Mann WK 31/3)
- Unterbrecherkontakte
- Kondensator (an Verteiler)
- Scheibenwischer
- Reifenventilsätze
- kräftige Fuß-Luftpumpe

Diese Teile braucht man nun nicht unbedingt zu kaufen, um sie dann das ganze Audi-Leben lang herumliegen zu haben – schade ums Geld –, sondern die V.A.G.-Werkstätten bieten bereits ein »Kundendienst-Päckchen« mit einer Reihe der vorgenannten Ersatzteile für Auslandsreisen an oder stellen solche Päckchen nach Wunsch und Erfahrung individuell zusammen. In der Regel braucht man dann nur den Gesamtpreis für die Ersatzteile zu hinterlegen, der nach Rückkehr und Rückgabe des Päckchens mit den gebrauchten Teilen verrechnet und im Rest wieder gutgeschrieben wird.

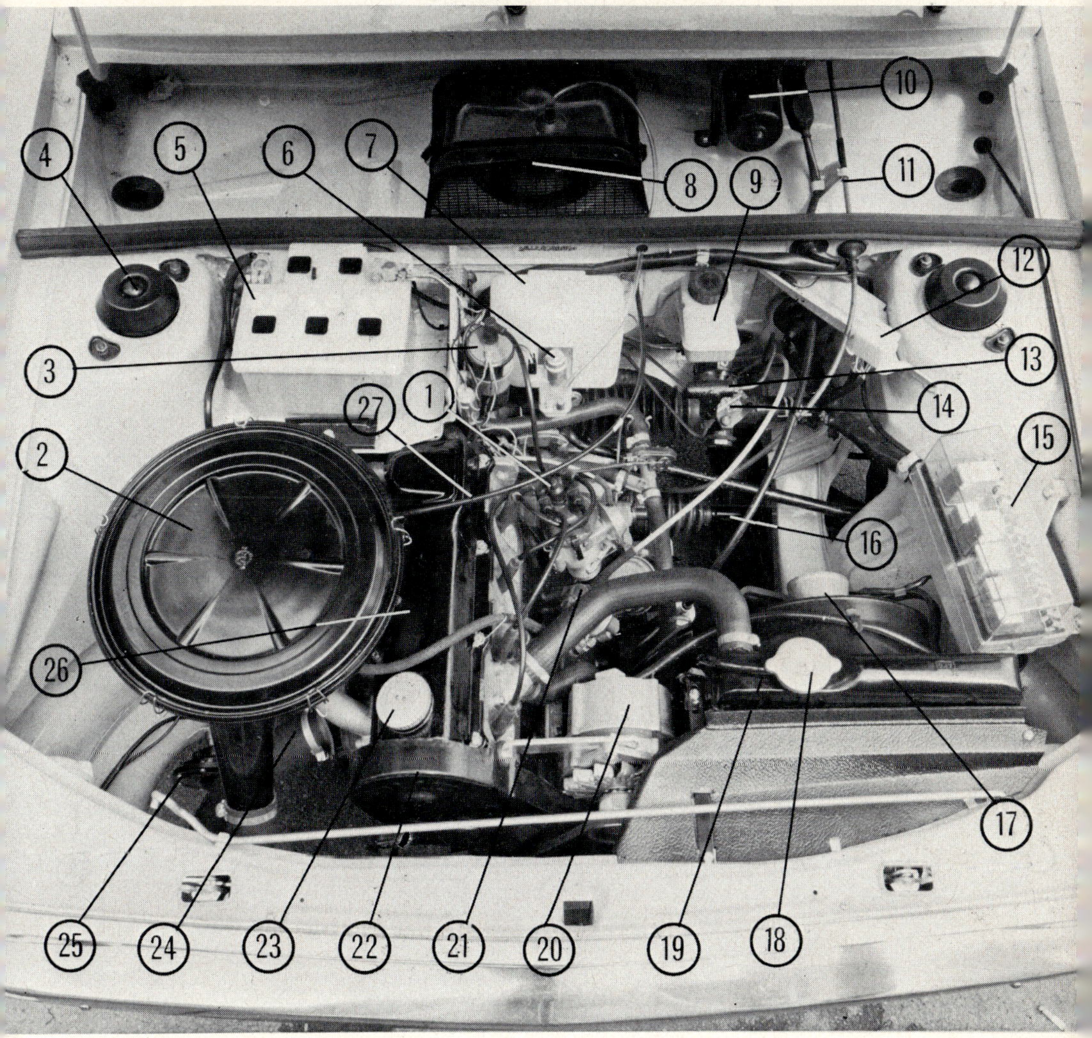

Unter die Haube gebracht

Es ist keine Schande, wenn man nicht über alle Teile unter der Motorhaube seines Audi 80 Bescheid weiß. Man wird sich aber noch mehr über sein Auto freuen, wenn man weiß, welche Kostbarkeiten man da alle miterworben hat und wo sie zu finden sind. Das gibt größere Sicherheit bei der Wartung und bei der Suche nach Störungsursachen. Vergleichen Sie darum einmal das obige Bild und die nachstehenden Erläuterungen mit der Wirklichkeit Ihres eigenen Audi. Ab Modelljahr 75 finden Sie beispielsweise den Sicherungskasten (15) oben rechts im Bild. Wo alle bezifferten Teile genauer beschrieben sind, läßt sich durch das Stichwortverzeichnis am Ende dieses Buches feststellen. Die Zahlen bedeuten:

1 – Zündverteiler; 2 – Luftfilter, darunter Vergaser; 3 – Zündspule mit Vorwiderstand; 4 – rechte obere Stoßdämpferbefestigung; 5 – Batterie; 6 – Scheibenwascherpumpe; 7 – Scheibenwaschwasserbehälter; 8 – Gebläse der Innenraumbelüftung; 9 – Bremsflüssigkeitsbehälter; 10 – Scheibenwischermotor; 11 – Tachowelle; 12 – Diagnose-Zentralstecker; 13 – Hauptbremszylinder; 14 – Lenkgetriebegehäuse; 15 – Schaltrelais- und Sicherungskasten; 16 – Gelenkwelle; 17 – Kühlerventilator; 18 – Kühlerverschlußdeckel; 19 – Kühler; 20 – Drehstrom-Lichtmaschine; 21 – Kraftstoffpumpe; 22 – Schutzhaube für Zahnriemenantrieb; 23 – Öleinfüllstutzen; 24 – Vorwärmschlauch der Vergaserluft; 25 – Signalhorn; 26 – Zylinderkopfhaube über dem Ventiltrieb; 27 – Vergaserzug.

Planwirtschaft

Regelmäßige Pflege tut dem Menschen gut. Bei einem Auto ist es nicht anders. Es gewinnt dadurch an Aus- und Ansehen. Und was noch wichtiger ist: an Zuverlässigkeit und Lebensdauer.
Nun ist man auch unter Menschen nicht überall gleicher Meinung, wie oft man sich die Zähne putzen, die Hände waschen oder die Socken wechseln sollte. Nicht viel anders ist es bei den Autos. Dort hängt die Notwendigkeit der Wartung ihrer Einzelteile vor allem davon ab, in welcher Art und Weise sie beansprucht und strapaziert werden. Nun fährt der eine seinen Audi 80 nur bei gutem Wetter oder am Wochenende und hat zum Jahresende nicht einmal 10 000 km mehr auf dem Tachometer, der andere muß immer und auch auf Straßen letzter Ordnung sein Fahrzeug bewegen. Stadtfahrten oder Schleichfahrten bei Autobahnstauungen beanspruchen den Wagen grundsätzlich anders als schnelle Fahrten über Stock und Stein.

Wartungsintervalle mit runden Kilometern

Aus solch vielfältig unterschiedlicher Fahrzeugbeanspruchung kann sich natürlich ein Herstellerwerk für seinen Fahrzeug-Wartungsplan, der dem Autobesitzer und der Fachwerkstatt eine Richtschnur sein soll, keinen rechten Vers machen und so müssen die Werksingenieure unter Zuschlag eines »Sicherheitsfaktors«, der auch höchste Beanspruchung einzelner Autoteile berücksichtigt, mehr oder weniger über den Daumen peilen, wenn sie den Wartungsplan zusammenstellen. Auf diese Weise kommen die üblichen »runden« Wartungsintervalle zustande – bei Ihrem Audi sind es 7 500 und 15 000 km – und die dazu jeweils aufgestellten Wartungspläne sind seit Herbst 1978 im sogenannten »Regel-Service« zusammengefaßt. Falls Sie für Ihren Audi 80 noch den früheren »Kundendienst-Paß« mit den Hinweisen auf die heute in der Regel nicht mehr ausgeführte Computer-Diagnose haben, dann sollten Sie sich das neue V.A.G.-Bordbuch mit dem »Serviceplan zum V.A.G.-Service-System« von Ihrer Audi-Werkstatt geben lassen, denn der neue »Regel-Service« ist auch rückwirkend für alle älteren Fahrzeuge des V.A.G.-Konzerns gültig.

Von der Computer-Diagnose zum Regel-Service

Bei diesem Regel-Service soll die Werkstatt zuerst einmal die für Betriebs- und Verkehrssicherheit wichtigen Teile prüfen, bevor drauflos gewerkelt wird. Das war auch bei der bis vor wenigen Jahren vorgesehenen »Computer-Diagnose« üblich, die mit einem eindrucksvollen Diagnose-Stand betrieben wurde und an die in den bis Herbst 77 gefertigten Audi-Fahrzeuge noch der Diagnose-Zentralstecker (Bild Seite 116) im Motorraum erinnert. Wir beurteilten diese Computer-Diagnose anfänglich auch sehr positiv, denn sie war nützlich und preiswert. Aber mit der Zeit zeigte sich, daß die Diagnosegeräte selbst vielfach der Wartung entbehrten, darum falsch anzeigten oder falsch gehandhabt wurden. Im Jahre 75 vernichtete

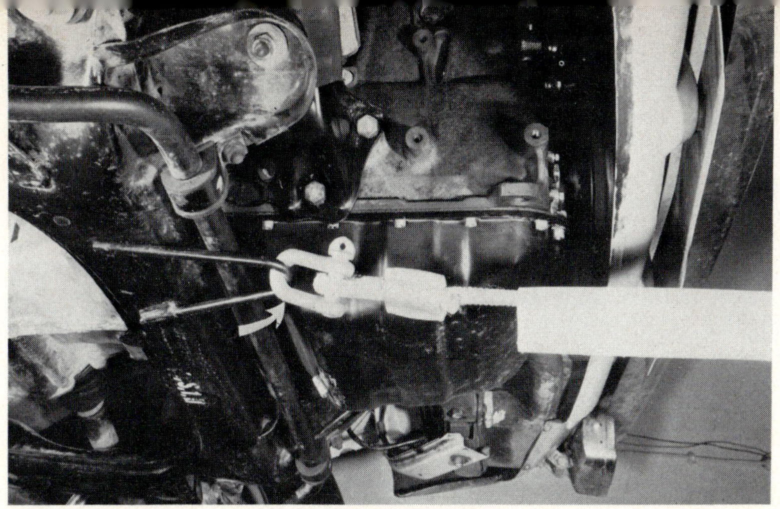

Für den Fall der Fälle sollten Sie sich nicht auf Abschleppseile anderer Leute verlassen, sondern stets selbst ein stabiles und dehnbares Schleppseil (hier z. B. der »Schlepp-Tiger« von APA) im Kofferraum mitführen. Da Abschleppösen nur selten so groß wie hier an Ihrem Audi 80 vorne sind, empfiehlt sich die Mitnahme eines sogenannten »Schäkels« (weißer Pfeil; in der Sportschiffahrt sehr gebräuchlich), der sich leicht einfädeln läßt und Knicke im Schleppseil verhindert. Rechts im Bild die Schutzmanschette um das Seil, die dieses vor scharfen Karosseriekanten schützt.

schließlich ein ADAC-Test die schönen Träume der Computer-Diagnose. Nach einer »Umschaltpause« führte VW/Audi 1978 das »V.A.G. Service System« ein, zu dem außerdem noch spezielle Reparatur-Dienstleistungen, wie z. B. Bremsen-Service oder Motor-Service, gehören.

Zweimal im Jahr

Nun nagt nicht nur die zurückgelegte Fahrstrecke, sondern auch die Zeit am Auto. Für Wenigfahrer, die im ganzen Jahr vielleicht nur 8000 km zurücklegen, käme dadurch nur ein einziger Pflegedienst dran – unter Umständen nur der spärliche 7500-km-Regel-Service mit kaum mehr als Bremsbelag- und Bremsflüssigkeitskontrolle –, aber kein Test zur Überprüfung aller wichtigen Teile. Ein nur einmal im Jahr oder noch seltener gewartetes Auto »vergammelt« aber und verhält sich auch unzuverlässig – das ist unsere Erfahrung. Deshalb empfiehlt der Volkswagen-Konzern (V.A.G.) den Regel-Service nicht nur alle 7500 km, sondern, wenn weniger gefahren wird, alle 6 Monate. Das ist auch nach unserer Erfahrung vollkommen richtig, wenn Sie sich nicht durch eigene Wartung und Pflege den Weg zur Werkstatt weitgehend ersparen können.

Wartungsplan für den Heimwerker

Und dies wäre unser Pflegevorschlag: Immer wenn mal Zeit und das Wetter schön ist, den Audi und eine Gruppe des 15 000-km-Intervalls vornehmen, soweit diese Arbeiten sich ohne Schwierigkeiten und ohne unzumutbaren Geräteaufwand selbst erledigen lassen. Damit alle wichtigen Arbeiten wenigstens einmal im Halbjahr dran kommen, haben wir sie in unserem Wartungsplan in den 7500-km-Pflegedienst vorgezogen.
Nicht vergessen sollten Sie aber, daß eine ganze Reihe der einfachen Prüfungen und Wartungsarbeiten nicht nur alle 7500 km, sondern wesentlich öfter vorgenommen werden müssen.
Nun bleiben bei dieser Heimwerker-Wartung etliche Test- und Wartungsarbeiten übrig, die wegen des dazu notwendigen Werkzeugs oder Testgerätes nur die Werkstatt ausführen kann. Sie dürfen nicht vergessen werden und deshalb sollten Sie wenigstens einmal im Jahr die Werkstatt dafür in Anspruch nehmen, z. B. für den Abgastest (Wartungspunkt Nr. 61).
Vielfahrer brauchen vielleicht nur 2 oder 3 Monate bis zum nächsten Regel-Service. Sie sollen natürlich nicht bis zum Halbjahresende warten, bis sie mal wieder nach ihrem Audi sehen. Aber ein bißchen strecken darf man nach unseren eigenen Erfahrungen das 7500-km-Intervall als Vielfahrer schon, wenn man über das erste Garantie-Jahr hinaus ist. Wir wechseln

So schräg muß der Wagenheber angesetzt werden, sonst steht am hochgewundenen Fahrzeug die Eingriffgabel des Wagenhebertragarmes nicht genau senkrecht über der Auflagefläche des Wagenheberfußes, so daß auf glattem Boden der Wagen seitlich weggeschoben werden und herunterfallen kann. Die Eingriffgabel muß beim Ansetzen die Verstärkungsblechkante beidseitig umfassen, um dem Wagenheber festen Halt zu geben. Je nach dem auszutauschenden Rad muß der Wagenheber seitlich vorne oder hinten angesetzt werden, wo in der Karosserieunterkante ein Markierungsdreieck eingeprägt ist. Sehr nützlich ist das Unterlegen eines stabilen Holzbrettchens, sonst sinkt beim Kurbeln der Wagenheberfuß in weichen Boden ein, anstatt das Fahrzeug hochzuheben.
Ab Herbst 76 wird dem Audi 80 ein anders konstruierter Wagenheber mitgegeben, der sich etwas besser handhaben läßt. Bei diesem ist der Tragarm mit einem Gelenk an der Wagenhebersäule befestigt. Eine waagrecht liegende Schraubspindel bewegt den Tragarm ähnlich wie ein Kran seinen Auslegerarm. Bei diesem Modell muß die Wagenhebersäule noch schräger angesetzt werden.

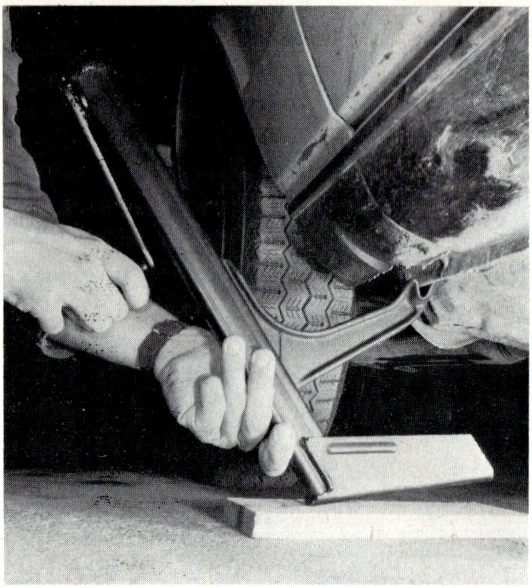

zumeist nur alle 10 000 km das Motoröl und damit war ein Audi-100-Motor 135 000 km lang durchaus zufrieden, bis er endlich neue Kolbenringe und Ventilführungen brauchte.

Wenn in unserem Wartungsplan in einigen Zeilen steht, das genannte Fahrzeugteil zu »prüfen«, dann bedeutet dies, daß bei Feststellung eines Fehlers oder Mangels dieser natürlich behoben werden muß. Dies ist dann nicht immer Heimwerkersache (»S«), sondern nach eigener Abwägung eventuell Werkstattangelegenheit (»W«).

Fingerzeig: *Lassen Sie bei einer 15 000-km-Inspektion in der Werkstatt zuerst den Abgas-Test (Wartungspunkt Nr. 61) machen. Wenn dieser ohne Veränderungsnotwendigkeit in Ordnung ist und Sie außerdem bei Ihren vorhergehenden Fahrten den Eindruck hatten, daß der Motor allen »Pfeffer« zeigt – also Spurt beim Überholen und Höchstgeschwindigkeit –, den man von ihm erwarten kann, und in allen Drehzahlbereichen sauber rund läuft, dann lassen Sie den Mechaniker auf keinen Fall an die Zündung (Wartungspunkte Nr. 30, 37–41) heran, denn die ist dann zweifellos bestens in Ordnung und ein noch so emsiger Mechaniker kann daran nichts verbessern, sondern nur schlechter machen. Vor allem brauchen Sie bei gutem Abgastest und sauberem Motorrundlauf keine neuen Zündkerzen!*

Keine Montage unter dem Wagen ohne einwandfreie Abstützung! Der Wagenheber aus dem Bordwerkzeug genügt dazu nicht! Eine gute aber auch noch nicht vollkommene Abstützung ist solch ein verstellbarer Dreibock, wie er in Kauf- und Versandhäusern für etwa 25 DM zu haben ist. So stabil wie ein Hohlblockstein (siehe Seite 30) ist er jedoch nicht, und bei ungeschickter Aufstellung kann er von dem auf der anderen Wagenseite angesetzten Wagenheber umgeschoben werden. Auf dem Bild ist der Dreibock vor dem linken Hinterrad des Audi 80 angesetzt. Da an dieser Stelle der Verstärkungsblechfalz vom Wagengewicht auf der schmalen Dreibockauflage zusammengedrückt würde, muß ein lastverteilendes Vierkantholz, z. B. ein altes Stuhlbein, zwischengelegt werden.

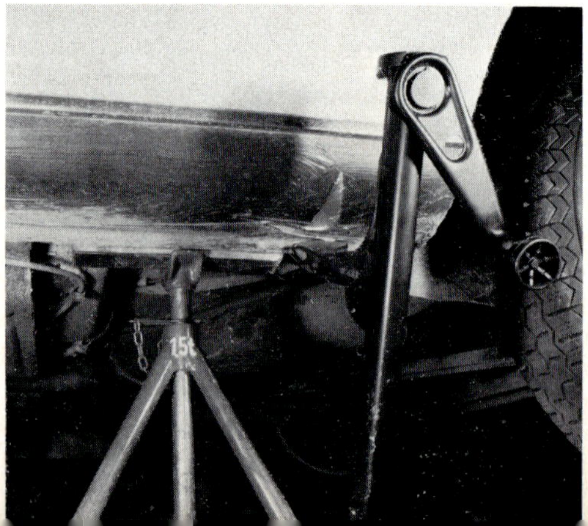

Wartung alle 7500 km oder halbjährlich

Was muß wann und wo gemacht werden?

			Nähere Hinweise Seite
		Unter der Motorhaube	
S		1. Kühlmittelstand (und Frostschutz) prüfen	9, 65
S		2. Scheibenwascherbehälter auffüllen	9, 170
S		3. Bremsflüssigkeitsstand prüfen	9, 189
S		4. Batteriesäurestand kontrollieren	103
S		5. Kupplungsseilzug ölen	45
S		6. Lager und Gelenke des Gasgestänges schmieren	45
S		7. Motorhauben-Bowdenzug, -Schlösser und -Scharniere schmieren	45
S		8. Sichtprüfung des Motors auf Öldichtheit	9, 52
		Unter dem Wagen	
S T		9. Motorölwechsel (ohne Filterwechsel)	33
S		10. Sichtprüfung des Getriebes auf Öldichtheit, evtl. Getriebeölstand	9, 41
S		11. Auspuffanlage kontrollieren	9, 62
S	W	12. Scheibenbremsbeläge auf Verschleiß prüfen	191
		Rund um den Wagen	
S		13. Türschlösser, -scharniere und -feststellbänder pflegen	45
S		14. Kofferraumhaubenschloß und -scharniere pflegen	45
S		15. Reifenzustand prüfen	9, 202
		Probefahrt	
S T		16. Reifendruck prüfen und berichtigen	9, 201
S		17. Beleuchtungsanlage prüfen	9, 142, 162
S		18. Blinkanlage und Warnblinkanlage kontrollieren	9, 142, 156, 162
S		19. Kontrollampen im Armaturenbrett prüfen	164
S		20. Kraftstoffanzeige und Temperaturanzeige prüfen	164
S		21. Signalhorn auf Funktion prüfen	154
S		22. Tachometer auf Funktion prüfen	15, 168
S		23. Kupplungsgängigkeit prüfen	10, 175
S		24. Schaltung auf Leichtgängigkeit prüfen	10, 178
S	W	25. Fußbremse auf Wirkung prüfen	11, 189
S		26. Handbremse auf Wirkung prüfen	11, 195
S		27. Lenkungsspiel und Geradeauslauf des Wagens prüfen	11, 186
S		28. Scheibenwischer und -wascher prüfen	170
S		29. Heizung, Belüftung und Heizgebläse prüfen	74

Zusätzliche Wartung alle 15 000 km oder einmal pro Jahr

		Unter der Motorhaube	
S		30. Zündkerzen pflegen, eventuell austauschen	141
S		31. Keilriemenspannung prüfen	111
S T		32. Luftfilterpatrone ausblasen	95
S	W	33. Überdruckventil im Kühlerverschlußdeckel prüfen	66
S	W	34. Kühler und Kühlsystem auf Dichtheit prüfen	67
S		35. Kraftstoffpumpensieb reinigen	78
	W	36. Kompression der Zylinder prüfen	55
S		37. Zündverteilerkappe und Verteilerfinger reinigen	135
S	W	38. Unterbrecherkontakte prüfen, eventuell ersetzen	133
S		39. Zündverteiler schmieren	44
	W	40. Unterbrecher-Schließwinkel einstellen	134
	W	41. Zündzeitpunkteinstellung prüfen	136
S	W	42. Vergaser-Leerlauf bei warmem Motor prüfen	10, 92
S	W	43. Ladezustand der Batterie prüfen	104
S	W	44. Flüssigkeitsstand im Automatikgetriebe prüfen	42
S		45. Manschetten der Lenkungs-Zahnstange auf Dichtheit prüfen	187
		Unter dem Wagen	
S T		46. Ölfilterwechsel (beim Motorölwechsel)	40
S		47. Handbremsausgleich und Bremsseil-Tüllen schmieren	46
S	W	48. Bremsschläuche und -anschlüsse auf Dichtheit prüfen	190
S	W	49. Hinterrad-Bremsbacken auf Verschleiß prüfen	194
S		50. Manschetten der Gelenkwellen auf Dichtheit prüfen	180
S		51. Spurstangenköpfe auf Sitz und dichte Staubkappen prüfen	187
S		52. Staubkappen der Federbeinführungsgelenke prüfen	182
		Im Wagen	
S	W	53. Kupplungs-Pedalspiel prüfen	176
S	W	54. Bremspedalweg prüfen	193
S		55. Leerweg des Handbremshebels prüfen	199
		Rund um den Wagen	
S		56. Radschrauben auf festen Sitz prüfen	203
S	W	57. Radlagerspiel prüfen	185
S	W	58. Fettfüllung im Radlager ergänzen	46
S	W	59. Scheinwerfereinstellung prüfen	145
	W	60. Spur- und Radsturz nachmessen	182
	W	61. Abgastest	93
	W	62. Regler und Lichtmaschine prüfen	110

Zusätzliche Wartung alle 30 000 km

S		63. Luftfilterpatrone auswechseln	95
S		64. Kraftstoff-Vorfilter austauschen	78
	W	65. Ventilspiel nachprüfen	10, 57
	W	66. Unterdruckdose der Getriebeautomatik ersetzen (nur bis Bauj. Aug. 1975)	180

Zusätzliche Wartung alle 45 000 km

	W	67. Getriebeölwechsel	41

Zusätzliche Wartung alle 2 Jahre

	W	68. Bremsflüssigkeit austauschen	196
	W	69. Druckprüfung des Bremskraftreglers	196

Die in der Tabelle links stehenden Kennbuchstaben bedeuten:

S = Selbstmachen ohne besonderes Werkzeug und ohne spezielle Fachkenntnisse möglich, wenn man den erläuternden Abschnitt auf der jeweils ganz rechts in der Tabelle angegebenen Seite gelesen hat.

S T = Selbstmachen oder Tankstelle, ebenfalls ohne spezielle Fachkenntnisse, aber vielleicht fehlt es am notwendigen Gerät und die Tankstelle hat es.

S W = Selbstmachen oder Werkstatt. Erfahrung und gute Fachkenntnisse, die aber auch dieses Buch vermittelt, sind Voraussetzung, andernfalls überläßt man die Arbeit besser der Werkstatt.

W = Werkstatt. Diese Arbeiten erfordern spezielle Fachkenntnisse, aufwendige Meß- und Arbeitsgeräte, die nur die Fachwerkstatt besitzt. Nur in Notfällen und bei besonderer Sachkenntnis sollte man sich selbst damit befassen. Trotzdem sind auch diese Arbeiten in diesem Buch beschrieben, damit Sie wissen, was die Werkstatt macht.

Der Pflegeplatz

Nur selten wird eine Garage so geräumig sein, daß man dort als Selbstpfleger seinem Wagen zu Leibe rücken kann. Stören wird dort auch zumeist ungenügende Beleuchtung. Günstiger ist die Selbstpflege also an einem schönen Tag im Freien, wo auch ohne Hand- oder Taschenlampe die Fahrzeugunterseite gut einzusehen ist.

Aber nicht jeder Platz im Freien eignet sich für die Autopflege. Auf einer Wiese oder einem Rasenplatz bleiben nicht nur häßliche Spuren zurück, sondern auch versehentlich herabgefallene Schrauben machen sich meist unsichtbar. Und am Straßenrand zieht ein in der Nähe befindlicher Wasserablauf Schrauben und Kleinteile geradezu magisch an. Gekiester Boden auf festem Untergrund empfiehlt sich schon eher, wenn man vorher den Kies

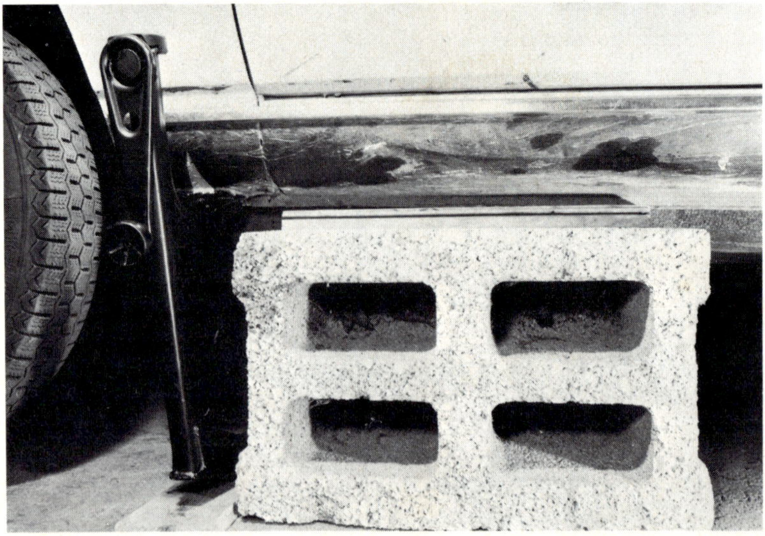

Vorne haben wir unseren Audi 80 auf einen stabilen Sockel aus einem großen Hohlblockstein gesetzt. Ein gleich hoher Stapel aus Ziegelsteinen wäre dagegen unstabil und wackelig. Da das Gewicht des Wagens den senkrecht nach unten stehenden Blechfalz unter dem Türschweller (so nennt sich der Längsholm unter der Tür) wegdrücken würde, müssen beidseitig von diesem zwei gleich hohe Holzstücke von der Länge des Hohlblocksteins zwischengelegt werden, um den Auflagedruck besser zu verteilen, denn Hohlblocksteine vertragen keine „Punktbelastung". Vor dem angesetzten Wagenheber ist die Markierung für diesen Ansatzpunkt auf dem Karosserieblech zu erkennen.

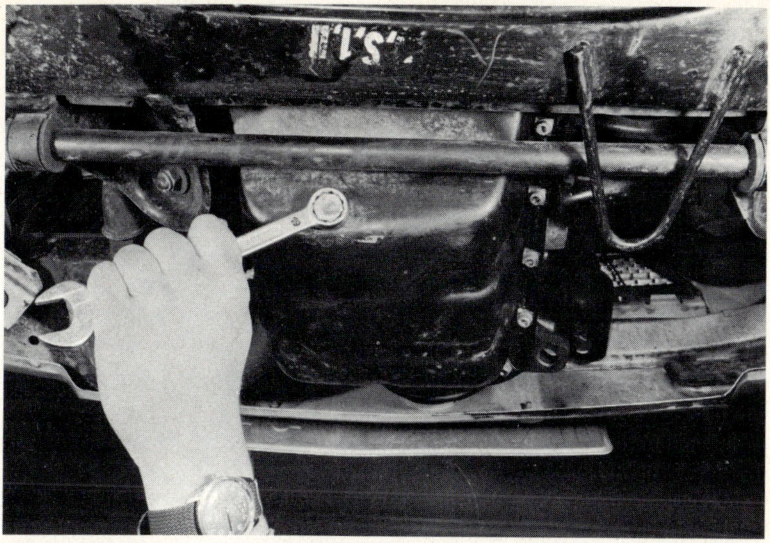

Dieses Bild vom Öffnen der Ölablaßschraube ist hier ein Vorgriff auf das auf der nächsten Seite beginnende Kapitel über die Motor- und Fahrzeugschmierung.
Die Ölablaßschraube des Motors sitzt — in Fahrtrichtung gesehen — hinten unten an der Motorölwanne und läßt sich mit einem Schraubenschlüssel SW 19 (am besten Ringschlüssel) heraus und hineindrehen. Beim Einsetzen der Schraube diese nicht mit Gewalt festdrehen, sonst wird ihr konisches Gewinde und ihre Führung beschädigt.

mit einem Drahtbesen geglättet hat. Am besten ist natürlich ein ebener und glatter Zement- oder Asphaltboden. Vorher wird er natürlich gekehrt, damit man sich nicht im Schmutz umherwälzen muß. Zum Hinlegen, etwa bei Arbeiten in den Radkästen oder an den Stoßstangen, empfiehlt sich als Unterlage ein großer Bogen Packpapier oder, bei Feuchtigkeit, eine entsprechende Plastikfolie.

Hochgebockten Wagen sichern

Wenn Sie an der Unterseite Ihres Audi arbeiten wollen und keine Hebebühne zur Verfügung steht, muß das Fahrzeug stabil und sicher aufgebockt werden. Hüten Sie sich, unter ein Auto zu kriechen, das nur vom Wagenheber einseitig hochgehalten wird und dessen Räder nicht gegen Abrollen gesichert sind. Beim Rütteln am Wagen, etwa beim Lösen einer Schraube, kann der Wagenheber leicht abgleiten oder verrutschen. Das ist also lebensgefährlich, vor allem, weil ein vom Heber kippendes Fahrzeug zusätzlich noch tief durchfedert!
Es ist auch nicht zu empfehlen, sich aus Brettern und Backsteinen eine Art Auffahrrampe zu basteln. Das wackelt ohne Stabilität und nützt auch nicht viel, weil bei vielen Arbeiten die Räder abgenommen werden oder frei hängen müssen.
Wie man seinen Audi 80 einigermaßen sicher aufbocken kann, zeigen die Bilder auf diesen Seiten.
Wo der Audi 80 angehoben oder aufgebockt werden soll (das gilt auch für Hebebühnen in Tankstelle oder Werkstatt), ist an Markierungsdreiecken erkennbar, die jeweils nahe bei den Radkästen in die seitlichen Längsholme der Bodengruppe eingeprägt sind (siehe Bild links).
Soll der Audi 80 vorne oder hinten, beispielsweise zum achsweisen Wechsel der Räder, mit einem Werkstattheber (sogenannter Steinbockheber) angehoben werden, muß dieser vorne genau in der Mitte unter dem Querträger der Vorderachse angesetzt werden, wobei er die Ölwanne des Motors nicht berühren darf. Hinten muß der Steinbockheber in der Mitte des Hinterachskörpers mit breiter (druckverteilender) Auflage angesetzt werden.

Alles in Butter

Wo bewegliche Teile aufeinandergleiten, gibt es Reibung. Reibung erzeugt einerseits Widerstand, andererseits Wärme. Beides kostet Kraft und nutzt Material ab. Reibung ist also zumeist unerwünscht, von Bremsen und Kupplung einmal abgesehen.
Um Kraftverschwendung und unerwünschte Hitzeentwicklung zu vermeiden, müssen demnach bewegliche metallische Teile möglichst leicht aufeinander gleiten. Dazu bringt man eine Schicht, die sich ihren Bewegungen und ihrer Oberfläche anpaßt und die Teile trennt, zwischen diese.
Ob man Fett oder Öl nimmt und welche spezielle Sorte es jedesmal sein muß – denn es gibt hunderterlei Sorten Fette und Öle zum Schmieren –, das hängt weitgehend ab von der Geschwindigkeit der gleitenden Teile, von den dort auftretenden Temperaturen und Drücken sowie von den äußeren Einwirkungen, etwa Wasser oder Schmutz. Außerdem haben die Schmierstoffe an manchen Stellen noch besondere Aufgaben zu erfüllen, zum Beispiel Kühlung heißwerdender Teile, Abdichtung gegen Gas, Wasser oder Staub, Auffangen und Beseitigung von Abriebteilchen oder Verbrennungsrückständen und anderes mehr.
Es ist klar, daß bei diesen vielfältigen Aufgaben, die an den verschiedenen Schmierstellen ganz unterschiedlich zu bewältigen sind, mit einer x-beliebigen Schmiere nicht auszukommen ist. Motoröl im Getriebe würde dieses genauso zerstören wie Getriebeöl den Motor. Auch mit feinstem Salatöl oder bester holländischer Butter wäre, weil es kein mineralisches Öl oder Fett ist, Ihrem Audi kaum gedient.

Motorölstand prüfen

Für die wichtige Prüfung des Motorölstandes ist kein bestimmtes Intervall festgesetzt, deshalb steht sie auch nicht in unserem Wartungsplan. Man soll

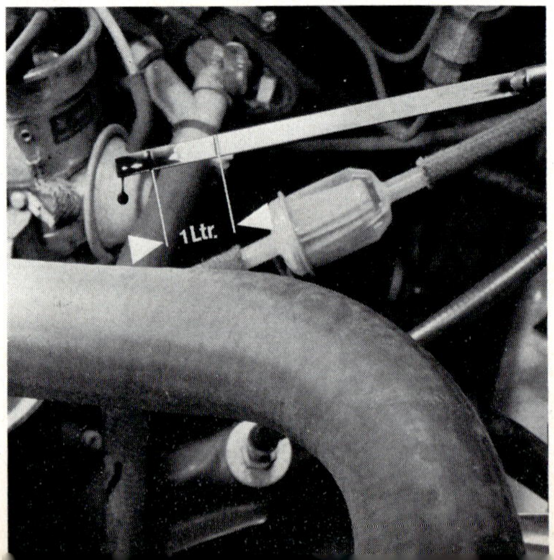

Der Ölpeilstab ist – in Fahrtrichtung gesehen – an der linken Motorseite unten hinter der Lichtmaschine zu finden. Am besten zieht man ihn alle paar Tage, bevor der Motor zum erstenmal gestartet wird. Dann spart man sich auch das Abwischen des ölverspritzten Peilstabes (wenn nötig, nur mit einem fusselfreien und sauberen Lappen!), weil alles Öl bis zur echten Ölstandhöhe zurückgelaufen ist.
Die Mengendifferenz zwischen der unteren und der oberen Peilstabmarke beträgt 1 Liter. Deshalb empfiehlt sich das Nachfüllen nur einer Halb-Liter-Dose, wenn sich der Ölstand der Minimum-Marke nähert. Wird stattdessen ein ganzer Liter nachgefüllt, ist zu viel Öl im Motor, was diesem (und dem Geldbeutel) gar nicht gut bekommt. Denn über die obere Peilstabmarke eingefülltes Öl wird durch die Kurbelgehäuse-Entlüftung wieder ausgeworfen, gerät dadurch über den Vergaser, den der Öldunst zusätzlich verschmutzt, in die Zylinder und hinterläßt dort nachteilige Verbrennungsrückstände.

ihn, so empfiehlt Audi-NSU, zumindest vor Antritt jeder größeren Fahrt prüfen. So ist es vielfach Brauch, etwa bei jeder zweiten Tankfüllung den Tankwart mal den Ölpeilstab ziehen zu lassen, aber ideal ist das nicht. Denn der Ölstand läßt sich nur wirklich genau ermitteln, wenn der Wagen auf genau waagrechter Fläche wenigstens 10 Minuten lang abgestellt ist. Bei Motorlauf ist zu viel Öl im Umlauf und bei zu geringer Wartezeit nach Motorstillstand ist auch noch nicht genug Öl in die Ölwanne zurückgelaufen, so daß der Ölstand zu niedrig erscheint. Da wird der Motor von einem verkaufsfreudigen Tankwart sehr schnell mit Öl überfüllt. Wie man es besser macht, beschreibt der Bildtext unten. Mehr über das Ölnachfüllen auf Seite 39.

Motoröl wechseln

Wartungsdienst Nr. 9

Im Pflegeplan für den Audi 80 ist der Wechsel des Motoröls alle 7500 km oder halbjährlich vorgesehen. Vor Einführung des mit der Elektronik-Diagnose gekoppelten 15 000-km-Wartungs-Intervalls, vor 1973, war für die damaligen Audi ein Wartungs- und Ölwechsel-Intervall von 10 000 km oder ebenfalls halbjährlich vorgeschrieben. Und nach der Umstellung ließ man in den Betriebsanleitungen zum Audi 80 erkennen, daß auch Ölwechsel nur alle 15 000 km oder jahreszeitbedingt möglich sei.
In allen diesen Empfehlungen hört man zwar immer das halbe Jahr, aber ansonsten sind die Kilometerzahlen, die früher so entscheidend ernst genommen wurden, recht »rund« und unterschiedlich. Wie genau muß man also diese Empfehlungen nehmen?
Man kann, dies vorweg, den Ölwechseltermin durchaus seinen eigenen Fahrgegebenheiten anpassen.

Wie oft Ölwechsel?

Entgegen vielfacher Meinung wird das Motoröl nicht durch rasante Autobahnfahrt besonders stark strapaziert, sondern vor allem macht der sogenannte Kurzstreckenverkehr dem Motoröl das Leben sauer. Der tägliche kurze Weg zur Arbeitsstelle, die Benutzung des Wagens als Botenfahrzeug oder Arztwagen in der Großstadt, häufiger Kaltstart, vor allem im Winter, lassen den Motor nicht ausreichend warm werden, so daß durch Kraftstoffkondensat und »Kaltverbrennungs«-Rückstände das Motoröl stark verschmutzt und teilunwirksam wird. Dann ist – vor allem nach dem Winterhalbjahr – halbjährlicher Ölwechsel ratsam, auch wenn erst 5000 km Fahrstrecke seit dem letzten Ölwechsel zurückgelegt wurden. Sparen kann man sich in diesem Fall natürlich den Ölfilterwechsel – der ist tatsächlich nur alle 15 000 km notwendig.
Wird der Audi aber vorwiegend auf langen Strecken in flotter Fahrt bewegt und kommen im Jahr etwa 25 000, 30 000 oder noch mehr Kilometer zusammen, dann brauchen Sie auf keinen Fall nach genau 6 Monaten oder 7500 km ruckartig zur nächsten Tankstelle oder Audi-Werkstatt einzubiegen, denn zügig gefahrene Langstrecken mit zumeist betriebswarmem Motor strapazieren das Motoröl nur verhältnismäßig wenig, so daß zwischen 2 Ölwechseln auch ohne weiteres 10 Monate und 10 000 oder gar 15 000 km liegen dürfen. Es kommt in diesem günstigen Falle auf 1000 km mehr oder weniger bis zum nächsten Ölwechsel nicht an, denn auch durch den laufenden (beim Audi 80 zumeist aber geringen) Nachfüllbedarf kommt ja immer etwas frisches Öl mit unverbrauchten Leistungseigenschaften in den Motor. Der »jahreszeitliche« Ölwechsel – am besten vor und nach den Wintermonaten – hat vor allem für jene Autofahrer Bedeutung, die ein preiswertes »Einbereichs-Öl« (siehe Seite 36) im Motor haben, das für die bevorstehende Jahreszeit in seiner »Zähflüssigkeit« (Seite 35) nicht paßt.

Der 100-PS-Motor des Audi 80 GT hat eine anders geformte Ölwanne als die PS-schwächeren Audi-80-Motoren (Bild Seite 31). Sie ragt nicht so tief nach unten (rallye-sport-tauglicher), ist breiter geformt und hat kräftige Kühlrippen, die die in diesem hoch beanspruchten Motor auftretenden hohen Öltemperaturen wirkungsvoller senken können als die einfache Blechwanne. Wegen der hohen Beanspruchung des Öls in diesem Motor ist eine besonders sorgsame Ölstandkontrolle notwendig, denn die weniger als 2,5 Liter Restmenge, die bei einem Ölstand unter der unteren Peilstabmarke nur noch durch den Motor zirkuliert, kann vor allem die dem Öl zukommende Kühlungsaufgabe kaum noch erfüllen. Und ein Überfüllen – etwa durch einen zu verkaufsfreudigen Tankwart – schadet gerade diesem Motor erheblich durch Rückstandbildung.
Die Ölablaßschraube sitzt bei diesem Motor – in Fahrtrichtung gesehen – links unten hinten an der Ölwanne und hat die Schlüsselweite 17.

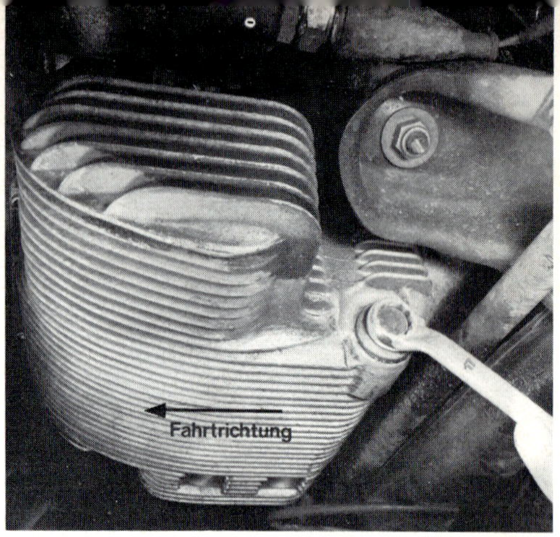

Ölwechsel wo und wie?

Man kann den Motorölwechsel in der Audi-Werkstatt, an der Tankstelle oder zu Hause machen. In der Regel wird sich der Ölwechsel an der Tankstelle empfehlen. Das hat eine Reihe von Gründen:

1. Das Motoröl soll warm gewechselt werden, damit aller Schmutz gut ausläuft. An Werkstätten muß der Wagen oft lange warten, bis er drankommt. Inzwischen ist das Motoröl kalt geworden und schwemmt nicht allen Schmutz heraus. An Tankstellen hat man dagegen oft schon nach wenigen Minuten Zeit für diese Arbeit.

2. Wenn Sie Motoröl nicht im Discount-Laden, Kaufhaus oder durch gute Beziehungen billiger kaufen können und es von der Tankstelle beziehen, kostet es meist den gleichen Preis, ob der Ölwechsel an der Tankstelle oder zu Hause gemacht wird (Ausnahme: »Öl zum Mitnehmen«).

3. Beim Ölwechsel fällt Altöl an. Wohin damit? In die Kanalisation schütten oder im Garten vergraben darf man es nicht. Das kostet wegen des Grundwasserschutzes Strafen. Nicht einmal zum Einpinseln der Wagenunterseite gegen Rost taugt das Altöl, da es rostfördernde Säuren enthält (deswegen vor längerem Abstellen des Wagens Ölwechsel vornehmen). Bei der Tankstelle ist das Altöl besser aufgehoben.

Wenn man aber den Ehrgeiz hat, es selbst zu machen, dann werden benötigt:

- 2,5 Liter HD-Motoröl, bei Filterwechsel 3 Liter (früher 3 bzw. 3,5 Liter; neue Füllmenge gilt auch rückwirkend für ältere Fahrzeuge).
- Ölfilterpatrone vom vorgeschriebenen Typ, nur alle 15 000 km.
- Schraubenschlüssel SW 19 bzw. SW 17 (am besten Ringschlüssel).
- Gefäß zum Auffangen des Altöls.

Die Arbeit geht bei warm gefahrenem Motor dann so vor sich:

- Audi standfest aufbocken und Wanne unterstellen.
- Ölablaßschraube (Bild Seite 31 und oben) heraus und Öl auslaufen lassen.
- Wenn auch Ölfilterwechsel fällig ist, die Ölfilterpatrone (Seite 40) losdrehen und wegwerfen.
- Wenn Altöl abgelaufen ist, neue Ölfilterpatrone einschrauben (nur mit der Hand; Bild Seite 36).
- Ölablaßschraube wieder einsetzen.
- Abschließend vorgeschriebene Ölmenge in den Einfüllstutzen oben auf dem Zylinderkopfdeckel einfüllen.
- Nach einiger Wartezeit vorsorglich Ölpeilstab ziehen und Ölstand prüfen.

Er wird bei obigen Füllmengen knapp unter der Maximum-Marke am Peilstab stehen – das genügt vollkommen.

Altöl absaugen?

Seit einiger Zeit wird der Ölwechsel mit Ölsauggeräten zur Selbstbedienung an den Tankstellen der großen Mineralölfirmen verstärkt angepriesen. Das dazu angebotene »Öl zum Mitnehmen« ist so preisgünstig wie Markenöl in Discountläden oder Kaufhäusern. Besonders an BP-Tankstellen zeigt eine ausführliche Gebrauchsanleitung, wie es gemacht wird. Unser Audi 80 ist für diesen preiswerten Ölwechsel in Selbstbedienung durchaus geeignet. Aber es gibt eine wichtige Einschränkung: Bei jedem zweiten Motorölwechsel (alle 15 000 km) muß auch das Ölfilter ausgetauscht werden. Das geht nur einwandfrei bei aufgebocktem Fahrzeug. Deshalb ist der Ölwechsel mit dem Absauggerät nur bei jedem »Zwischen-Ölwechsel ohne Filtertausch« möglich und ratsam. Bei jedem zweiten Ölwechsel muß aber wieder der Tankwart mit seiner Hebebühne ran. Oder Sie machen es selbst, wenn Sie eine Gelegenheit zum sicheren Aufbocken Ihres Audi 80 haben.

Verwendbare Ölsorten

Die Kraftfahrzeugproduzenten schreiben heutzutage durchweg die sogenannten »Marken-HD-Motorenöle« vor. An sich ist diese Bezeichnung »HD-Öl« eine veraltete internationale (ursprünglich amerikanische) Qualitäts-Klassifizierung, die international nicht mehr allgemein verwendet wird, aber hierzulande gehört sie (leider) noch zum gängigen »Auto-Deutsch«, auch wenn »HD« in Wirklichkeit gut amerikanisch »Heavy Duty« (= schwere Beanspruchung) bedeutet, heutzutage aber keine echte Garantie mehr dafür gibt, ob das betreffende Motoröl auch wirklich den Anforderungen des Motors und der Fahrweise seines Besitzers gerecht wird.

Deshalb gibt es heute neuere Leistungsnormen für Motorenöle, die vom »Amerikanischen Petroleum-Institut« (API) festgelegt sind, international anerkannt werden und in vielen Ländern allgemein gebräuchlich sind. Darum ist es ärgerlich, daß sich die Mineralölfirmen in der Bundesrepublik weitgehend scheuen, diese auch für den hiesigen Autofahrer wichtigen Bezeichnungen zu benutzen. Wir fanden sie bislang nur bei Agip, Shell, Liqui Moly und einigen Kaufhausölen verbindlich geführt.

Besser ist es also, wenn auf dem Ölkanister, den Sie erwerben wollen, nicht nur »HD«, sondern eine der folgenden Bezeichnungen zu finden ist:

- »API-Service SE« (für hochbelastete Otto-Motoren ab Baujahr 1972).
- »API-Service CC« (an sich für Dieselmotoren im schweren Betrieb, kann aber auch problemlos in Benzin-Motoren gefahren werden).
- MIL-L-2104 B (US-Militär-Spezifikation, die »API-Service CC« entspricht).
- MIL-L-46 152 (US-Militär-Spezifikation mit noch höheren Qualitätsmerkmalen als »API-Service SE oder CC«).

Bei solcherart gekennzeichnetem Öl können Sie unbesorgt zugreifen, auch wenn es wesentlich billiger als ein gleichartiges bekanntes Markenöl ist. Dagegen sind Hinweise wie »Erfüllt alle Anforderungen der Motorenhersteller« oder »Von allen großen Autowerken anerkannt« für sich allein kein Qualitätsbeweis.

Motoröl, das keine dieser Bezeichnungen trägt oder nur mit den geringwertigeren API-Normen »API Service SA, SB, SC, SD, CA, CB« oder den Schwerst-Diesel-Normen »API Service CD« oder »Serie-3-Öl« (zu scharf legierte Öle) gekennzeichnet ist, sollten Sie für Ihren Audi 80 nicht nehmen.

Zähflüssigkeit und Temperatur

Die Eignung des Motoröls ist jedoch nicht nur von Markenname, »HD« oder »API Service« abhängig, sondern auch von seiner Viskosität, der Zähflüssigkeit, d. h. durch Zahlenwerte wird erläutert, ob ein Motoröl dick- oder dünnflüssiger ist. Dieses Problem ist international von der amerikanischen »Society of Automotive Engineers« genormt und ihr zu Ehren wird diese Viskosität mit SAE und einer Zahl dahinter bezeichnet. Je kleiner die Zahl der SAE-Klasse ist, umso dünnflüssiger ist das Öl, z. B. SAE 10 W. Das »W« bedeutet zusätzlich, daß es sich hierbei um ein sogenanntes »Winteröl« handelt. Etwas dickflüssigeres Öl ist für den Sommer bestimmt, deshalb SAE 30 und SAE 20 W/20. Die letzte »gemischte« Bezeichnung deutet durch »20 W« an, daß diese Ölviskosität als »Winteröl« und, entsprechend der einfachen »20«, in anderen Motoren als »Sommeröl« verwendet wird.

Einbereichs- und Mehrbereichsöle

Am liebsten hätten die Motorenkonstrukteure ein Öl, das unverändert vom Motorstart bei Frost bis zur Vollgasfahrt im Hochsommer, bei der das Öl stellenweise über 140 °C heiß wird, die gleiche Zähflüssigkeit zeigte. Denn vor allem beim Start im tiefen Winter hätte man gerne ein leicht fließendes Öl, das blitzschnell alle Schmierstellen erreicht, sofort einen abriebfesten Schmierfilm bildet und außerdem dem Anlasser nur wenig Widerstand entgegensetzt – das geht beispielsweise mit Motoröl SAE 30 nicht. Andererseits hätte man bei hohen Motorbetriebstemperaturen gerne ein zähflüssigeres Öl, das nicht so leicht »wie Wasser« wegfließt (wobei der Schmierfilm »abreißen« kann) und das auch um die Kolbenringe herum besser abdichtet – für beides ist Motoröl SAE 10 W nicht recht geeignet. Darum sind die sogenannten »Einbereichsöle«, die nur einen SAE-Bereich (also etwa SAE 10 W oder SAE 20 W/20) überdecken, nur für eine bestimmte Jahreszeit geeignet. In der »entgegengesetzten« Jahreszeit besteht aber durch sie Gefahr für den Motor. Deshalb ist der Halbjahres-Ölwechsel für jene Autofahrer so wichtig, die solch ein (preiswertes) Einbereichs-Öl fahren.

Aus dieser jahreszeitlichen Ölabhängigkeit fanden die Ölköche der Mineralölfirmen einen Ausweg: Sie fügten einem verhältnismäßig dünnen Grundöl spezielle Zusätze bei, die bei steigender Temperatur »aufquellen« und sich so der zunehmenden Ölverflüssigung entgegenstemmen. Sie halten also ein an sich dünnflüssiges Motoröl von SAE 10 W oder SAE 20 W bei hoher Temperatur »dickflüssiger« als es von Natur aus bei dieser Hitze wäre. Man nennt solche Öle »Mehrbereichsöle«, denn sie überdecken mehrere SAE-Bereiche und tragen dementsprechend beispielsweise die Bezeichnung SAE 10 W–40. Es bedeutet, daß dieses Öl bei Kälte die »Dünnflüssigkeit« eines »10er«-Öles und bei hoher Motortemperatur die »Dickflüssigkeit« eines »40er«-Öles hat (wobei natürlich, genau genommen, ein kaltes »10er«-Öl in Wirklichkeit träger fließt als ein hoch erhitztes »40er«-Öl).

Etwas anders »aufgebaut« ist allerdings das teilsynthetische Mehrbereichs-

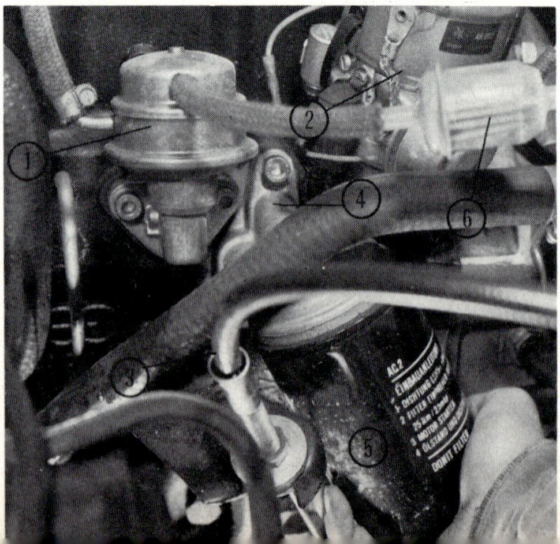

Die Ölfilterpatrone (5) sitzt an der linken Seite des Motorblocks in der Mitte zwischen Kraftstoffpumpe (1) und Zündverteiler (2) am Ölfilterflansch (4). An dieser schwer zugänglichen Stelle läßt sie sich nur leicht mit dem Spannbandwerkzeug der Werkstatt lösen. Man kann stattdessen auch einen um die Patrone gelegten alten Keilriemen mit der Rohrzange spannen und damit die Patrone herauszudrehen versuchen, aber schnell entschlossene Leute machen das einfacher: Mit dem scharfen Meißel ein Loch in die dünne Blechwandung der Patrone schlagen (sie wird ja doch weggeworfen), einen kräftigen Schraubenzieher möglichst tief in das Loch einstecken und damit die Patrone locker drehen. Nach dem Ausbau prüfen, ob der alte Dichtring am Ölfilterflansch kleben geblieben ist – er muß dann entfernt werden, denn er ist nur einmal verwendbar.
Die neue Filterpatrone darf nur mit der Hand festgedreht werden, sonst sitzt sie zu fest.
Weiter bedeuten: 3 – Kupplungsseilzug; 6 – Kraftstoff-Filter im Benzinschlauch zur Kraftstoffpumpe.

öl »sint 2000« von Agip (besonders gelobt wegen der außergewöhnlichen Sauberhaltung des Motors), bei welchem das Grundöl dicker ist und durch synthetische Anteile bei Kälte dünnflüssig gehalten wird. Und gänzlich aus der Art fällt der vollsynthetische Motorschmierstoff »1« der Mobil Oil, der gar kein Mineralöl mehr ist oder enthält, sondern alle notwendigen Eigenschaften durch »künstliche Kohlenwasserstoffe« besitzt. Das ist zwar ein Motorschmierstoff mit hohen technischen Reserven, aber dafür muß man auch für einen Liter so viel bezahlen, wie für zwei, drei oder gar vier Liter eines anderen, durchaus einwandfreien Motoröls.

Alle diese Mehrbereichsöle können immer eingesetzt werden, wenn sie den gerade für die Jahreszeit vorgeschriebenen SAE-Bereich überdecken. Da für den Audi 80 im Sommer SAE 30 und im Winter SAE 20 W/20 vorgeschrieben sind, paßt also stattdessen jedes Mehrbereichsöl, das mit SAE 20 W anfängt, ganzjährig im Sommer und im Winter.

Sie können also folgende Ölsorten in Ihrem Audi verwenden:

Bezeichnung	Viskosität im Sommer, bei Temperaturen zw. + 5 °C u. + 25 °C	Viskosität im Winter, bei Temperaturen zw. + 5 °C u. – 10 °C	Preis pro Liter DM (Anfang 1977)
Einbereichs-HD-Öle	SAE 30	SAE 20 W/20	2,80 – 6,30
Mehrbereichs-HD-Öle		SAE 10 W – 30 oder	4,80 – 6,50
		SAE 10 W – 40 oder	6,00 – 8,25
		SAE 15 W – 50 oder	6,50 – 8,50
	SAE 15 W – 40 oder	SAE 15 W – 40 oder	6,50 – 8,50
HD = „API-Service SE oder CC“	SAE 15 W – 50 oder	SAE 15 W – 50 oder	6,90 – 9,00
	SAE 20 W – 40 oder	SAE 20 W – 40 oder	5,30 – 6,00
	SAE 20 W – 50	SAE 20 W – 50	4,95 – 8,25

In tropischen Gebieten mit Temperaturen über + 25 °C sind HD-Motorenöle SAE 40 vorgeschrieben. Bei langanhaltenden Temperaturen unter – 10 °C soll Motoröl SAE 10 verwendet werden und für arktische Gebiete mit Temperaturen unter – 20 °C empfiehlt Audi NSU das Mehrbereichsöl SAE 5 W – 20.

Welches Öl ist das beste?

Welches Öl ist nun das beste für Ihren Audi 80? Dazu ist vor allem zu sagen, daß den beträchtlichen Preisunterschieden keine gleichwertigen Qualitätsunterschiede entsprechen. Manche Ölfirmen meinen eben, daß ihr guter Markenname auch einige zusätzliche DM wert sei. Ein besserer Wegweiser ist da (siehe Seite 35) der aufgedruckte Hinweis »API Service SE oder CC«, der auch auf manchen preiswerten Öldosen zu finden ist.

Die Frage, ob man das teurere Mehrbereichsöl nehmen müsse oder auch mit dem preiswerteren Einbereichsöl auskommen kann, läßt sich nach unseren Erfahrungen so beantworten:

■ Wer seinen Audi im Sommerhalbjahr zügig, aber ohne sportliche Ambitionen fährt, kommt ohne weiteres mit dem überall erhältlichen HD-Öl SAE 30 aus. Es ist beim Start durch die Außentemperatur nicht zu zähe und bei der richtigen Betriebstemperatur besteht auch kein Grund zur Sorge.

■ Mehrbereichsöl ist dagegen bei starken Temperaturdifferenzen besser, also im Winter. Da fängt der Motorstart bei tiefem Frost an, die Betriebstemperatur ist aber durch die thermostatgeregelte Kühlung praktisch genau so hoch. Mehrbereichsöle SAE 10 W – 50 sollen allerdings im Audi 80 nicht verwendet werden. Sie enthalten sehr viel Additivbeimischungen, was zu Rückstandsbildung an den Ventilen führen kann. Gegen Mehrbereichsöle ab SAE 15 W hat VW/Audi jedoch keine Bedenken.

Zusätze zum Motoröl

Von etlichen Firmen werden Zusatzmittel zum Motoröl angeboten, die man als Autofahrer beim Ölwechsel einfach zum frischen Öl in den Motor kippen soll. Was hat es damit auf sich?

Vor allem muß man zwei verschiedene Zusatzmittelsorten unterscheiden:

- Öllösliche Chemikalien,
- Ölunlösliche »Festschmierstoffe«.

Vor den öllöslichen Mitteln kann man nur warnen! Denn sie können das vom Ölhersteller für seine verschiedenen Aufgaben fein abgestimmte HD-Öl durcheinander bringen, da sie chemisch in die sogenannte »Öl-Legierung« eingreifen.

Anders ist es mit den ölunlöslichen Zusätzen, dem »Festschmierstoff« Molybdändisulfid (Liqui Moly und Molykote). Das fein pulverisierte MoS2 kann die Ölzusammensetzung nicht stören, legt aber einen Festschmierstoff-Film an besonders kritische Schmierstellen des Motors und senkt nach unseren Erprobungen auch tatsächlich den Ölverbrauch. Allerdings können wir uns für das eigene Beimischen des Konzentrats nicht erwärmen, denn diese Zusammenmischung, »über den Daumen gepeilt«, garantiert nicht für beste Wirkung. Besser ist da schon die bereits werkseitig vorgenommene Mischung, wie bei »Liqui Moly Super Motor Oil MoS2« oder »Molykote Super Motor Oil«. Beides sind anerkannte Motorenöle, die oft in Autozubehörgeschäften und Discountläden zu finden sind.

Ölverbrauch

Ein Motor, der überhaupt kein Öl verbraucht, das ist ein Wunder. Aber Wunder sind, wie man weiß, selten und als Nicht-Ölverbrauch sind sie uns bislang nicht bekannt geworden.

Verbraucht ein Motor angeblich kein Öl, dann ist dies ein schlimmes Zeichen. Dann hat sich in aller Regel durch Kurzstreckenfahrten – vor allem im Winter – im zu kalt gebliebenen Motor verstärkt Wasser und Kraftstoffkondensat abgesetzt. Das setzt natürlich die Schmierfähigkeit des Ölwannen-Inhalts sehr herab, manchmal ist sogar ein vorzeitiger Ölwechsel angebracht.

Ölverbrauch ist also ganz natürlich. Wieviel es bei Ihrem Audi ist, hängt von folgenden Umständen ab:

- Dünnflüssiges Öl hat einen höheren Verbrauch als dickflüssiges (das ist aber kein Grund, im Winter statt der vorgeschriebenen SAE 20 W/20 ein Öl mit SAE 30 zu fahren!).
- Heißes Öl hat (da es dann dünnflüssiger ist) einen höheren Verbrauch als kaltes Öl.
- Wer immer bis zur oberen Peilstabmarke nachfüllt (oder gar darüber), hat mehr Ölverbrauch.
- Motoröl (vor allem Mehrbereichsöl), das zu lange im Motor bleibt, hat höheren Nachfüllbedarf. Bei kürzeren Ölwechsel-Intervallen ist der Nachfüllbedarf geringer (das ist aber nicht unbedingt ein Grund zu kurzfristigem Ölwechsel, denn der Ölwechsel kostet mehr als das Nachfüllöl).
- Scharfe Fahrweise erhöht nicht nur den Kraftstoff-, sondern auch den Ölverbrauch.

Die Hersteller von bekannten Mehrbereichs-Ölen werben gerne mit Ölverbrauchs-Ersparnis. Dazu ist zu sagen, daß man die Mehrkosten für das Mehrbereichsöl durch geringeren Ölverbrauch sowieso nicht ausgleichen kann und überdies die Ölverbrauchs-Ersparnis an gewisse Voraussetzungen gebunden ist:

- Der Ölverbrauch sinkt mit Mehrbereichsöl im Vergleich zum gleichzeitig vorgeschriebenen Einbereichsöl, wenn Sie Ihren Wagen hauptsächlich auf Langstrecken fahren, so daß der Motor zumeist hohe Temperaturen hat. Dann verhält sich das Mehrbereichsöl wie das dickste Öl seiner Klassifizierung – der Ölverbrauch ist geringer.

■ Der Ölverbrauch ist gleich oder steigt sogar mit Mehrbereichsöl beim Start, bei Kurzstreckenbetrieb und trödelnder Fahrweise, bei der der Motor nur langsam warm wird. Dann verhält sich das Mehrbereichsöl wie das dünnste Öl seiner Klassifizierung – der Ölverbrauch ist höher als bei Einbereichsöl oder gleich.

Wenn Sie gelegentlich das Gefühl haben, Ihr Audi 80 brauche plötzlich ungewöhnlich viel Öl, dann lassen Sie sich nicht verwirren, denn nur exakte Öl-Nachfüllnotizen über einen längeren Zeitraum geben ehrliche Auskunft über Ölverbrauchssteigerung. Es kann beispielsweise möglich sein, daß Sie plötzlich in einer Woche mehr Kilometer abspulen als vorher in mehr als einem Monat. Natürlich müssen Sie dann auch in kürzerem Zeitabstand Öl nachfüllen als vorher gewohnt. Außerdem verbraucht solch flotte Fahrt mit warmem Motor, wie bereits erwähnt, mehr Öl.

Selbstverständlich steigt der Ölverbrauch bei einem alt werdenden Motor, dessen Kolbenringe nicht mehr ganz dicht anliegen. Bei zunehmendem Ölverbrauch also Kompressionsdruck der Zylinder messen lassen (Seite 55) oder folgenden Test machen:

Bitten Sie einen anderen Autofahrer (aus Familie oder Bekanntschaft) mal hinter Ihrem Wagen herzufahren und den Auspuff Ihres Audi zu beobachten. Fahren Sie selbst mit kräftiger Beschleunigung, dann schnell den nächstniederen Gang schalten und Fuß vom Gaspedal, so daß der Motor tüchtig bremsen muß. Dann plötzlich wieder Gas geben. Wenn dabei eine blaue Wolke dem Auspuff entweicht, hat der Motor bei geschlossener Drosselklappe im Vergaser (weil Sie den Fuß vom Gaspedal nahmen) Öl an den undichten Kolbenringen und Ventilschäften vorbei in die Verbrennungsräume gesaugt, das beim plötzlichen Gasgeben mit blauer Wolke verbrennt. Ob Sie deshalb gleich einen Austauschmotor brauchen, ist eine andere Frage: Nachfüllöl ist billiger! Ein Austauschmotor läßt sich noch hinauszögern, wenn der Kompressionsdruck aller 4 Zylinder gleichmäßig niedrig liegt und nicht nur in einem Zylinder ein Kolbenring gebrochen ist oder sonst ein Schaden vorliegt, der zum Motor-Austausch zwingt. Eine weitere Zwischenlösung, wenn der Motor sonst noch gesund ist: Goetze-Paßformringe, siehe Seite 56.

Beim Audi 80 hat man die Erfahrung gemacht, daß der Motor stark auf die oben angeführten unterschiedlichen Ölverbrauchs-Bedingungen anspricht. Wenn sein Ölverbrauch zwischen 0,2 und 1,2 Liter auf 1000 km liegt (es ist also eine weite Spanne), besteht kein besonderer Grund zur Sorge.

Öl nachfüllen

Wenn Sie unterwegs Motoröl nachfüllen müssen, nehmen Sie am besten das Öl jener Marke, die Sie zum Ölwechsel gewählt haben. Sie haben dann das beruhigende Gefühl, bei einem überraschenden Motorschaden bei der treu beanspruchten Ölfirma anklopfen zu können, um feststellen zu lassen, ob vielleicht mit der Motorschmierung oder gar dem Öl irgend etwas nicht stimmte. Das ist allerdings nur wirklich sehr selten der Fall, und in diesen seltenen Fällen zeigen die Mineralölfirmen auch zweifellos Kulanz. Diese Vorsorge für den Ausnahmefall ist aber auch der einzige Grund, weshalb Audi-NSU empfiehlt, man solle eine Mischung verschiedener Ölsorten vermeiden.

Mischung verschiedener Ölsorten verboten?

Auch Werkstätten und Tankstellen erklären gelegentlich, verschiedene Ölsorten würden sich nicht miteinander vertragen und es könne sogar Schäden geben, wenn man ihrem Öl nicht treu bleibe. An diesem Gerede ist aber kein Wort wahr, denn die HD-Ölsorten aller Marken lassen sich fröhlich durcheinandermischen. Diese Mischbarkeit ohne schädliche chemische oder sonstige Folgen ist nämlich eine Grundforderung der internationalen HD-Öl-Normen. Die innerhalb dieser Normen liegenden »Eigenschaften« können zwar durch Mischung ein bißchen hierhin oder dorthin abgewandelt werden, aber Schaden gibt es nicht. So bremst man zwar die Mehrbereichsfähigkeit eines Mehrbereichs-HD-Öles, wenn man Einbereichs-HD-Öl zufüllt, aber die überwiegende Viskosität ist immer noch gegeben. Aber es ist ja auch wenig sinnvoll, das teure Mehrbereichsöl durch billigeres Einbereichsöl zu »strekken«. Das ist allenfalls eine kleine Sparmöglichkeit, wenn in Kürze ein Ölwechsel fällig ist, aber noch mal Öl nachgefüllt werden muß. Dann kann man natürlich auch vom billigen nehmen, es läuft ja sowieso bald wieder raus.

Das Nachfüllen mit einer anderen Ölsorte ist sogar zu empfehlen, wenn bei Frost noch »Sommeröl« SAE 30 im Motor ist, aber eigentlich schon SAE 20 W/20 am Platze wäre. Dann wird am besten kein SAE 30, sondern entweder Einbereichsöl SAE 20 W/20 oder ein mit SAE 10 W beginnendes Mehrbereichsöl nachgefüllt. Und im Sommer kann man umgekehrt verfahren. Mehrbereichsöl erhält man dadurch zwar nicht, aber die Ölfüllung ist doch besser den Start-Temperaturen angepaßt.

Ganz verfehlt wäre es aber, das notwendige Ölnachfüllen hinauszuzögern, weil man gerade nicht das »eigene« Motoröl erhalten kann. Das kann Motorschaden geben, der nur durch das Nachfüllen des nächstbesten Marken-HD-Öles zu vermeiden ist.

Ölfilterwechsel
Wartungsdienst Nr. 46

Beim Ölwechsel nach je 15 000 km ist auch der Wechsel des Ölfilters vorgesehen. Das ist eine sogenannte Wegwerfpatrone, die sich nur einmal verwenden und nicht reinigen läßt. Sie ist beim Audi-Motor, wie heute zumeist üblich, in den Hauptstrom des Motoröls geschaltet, alles Motoröl muß bei seinem Kreislauf dort hindurch. Wie die Ölfilterpatrone demontiert wird, ist im Bildtext auf Seite 36 beschrieben.

Vor dem Ansetzen der neuen Patrone wird deren Gummidichtung leicht mit Abschmierfett eingestrichen. Man könnte statt dessen den Dichtring auch einölen. Fett ist jedoch besser, weil die anschließende Sichtprüfung am laufenden Motor, ob die Filterpatrone auch wirklich dicht sitzt, bei Fett eindeutiger ist, während bei geöltem Dichtring abtropfendes Öl fälschlich als austretendes Öl beurteilt werden kann, was zu einem zu festen Nachziehen der Filterpatrone verleitet. Denn die Ölfilterpatrone darf beim Andrehen – mag die alte beim Lösen auch noch so fest gesessen haben – nur mit der Hand festgedreht werden. Wird trotzdem die Patrone mit einem Werkzeug angeschraubt, kann es möglich sein, daß sie sich später nicht mehr lösen läßt und das ganze Filteraggregat ausgebaut werden muß.

Verwendbar ist eine der folgenden Ölfilterpatronen, die bei einer Audi-Vertretung oder im Autozubehörgeschäft etwa 10 DM kosten:

- Bosch 0 451 103 013
- Knecht AW 29
- Mann W 719/5
- Fram PH 2870

Filterpatronen mit gleichem Markennamen, aber anderen Kennziffern sind am Audi 80 nicht verwendbar, es sei denn, die Kennziffern haben sich durch technische Weiterentwicklung verändert. Dann müssen Sie jedoch sorgsam den Verpackungsaufdruck oder die neueste Patronenliste der betreffenden

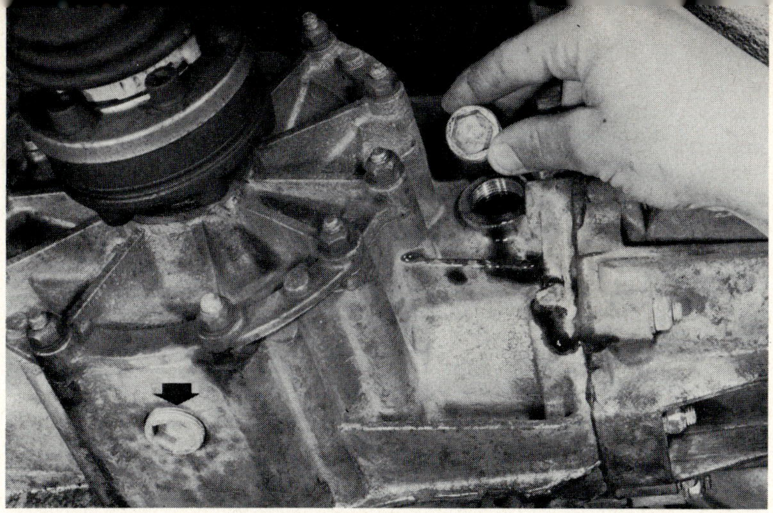

Die Ölkontrollschraube des Schaltgetriebes sitzt im Getriebegehäuse in halber Höhe – in Fahrtrichtung gesehen – links hinter dem Achswellenantrieb. Sie muß mit einem Innen-Sechskantsteckschlüssel SW 17 herausgedreht werden, wie er an speziellen „Öldienst-Schlüsseln" zu finden ist. Läuft ein wenig Getriebeöl, wie hier, an der Verschraubung heraus oder spürt man am hineingesteckten kleinen Finger, daß das Öl bis dicht unter die Verschraubung steht, ist die Sache in Ordnung.
Unten am Getriebegehäuse sitzt die Ölablaßschraube (Pfeil), die beim Ölwechsel mit dem gleichen Werkzeug zu betätigen ist. Bei den ab September 1975 ausgelieferten Schaltgetrieben ist auch der bisher noch bei Kilometerstand 1000 fällige Ölwechsel nicht mehr erforderlich. Die Getriebe besitzen eine Lebensdauer-Ölfüllung.

Marke beachten. Die Audi-Modelle 60–90 und 100 sind mit den gleichen Ölfilterpatronen ausgestattet.

Fingerzeig: *Da die Ölfilterpatrone beim Audi im Öl-Hauptstrom liegt, also alles Motoröl ständig hindurchfließt, darf ihre Durchflußfähigkeit nicht gestört sein, sonst wird durch ein Kurzschluß-Ventil ungefiltertes Öl zu den Schmierstellen geleitet. Das ist eine Notmaßnahme, die aber auf die Dauer Schaden stiftet. Wenn der Verdacht besteht, daß der vorgeschriebene Ölfilterwechsel mehrmals »vergessen« wurde und die Ölführungskanäle im Filter verstopft sind, gibt eine Handprobe andeutungsweise Aufschluß: Bei heißgefahrenem Motor muß sich auch die Ölfilterpatrone durch das ständig hindurchströmende Öl bei einer Handprobe heiß anfühlen. Scheint die Filterpatrone nach flotter Fahrt wesentlich kühler als die Ölwanne zu sein, ist ein Ölfilterwechsel dringend geboten.*

Getriebeölstand prüfen

Wartungspunkt Nr. 10

Eine regelmäßige Ölstandsprüfung im Getriebegehäuse ist für den Audi 80 nicht vorgesehen, doch soll das Getriebegehäuse beim halbjährlichen Wartungsdienst von außen auf Dichtheit geprüft werden. Zeigt sich keine öldurchtränkte Schmutzkruste, ist dieser Wartungspunkt schon erledigt.
Ist jedoch das Getriebegehäuse ölverschmutzt, muß der Ölstand geprüft werden, um den Umfang des Ölverlustes feststellen zu können. Wie dies geschieht, ist im Bild oben gezeigt.
Fehlt Getriebeöl, darf nur die vorgeschriebene Ölsorte (siehe übernächster Abschnitt) nachgefüllt werden, nachdem die Ursache der Ölundichtheit behoben ist. Das ist wegen der genau vorgeschriebenen Anzugsdrehmomente für die Getriebegehäuseschrauben, wegen des schwierigen Öleinfüllens ohne Getriebeölpumpe und wegen der genau zu beachtenden Ölsorte am besten Werkstattsache.

Getriebeöl wechseln

Wartungsdienst Nr. 67

Alle 45 000 km (50 000 km reichen auch, man kann sie sich besser merken) soll bei den Audi 80 bis zum Modelljahr 1975 das Getriebeöl gewechselt werden. Bei den Audi 80 ab Herbst 1974 ist der Getriebeölwechsel nicht mehr notwendig. Er wird dann nur noch bei Getriebereparaturen vorgenommen. Aus mehreren Gründen sollte man diese selten vorkommende Arbeit der Audi-Werkstatt überlassen:

- Man braucht zum Einfüllen des Getriebeöles ein gekrümmtes Rohr, welches in das kleine Einfülloch – die Ölstand-Kontrollöffnung ist beim Ölwechsel auch Einfülloch – paßt und noch Platz für die ausströmende Luft läßt. Man kann sich zwar mit einer Plastikflasche – zum Hineinpumpen des Getriebeöles – und einem dünnen Schlauch behelfen, aber mit der Getriebeölpumpe der Werkstatt geht es doch einfacher.

■ Bei den Getriebeölen gibt es einige leicht mit einander zu verwechselnde Begriffe, so daß man beim Einkauf an einer Tankstelle aus dem Ölfaß – Getriebeöl gibt es nicht in 1-Liter-Dosen – leicht ein falsches Öl erwischt. Die Audi-Werkstatt weiß, welches Getriebeöl vorgeschrieben ist (auch das ändert sich gelegentlich).

Natürlich kann es auch vorkommen, daß ein Getriebeölwechsel fernab einer Audi-Werkstatt selbst gemacht werden muß. Dann brauchen Sie

- 1,6 Liter Getriebeöl (Sorte nächster Abschnitt; genau beachten!).
- Innen-Sechskantsteckschlüssel SW 17 zum Öffnen und Eindrehen der Ölablaß- und Einfüll-(Kontroll-)Schraube.
- Gefäß zum Auffangen des Altöls.
- Einfüllvorrichtung für das Getriebeöl.

Wagen aufbocken, Gefäß für das Altöl unterstellen, Ablaßschraube unten in der Mitte des Getriebegehäuses herausdrehen, ebenso die Einfüll-(Kontroll-) Schraube. Warten, bis alles Altöl abgelaufen ist. Derweilen die beiden Verschlußschrauben reinigen. Ablaßschraube wieder eindrehen, aber nicht zu fest »anknallen«, da konisches Gewinde, Getriebeöl pumpend einfüllen. Damit es etwas leichter fließt, kann man es vorher erhitzen. Es kommt nicht darauf an, daß die genau vorgeschriebene Ölmenge eingefüllt wird, sondern daß es aus der Einfüllöffnung gerade überzulaufen beginnt. Deshalb muß der Wagen genau waagrecht aufgebockt sein.

Vorgeschriebene Getriebeölsorte genau beachten

Nach den ersten Auslieferungsmonaten des Audi 80 gab es etwas Durcheinander bezüglich der richtigen Getriebeölsorte, denn das Werk änderte seine Vorschrift. Rückwirkend, auch für die älteren Fahrzeuge, ist seitdem ein Getriebeöl der Viskosität SAE 80 (Viskositäts-Erläuterung Seite 35) vorgeschrieben, das der amerikanischen Militär-Spezifikation MIL-L-2105 entspricht (manche Mineralölfirmen setzen ein »A« dahinter, also MIL-L-2105 A) oder der API-Spezifikation GL 4.

Diese Sorte ist ein Hypoid-Getriebeöl (also für schrägverzahnte Getriebe) mit 4 % Schwefelphosphor-Zusatz, das man jedoch unter MIL-L-2105 nicht kaufen kann. Da aber auch derzeit die Begriffe für Hypoid-Getriebeöle bei den Ölfirmen verwirrend durcheinander laufen, finden sich nicht mal alle Werkstätten und Tankstellen damit zurecht, denn die gleichartige Ölsorte wird hier als »Hypoid-Getriebeöl«, dort als »Mehrzweck-Getriebeöl« oder als »Getriebeöl EP« (EP = extreme pressure = Hochdruck) verkauft. Darum hier einige MIL-L-2105 (A)-Getriebeöle als Beispiel:

- Agip F 1 Rotra Hypoid SAE 80
- Aral-Getriebeöl EP SAE 80
- Esso GP 80
- Shell Hypoid-Getriebeöl Spirax EP 80
- Texaco Universal Gear Lubricant EP 80
- Veedol Multigear SAE 80

Wartung des Automatic-Getriebes

Wartungsdienst Nr. 44

Wer in seinem Audi 80 das Automatic-Getriebe eingebaut hat, muß sich als Heimwerker auch ein wenig darum kümmern, obgleich es für ihn bei Mängeln und Störungen kaum Selbsthilfemöglichkeiten gibt. So bleibt die Selbsthilfe praktisch auf die Kontrolle des Ölstandes alle 15 000 km (oder wenigstens einmal im Jahr) beschränkt, die bei solchen Störungen natürlich außer der Reihe vorgenommen werden muß.

Unterschiedliche Ölsorten

Bei den entsprechend ausgestatteten Audi 80 besteht das Automatische Getriebe aus dem eigentlichen »Planetengetriebe« und dem »Achsantrieb«. Für beide sind vollkommen unterschiedliche Ölsorten vorgeschrieben:

■ Planetengetriebe: Nur »Automatic Transmission Fluid« (abgekürzt ATF = Flüssigkeit für Automatik-Getriebe) entsprechend den Prüfbedingungen »Dexron B« darf verwendet werden. ATF ist eigentlich kein richtiges Öl, sondern ein synthetischer Saft, der unter anderem bei allen Temperaturen annähernd gleiche Zähflüssigkeit hat.

■ Achsantrieb: Nur Hypoid-Getriebeöl SAE 90 entsprechend der Spezifikation MIL-L-2105 **B** oder API GL 5. Es ist also ein anderes Getriebeöl als das für das normale Schaltgetriebe vorgeschriebene! Es ist dickflüssiger und hat 6,5 % Schwefelphosphor-Zusatz.

Diese Ölsorten haben wir hier jedoch nur für Notfälle (wenn z. B. in einer Tankstelle Ölwechsel gemacht werden muß) aufgeführt, denn sowohl eventuelles Nachfüllen, wie auch Ölwechsel sollte man der Audi-Werkstatt überlassen, zumal bei dieser Gelegenheit weitere Wartung am Automatikgetriebe erledigt werden muß.

Achsantrieb des Automatic-Getriebes

Eine regelmäßige Ölstandskontrolle ist nicht vorgesehen. Sie wird fällig, wenn das Getriebegehäuse undicht zu sein scheint. In diesem Fall muß, ähnlich wie beim normalen Schaltgetriebe, eine seitliche Kontrollschraube (Innen-Sechskant SW 17) herausgedreht werden. Es kann nicht nur vorkommen, daß das Getriebeöl im Achsantrieb unterhalb der Kontrollöffnung steht (dann nachfüllen lassen), sondern es ist auch ein höherer Ölstand möglich. Dann hat sich ATF vom Planetengetriebe durch die Dichtungen in den Achsantrieb gedrückt. Diese unbrauchbare Ölmischung muß unbedingt gewechselt werden. Das ist aber Werkstattsache, weil zugleich neue Dichtungen eingebaut werden müssen.

Normalerweise ist für den Achsantrieb kein Ölwechsel vorgesehen, sondern er ist, wenn er nicht undicht wird, auf Lebensdauer befüllt.

Planetengetriebe

Im Planetengetriebe ist der richtige ATF-Flüssigkeitsstand für seine Funktion besonders wichtig, deshalb muß die Ölstandskontrolle sehr sorgfältig und mit peinlicher Sauberkeit ausgeführt werden. Bereits winzige Schmutzteilchen, die mit dem Peilstab in die Automatik gelangen, können diese stören. Die Ölstandprüfung geht so:

■ Motor und Getriebe müssen zuerst warm gefahren werden, so daß die ATF »handwarm« (40 ° bis 60 °C) ist, denn bei kaltem oder heißem Öl wird ein falscher Flüssigkeitsstand angezeigt.

■ Fahrzeug auf ebener Fläche waagrecht abstellen.

■ Wählhebel in »N« stellen, Handbremse anziehen und Motor im Leerlauf während der Ölstandprüfung drehen lassen.

■ Peilstab (an seiner Ringöse erkennbar) im Motorraum hinten oben über Getriebeteil ziehen, mit faserfreiem sauberem Tuch abwischen, nochmals in das Peilstabrohr stecken, wieder herausziehen.

■ Der Flüssigkeitsstand muß zwischen den beiden Ölpeilstabmarken liegen (Mengendifferenz zwischen den beiden Peilstabmarken 0,4 Liter ATF).

■ ATF am Peilstab auf Geruch und Verschmutzung prüfen. Verschmorte Reibbeläge sind an brandigem ATF-Geruch erkennbar, Schmutz im ATF kann die Automatik-Funktion stören.

■ Steht die ATF über die obere Peilstabmarke hinaus, hat sich wahrscheinlich Hypoid-Getriebeöl vom Achsantrieb in das Planetengetriebe durchge-

Wie zum Schmieren des Zündverteilers die Verteilerkappe abgenommen und der Verteilerfinger abgezogen werden muß, ist in den Bildern auf Seite 130 gezeigt. Die Verteilerwelle ist innen hohl gebohrt und von unten steckt in ihr die Verteilerantriebswelle. Beide verdrehen sich bei der automatischen Zündpunktverstellung (Seite 131) ineinander. Das wird mit nur einem Tropfen Motor- oder Haushaltöl vom in der Verteilerwelle steckenden Schmierfilz (oberer Pfeil) geschmiert. Einen weiteren Tropfen Öl erhält die Lagerwelle des Unterbrecherhammers (unterer Pfeil). Mit einer streichholzkopfgroßen Menge hitzebeständigem Fett (z. B. Bosch-Spezialfett Ft 1 v 4 – nicht zu verwechseln mit ähnlich bezeichnetem Polschutzfett!) wird außerdem die Nockenbahn (mittlerer Pfeil) der Verteilerwelle und das Gleitstück des Unterbrecherhammers geschmiert. Fettüberschuß ist im Zündverteiler unbedingt zu vermeiden, denn er könnte zwischen die Unterbrecherkontakte geraten und dort schwer erkennbare Zündstörungen verursachen.

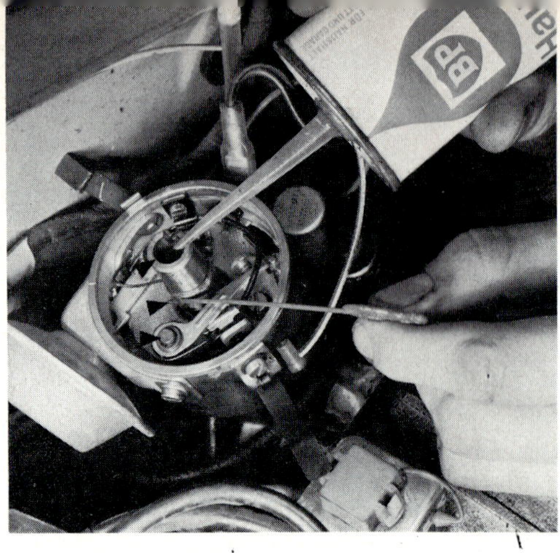

drückt. In diesem Falle sogleich Achsantrieb-Ölstand prüfen und bei dortigem Ölmangel ATF (vorzeitig) wechseln lassen.

■ Fehlt ziemlich viel ATF bei einem Audi 80 bis Baujahr August 1975, dürfte die Membrane der Unterdruckdose zur Steuerung des automatischen Getriebes defekt sein. Durch die schadhafte Membrane kann der Motor ATF aus dem Getriebe ansaugen. Vorsichtshalber soll deshalb alle 30 000 km die Unterdruckdose der Getriebeautomatik ersetzt werden (Werkstattarbeit). Bei den seit September 1975 gebauten Audi 80 ist ein geändertes Getriebe ohne Unterdruckdose eingebaut.

■ Wird versehentlich zu viel ATF nachgefüllt, muß der Überschuß unbedingt (durch kurzes Herausdrehen der Ablaßschraube am tiefsten Punkt der Ölwanne in Fahrtrichtung vorne) wieder abgelassen werden, ATF-Überfüllung führt zum Aufschäumen der Flüssigkeit und schweren Schäden.

Den alle 45 000 km fälligen ATF-Wechsel überläßt man der Audi-Werkstatt, da hierzu die Ölwanne des Planetengetriebes demontiert, diese und das Ölsieb gereinigt und mit neuer Dichtung wieder montiert werden muß. Dazu gehört außerdem eine umfassende Funktionsprüfung des Automatik-Getriebes und seiner Unterdruckdose (bis August 75), also Werkstattsache.

Zündverteiler schmieren

Wartungsdienst Nr. 39

Einmal im Jahr braucht auch der Zündverteiler ein wenig Schmierung. Er hat drei Schmierstellen: die Verteilerwellenbohrung, die Lagerwelle des Unterbrecherhammers und die Nockenbahn des Unterbrecherhammers.

Wie diese Stellen geschmiert werden, ist im Bild oben gezeigt. Beim Einfetten der vierkantigen Nockenbahn der Verteilerwelle wird auch ein wenig

Es gibt am Audi 80 eine ganze Anzahl kleinerer Schmierstellen, wie hier das Haubenschloß, die bald quietschen, schwergängig werden oder klemmen, wenn sie nicht gelegentlich gepflegt werden. Das Werk empfiehlt dazu ein dickflüssiges Motoröl SAE 40. Aber das kommt nicht so genau darauf an, denn es sind anspruchslose Schmierstellen, die man schnell mit dem versorgen kann, was gerade da ist: Man kann – ganz sparsam – einen vom Ölpeilstab abtropfenden Motoröltropfen drauf geben, ein kleines Spritzkännchen mit Haushaltöl dazu benutzen, eine mit sauberen Ölresten gefüllte Handölkanne, wie hier, nehmen oder ein weiches Schmierfett aufstreichen, wobei es allerdings kein Wälzlagerfett sein darf, denn dies ist normalerweise nicht wasserfest.
Wichtig ist an diesen Schmierstellen jedoch, daß vorher mit einem kleinen Lappen die anhaftende Schmutzkruste weggeputzt wird, bevor man frischen Schmierstoff zugibt.

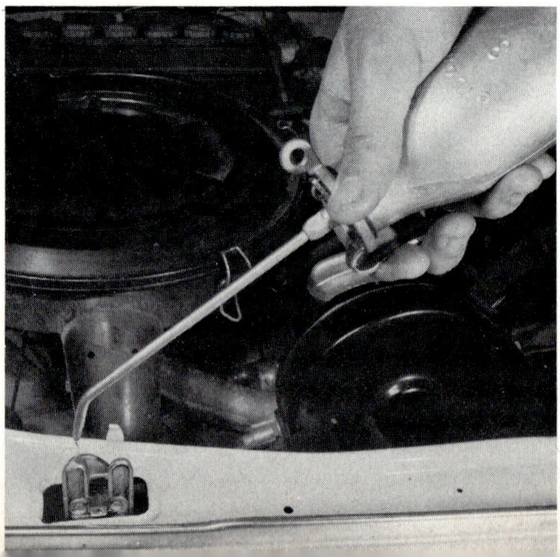

Fett als Vorrat in den vorderen kleinen Winkel zwischen dem Gleitstück des Unterbrecherhammers und diesem selbst gestrichen. Motoröl oder »irgendwelches Fett« sind für diese Schmierstelle nicht geeignet, da sie in der Regel nicht genügend wärmefest sind, allenfalls ist sogenanntes Mehrzweckfett brauchbar.

Kupplungsseilzug schmieren
Wartungspunkt Nr. 5

Kupplungshebel unterhalb der Ölfilterpatrone von Hand etwas anziehen, so daß das Endstück des Seilzuges locker an der Hebelnase hängt. In den Zwischenraum etwas Öl tropfen oder Fett eindrücken.
Um den Seilzug direkt unter der Seilzugumhüllung etwas Fett streichen und durch Kupplungs-Fußhebelbetätigung in die Seilzugumhüllung ziehen. Wenn eine Öl-Spraydose mit dünnem Sprühschlauch zur Hand ist, kann man auch etwas dünnflüssiges Öl von unten in die Seilzugumhüllung sprühen.

Lager und Gelenke des Gasgestänges
Wartungspunkt Nr. 6

Ein Helfer betätigt das Gaspedal und Sie beobachten, was sich da alles bewegt. Alle zugehörigen Lager und Gelenke werden von der anhaftenden Fettkruste gereinigt und mit etwas Öl angesprüht, während ein Helfer das Gaspedal einigemale betätigt (nicht zu oft, sonst überschwemmt derweilen die Beschleunigungspumpe den Vergaser mit Benzin).

Motorhaube und Kofferraumhaube schmieren
Wartungspunkte Nr. 7 und 14

Zum Schmieren der versteckt liegenden Haubenscharniere eignet sich am besten eine Öl-Sprüdose, denn mit Fett oder dem Ölkännchen gelangt man schlecht an diese Stellen.
Die Schnappschlösser an Motor- und Kofferraumhaube erhalten an den Gleitstellen ihrer Einzelteile beliebiges Öl oder etwas Fett. Der Schloßzylinder im Kofferraumhaubenschloß wird speziell behandelt, siehe Abschnitt »Schlösser«.
Der Seilzug zum Entriegeln der Motorraumhaube wird von einem Helfer durch den Zughebel seitlich links im Fußraum des Fahrers bewegt, während man überall, wo der Seilzug aus der Umhüllung austritt, etwas Öl oder weiches Fett anstreicht und durch Hebelbewegung in die Seilzugumhüllung zieht.

Türschlösser und -scharniere pflegen
Wartungspunkt Nr. 13

Wie die Türscharniere geschmiert werden, ist im Bild unten gezeigt.
Die Türschlösser und den Schließzylinder der Kofferraumhaube schmiert man nicht mit dickflüssigem Öl und erst recht nicht mit Graphitöl oder Fett. In allen Fällen, vor allem bei Graphitöl oder molybdändisulfidhaltigen (Moly-)Ölen, kann man sich hinterher unangenehm die Kleidung verschmie-

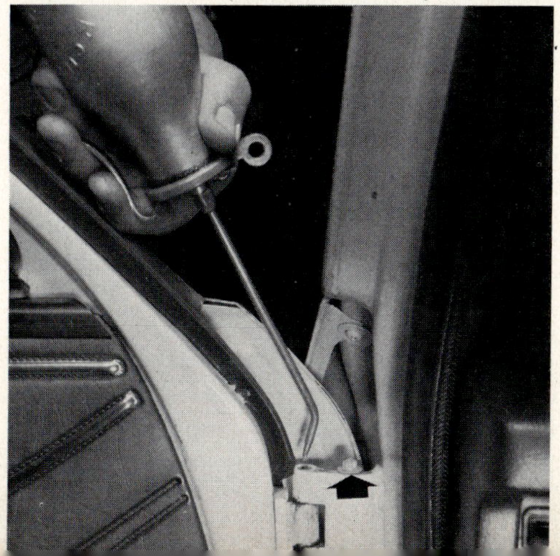

In den Bolzenbohrungen der Türscharniere sitzen oben kleine Kunststoff-Verschlußstopfen (auf dem Scharnier umgekehrt abgelegt – Pfeil zeigt darauf). Sie müssen mit einem feinen Schraubenzieher herausgehebelt werden und in die offene Bohrung wird ein wenig Öl eingeträufelt. Danach Kunststoffstopfen wieder eindrücken. Überschüssiges Öl abwischen, es gibt dort sonst mit der Zeit eine unansehnliche Schutzkruste. Ebenfalls etwas Öl – es darf in diesem Falle aber auch eine Fingerspitze Fett sein – erhält das an jeder Tür in der Mitte zwischen den beiden Scharnieren sitzende Tür-Feststellband, sonst quietscht oder brummt die Tür beim Öffnen und Schließen.

Beim Ölen solcher Schmierstellen, wie hier dem Handbremsausgleich unter dem Wagenboden, erweisen sich die kleinen Sprühdosen mit Graphitöl, wie man sie an Tankstellen zu kaufen bekommt, als besonders praktisch. Der scharfe Sprühstrahl dringt auch am Handbremsausgleich besser in die Ecken ein, als dies mit einem schlichten Ölkännchen möglich wäre. Der Graphitzusatz kommt als besonders dauerhafter Feststoff-Schmierzusatz vorteilhaft hinzu.
Die in Handspannenabstand seitlich vom Ausgleichhebel sitzenden Kunststoff-Führungstüllen (die Pfeile weisen darauf) der beiden Bremsseile müssen bei dieser Gelegenheit mit Fett „ausgestopft" werden, am besten mit einem gut wasser- und wärmefesten Mehrzweckfett, damit die Seilzüge dort leicht laufen.

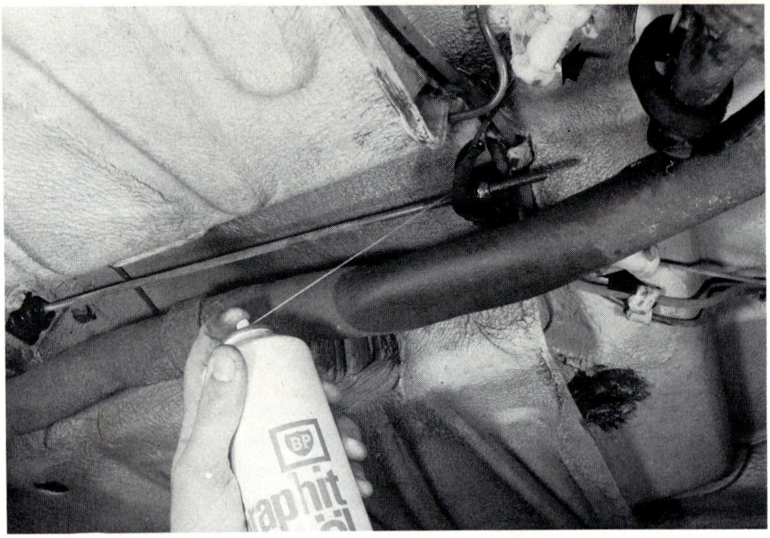

ren und Moly- oder Graphitflecken sind praktisch nicht mehr zu entfernen. Zur Schmierung dieser Schlösser ist nur ein feines, farbloses Öl, ein spezieller Türschloß-Spray (gibt es z. B. von BP) oder – vor allem im Winter – ein wenig Frostschutzmittel (z. B. Glysantin) geeignet, das man entweder an einer langen Nadel, einem feinen Draht in das Schloß laufen läßt oder mit einer ausgebrauchten Injektionsspritze in den Schlitz des Schließzylinders spritzt.

Handbremsausgleich schmieren

Wartungsdienst Nr. 47

In der Mitte unter dem Wagenboden findet sich der Handbremsausgleich, der beim Anziehen der Handbremse bewirken soll, daß die Bremsbacken der beiden Hinterradbremstrommeln gleichmäßig angezogen werden. Die für die Ölkanne nur schwer zugängliche Schmierstelle läßt sich, wie das Bild oben zeigt, sehr gut mit dem nadelfeinen Ölsprühstrahl der Graphitöl-Sprühdose von BP erreichen.
Bei dieser Gelegenheit werden die beiden Kunststoff-Tüllen, durch die die Bremsseile laufen, wie im Bild gezeigt, gefettet.

Fettfüllung der Hinterradlager ergänzen

Wartungspunkt Nr. 58

Jährlich einmal sollen die beiden Fettkappen der Hinterradlager abgenommen und die Fettfüllung ergänzt werden (siehe Bild rechts oben). Als Fettmenge schreibt die Auto Union 10 Gramm Mehrzweckfett vor. Weil man das aber schlecht schätzen und am Auto auch schlecht mit der Briefwaage hantieren kann, bedeutet dies praktisch, daß die Fettkappen bis gut zur halben Höhe mit Mehrzweckfett gefüllt werden sollen. Dann werden die Fettkappen wieder genau aufgedrückt und vorsichtig angeklopft.

Richtige Fettsorte

Bei diesen Radlagern kommt es aber, im Gegensatz zu den auf den letzten Seiten aufgeführten Schmierstellen, sehr genau darauf an, wes Geistes Kind das verwendete Fett ist. Es darf auf keinen Fall »irgendwelches« Fett oder gar Öl sein, sondern es muß unbedingt »Mehrzweckfett« eingestrichen werden! Allenfalls kann aushilfsweise einwandfreies Wälzlagerfett benutzt werden, aber dann ist die Fettfüllung nach halber Fahrzeit wieder zu ergänzen. Denn an dieser Stelle treten Hitze und Druckbelastungen auf, die nur Mehr-

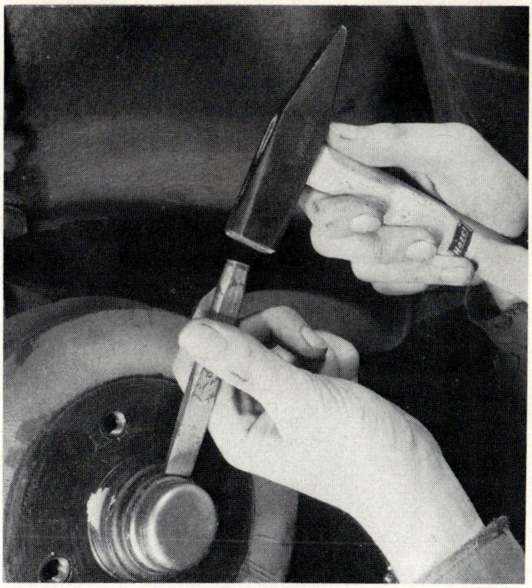

Zum Ergänzen der Fettfüllung im Hinterradlager muß das Rad von der Bremstrommel genommen und die Fettkappe von der Achsnabe gezogen werden. Das ist aber nicht so einfach, weil sie bis zu einem Abdichtwulst in die Bremstrommel gepreßt ist. Deshalb muß zuerst mit behutsamen Hammerschlägen und einem nicht zu scharfen Meißel rundum die Fettkappe ein wenig nach außen getrieben werden, bis sich beidseitig je ein kräftiger Schraubenzieher hinter den Fettkappenwulst klemmen und die Fettkappe gleichmäßig abhebeln läßt.
Nach der Befüllung, wie im Text auf der linken Seite beschrieben, die stramm eingepaßte Fettkappe wieder aufsetzen und zuerst mit Handballenschlägen eintreiben, bis sie gerade angesetzt ist. Dann legt man einen dicken Lappen auf die Fettkappe und klopft mit der Breitseite des Hammers die Fettkappe wieder ein. Kräftige Hammerschläge sind also nicht ratsam, denn sie verbeulen die dünnwandige Blechkappe hoffnungslos. Der gleiche Aus- und Einbau der Fettkappe wird notwendig, wenn das Radlagerspiel nachgestellt werden muß.

zweckfett und allenfalls Wälzlagerfett bewältigen können, während gewöhnliches Abschmierfett wegen mangelnder Hitzefestigkeit ausläuft.
Ob man diese Fettnachfüllung überhaupt selbst machen soll, ist eine Frage, denn die Werkstatt soll dort sowieso das Radlagerspiel und die Trommelbremsen prüfen.
Falls Sie sich aber entschließen, eine Kilo-Dose Mehrzweckfett (z. B. Valvoline Mehrzweckfett, 1 Kilo knapp 6 DM) zu kaufen, dann scheint das zwar für die 20 Gramm Nachfüllung in den Radlagern etwas viel, aber Sie haben ein hochwertiges Fett, das allen Fett-Schmierstellen an Ihrem Wagen (und auch fast überall im Haushalt) einwandfrei gerecht wird (Ausnahme: die Spezialfette für Lenkung und Gelenkwelle). Die Sorte »Mehrzweckfett« ist ein sogenanntes Lithiumfett, das sowohl wasserfest ist (was das Natriumfett »Wälzlagerfett« nicht ist) als auch hohe Temperaturen verträgt (was das Kalziumfett »Abschmierfett« nicht kann), die Bezeichnung »Mehrzweckfett« darf man also wörtlich nehmen.

Fingerzeig: *In manchen Betriebsanleitungen zum Audi 80 findet sich in einer besonderen Tabelle der Schmierstellen auch ein Hinweis auf die Zahnstangenlenkung und die Antriebsgelenke der Gelenkwellen. Mit den dafür vorgeschriebenen Sonder-Schmierstoffen brauchen wir uns aber hier nicht zu befassen, denn es gibt keine routinemäßige Erneuerung der betreffenden Fettfüllungen, sondern nur beim Austausch defekter Teile (zumeist undichte Manschetten) entsprechende Fett-Erneuerung.*

Sparsamer Arbeiter

Über den Benzinverbrauch haben wir bereits auf Seite 11 gesprochen, und dabei haben wir festgestellt, daß der Audi 80 mit dem teuren Saft recht sparsam umgeht. Daran ist einerseits das verhältnismäßig niedrige Gewicht des Wagens beteiligt, hauptsächlich aber die fortschrittliche Bauart dieses Vierzylinders.

Steckbrief

Der Audi 80 erhielt zu seinem Start im Sommer 1972 einen neu konstruierten Motor, der sich von jenen der anderen Audi-Modelle vor allem durch seine obenliegende Nockenwelle mit Zahnriemenantrieb unterschied. Diesen Motor gibt es in verschiedenen Leistungsvarianten. Eine bemerkenswerte Änderung erfuhren im September 75 die 75- und die 85-PS-Ausführung durch Vergrösserung des Hubraumes, wodurch man den ab Anfang 1976 bleiärmeren und damit etwas weniger klopffesten Kraftstoffen entgegenkam und außerdem die Abgasentgiftung verbesserte. Auch der 85-PS-Motor kann seitdem mit Normalkraftstoff gefahren werden.

Es gab oder gibt folgende Varianten (genaue Techn. Daten Seite 225):

- 1300/55 PS (40 kW) bei einer Nenndrehzahl von 5500 U/min (bei dieser

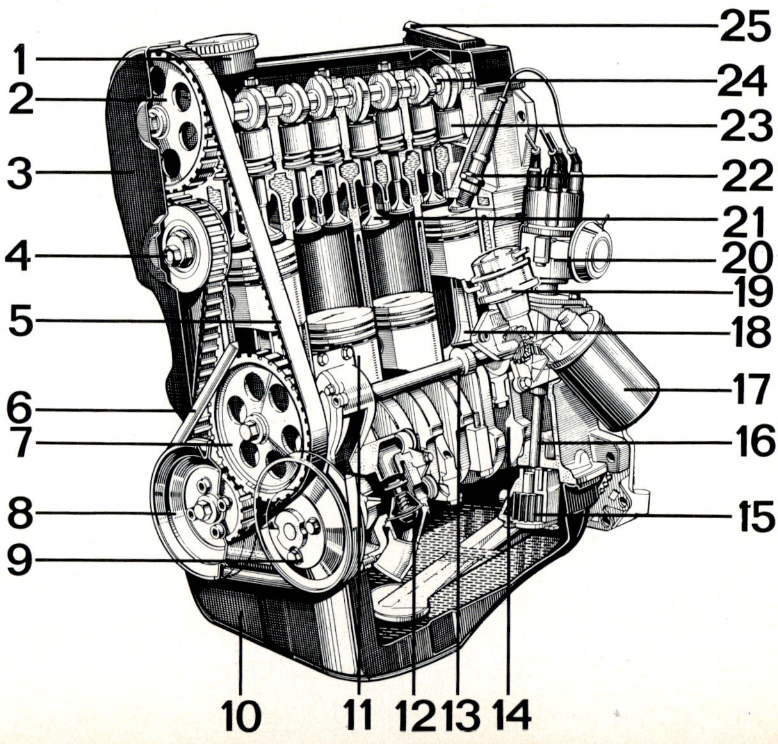

Auf dieser Zeichnung fehlt sozusagen die Außenhaut der linken Motorseite, um einen Blick ins Motorinnere werfen zu können. Es bedeuten: 1 – Öleinfüll-Stutzen, 2 – Nokkenwellenrad, 3 – Zahnriemen-Schutzhaube, 4 – Zahnriemenspanner, 5 – Zahnriemen, – 6 Keilriemen, 7 – Zwischenwellenrad, 8 – Kurbelwellen-Keilriemenscheibe, 9 – Wasserpumpen-Keilriemenscheibe, 10 – Ölwanne, 11 – Kolben, 12 – Thermostat, 13 – Zwischenwelle, 14 – Kurbelwelle mit Gegengewichten, 15 – Ölpumpe, 16 – Antriebswelle der Ölpumpe (nach unten) und des Verteilers (nach oben), 17 – Ölfilter, 18 – Pleuel, 19 – Kraftstoffpumpe, 20 – Verteiler mit Unterdruckdose (rechts), 21 – Einlaßventil des 3. Zylinders, 22 – Zündkerze, 23 – Tassenstößel mit Ventilfedern, 24 – Nockenwelle, 25 – Kurbelgehäuse-Entlüftung.

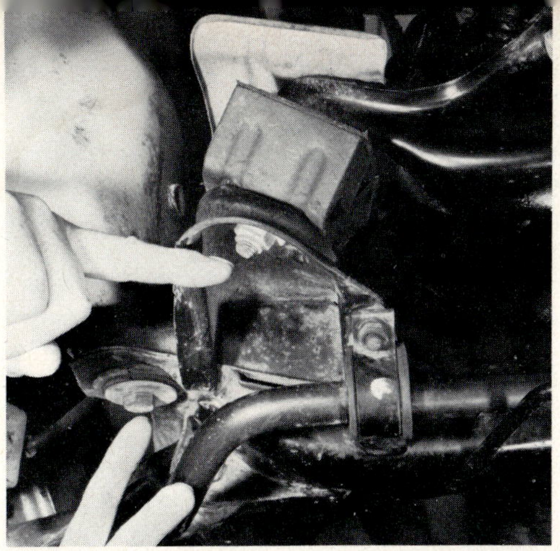

Der Motor des Audi 80 sitzt auf einem sogenannten Aggregateträger; im Vordergrund sieht man das rechte Motorlager. Obwohl im Wartungsplan keine Kontrolle der Motorlagerpunkte vorgesehen ist, sollte der feste Sitz der Halteschrauben gelegentlich überprüft werden. Falls die Karosserie des Audi 80 bei bestimmten Drehzahlen dröhnt, kann der Triebwerksblock verspannt in seinen Gummilagern sitzen. Durch Ausmitteln des Aggregates läßt sich dieser Fehler beheben. Dazu lockert man die drei Motorlager und läßt den Motor kurzzeitig 2000 U/min laufen, wodurch er sich selbst zentriert. Anschließend die Aufhängungen mit dem vorgeschriebenen Drehmoment von 2 kpm (20 Nm) vorn an der Karosserie und 4 kpm (40 Nm) rechts und links unten festziehen.
Mit der im Bild weiter hinten gezeigten Schraube ist der Aggregatträger an der Karosserie verschraubt.

Drehzahl gibt der Motor seine Höchstleistung ab). Dieser Motor ist mit dem Solex-Einfachvergaser 35 PDSIT und einer einfachen Auspuffanlage ausgestattet. Für einige Exportländer wird dieser Motor mit einer Leistung von 60 PS (44 kW) bei 5800 U/min geliefert, die lediglich mit einer anderen Nockenwelle erreicht wird. Beiden Motoren genügt Normalkraftstoff.

■ 1500/75 PS (55 kW) bei 5800 U/min. Die bis Juli 74 gebaute Ausführung benötigte Superkraftstoff, während der bis September 75 gelieferte Nachfolger durch Muldenkolben, eine andere Vergaserbestückung des Solex 35 PDSIT und Doppelrohr-Auspuffkrümmer bei gleicher Leistung mit Normalbenzin auskam.

■ 1600/75 PS (55 kW) bei 5600 U/min. Es ist der durch eine 3 mm größere Bohrung (Hubraumerweiterung) abgasgünstigere Nachfolge-Motor ab September 75, ebenfalls mit Normalkraftstoff zu betreiben.

■ 1500/85 PS (62 kW) bei 5800 U/min, dessen höhere Leistung durch den Solex-Registervergaser 32/35 TDID und den Doppelrohr-Auspuffkrümmer erreicht wird. Er wurde gebaut bis September 75.

■ 1600/85 PS (62 kW) bei 5600 U/min, durch Hubraumerweiterung abgasgemilderter Nachfolge-Motor gleicher Leistung ab September 75.

■ 1600/100 PS (74 kW) bei 6000 U/min, eingebaut in den GT bis September 75. Er war mit dem Solex-Registervergaser 35/40 DIDTA ausgerüstet. Durch Ausrüstung mit einer K-Jetronic-Einspritzanlage wurde die Leistung dieses Motors für den GTE auf 110 PS bei 6100 U/min gesteigert.

Blick unter die Motorhaube

Der Reihen-Vierzylinder des Audi 80 ist – in Fahrtrichtung gesehen – um etwa 20° nach rechts geneigt eingebaut. Die Motorhaube konnte dadurch niedrig gehalten werden, was einerseits gute Sichtverhältnisse und andererseits einen geringeren Luftwiderstand ergibt. Der Motor steht vor der Vorderachse, das Getriebe liegt fast genau darüber. Der Schwerpunkt des Motors steht vor der Vorderachse – so wurde eine recht gute Belastung der Antriebsachse erzielt. Um Raum zu sparen, wurde der Kühler mit dem Elektro-Ventilator links neben den Motor gesetzt.
Der Triebwerksblock ist über einen Motorträger vorn an der Karosserie, zwei Gummimetallager am Aggregateträger (siehe Bild oben) und ein weiteres Gummimetallager am Getriebe aufgehängt. Durch diese Anordnung werden Motorgeräusche gut gedämpft. Ab Oktober 1974 wurde der Lagerungspunkt am Getriebe verlegt, um der Schüttelneigung des Motors bei Leerlaufdrehzahl entgegenzuwirken. Dieses Lager kann nicht nachträglich in ältere Fahrzeuge eingebaut werden.

Fingerzeig: *Falls die Karosserie des Audi bei bestimmten Drehzahlen dröhnt, kann der Triebwerksblock verspannt in seinen Gummilagern sitzen. Durch Ausmitteln des Aggregates läßt sich dieser Fehler beheben. Dazu löst man die drei Motorlager und läßt den Motor kurzzeitig mit 2000 U/min laufen, wodurch er sich selbst zentriert. Anschließend werden die Aufhängungen mit dem vorgeschriebenen Drehmoment (vorn 2 kpm/20 Nm und unten 4 kpm/40 Nm) festgezogen.*

Der Kurbeltrieb

Als Kurbeltrieb bezeichnet man die Kurbelwelle mit den Pleueln und Kolben. Der 1300er besitzt eine Kurbelwelle mit 73,5 mm Hub, für die 1500er und den 1600er wird eine geschmiedete Kurbelwelle mit 80 mm Hub verwendet. Zur Vermeidung von Schwingungen – die auch die Lebensdauer verkürzen würden – ist die Kurbelwelle des 1,3-Liter-Motors mit 4 Gegengewichten versehen, bei den größeren Motoren sind es 8 Gegengewichte. Bei allen Motoren läuft die Kurbelwelle in 5 Lagern.
Die geschmiedeten Pleuelstangen mit I-förmigem Schaftquerschnitt sind für alle Motoren gleich.

Kolben und Zylinder

Die Leichtmetallkolben der Audi-80-Motoren haben eine Stahleinlage, die eine übermäßige Dehnung der Kolben bei Erwärmung verhindert. Jeder Kolben ist mit drei Kolbenringen versehen, die im oberen Drittel des Kolbens elastisch eingebettet sind und federnd gegen die Zylinderwand drücken. Die beiden oberen Verdichtungsringe verhindern, daß das Gasgemisch aus dem Verbrennungsraum am Kolben vorbei nach unten ins Kurbelgehäuse dringt, der untere Ölabstreifring läßt das Schmieröl nicht nach oben steigen. Für die verschiedenen Motoren kommen drei Kolbentypen zum Einsatz, die sich durch die Ausformung der Kolbenböden unterscheiden. Bei den 1,5-Liter-Superkraftstoff-Motoren und beim 1600/100 PS sind die Kolbenböden eben, beim 1300er besitzen die Kolben kleine Mulden, beim 1,5-Liter-Normalkraftstoff-Motor und 1600/75 und 85 PS sind diese Mulden etwas größer ausgebildet. Durch diese Mulden wird das Volumen des Verbrennungsraumes vergrößert und das Verdichtungsverhältnis gesenkt (auf die Verdichtung gehen wir auf Seite 55 noch näher ein).
Der Zylinderblock – bei Audi auch Zylinderkurbelgehäuse genannt – aus Grauguß besitzt in der 1,3- und 1,5-Liter-Version Wasserräume rund um die Zylinder, dagegen sind beim 1,6-Liter je zwei Zylinder zu sogenannten Siamesen zusammengegossen. In diesem Fall sorgen Bohrungen zwischen dem Zylinderkopf und den Stegen für die notwendige Zu- und Ableitung des Kühlwassers.

Zylinderkopf und Nockenwelle

Im Audi 80 finden wir einen OHC-Zylinderkopf (OHC = over head camshaft), womit ausgedrückt wird, daß die Nockenwelle oben im Zylinderkopf – übrigens fünffach – gelagert ist. Obenliegende Nockenwellen waren in früheren Jahren fast ausschließlich in Sportmotoren zu finden, inzwischen macht man sich deren Vorteile auch für Großserienmotoren zunutze. Durch die obenliegende Nockenwelle werden die Ventile auf kürzestem Übertragungsweg direkt betätigt. Damit ist der Ventiltrieb durch den Wegfall von Stößelstangen und Kipphebeln (welche die früheren Audi-Motoren noch besitzen) auch gegen hohe Drehzahlen unempfindlich.
Bei direkter Einwirkung der oval geformten Nocken der Nockenwelle auf das Ventil würde allerdings der Ventilschaft verbiegen. Dieses Problem wurde auf einfachste Weise gelöst, indem ein Tassenstößel (wie eine auf den

Kopf gestellte Kaffeetasse) über das Ventil mit seinen beiden Ventilfedern gestülpt wurde. Die Nocken berühren die Tassenstößel nicht genau in deren Mitte, sondern leicht versetzt. Durch diese Anordnung sollen die Ventile in ihren Sitzen bei laufendem Motor in eine langsame Drehbewegung versetzt werden, die verhindert, daß sich die Ventile einseitig einschlagen und undicht werden.
Die Ventile hängen nebeneinander senkrecht zu den Zylinderachsen im Zylinderkopf, die Reihenfolge der Einlaß- (E) und Auslaßventile (A) lautet A–E–A–E–E–A–E–A. Aus Gründen der Wärmeverteilung liegen die Auslaßventile jeweils an den Motoraußenseiten. Außerdem sind die Auslaßventile durch eine Stellit-Hartmetallauflage »gepanzert«. Das Ventilspiel wird durch Einlegen von Distanzplättchen in die Aussparung in den Boden der Tassenstößel eingestellt. Näheres finden Sie auf Seite 57.
Für den Antrieb der Nockenwelle sorgt die Kurbelwelle über einen Zahnriemen, der auf der in Fahrtrichtung rechten Motorseite über einen mechanischen Kettenspanner läuft. Dieser Zahnriemen bewegt noch eine Zwischenwelle, die über einen Nocken die Kraftstoffpumpe und über ein Zahnrad den Zündverteiler und die Ölpumpe antreibt.

Fingerzeig: *Im 1300/55 PS verfügt die Nockenwelle über 9 mm Hub, in den anderen Motoren dagegen über 10,3 mm Hub. Die Mehrleistung des 60-PS-Export-Motors wird lediglich durch den Einbau der Nockenwelle mit höherem Hub erzielt, wodurch die Ventile weiter und länger geöffnet werden – der Motor kann also besser »atmen«. Gelegentlicher Umbau zu erwägen.*

Das Schmiersystem

Im Kapitel »Schmieren aller Teile« haben wir uns bereits mit der praktischen Seite der Ölversorgung befaßt. Hier soll noch auf einige andere Zusammenhänge bei der Motorschmierung eingegangen werden.
Im Motor muß das Öl zu einer ganzen Reihe von Schmierstellen geführt werden. Damit es dorthin gelangt, wird es durch zwei ineinanderkämmende Zahnräder der Ölpumpe unter Druck gesetzt. Diese Pumpe sitzt unten im Zylinderblock und wird von der bereits erwähnten Zwischenwelle über die nach unten verlängerte Zündverteilerwelle angetrieben. Durch ein Lochblech und den hohlen Auslegerarm saugt die Ölpumpe aus der als Sammelbehälter und Ölkühler dienenden Ölwanne Öl an. Die Fördermenge hängt von der Umdrehungszahl der Kurbelwelle bzw. von der davon angetriebenen Zwischenwelle ab. Daraus geht hervor, daß das Schmierpolster in den Lagern um so kräftiger ist, je schneller sich die Kurbelwelle dreht. Demnach schadet schaltfaules Fahren den Motorlagern.
Von der Ölpumpe gelangt das Öl in das Hauptstromölfilter. In der Leitung zum Filter sitzt ein Überdruckventil, das bei zu hohem Öldruck durch kaltes, steifes Öl ein Undichtwerden der Ölfilterdichtung oder Platzen des Ölfilters verhindert. Das gereinigte Öl wird nun über Bohrungen im Zylinderblock zu den Schmierstellen der Kurbelwelle, der Zwischenwelle und des Zylinderkopfes mit der Nockenwelle gedrückt. In die Leitung zur Nockenwelle ist der Öldruckschalter eingeschraubt. So wird zu niedriger Öldruck am schnellsten bemerkt, denn diese Leitung stellt das Ende des Drucksystems dar. Anschließend gelangt das Schmieröl über Bohrungen wieder zurück in die Ölwanne.
Im Leerlauf soll der Öldruck bei Betriebstemperatur (Öltemperatur 80 °C) mindestens 1 kp/cm^2 betragen, der höchstzulässige Öldruck liegt ab 5000 U/min bei 7 kp/cm^2.

Die Kurbelgehäuse-Entlüftung

Selbst die besten Kolbenringe sind nicht in der Lage, zwischen Kolben und Zylinderwand gegen die unter hohem Druck stehenden Brenngase vollkommen abzudichten. Rund ein Prozent der verbrannten Gase dringen bei einem gesunden Motor am Kolben vorbei ins Kurbelgehäuse: Das sind bei Höchstleistung rund 35 Liter Gas in der Minute. Im Kurbelgehäuse vermischen sich diese heißen Brenngase noch mit Öldämpfen, wodurch ein so hoher Druck entsteht, daß die Motordichtungen beschädigt würden, wenn der Audi-Motor nicht über eine Kurbelgehäuse-Entlüftung verfügen würde. Hinten an der Zylinderkopfhaube ist ein mit dem Luftfilter verbundener Schlauch angeschlossen, durch den der Vergaser die Gase ansaugt und dem Motor noch einmal zur Verbrennung zuleitet. Gelegentlich sollte man die Schlauchleitung innen von klebrigen Rückständen befreien.

Sichtprüfung des Motors

Wartungsdienst Nr. 8

Beim halbjährlichen Wartungsdienst ist eine Sichtprüfung des Motors auf Öldichtheit vorgesehen. Bei sehr scharfer Fahrweise »schwitzt« der Motor hier oder dort ein wenig Öl aus – das hat weiter keine Bedeutung. Zeigen sich aber an einer Stelle »Öltränen«, die durch angeklebten Staub besonders deutlich werden können, ist am »Tränenanfang« eine Schraubverbindung nicht ganz fest oder eine Dichtung defekt.
Zur genauen Nachprüfung der Leckstelle kann man den Motor mit Motorreiniger einsprühen, scharf mit Wasser nachwaschen, bis alle Ölschmiere beseitigt ist und nach einigen Kilometern Fahrt nochmals nachschauen, wo genau sich Öl herausdrückt. Aber das ist auch nicht ganz einfach, weil das Öl durch den Fahrtwind schnell am Motor entlang getrieben wird.
Wenn an der betreffenden Stelle nicht gerade Schrauben ausgesprochen locker sitzen, sollten Sie nicht selbst dort mit dem Schraubenschlüssel Versuche machen, es sei denn, Sie haben in Ihrem besonders gut ausgestatteten Werkzeugschrank einen Drehmomentschlüssel. Denn solch ein Werkzeug (etwa ab 100 DM) ist notwendig, um Schraubverbindungen an Motor, Fahrwerk usw. mit einem genau vom Werk vorgeschriebenen »Anzugs-Drehmoment«, also mit einer genau festgelegten Kraft, anzuziehen, sonst können sich miteinander verschraubte Flächen verziehen (und sind dadurch erst recht undicht). Das Nachziehen ölundichter Verschraubungen ist also Werkstattsache, da sie auch die umfangreichen Tabellen mit den vorgeschriebenen Drehmoment-Werten hat. Diese Werkstattarbeit ist vor allem wichtig, wenn Sie morgens auf dem Garagenboden unter dem Motor frische Öltropfen finden. Dann verliert der Motor merkbar Öl, vor allem während der Fahrt, wenn das Öl durch den heißen Motor dünnflüssig ist und unter Druck steht.
Falls das Nachziehen der Verschraubungen allein nichts hilft und mit teurer Montage neue Dichtungen eingebaut werden müßten, dann lassen Sie sich am besten zuerst einmal von der Audi-Werkstatt einen diesbezüglichen Kostenvoranschlag machen und rechnen sich aus, wieviel Liter Nachfüllöl Sie dafür kaufen könnten und wie es überhaupt mit dem Ölverbrauch Ihres Motors steht – kurzum, vergleichen Sie, was billiger kommt. Meistens ist es in diesem Fall das Nachfüllöl, wenn der Motor sonst keinen Schaden oder Mangel (z. B. Gefahr, daß die Kupplung verölt) hat.
Auch Audi NSU hat gewisse Ölundichtigkeitsschwächen seiner Motoren erkannt, denn ab Juni 1973 gibt es eine Zylinderkopfdichtung mit dickerer Weichstoffeinlage, einen verbesserten Zwischenwellenflansch und eine Ölwannendichtung mit Stahleinlage, die bei Ölundichtigkeiten montiert werden sollen.

Fingerzeig: *Ölundichtigkeiten am Motor können ihre Ursache auch in einem mit Ölschlamm verstopften Schlauch der Kurbelgehäuse-Entlüftung haben (vorhergehender Abschnitt). Als Folge wird durch den hohen Überdruck im Kurbelgehäuse Öl auch durch intakte Dichtungen gedrückt.*

Richtiges Einfahren

Vielleicht haben Sie sich schon über die strengen Einfahrvorschriften gewundert – besonders, wenn Sie den Audi 80 neu erworben haben. Wenn es Ihnen auch unangenehm erscheinen mag, so sollten Sie sich doch daran halten. Zwar wird im Motorbau mit größter Präzision gearbeitet, die Einzelteile von Motor und Kraftübertragung (Getriebe, Wellengelenke, Radlager usw.) besitzen jedoch anfangs mikroskopisch kleine Unebenheiten, die sich während des Einlaufprozesses glätten und ebnen müssen.
Ihre Einfahrmethode heißt daher: Quälen Sie den Motor nie mit viel Gas bei niedrigen Drehzahlen. Oder anders ausgedrückt: Anstatt das Gaspedal ganz durchzutreten, schaltet man besser in den nächstniederen Gang. Lassen Sie andererseits den Motor nicht zu hoch drehen. Die zulässigen Geschwindigkeiten sollten auf den ersten fünfhundert Kilometern genau eingehalten werden. Das merkt man sich in der Praxis am besten so: Im 3. und 4. Gang etwa ¼ Gas (ca. 15 mm Gaspedalweg). So merken Sie auch ganz schnell, wenn es Zeit für einen niedrigeren Gang wird. Dadurch dreht der Motor bei niedriger Belastung im günstigsten Drehzahlbereich.
Und noch ein Tip: Günstig ist es, wenn Sie die Einfahrzeit (oder wenigstens die ersten paar hundert Kilometer) auf längeren Strecken »abspulen« können, und zwar am besten auf der Landstraße. Benutzt man jedoch die Autobahn, sollte mit wechselnden Geschwindigkeiten und keinesfalls längere Zeit mit Höchstdrehzahl gefahren werden. Kurzstreckenverkehr während der ersten 1000 Kilometer macht den Motor lahm und verlängert die Einlaufzeit.

Fingerzeige: *Bei den Normalbenzin-Motoren wird das Einfahren mit Superbenzin auf den ersten 1500 km erleichtert. Besonders in der kalten Jahreszeit oder wenn das Einfahren über eine längere Strecke nicht möglich ist, hilft diese »Schonkost« dem Motor.*
Für einen Austauschmotor gelten die Einfahrvorschriften genauso wie nach einer Motorüberholung.

Die Motor-Lebensdauer

Der Audi-Motor wird seine volle Kraft entfalten, wenn Sie die eben erwähnten Maßnahmen beherzigt haben. Bei einem neuen Motor wird sich diese angestrebte Leistung nach etwa 4000 km einstellen. Bei vorwiegendem Stadtverkehr oder im Winter kann es noch weitere 2000 oder 3000 km dauern.
Bei gleicher Konstruktion erreichen die Motoren mit kleinerem Hubraum meist nicht das Lebensalter größerer Motoren, sofern sie unter vergleichbaren Bedingungen betrieben werden. Der schwächere Motor wird gewöhnlich stärker beansprucht, um im Verkehrsfluß mitzuhalten. Die nachfolgenden Zahlen stellen Durchschnittswerte dar. Bei Fahrzeugen mit Getriebeautomatik erreichen die Motoren in der Regel eine um 10 000 km höhere Laufleistung.

- 1,3-Liter 90 000 bis 110 000 km
- 1,6-Liter 105 000 bis 120 000 km
- 1,5-Liter 100 000 bis 120 000 km

Die nachstehenden Hinweise können dazu dienen, die Lebensdauer des Motors zu verlängern:

- Erst voll Gas geben, wenn die richtige Betriebstemperatur erreicht ist (Thermometernadel in der Mitte der Anzeige).

- Nach Kurzstreckenbetrieb (Stadtverkehr) auf langer Strecke nicht gleich Vollgas geben.
- Nach Gebirgspaß- oder flotter Autobahnfahrt nicht sofort den Motor abstellen, sondern noch zwei oder drei Minuten im Leerlauf drehen lassen.
- Ventilspiel regelmäßig prüfen und einstellen (siehe Seite 57).
- Ölfilter und Luftfilter regelmäßig wechseln (siehe Seite 40 und 96).
- Kühlmittel immer mit Korrosions- oder Frostschutz verwenden, reines Wasser führt im Kühlkreislauf zu Korrosion und Rückstandbildung und damit zu schlechterer Kühlwirkung.

Lagerschäden

Durch Ölmangel, Überbeanspruchung oder hohes Motoralter können Lagerschäden entstehen. Dabei ist schaltfaules Fahren (viel Gas bei kleiner Drehzahl) ebenso von Übel wie lang anhaltendes Vollgasfahren oder dauerndes scharfes Ausdrehen der Gänge.

Werden Lagerschäden früh genug erkannt, kann man einiges Geld sparen; andernfalls muß bei der Motorüberholung auch die Kurbelwelle ersetzt werden. Bei Laufleistungen über 70 000 km kann allerdings der Einbau eines Austauschmotors im Endeffekt billiger sein.

Lagerschäden kündigen sich mit wärmer werdendem Motor – wobei das Öl dünnflüssiger wird – durch Klopfen an, das allmählich immer lauter wird. Ob überhaupt ein Lager (meistens Pleuellager) schadhaft ist und um welches es sich handelt, stellt man folgendermaßen fest:

Bei Leerlauf vom Motor nacheinander die Kabel von den Zündkerzen abziehen und wieder aufstecken. Wenn das Klopfen bei einem der abgezogenen Kabel nachläßt, liegt an diesem Zylinder der Lagerschaden vor. Oder ein anderer Test: mit langem Schraubenzieher oder Metallstab auf den Zylinderkopf nahe den Zündkerzen drücken und Ohr auf das Ende des Werkzeugs legen. Das Resonanzgeräusch des schadhaften Lagers läßt sich auf diese Weise lokalisieren.

Auch mit einem »ausgelaufenen« Lager kann man bei äußerst schonender Fahrweise noch die rettende Werkstatt, ja sogar den Heimathafen über Hunderte von Kilometern anlaufen. Vorkehrungen: Zündkerze des betreffenden Zylinders ausschrauben, womit die Gewißheit besteht, daß dieser Zylinder nicht mehr mitarbeitet und auch die weitere Beanspruchung durch Kompression fortfällt. Ölstand kontrollieren; falls Wasser im Öl (milchige Beschaffenheit): Öl wechseln. Während der Fahrt die Leistung der verbliebenen drei Zylinder keineswegs ausschöpfen, im 4. Gang nicht schneller als 60 km/h fahren. Das pfeifende Knallen aus dem offenen Kerzenloch, das von den Kompressionsbemühungen des mitlaufenden Kolbens herrührt, ist unerheblich und stört höchstens die Umwelt.

Lagerschäden können auch entstehen, wenn Wasser durch eine schadhafte Zylinderkopfdichtung in den Ölkreislauf gelangt. Dies wiederum kann daran liegen, daß die Zylinderkopfschrauben nicht richtig angezogen wurden. Deswegen darf eine abgenommene Zylinderkopfdichtung nie (es sei denn im Notfall und dann nur in Verbindung mit hitzebeständiger Dichtmasse) ein zweites Mal verwendet werden.

Überdrehzahlen

Bei den Audi-80-Motoren werden die Ventile über die Tassenstößel direkt durch die obenliegende Nockenwelle betätigt. Diese Anordnung hat den Vorteil, daß zur Ventilsteuerung nur geringe Massen in Bewegung gesetzt werden müssen. Das gestattet hohe Drehzahlen ohne Gefahr für den Motor. Seine höchste Leistung erreicht ein Motor bei einer bestimmten Nenndrehzahl. Für den 1,3-Liter liegt sie bei 5500 U/min, für die 1500er bei 5800 U/min, für die 1600/75 und 85 PS bei 5600 U/min und für den 1600/100 PS lautet sie 6000 U/min. Über diese Drehzahlen hinauszudrehen bringt keine höhere Leistung, wohl aber durch die höhere Motordrehzahl über Getriebe und Achsantrieb eine höhere Drehzahl der Vorderräder und damit eine höhere Geschwindigkeit. So läuft beispielsweise der 1300er bei seiner Nenndrehzahl 130 km/h, bei Höchstgeschwindigkeit (145 km/h) dreht der Motor dagegen 6100 U/min.

In der Betriebsanleitung finden Sie unter den Technischen Daten die höchstzulässige Drehzahl für die 1,3- und 1,5-Liter-Motoren mit 6500 U/min und für den 1600er mit 6700 U/min angegeben. Hierbei handelt es sich um die sogenannte Betriebsdrehzahl, die selbst über eine längere Strecke für den Motor ungefährlich ist. Was darüber liegt, bezeichnet man als Überdrehzahlen, der Motor brummt dann auch unüberhörbar. Die absolute Höchstgrenze liegt bei 7200 U/min, denn dann beginnen die Ventilfedern bzw. die Ventile zu flattern, ein geregeltes Öffnen und Schließen ist nicht mehr möglich, der normale Ablauf des Gaswechsels (Ansaugen, Verdichten, Verbrennen des Frischgases, Ausstoßen des Abgases) findet nicht mehr statt. In ungünstigen Fällen können die Ventilfedern brechen, die Ventile abreißen und den betreffenden Kolben durchschlagen.

Auf ebener Strecke und im größten Gang kann der Motor nicht überdreht werden, wohl aber in den kleineren Gängen und im Gefälle. Als Warngerät gibt es dafür den Drehzahlmesser, der bei den GL- und GT-Modellen serienmäßig eingebaut wird, bei den übrigen auf Wunsch. Diese Instrumente haben allerdings – wie das Tachometer – eine geringe Voreilung: Bei 6000 U/min bis zu 5 %; die angezeigten 6000 U/min sind also oft nur effektive 5700 U/min. Die Warnbereiche im Drehzahlmesser müssen daher nicht zu ängstlich beachtet werden. In den rotgestrichelten Bereich darf man beim Überholen ohne weiteres kommen, in den roten Warnsektor jedoch nur ganz kurzzeitig und bei betriebswarmem Motor.

Kompressionsdruck prüfen

Wartungspunkt Nr. 36

Mit dieser Kontrolle soll geprüft werden, ob Kolbenringe und Ventile gut abdichten und damit die Kompression in den Zylindern noch so hoch ist, daß der Druck des verbrennenden Kraftstoff-Luft-Gemisches nicht teilweise nutzlos entweicht. Aber nicht jede Werkstatt hat einen Diagnose-Stand und sie muß daher zur alterprobten Kompressionsdruckprüfung mit dem Druckschreiber greifen, wie sie im Bild auf der Vorseite unten gezeigt ist.

Für die 1,3-Liter-Motoren sollen die Druckwerte zwischen 8 und 11 atü

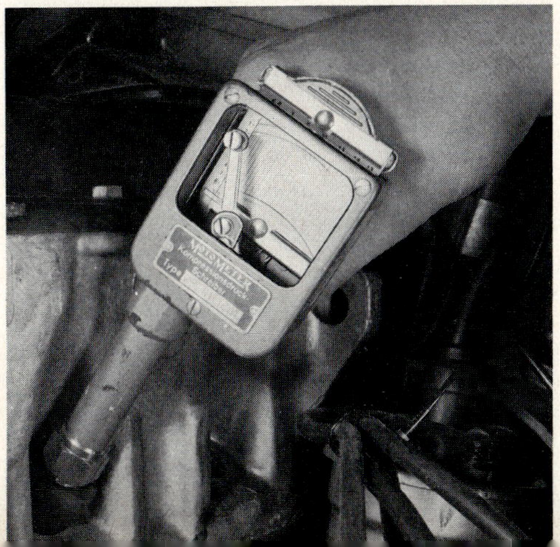

Werkstätten prüfen den Kompressiosdruck mit einem Kompressions-Druckschreiber, wie hier im Bild gezeigt. Für diese Messung muß der Motor warm gefahren sein und alle Zündkerzen müssen anschließend herausgeschraubt werden. Ein Helfer betätigt den Anlasser, während der Druckschreiber mit seinem Gummi-Konus fest in das Zündkerzenloch gedrückt wird. Der Helfer muß dabei das Gaspedal voll durchtreten, damit der Zylinder beste Füllung erhält. Auf dem gewachsten Schreibkärtchen des Druckschreibers zeichnet die Nadel für den geprüften Zylinder eine flache Kurve, die nach einigen Motorumdrehungen ihren höchsten Wert erreicht. Danach wird das Schreibkärtchen weiter geschaltet und der nächste Zylinder gemessen. Alle Zylinder müssen mit dem gleichen Druckschreiber gemessen werden, denn diese Geräte weichen in ihren Meßergebnissen etwas voneinander ab.

(= kp/cm²), jedoch nicht unter 6,5 atü liegen. Für die stärkeren Motoren sind sie zwischen 10 und 13 atü gut, bei 7,5 atü und weniger ist ebenfalls starker Motorverschleiß wahrscheinlich. Druckunterschiede von 1 atü zwischen den einzelnen Zylindern sind unerheblich, sie sollen aber nicht mehr als 2 atü betragen. Ist an einem Zylinder die Abweichung größer, sollte an diesem Zylinder zuerst einmal der Urheber des mangelhaften Kompressionsdruckes mit folgendem Versuch ermittelt werden:
In das offene Zündkerzenloch wird etwas kaltes Motoröl geträufelt und sogleich nochmals mit dem gleichen Kompressions-Druckschreiber dieser Zylinder nachgemessen. Ist der Meßwert nun höher, liegt es an den Kolbenringen (oder unrunden Zylinderwänden), denn das eingespritzte Öl hat an diesen Stellen im Augenblick zusätzlich abgedichtet. Bleibt der Meßwert gleich, sind die Ventile schuldig. Bei schlechten Kolbenringen oder Zylinderwänden läßt sich das Motorleben noch durch sogenannte »Paßform-Ringe« (Firma Friedrich Goetze, 5673 Burscheid) anstelle der verschlissenen Kolbenringe verlängern. Das ist aber Werkstattarbeit oder allenfalls ein Unternehmen für sehr erfahrene »Edelbastler«. Sind die Ventile als schuldig zu vermuten, sollte zuerst das Ventilspiel (siehe folgender Abschnitt) geprüft, nachgestellt und anschließend die Druckprüfung wiederholt werden.
Allgemein zu niedriger Kompressionsdruck kann bedeuten: Schäden an den Ventilen (z. B. verbranntes Auslaßventil), zu knappes Ventilspiel (dichtet nicht genügend ab), klebendes (hängendes) Ventil infolge Rückständen am Ventilschaft und in dessen Führung, Kolben- oder Kolbenringverschleiß, gebrochene oder festsitzende Kolbenringe, verschlissene oder unrunde Zylinder, Riefen in der Zylinderwand als Folge von Kolbenklemmern. Meist liegt jedoch mangelnder Kompressionsdruck und verringerte Motorleistung an undichten Auslaßventilen. Deren Einschleifen bringt Abhilfe, wenn sich nicht wegen hoher Kilometerleistung sowieso ein Austauschmotor empfiehlt.

Das Ventilspiel

Da sich die verschiedenen Teile des Ventiltriebs bei Erwärmung unterschiedlich dehnen, muß zwischen diesen Einzelteilen – also Nockenwelle und Ventilschaft mit dem darübergestülpten Tassenstößel – etwas »Luft« oder

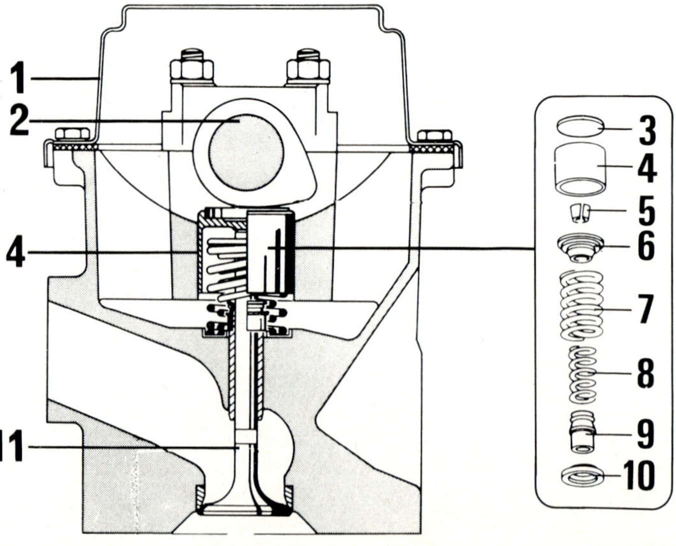

Da bei direkter Einwirkung des oval geformten Nockens der Nockenwelle (2) auf das Ventil (11) der Ventilschaft verbiegen würde, wurde über das Ventil mit seinen beiden Ventilfedern (7 und 8) ein Tassenstößel (4; wie eine auf den Kopf gestellte Kaffeetasse) gestülpt. Das Ventilspiel wird durch Einlegen von Distanzplättchen (3) in die Aussparung im Boden des Tassenstößels eingestellt.
Die übrigen Zahlen bedeuten: 1 – Zylinderkopfhaube, 5 – Ventilkegelstück, 6 – oberer Ventilfederteller, 9 – Ventilschaftabdichtung, 10 – unterer Ventilfederteller.

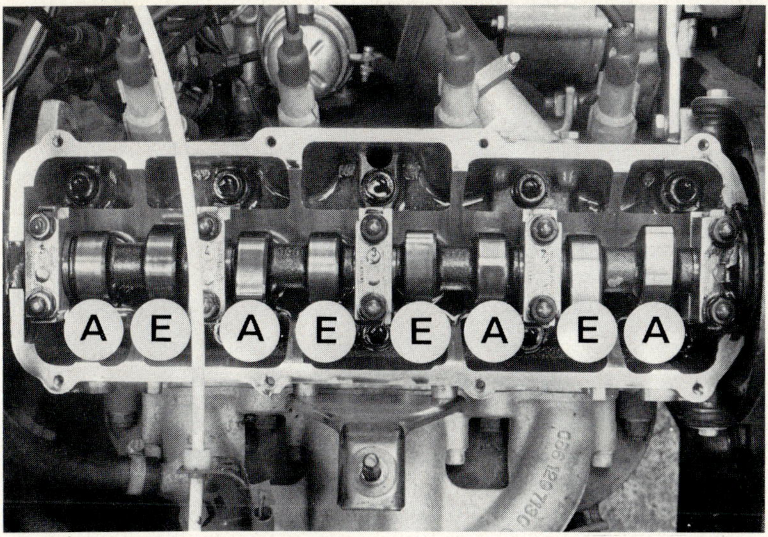

Die Ventile hängen nebeneinander senkrecht zu den Zylinderachsen im Zylinderkopf, die Reihenfolge der Einlaß- (E) und Auslaßventile (A) lautet A—E—A—E—E—A—E—A. Aus Gründen der Wärmeverteilung liegen die Auslaßventile jeweils an den Motoraußenseiten. Außerdem sind die Auslaßventile durch eine Stellit-Hartmetallauflage »gepanzert«.

»Spiel« vorhanden sein. Zu den wichtigsten Pflegearbeiten am Motor gehört daher die Kontrolle auf richtiges Ventilspiel. Dabei kann man sich nicht auf sein Gehör verlassen, um etwa das Klappern bei zu großem Ventilspiel zu erkennen. Wesentlich gefährlicher – da man es nicht hört – ist zu kleines Ventilspiel. Es bewirken:

Zu kleines Ventilspiel: Gefahr, daß die Ventile nicht satt auf dem Ventil-Sitzring aufliegen, wodurch sie ihre Wärme nicht mehr an den Sitzring abgeben können. Dann verbrennen die Ventile und die Sitze, weil an den Ventilsitzen laufend heiße Verbrennungsgase vorbeistreichen. In leichteren Fällen verziehen sich die Ventile, wodurch die Abdichtung leidet und in der Folge auch bald der Sitz abbrennt. Die Kompression sinkt und die Motorleistung fällt ab.

Zu großes Ventilspiel: Die Ventile öffnen etwas später, die Zylinder werden schlechter gefüllt, dadurch sinkt die Motorleistung. Zudem wird der Verschleiß an der Nockenwelle und an den oben in die Tassenstößel eingelegten Einstellplättchen größer, was sich durch lauteres Ventilgeräusch bemerkbar macht.

Ventilspiel kontrollieren

Pflegearbeit Nr. 65

Im Absatz »Zylinderkopf und Nockenwelle« haben wir bereits angedeutet, daß bei den Audi-80-Motoren das Ventilspiel durch Einlegen von Distanzplättchen in die Tassenstößel eingestellt wird. Dazu stehen in der Audi-NSU-Werkstatt 26 verschieden starke Distanzplättchen, ein Niederhalter für die Tassenstößel und eine Spezialzange zum Ausheben der Distanzplättchen zur Verfügung. Ohne dieses Werkzeug ist die Einstellung des Ventilspiels eine arge Fummelei, außerdem braucht man unbedingt die passenden Distanzplättchen (die gibt es von 3,00 bis 4,25 mm mit je 0,05 mm Dickenunterschied). Da das Ventilspiel nur alle 30 000 km eingestellt zu werden braucht, sollte man diese Arbeit der Werkstatt überlassen.

Die Kontrolle des Ventilspiels kann man selbst ausführen. Dazu brauchen Sie nur eine Fühlerblattlehre und Schraubenschlüssel SW 10 und 13.

Grundsätzlich darf das Ventilspiel nur bei betriebswarmem Motor gemessen werden (Kühlwasser- und Öltemperatur ca. 80 °C). Es soll für die Einlaßventile 0,20 bis 0,30 mm und für die Auslaßventile 0,40 bis 0,50 mm betragen.

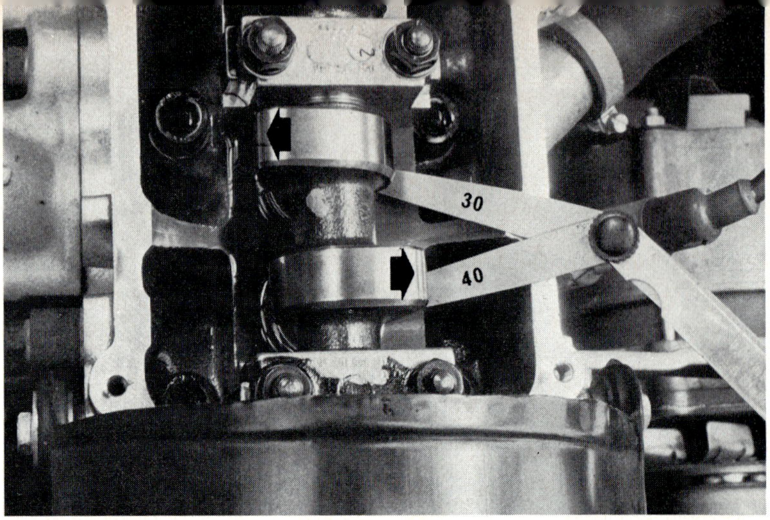

Auf diesem Bild wird das Ventilspiel am 1. Zylinder geprüft. Am vorderen Auslaßventil darf das Spiel nicht mehr unter die gemessenen 0,40 mm absinken, während das dahinterliegende Einlaßventil mit 0,30 mm noch für weitere 30 000 km ausreichendes Spiel aufweist. Die Nocken der Nockenwelle müssen bei der Messung für die einzelnen Zylinder in gleicher Höhe nach außen zeigen, wie die Pfeile dies andeuten.

Da die Auslaßventile nicht vom kalten einströmenden Gemisch gekühlt werden, brauchen sie mehr Spiel.
Die Arbeitsreihenfolge sieht so aus: Luftfilter abnehmen (Halteschraube SW 13, siehe auch Seite 95) und Befestigungsschrauben der Zylinderkopfhaube (SW 10) lösen. Achten Sie bei der Demontage darauf, daß die Unterlegbleche unter den Schrauben nicht verloren gehen (sie sorgen für gleichmäßigen Anpreßdruck und somit gegen Undichtigkeiten). Der Gaszug braucht nicht gelöst zu werden, es empfiehlt sich aber, die Kraftstoffleitung am Vergaser abzuziehen und mit einer Befestigungsschraube der Zylinderkopfhaube zu verschließen, damit kein Benzin ausläuft. Zylinderkopfhaube vorsichtig abheben, sonst wird die darunterliegende Korkdichtung beschädigt. (Grundsätzlich sollte später allerdings eine neue Dichtung montiert werden.) Eine festsitzende Haube kann man lockern, indem man mit einem Hammerstiel am Rand entlang klopft.
Zum Drehen der Kurbelwelle – und somit der Nockenwelle – kann man entweder den 4. Gang einlegen und den Audi hin- und herschieben oder (z. B. bei Getriebeautomatik) das vordere Nummernschild abschrauben und die Kurbelwelle mit einem Steckschlüssel SW 19 drehen (siehe Bild rechts). Keinesfalls dürfen Sie an der Befestigungsschraube für das Nockenwellenrad drehen, sonst wird der Zahnriemen überbeansprucht.
Bei abgenommenem Verteilerdeckel wird die Kurbelwelle so weit im Uhrzeigersinn gedreht, bis der Verteilerfinger auf die Einkerbung im Verteilergehäuserand deutet (Bild Seite 137). Jetzt steht der Zylinder 1 (in Fahrtrichtung der vorderste) auf Zündzeitpunkt. Damit sind beide Ventile geschlossen und man kann das Ventilspiel messen. In dieser Stellung muß sich die entsprechende Fühlerblattlehre zwischen Nocken und Distanzplättchen oben im Tassenstößel durchschieben lassen. Gewöhnlich wird das Ventilspiel durch Setzen und Einschlagen der Ventile und Sitze kleiner – dann muß ein dünneres Einstellplättchen eingesetzt werden. Wenn die gemessenen Werte, die man am besten auf ein bereitgelegtes Blatt schreibt, innerhalb der Toleranz von 0,20 bis 0,30 mm für die Einlaßventile und 0,40 bis 0,50 mm für die Auslaßventile liegen, brauchen die Distanzplättchen nicht ersetzt zu werden. Um den Motor nicht unnötig drehen zu müssen, geht man in der Zündfolge der Zylinder (1–3–4–2) vor, dabei wird der Motor jeweils eine halbe Umdrehung weitergedreht.
Nach dem Messen soll eine neue Korkdichtung eingelegt und die Zylinderkopfhaube sehr sorgfältig aufgesetzt werden, sonst tritt Motoröl aus.

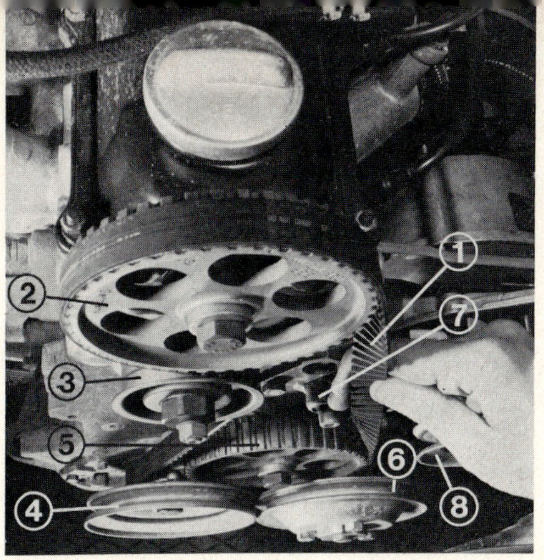

Ein zu lockerer Zahnriemen kann auf andere Scheibenkerben überspringen und dadurch die Ventilsteuerzeiten verstellen. Zur Prüfung der Zahnriemenspannung Kühlergrill abbauen, Keilriemenspannschraube der Lichtmaschine lockern und Keilriemen abnehmen, Zahnriemen-Schutzhaube abschrauben (hier bereits geschehen). Der Zahnriemen (1) ist richtig gespannt, wenn er sich in der Mitte zwischen Nockenwellenrad (2) und Zwischenwellenrad (5) mit Daumen und Zeigefinger gerade noch um 90° verdrehen läßt. Zur Korrektur wird die vordere Klemmschraube der Spannrolle (3) mit einem Ringschlüssel SW 11 etwas gelockert, die dahinter liegende große Sechskantschraube mit einem Gabelschlüssel nach rechts verdreht, um den Zahnriemen stärker zu spannen. Zuletzt Klemmschraube wieder anziehen.
Weiter bedeuten: 4 – Kurbelwellen-Keilriemenscheibe; 6 – Wasserpumpen-Keilriemenscheibe; 7 – Lichtmaschinen-Schwenklager; 8 – Lichtmaschinen-Keilriemenscheibe.

Zahnriemen prüfen

Die Kurbelwelle treibt die Nockenwelle über einen Zahnriemen an, der mit einer Stahleinlage versehen ist. Diese soll verhindern, daß sich der Riemen längt. Wird der Zahnriemen nicht durch äußerliche Einflüsse beschädigt (dazu zählen auch Fett und Öl), kann man mit einer Lebensdauer von rund 100 000 km rechnen. Auch im an sich unwahrscheinlichen Fall, daß der Zahnriemen reißt, droht dem Motor keine Gefahr: Selbst in seiner höchsten Stellung kann ein Kolben nicht gegen ein geöffnetes Ventil stoßen.
Normalerweise braucht der Zahnriemen nicht nachgespannt zu werden. Wer die Spannung vorsorglich prüfen will, findet eine kurze Arbeitsbeschreibung im obenstehenden Bildtext.

Steuerzeiten einstellen

Bei Ersatz des Zahnriemens und nach dem Wiedereinbau des Zylinderkopfes sind die Steuerzeiten (das Öffnen und Schließen der Ventile bei der entsprechenden Kolbenstellung) neu einzustellen. Diese Arbeit sollte man wirklich nur in Notfällen selbst ausführen, da bei falscher Einstellung die Ventilzeiten nicht stimmen, was zu Leistungsverlust führt.
Neuere Audi-Motoren besitzen auf der Kurbelwellen-Keilriemenscheibe eine Einstellkerbe, wodurch man auf Sonderwerkzeug verzichten kann. Besitzt Ihr Audi 80 diese Kerbe nicht, können die Steuerzeiten nur mit der Audi-Lehre 10–214 exakt eingestellt werden. Behelfsmäßig geht es allenfalls, indem das Schwungrad in OT-Stellung (siehe Abbildung Seite 136), die Zwischenwelle und die Nockenwelle fixiert werden, damit sie sich nicht verdrehen

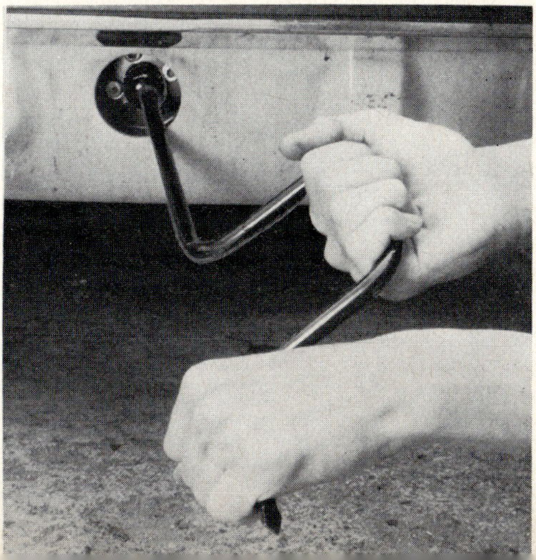

Wenn man das vordere Nummernschild abschraubt, findet man eine runde Öffnung im Blech und dahinter die Kurbelwellen-Keilriemenscheibe. Zum Ventileinstellen kann man an der Sechskantschraube SW 19 den Motor mit einem Steckschlüssel drehen. Im Notfall läßt sich der Motor so auch ankurbeln, wenn ein Helfer am Gaspedal etwas Hilfestellung gibt. Aber Vorsicht: Bei der hier gezeigten Kurbel (von einem Simca 1100) keinesfalls den Daumen um den Kurbelgriff legen, sonst kann er beim Zurückschlagen der Kurbel ausgekugelt werden. Außerdem muß bei der ersten Zündung des Motors die Kurbel sofort herausgezogen werden, sonst rast sie mit Motordrehzahl mit! Sicherer und einfacher geht der Start mit Starthilfekabeln (siehe Seite 107).

können und dann erst der Zahnriemen abgenommen wird. Damit ist man aber vor einem versetzten Auflegen des Zahnriemens nicht absolut sicher, daher bald in einer Audi-Werkstatt die Steuerzeiten überprüfen lassen!
Zur Einstellung der Nockenwelle wird diese so gedreht, bis die Körnermarkierung an der Rückseite des Nockenwellenrades mit der Dichtung der Zylinderkopfhaube (in Fahrtrichtung links) auf gleicher Höhe steht. Die Kurbelwellen-Keilriemenscheibe und die Zwischenwelle werden so gedreht, daß die Kerbe auf der Keilriemenscheibe mit der Körnermarkierung auf dem Zwischenwellenrad fluchtet. In dieser Stellung muß der Zündverteilerfinger auf die Kerbe im Gehäuserand zeigen (Zündzeitpunkt Zylinder 1).

Fingerzeig: *Da der Motorraum unten offen ist, besteht unter ungünstigen Umständen durch Verschmutzung des Kurbelwellen-Zahnriementreibrades die Gefahr, daß der Zahnriemen um einen Zahn überspringt. Durch die so veränderten Steuerzeiten fehlt dem Motor auch bei sorgfältigster Einstellung die volle Leistung, wenn die Ursache nicht bemerkt wird. Wer seinen Audi 80 viel auf Feldwegen fährt, kann sich deshalb als Schutz gegen Verschmutzung nachträglich eine Abdeckung für den Zahnriemen (Audi-Ersatzteilnummer 049 109 129) einbauen lassen.*

Zylinderkopf ausbauen

Für diese Arbeit ist man in der Werkstatt am besten aufgehoben, wenn man nicht über sehr viel Erfahrung im Umgang mit Motoren und das notwendige Werkzeug verfügt. Der Ausbau des Zylinderkopfes wird notwendig, wenn Ventile oder Federn ausgewechselt, die Ventile eingeschliffen, die Gaskanäle und der Verbrennungsraum gereinigt (oder geglättet) werden sollen oder die Zylinderkopfdichtung ausgetauscht werden muß. Letzteres könnte auch einmal fern der Heimat oder der nächsten Audi-NSU-Werkstatt nötig werden. Daher hier kurz das Wichtigste:
Minuskabel an der Batterie abklemmen, Luftfilter ausbauen, Kühlmittel ablassen, Keilriemen abnehmen (siehe Seite 111), Wasserschläuche am Zylinderkopf abnehmen, Zündkerzenstecker abziehen, Gaszug aushängen und am Widerlager abschrauben, elektrische Anschlüsse und Benzinschlauch am Vergaser abziehen, evtl. Unterdruckschlauch des Bremskraftverstärkers am Ansaugstutzen lösen, Auspuffrohr vom Auspuffkrümmer losschrauben. Zahnriemenschutz abbauen, Spannrolle für Zahnriemen lösen, Riemen abnehmen. Zylinderkopfhaube losschrauben und die 10 Zylinderkopfschrauben in der umgekehrten Reihenfolge wie im Bild unten gezeigt bei abgekühltem Motor

Damit der Zylinderkopf absolut plan und gleichmäßig aufliegt, müssen die 10 Zylinderkopfschrauben in der Zahlenfolge stufenweise angezogen werden. Soll der Zylinderkopf abgenommen werden, löst man die Schrauben in der Reihenfolge von 10 nach 1.

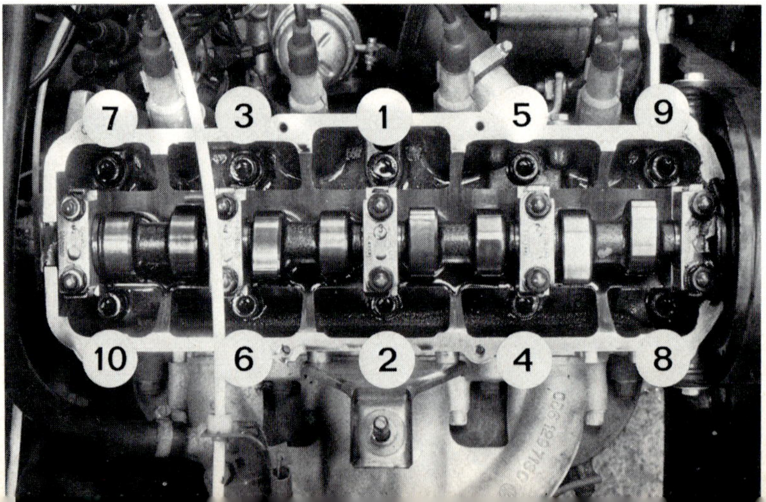

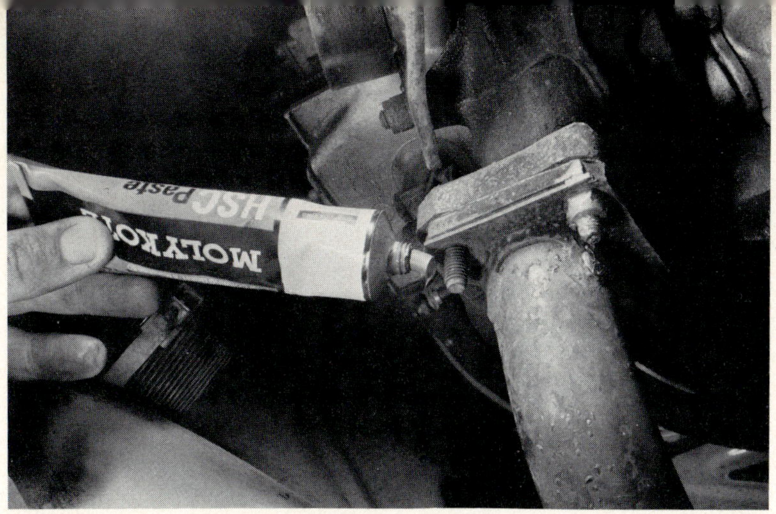

Wer schon einmal einen defekten Auspuff ausgebaut hat, erinnert sich sicherlich der gewaltigen Murkserei mit den festgebrannten und festgerosteten Schrauben. In diesem Falle hilft ein intensiver Rostlöser, wie „Caramba Plus" oder „Multigliss" von Molykote. Aber man muß Geduld haben, bis diese Mittel Wirkung zeigen (am besten über Nacht). Und bei der Montage sollte man die Schraubengewinde mit einem sogenannten „Heißschrauben-Compound" (HSC-Paste von Molykote oder ASC-Paste von Liqui Moly) einstreichen. Das wirkt Wunder, denn noch nach Jahren lassen sich diese Schrauben ohne übermäßige Gewalt wieder lösen.

lösen. Nun läßt sich der Zylinderkopf mit dem Ansaug- und dem Auspuffkrümmer abheben. Die alte Zylinderkopfdichtung wird ebenfalls abgenommen, am Zylinderkopf oder -block verbliebene Reste sorgsam entfernen!
Für den Audi 80 gibt es unterschiedliche Zylinderkopfschrauben: Bis etwa Juni 1977 wurden Innensechskantschrauben (Inbus SW 10) verwendet, später Schrauben mit Innenvielzahnkopf für Schlüsselweite SW 12. Für diese neueren Schrauben, die inzwischen auch bei reparierten Motoren verwendet werden, gilt ein geändertes Anzugsdrehmoment.
Die neue Zylinderkopfdichtung wird so auf das Zylinderkurbelgehäuse gelegt, daß die Aufschrift »oben« vor dem 3. Zylinder sichtbar ist. Nachdem der Zylinderkopf aufgesetzt wurde, zuerst die Schrauben Nr. 7 und Nr. 8 eindrehen, aber nicht festziehen. Dadurch wird der Zylinderkopf zentriert. Die übrigen Schrauben eindrehen und stufenweise in der angegebenen Reihenfolge mit 2 mkg (20 Nm), 4,5 mkg (45 Nm) und 7,5 mkg (75 Nm) mit einem Drehmomentschlüssel festziehen. Besitzt der Motor Innenvielzahnschrauben SW 12, lautet das letzte Anzugsdrehmoment 7,5 mkg (75 Nm) plus eine Vierteldrehung. Dafür entfällt das Nachziehen nach 1000 km Fahrt bei diesen Schrauben mit Innenvielzahnkopf.
Als nächstes Steuerzeiten einstellen und Zahnriemen auflegen, wie bereits beschrieben. Der restliche Zusammenbau erfolgt sinngemäß umgekehrt.

Zylinderkopfschrauben nachziehen
(nur Innensechskantschrauben)

Nach der Neumontage und nach etwa 1000 km Fahrtstrecke werden die Zylinderkopfschrauben mit Innensechskant SW 10 gemäß der links gezeigten Reihenfolge bei warmem Motor mit 8,5 mkg (85 Nm) oder bei kaltem Motor mit 7,5 mkg (75 Nm) angezogen. Dazu jede Schraube geringfügig lösen und dann festziehen. Anschließend folgt die Ventilspielkontrolle. Die Innenvielzahnschrauben SW 12 dürfen dagegen nicht mehr fester angezogen werden. Wenn die Zylinderkopfschrauben nicht richtig angezogen werden, kann sich der Zylinderkopf verziehen. Spätestens dann gelangt Kühlflüssigkeit in den Ölkreislauf und kann zu Lagerschäden oder Kolbenklemmern führen.

Die Auspuffanlage

Auspuffrohre und Schalldämpfer gehören zwar auch zum Motor, doch erreichen sie nicht dessen Lebensdauer. Spritzwasser und Streusalz nagen von außen am Blech, während Kondenswasser, das bei Kurzstreckenbetrieb entsteht, die Korrosion innen fördert. Weitere Feinde der Auspuffanlage sind Steinschlag oder Aufsetzer auf Steinen sowie starke Motorvibrationen (z. B. durch beschädigte Motorlagerung). Ein durchgerosteter Auspuff macht sich

durch »sportlichen« Klang und unüberhörbares Knallen bei schiebendem Wagen (Gas wegnehmen bei hohen Drehzahlen) bemerkbar.
Die verbrannten Gase strömen beim 1300er und beim 1500/75-PS-Superkraftstoff-Motor in einen Auspuffkrümmer mit einem Anschlußrohr, beim 1500/75-PS-Normalbenzin-Motor und den stärkeren Versionen in einen Doppelrohrauspuffkrümmer und ein Y-förmiges »Hosenrohr«. Im Zwillingsauspuffkrümmer können die Abgase aus den einzelnen Zylindern besser ausströmen, der sogenannte Staudruck ist geringer. Allein durch diese Auspuffanlage erzielt man eine Mehrleistung von etwa 4½ PS. Weiter besteht das Auspuffsystem aus dem Vor- und Hauptschalldämpfer und je nach Baujahr noch aus einem Nachschalldämpfer.

Aufhängung und Zustand der Auspuffanlage kontrollieren

Pflegearbeit Nr. 14

Die gesamte Auspuffanlage ist – auseinandergezogen – etwa so lang wie der Audi selbst. Da sie über den Auspuffkrümmer und einem Befestigungsbügel am Getriebe mit dem Triebwerk starr verbunden ist, muß sie auch dessen mehr oder weniger starke Schwingungen (je nach Drehzahl und Belastung) mitmachen können. Die Auspuffanlage ist deshalb in Gummischlaufen am Wagenboden elastisch aufgehängt. Diese müssen auf Brüchigkeit, Einrisse oder sonstige Alterserscheinungen untersucht und bei Beschädigung ersetzt werden. Draht eignet sich nicht zum Befestigen, da er zu starr ist und es dadurch zu Schwingungsbruchstellen kommen kann.
Ob die Anlage dicht ist, prüft man, indem bei laufendem Motor das Auspuffendrohr mit einem Lappen zugehalten wird – der Motor muß nach kurzer Zeit stehenbleiben. Läuft er jedoch weiter, läßt sich die undichte Stelle durch zischende Geräusche meist unschwer ermitteln.

Auspuffanlage erneuern

Es ist annähernd zwecklos, einen durchgerosteten Schalldämpfer flicken zu wollen – der TÜV weist solche Reparaturen zurück. Nur für den Fall, daß durch Steinschlag oder ähnliches ein sonst noch gut erhaltener Schalldämpfer beschädigt worden ist, kann sich Schweißarbeit lohnen. Meist ist aber ein neues Teil notwendig. Geben Sie beim Ersatzteilkauf Motortyp und Baujahr an, sonst erhalten Sie eventuell falsche Teile. Die neuen Teile werden so zusammengesteckt, daß die Gummischlaufen ohne Spannung eingehängt werden können. Erst dann alle Schrauben festziehen.

Farbe der Auspuffgase

Aus der Farbe der Auspuffgase kann man auf den Motorzustand schließen:
- Schwärzliche Gase: Unvollständige Verbrennung durch Luftmangel oder Kraftstoffüberschuß. Oder der Leerlauf ist zu fett eingestellt.
- Bläuliche Gase: Verbranntes Öl durch undichte Kolben bzw. Kolbenringe oder verschlissene Ventilführungen. Oder zuviel Öl im Kurbelgehäuse.
- Weiße Gase: Das ist Wasserdampf als chemisches Verbrennungsprodukt, der bei Kälte kondensiert (unbedenklich). Bei warmem Motor und normalen Außentemperaturen kann dies jedoch ein Hinweis auf die durchgebrannte Zylinderkopfdichtung sein (an Luftblasen im Kühlwasser und verbranntem Geruch aus dem Kühlereinfüllstutzen bei laufendem Motor erkennbar).
- Gase, die man nicht sieht: Gift (Kohlenmonoxyd).

Bei Stadtverkehr wird der Auspuffstutzen innen schwarz gefärbt sein, ein Zeichen, daß man – was sich freilich kaum vermeiden läßt – nicht die nötige Betriebstemperatur erreicht und durch viel Leerlauf Kraftstoffüberschuß vorliegt. Nach Überlandfahrten soll der Stutzen innen hellgrau sein.

Guter Kreislauf

Ein Benzinmotor ist ein ziemlich schlechter Futter-Verwerter, um es einmal landwirtschaftlich auszudrücken. Nur etwa 25 % der Energie des Kraftstoffes kann er in nutzbare Arbeit umwandeln, rund 35 % blasen als heiße Abgase zum Auspuff hinaus und mehr als 30 % der Energie müssen als lästige Hitze vom Kühlwasser in die frische Luft befördert werden, wenn sie nicht zum kleinen Teil als mehr oder weniger mollige Wärme bei kaltem Wetter im Fahrzeuginnern gebraucht werden.
Das Kühlungs- (und Heizungs-)System hat also mächtig zu tun, um dieses runde Drittel der Kraftstoffenergie zu verarbeiten, andernfalls überhitzt sich der Motor, der Schmierfilm in den Zylindern verdampft, die Kolben klemmen, die Dichtungen schmoren durch – wie es geschehen kann, wenn die Kühlung versagt.

Überdruck-Kühlsystem

Das Kühlsystem unseres Audi 80 faßt 6,2 Liter (bzw. 6,5 Liter beim »geschlossenen« Kühlsystem), das ist nur ein kleines Eimerchen Wasser. Zwar wird diese Menge von der Wasserpumpe unablässig durch den Motorblock geschaufelt und trägt dabei die Motorhitze weg. Aber diese Kühlwassermenge wäre doch zu gering, wenn nicht ein Trick angewendet würde, der heute bei allen wassergekühlten Kraftfahrzeugmotoren üblich ist: Er nennt sich Überdruck-Kühlsystem.

Fingerzeig: *Bei kaltem Motor ist das Kühlsystem praktisch drucklos. Der Überdruck baut sich erst mit laufender Erwärmung des Kühlsystems auf. Je heißer es ist, umso vorsichtiger muß man beim Öffnen des Kühlerverschlußdeckels sein. Bester Schutz gegen Verbrühen: Dicken Lappen oder dichte Reisemütze über den Deckel legen und diesen ganz langsam öffnen. Erst das vom Überdruck befreite heiße Wasser beginnt zu kochen und kann entsprechend wild aus der Kühleröffnung sprudeln!*

Kühlerverschlußdeckel

Bei diesem rundum druckfesten Kühlungskreislauf (einschließlich druckfester Schläuche und Schlauchanschlüsse) spielt vor allem der Kühlerverschlußdeckel eine wichtige Rolle. Seine untere Dichtplatte wird durch Federkraft auf den inneren Rand des Kühlerstutzens gedrückt. Diese Feder gibt erst nach, wenn bei steigender Erwärmung der Druck im Kühlsystem 1 atü übersteigt. Dann kann zum Druckausgleich eine entsprechende kleine Menge Wasserdampf oder Kühlflüssigkeit entweder ins Freie oder – bei »geschlossenem Kühlsystem« – in den Ausgleichsbehälter entweichen. Bis zu 1 atü Druck bleibt der Kühlerverschlußdeckel aber dicht und bewirkt damit eine Anhebung des Siedepunktes im Kühlsystem auf knapp 120 °C (wozu auch beiträgt, daß die Kühlflüssigkeit schon sowieso durch die Beimischung von Korrosions- und Frostschutzmittel einen etwas höheren Siedepunkt hat).

Hat Ihr Audi 80 im sogenannten Wasserfangkasten unter der Hinterkante der Motorhaube einen durchsichtigen Ausgleichsbehälter für die Kühlflüssigkeit sitzen, muß das Kühlmittel bei kaltem Motor etwa in halber Höhe stehen. Wenn nur wenig fehlt, gießt man in den Ausgleichsbehälter (der weiße Pfeil zeigt auf den abgezogenen Deckel) Wasser nach. Hat der Wagen erhebliche Wassermengen verloren (etwa durch einen geplatzten Kühlwasserschlauch), sollten Sie dem Nachfüllwasser auch gleich Frostschutz, zumindest aber ein Korrosionsschutzmittel beifügen.

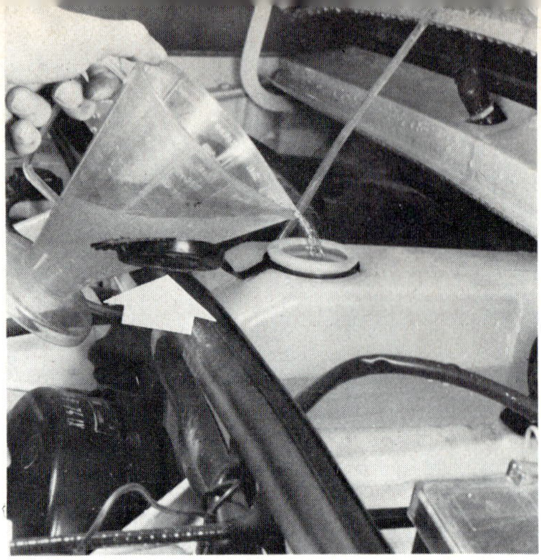

Die Kühlflüssigkeit kocht also in unserem Audi 80 nicht schon bei 100 °C, wie das normalerweise üblich ist, sondern erst bei etwa 120 °C (was sie aber auch nicht soll). Mit diesem Überdruck-System werden zwei Fliegen mit einer Klappe geschlagen:

- Dem Kühlwasser kann mehr Hitze zum Abtransport aufgeladen werden.
- Die für den Motor betriebsgünstige Kühlmitteltemperatur um rund 100 °C kann ohne »Kochgefahr« eingehalten werden.

Ausgleichsbehälter

Bei manchen Modellen unseres Audi 80 gehört zum Kühlsystem ein sogenannter Ausgleichbehälter, der im Wasserfangkasten unter dem hinteren Ende der Motorhaube zu finden ist. Zwar wird von Audi NSU das Kühlsystem beim Vorhandensein dieses Ausgleichbehälters als »geschlossenes Kühlsystem« bezeichnet, aber das ist es eigentlich nicht, denn der Ausgleichbehälter liegt außerhalb des Überdruck-Systems, das am Kühlerverschlußdeckel endet. Der Unterschied zum normalen Kühlsystem liegt nur darin, daß der an der Kühleröffnung angeschlossene Überlaufschlauch (der bei Überdruck vom Kühlerverschlußdeckel freigegeben wird) nicht einfach nach unten ins Freie führt, sondern zum Ausgleichbehälter geleitet ist und dort eventuell überschüssiges Kühlwasser abläßt, es aber beim Erkalten des Kühlsystems (und dadurch entstehendem Unterdruck) wieder in den Kühler

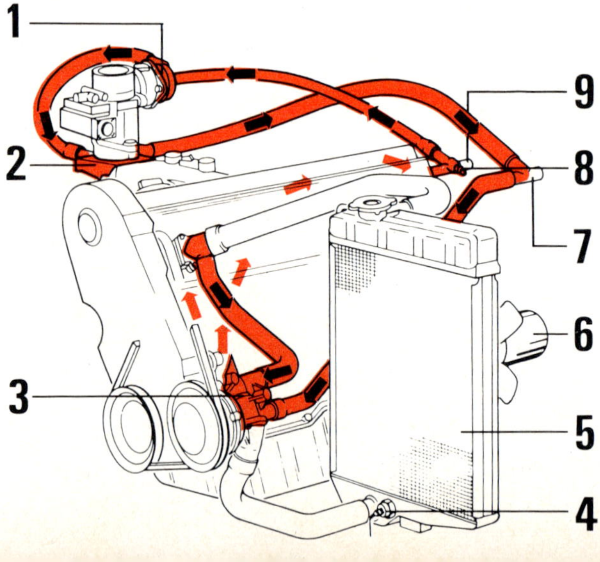

Die Kühlflüssigkeit durchfließt ständig einen Kreislauf. Die Verbrennungsräume (Zylinder und Zylinderkopf) sind von einem Wassermantel umgeben. Das Kühlmittel nimmt hier Wärme auf und fließt weiter durch eine Schlauchleitung vom Zylinderkopf, an der auch der Geber für die Kühlmittel-Temperaturanzeige (8) sitzt, zur wasserbeheizten Vergaser-Startautomatik (1) und zum beheizten Saugrohr (2). Wenn das Heizventil geöffnet ist, fließt die erwärmte Kühlflüssigkeit in die Warmwasserleitung der Heizung (9) und vom Wärmetauscher zurück durch die Rückflußleitung (7) zur Wasserpumpe (3). Vorn am Zylinderkopf führt ein dicker Wasserschlauch das aufgeheizte Kühlmittel im „Kleinen Kreislauf" direkt wieder zur Wasserpumpe.

saugt. Deshalb sitzt auch oben auf dem Ausgleichbehälter kein druckfester Verschluß, sondern ein leicht aufgedrückter Kunststoffdeckel mit großem Ventilationsloch. Der Ausgleichbehälter erspart vor allem in heißen Zonen das oft notwendige Wassernachfüllen.

Nebenaufgaben der Kühlung

Die Kühlflüssigkeit dient nicht nur zum Abtransport der überschüssigen Hitze des Motors, sondern hat auch drei Heizungsaufgaben:

- Zur Erwärmung des Fahrzeuginnern bei kühlen Außentemperaturen.
- Zur Steuerung der Vergaser-Startautomatik (siehe Seite 83), deren Einschaltdauer sich nach der Erwärmung der Kühlflüssigkeit richtet.
- Zur Beheizung des Vergaser-Saugrohres, damit der gerade eben fein vernebelte Kraftstoff durch die dort herrschende Kälte nicht wieder zu (nur schwer entflammbaren) Kraftstofftropfen kondensiert.

Stand der Kühlflüssigkeit prüfen

Pflegearbeit Nr. 1

Bei warmem Motor soll die Kühlflüssigkeit bis zur Füllmarke im Kühlereinfüllstutzen reichen. Gehört ein Ausgleichbehälter zum Kühlsystem, soll jedoch der Kühler vollständig befüllt sein, denn in diesem Falle fließt überschüssige Kühlflüssigkeit ja nicht nutzlos ins Freie ab, sondern wird im Ausgleichbehälter »aufbewahrt«.
Beim Kühlsystem ohne Ausgleichbehälter ist ein Befüllen über die Marke hinaus jedoch nachteilig, da sehr viel schneller als bei dem Vorhandensein einer Luftblase über dem Wasserspiegel der Kühlerverschlußdeckel wegen Überdruck öffnen muß und das Kühlwasser sinnlos abfließt, was nach und nach zur Verdünnung der eingefüllten Frostschutzmischung führt.

Fingerzeig: *Heißes Wasser dürfen Sie bei Bedarf unbesorgt in das kalte oder heiße Kühlsystem einfüllen. Kaltes Wasser darf nur »schlückchenweise« in einen heißen Kühler eingefüllt werden, wenn nur eine geringe Menge fehlt und derweilen der Motor im Leerlauf zur Wasserdurchmischung dreht. Ging unterwegs eine größere Menge Kühlwasser verloren und der Motor ist überhitzt, darf auf keinen Fall kaltes Wasser eingefüllt werden – der Motorblock könnte durch die schockartige Abkühlung reißen. In diesem Falle muß entweder möglichst heißes Wasser zum Einfüllen beschafft werden oder man muß sich gedulden, bis der Motor wirklich abgekühlt ist – das kann eine Stunde und mehr dauern.*

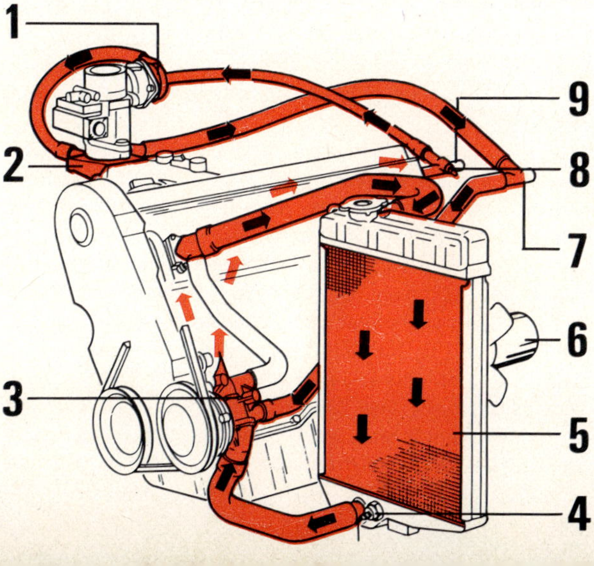

Sobald das Kühlmittel eine Temperatur von etwa 80 °C erreicht hat, öffnet der Thermostat im Wasserpumpengehäuse (3) den Abflußschlauch am Kühler (5) und verschließt gleichzeitig den Schlauch zwischen Zylinderkopf und Wasserpumpe. Jetzt durchströmt die Kühlflüssigkeit den „Großen Kreislauf" vom Motor zum Kühler (5). Dort sinkt sie in vielen dünnen Röhrchen nach unten, wobei sie durch den Fahrtwind abgekühlt wird. Die Wasserpumpe saugt das Kühlmittel unten aus dem Kühler wieder an und drückt es in den Motor. Bei zu hoher Temperatur der Kühlflüssigkeit schaltet der Thermoschalter (4; in Wirklichkeit an der Rückseite des Kühlers) zusätzlich den Elektroventilator (6) ein, um den kühlenden Luftstrom zu verstärken.

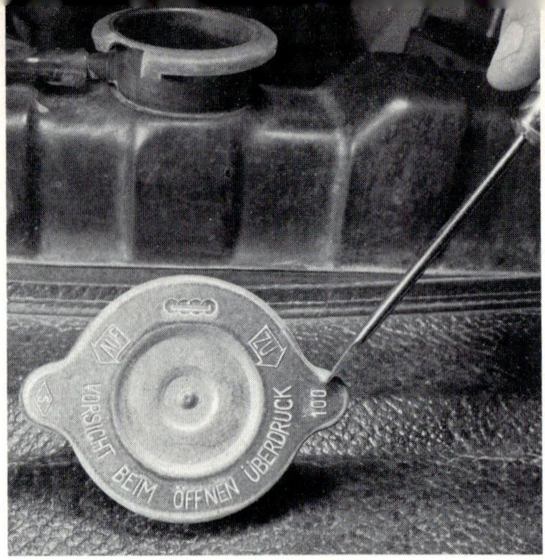

Der Kühlerverschlußdeckel des Audi 80 ist auf 1 atü Überdruck „geeicht", um den Wassersiedepunkt auf knapp 120° C hochzulegen. Dementsprechend trägt der Verschlußdeckel auf seiner Oberseite als Kennzeichnung die Zahl „100" (der Schraubenzieher zeigt darauf). Anders bezifferte Verschlußdeckel dürfen nicht verwendet werden, auch wenn sie die gleiche Paßgröße haben. Wenn sich nach dem Abstellen des Motors später das Wasser wieder abkühlt und damit einen geringeren Raum einnimmt, gleicht ein weiteres Ventil in der Mitte der Dichtplatte den dadurch entstehenden Unterdruck im Kühlsystem aus, indem es schon bei einem Unterdruck von 0,08 bis 0,02 kp/cm² Außenluft bzw. Kühlflüssigkeit aus dem eventuell eingebauten Ausgleichbehälter einströmen läßt.

Der Frostschutz

Dem neuen Audi 80 wird ab Werk im Sommerhalbjahr ein Korrosionsschutzmittel und im Winterhalbjahr ein Frostschutzmittel dem Kühlwasser beigemischt. Eine bessere Behandlung erhalten die Fahrzeuge mit Ausgleichbehälter im Kühlsystem und die mit Automatic-Getriebe ausgestatteten Audi 80, denn sie erhalten auch im Sommer die Frostschutz-Dauerfüllung, die für – 25 °C ausreicht. Diese Frostschutzmischung, vom Werk oder selbst vor dem ersten Winter eingefüllt, bleibt auch den Sommer über im Kühlsystem, denn sie bietet ebenfalls Korrosionsschutz und hebt, wie bereits erwähnt, auch die Siedetemperatur um einige Grade Celsius an.
Das früher übliche Verfahren, im Frühjahr die Frostschutzmischung abzulassen und das Kühlsystem mit klarem Wasser zu befüllen, gilt also heute nicht mehr, zumal das klare Wasser Kalk in den feinen Kanälen des Kühlsystems absetzen würde.
Da das Einfüllen, Nachfüllen und Nachprüfen der Frostschutzmischung eine Winterangelegenheit ist, findet sich die entsprechende Erläuterung im »Winter-Kapitel« auf Seite 218.

Überdruckventil im Kühlerdeckel prüfen

Wartungspunkt Nr. 33

Daß der Kühlerverschlußdeckel im Kühlsystem den bei der Erwärmung entstehenden Überdruck bis 1 atü aufrecht erhalten muß und erst darüber mit seiner unteren Dichtplatte das Überlaufrohr freigeben darf, ist auf der ersten Seite dieses Kapitels bereits beschrieben. Weil aber nicht alle Überdruck-Kühlsysteme moderner Kraftfahrzeuge auf genau 1 atü – manche nur auf 0,5 oder vielleicht 0,9 atü – ausgelegt sind, ist der Kühlerverschlußdeckel für den Audi 80 mit der Zahl »100« (Bild oben) gekennzeichnet, um Verwechslungen zu vermeiden.
Wenn das Überdruckventil geöffnet hat, entsteht bei der nachfolgenden Abkühlung des Kühlsystems ein entsprechender Unterdruck- der ebenfalls ausgeglichen werden muß, sonst ziehen sich die Kühlwasserschläuche zu schmalen Bandwürmern zusammen. Für diesen Unterdruckausgleich hat der Kühlerverschlußdeckel in der Mitte der unteren Dichtplatte noch ein zweites kleineres Ventil, das gegenläufig zum Überdruckventil bereits bei einem Unterdruck von 0,08 bis 0,02 kp/cm² öffnet und Außenluft (bzw. Kühlflüssigkeit aus dem Ausgleichbehälter) in das Kühlsystem einströmen läßt.
Nach dem Wartungsplan soll der Kühlerverschlußdeckel alle 15 000 km zusammen mit der Dichtheitsprüfung des Kühlsystems (folgender Abschnitt) auf Funktion seiner beiden Ventile geprüft werden. Das ist nur mit dem dafür speziell vorgesehenen Werkstatt-Prüfgerät genau möglich. Mangel-

hafte Funktion des Kühlerverschlußdeckels kann man aber auch selbst feststellen:

- Findet man am kalten Motor eines Tages eng zusammengezogene Wasserschläuche, wie oben beschrieben, ist das Unterdruckventil defekt.
- Häufiger Kühlwasserverlust ohne äußerlich sichtbare Wasserspuren an Kühlschläuchen oder Verbindungsstellen weist entweder auf ein defektes (lahm gewordenes) Überdruckventil im Kühlverschlußdeckel hin, das schon bei geringem Überdruck Wasserdampf und Kühlwasser entweichen läßt oder der Dichtungsgummi um die Dichtplatte ist ausgefranst oder spröde geworden, so daß Wasserdampf und Kühlwasser sich dort herausdrücken.

Kühlsystem auf Dichtheit prüfen

Pflegearbeit Nr. 34

Läßt Wasserverlust im Kühler auf Leckstellen schließen, sollten Sie es nicht beim Nachfüllen bewenden lassen. Kontrollieren Sie nicht nur die Kühlerschläuche großen Durchmessers, sondern auch die dünneren, die zum Vergaser und zur Heizungsanlage führen. Zunächst muß man bei Kühlmittelverlust feststellen, ob die Schlauchenden nicht zu knapp auf den Stutzen sitzen und ob die Spannschrauben der Schlauchbinder richtig festgezogen sind.
Die Wasserschläuche altern und können im Laufe der Zeit hart und spröde werden. Gewöhnlich platzen sie dann, wenn einmal voller Betriebsdruck im Kühlsystem erreicht wird, also entweder in einer stockenden Abendverkehrskolonne im Sommer oder bei schärferer Fahrt außerhalb – jedenfalls in völlig ungeeigneten Augenblicken. Eine plötzlich dampfende Motorhaube ist oft einziges Warnzeichen vor ernstlichen Motordefekten, da die Temperaturanzeige nur Wasser- und keine Lufttemperaturen anzeigt.
Der Austausch defekter Schläuche bereitet keine Probleme (dabei Kühlflüssigkeit auffangen und wieder verwenden). Da die wichtigsten Schläuche ausnahmslos in Bögen verlegt sind, eignen sich als Ersatz nur Originalteile.
Werkstätten benutzen zum Prüfen des Kühlsystems ein spezielles Gerät, wie im Bild unten gezeigt.

Fingerzeig: *Kann ein gerissener Wasserschlauch nicht sofort ersetzt werden, rettet festes Klebeband die Situation. Das Band wickelt man mehrfach stramm um das gereinigte und trockene Schlauchstück. Da diese Bandage den Betriebsüberdruck des Kühlsystems aber kaum aushält, ersetzt man den Kühlerdeckel durch einen (nichtfasernden) Lappenstopfen.*

Der Kühler

Im Kühler ist der obere mit dem unteren Wasserkasten durch eine Vielzahl dünnwandiger Röhrchen verbunden. Zur Vergrößerung der Kühlfläche sind

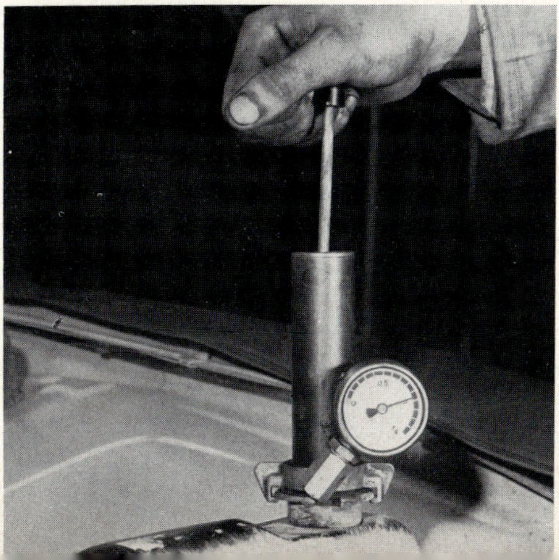

Mit diesem Spezial-Prüfgerät kontrolliert die Werkstatt, ob das Kühlsystem einwandfrei dicht ist. Es wird anstelle des Verschlußdeckels auf den Einfüllstutzen gesetzt und beim Audi 80 mit der Handluftpumpe des Geräts ein Überdruck von 1 atü aufgepumpt. Fällt der Skalenzeiger jetzt langsam, ist das Kühlsystem irgendwo undicht, was an austretender Kühlflüssigkeit erkennbar wird. Die Leckstelle muß unbedingt gesucht und in Ordnung gebracht werden, weil sich im System kein Druck aufbaut und dadurch das Kühlwasser leicht zum Kochen kommt. Wenn beim nunmehr gestarteten Motor die Druckmessung schnell ansteigt, kann die Zylinderkopfdichtung durchgebrannt sein und Abgas daran vorbei ins Kühlsystem dringen. Weitere Merkmale für durchgebrannte Zylinderkopfdichtung: Aufsteigende Blasen im Kühler, Abgasgeruch aus dem Einfüllstutzen, weißer Auspuffdampf bei warmem Motor.

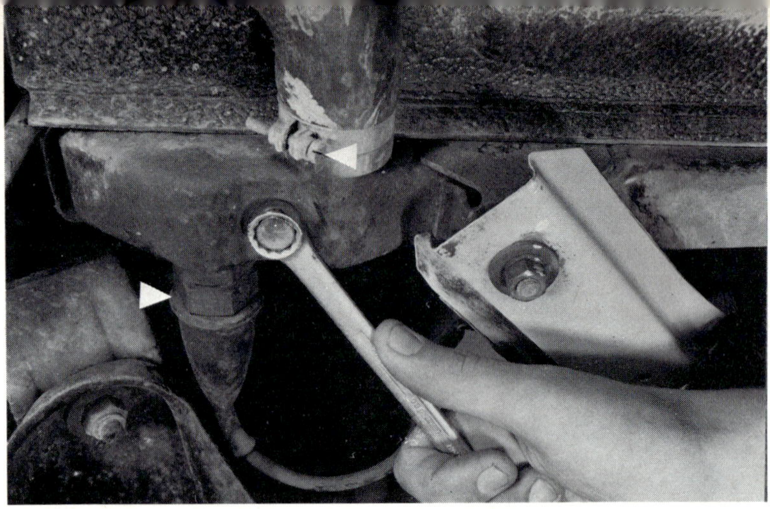

Die Ablaßschraube (SW 13) des Kühlers sitzt unten an dessen tiefstem Punkt. Da durch Kalkansatz diese Schraube oft sehr fest sitzt und bei Gewaltanwendung das Schraubengewinde ausreißen kann, ist es einfacher, den zur Wasserpumpe führenden Kühlschlauch durch Lösen des Schlauchbinders (oberer weißer Pfeil) abzubauen. Der Schlauch läßt sich durch vorsichtiges Handhaben eines Schraubenziehers abhebeln. Durch Herausdrehen der Ablaßschraube oder Abziehen des Schlauches wird nur ein Teil der Kühlflüssigkeit aus dem Kühlsystem abgelassen.
Der untere weiße Pfeil zeigt auf den Thermoschalter des elektrischen Kühlerventilators.

zwischen den Röhrchen zusätzlich waagerecht Bleche angeordnet. Gelegentlich kontrolliert man nach Ausbau der oberen Kühlerverkleidung (mit Kreuzschlitzschrauben oder einer Gummilasche und Blechklammer befestigt), ob die Kühlerlamellen von Insektenleichen zugesetzt sind. Dagegen hilft Ausspritzen mit einem scharfen Wasserstrahl von der Motorseite her. Vorher muß man allerdings den Elektroventilator zusammen mit dem Luftführungsring ausbauen (3 Schrauben SW 10).

Kühlflüssigkeit ablassen

Zu manchen Arbeiten am Motor und bei einer Kühlerreparatur muß man die Kühlflüssigkeit ablassen. Das ist im Bild oben beschrieben. Wenn die Kühlflüssigkeit mit Korrosions- oder Frostschutz vermischt ist, sollte man sie in einem sauberen Gefäß auffangen, um sie später wieder einfüllen zu können. Zum vollständigen Ablassen des Kühlwassers öffnet man zusätzlich den Heizungs-Regulierknopf und löst die Ablaßschraube SW 13 links im Motorblock vor dem Magnetschalter.

Kühler ausbauen

Wenn Sie den Verdacht haben, der Kühler selbst sei undicht, sollte der nächste Weg in die Werkstatt führen, wo die bereits beschriebene Druckprüfung durchgeführt wird. Bei einem offensichtlichen Defekt kann man den Kühler selbst ausbauen und zur Reparatur bringen oder durch einen neuen ersetzen. Vor dem Ausbau löst man die obere und die seitliche Kühlerverkleidung (Gummilasche und Blechklammer, Kreuzschlitzschrauben und Sechskantschrauben SW 10 und 13), sowie die Blechstütze mit dem Gummimetallager, läßt die Kühlflüssigkeit ab und löst den oberen Schlauchanschluß am Kühler. Der Elektroventilator wird nach Lösen der 3 Schrauben SW 10 und nach Abziehen der Kabel vom Thermoschalter und vom Gebläsemotor mit dem Luftführungsring zusammen herausgehoben. Der Kühler wird nun noch von 2 Sechskantschrauben SW 13 mit Gummimetallagern unten und am linken Kotflügel gehalten.

Kühler reinigen

Da jeder Audi 80 bereits vom Werk her mit einem Korrosions- oder Frostschutzmittel befüllt wurde, kann sich im Kühlsystem nur sehr wenig Rost oder Kesselstein (Kalk) abgesetzt haben, es sei denn, durch ständiges Wassernachfüllen (undichtes Kühlsystem, defekter Kühlerverschlußdeckel) oder durch starken Wasserverlust, der nur durch klares Wasser ausgeglichen wurde, ist die Korrosionsschutzwirkung aufgehoben worden. Normalerweise ist also eine Kühlerreinigung (nach unseren Erfahrungen auch nach 6 Jah-

ren) nicht notwendig. Allenfalls kann sie sich bei den genannten Ausnahmefällen nach einigen Jahren empfehlen.
Aber solch eine Kühlerreinigung bleibt immer problematisch, denn das reine »Durchblasen« mit dem Wasserschlauch schwemmt nur losen Schmutz – und auch den nur teilweise – heraus. Man braucht also ein rost- und kalklösendes Kühlerreinigungsmittel. Da kann es aber passieren, daß dieses Lösungsmittel eine Kalkschicht wegnimmt, die ein feines Leck im Kühlsystem vorher gnädig verschloß. Mögliches Ergebnis: Der Kühler rinnt nach der Reinigungsprozedur.
Wer es dennoch versuchen will: Alte Kühlflüssigkeit ablassen, aber unten am Kühler nicht nur die Ablaßschraube herausdrehen, sondern den dort angeschlossenen Wasserschlauch lösen, damit ein kräftiger Durchfluß gewährleistet ist. Gartenschlauch oben in die Kühleröffnung halten und kräftig durchspülen. Zwischendurch im provisorisch unten verstopften Kühler Reinigungsmittel wirken lassen nach Gebrauchsanweisung.
Da bei dieser Prozedur der Thermostat geschlossen bleibt und die Wasserpumpe nicht dreht, bleibt ein Teil der alten Füllung im Motorblock zurück. Deshalb lassen sich nachher auch nur etwa 4,5 Liter einfüllen.

Kühlsystem entlüften

Wenn das Kühlsystem neu befüllt werden muß, mischt man nicht nur ein im Sommer taugliches Korrosionsschutzmittel bei, sondern füllt gleich eine winterwirksame Frostschutzmischung ein, wie auf Seite 218 beschrieben. Bei der Neubefüllung geht man folgendermaßen vor:

- Heizungs-Regulierknopf in Stellung »Auf«.
- Kühler mit vorgemischter Kühlflüssigkeit bis zur Marke im Kühler befüllen (bzw. bis zum Kühlerrand, wenn Ausgleichbehälter vorhanden).
- Verschlußdeckel aufsetzen (und eventuell vorhandenen Ausgleichbehälter bis zur Kennmarke befüllen).
- Motor laufen lassen, bis der Thermostat öffnet. Dieser ist ganz bestimmt offen, wenn der Elektro-Ventilator einschaltet.
- Bei diesem Verfahren wird das Kühlsystem des Audi 80 automatisch entlüftet. Bei vorhandenem Ausgleichbehälter kann man das gut an den aufsteigenden Luftblasen beobachten.
- Zum Schluß Kühlflüssigkeitsstand nachprüfen und eventuell auffüllen.

Der Thermostat

Die Bezeichnung »Kühlsystem« kann den Eindruck erwecken, es sei dessen Zweck, den Motor so gründlich wie möglich abzukühlen. Das ist aber gar nicht der Fall, sondern es kommt darauf an, dem Motor eine ihm besonders angenehme Temperatur, bei der er den Kraftstoff möglichst nutzbringend »verbraten« kann, möglichst gleichbleibend zu gewährleisten. Diese günstigste Betriebstemperatur ist keineswegs »kühl«, denn sie liegt so bei 90 bis 100 °C. Das Kühlsystem ist sogar so ausgelegt, daß der Motor möglichst schnell diese günstige Temperatur erreicht und läßt dazu nach dem Start noch gar nicht alles Kühlwasser durch den Motorblock laufen, sondern nur einen kleinen Teil davon, der im sogenannten »Kleinen Kreislauf« vom Zylinderkopf zur Wasserpumpe und über die Startautomatik- und Saugrohrheizung des Vergasers sowie die Heizanlage zirkuliert. Das Wasser im Kühler bleibt vorerst ausgesperrt. Das besorgt der unten am Motorblock neben der Wasserpumpe installierte Thermostat. Erst mit zunehmender Erwärmung, wenn das an ihm im Kleinen Kreislauf vorbeistreichende Wasser etwa 80 °C erreicht hat, öffnet der Thermostat, so daß nach und nach kaltes Wasser aus dem Kühler zu dem schon erwärmten in der Wasserpumpe zuge-

Wenn der Thermostat klemmt oder nicht richtig schließt (Störungen Seite 72), muß er ausgebaut werden. Das ist am Audi 80 eine sehr beschwerliche Arbeit, denn sie ist nur von der Unterseite her am aufgebockten Fahrzeug möglich: Aus dem Kühler die Kühlflüssigkeit ablassen, wie auf Seite 68 beschrieben, unteren Kühlschlauch zwischen Kühler und Thermostatgehäuse (2) an dessen Anschlußstutzen (1) demontieren. Dann sieht man in diesem Anschlußstutzen den Thermostat (3) sitzen.Um ihn auszubauen, müssen die beiden Thermostatgehäuseschrauben mit Stecknüssen SW 10 und Gelenkknarre (anders sind sie kaum faßbar) herausgedreht werden. Erforderlichenfalls, um Platz zu schaffen, die seitliche Verkleidung (6) des Kühlers abbauen. Nach Lösen der Gehäuseschrauben Anschlußstutzen und darüber sitzende Dichtung (beim Zusammenbau erneuern) abnehmen und Thermostat herausziehen.
Weiter bedeuten: 4 – Wasserpumpe; 5 – Motorölwanne; 7 – Zuleitungsschlauch von der Heizung.

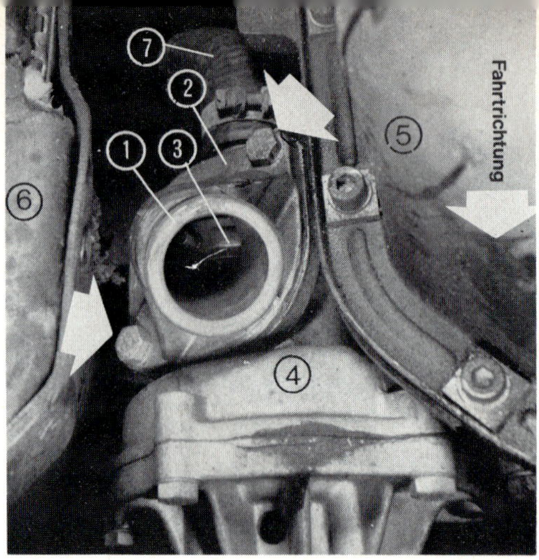

mischt wird. Solange die Temperatur steigt, öffnet der Thermostat den Zufluß aus dem Kühler zunehmend, wobei gleichzeitig der »Kleine Kreislauf« allmählich geschlossen wird. Bei etwa 94 °C ist der Öffnungshub des Thermostaten (7 mm) erreicht und der Kühler ganz in den Kreislauf eingeschaltet. Auf diese Weise bleibt der Motor weitgehend innerhalb der günstigsten Betriebstemperatur, was seiner Lebensdauer (sonst chemische Kaltkorrosion) und der Schmierfähigkeit des Öls (verhindert Ölschlammbildung) zugute kommt. Außerdem gibt die Heizung schneller Warmluft ab.

Zwar sind Thermostate gegenüber früheren Jahren wesentlich zuverlässiger geworden, aber im Fall eines Defektes öffnen sie manchmal nicht mehr. Der Kühler bleibt dann trotz kochendem Motor kalt, weil das Kühlwasser nur im »Kleinen Kreislauf« zirkulieren kann und nicht gekühlt wird.

Andererseits kann sich auch ein Fremdkörper, z. B. ein Sandkörnchen, zwischen Ventil und Ventilsitz des Thermostaten eingeklemmt haben, so daß er nicht mehr einwandfrei schließt. Dieser Verdacht besteht, wenn es ungewöhnlich lange dauert, bis die Temperaturenanzeige im Armaturenbrett ihren normalen Wert anzeigt oder ihn überhaupt nicht erreicht.

In beiden Fällen muß der Thermostat ausgebaut werden, was beim Audi 80 allerdings unterwegs kaum möglich ist. An das Thermostatgehäuse kommt man von oben nicht heran, außerdem muß die Kühlflüssigkeit abgelassen werden. Die beiden Halteschrauben SW 10 des Gehäusedeckels sitzen unten, wie im Bild oben gezeigt.

Die Wasserpumpe

Die Kühlflüssigkeit wird von der Wasserpumpe im Kreislauf gehalten. Sie sitzt vorn links am Motor und wird vom Keilriemen angetrieben. Besonderer Wartung bedarf sie nicht, sie kann aber undicht werden und durch mahlende oder heulende Geräusche darauf hinweisen, daß ihre Lager schadhaft sind. Zum Ausbau der Wasserpumpe empfiehlt es sich, den Kühlergrill abzuschrauben. Dann die Kühlflüssigkeit ablassen und den Keilriemen abnehmen. Schlauchschellen am Wasserpumpengehäuse lösen, Schläuche abziehen, 4 Sechskantschrauben SW 13 und die »Hammerschraube« lösen. Keilriemenscheibe losschrauben (SW 13) und die Sechskantschrauben SW 10 lösen, die das Lagergehäuse mit dem Pumpenrad halten. Letzteres wird komplett ersetzt. Die Dichtungen zwischen Lagergehäuse und Wasserpumpengehäuse und zum Motorblock werden erneuert.

Lagerschäden an der Wasserpumpe werden meist durch einen zu stramm gespannten Keilriemen verursacht (siehe Seite 111).

Der Kühler-Ventilator

Im Gegensatz zu früheren Audi-Modellen wird der Ventilator hinter dem Kühler nicht mehr durch einen Keilriemen von der Motor-Kurbelwelle her angetrieben, sondern von einem elektrischen Motor (Lüftermotor nennt ihn das Werk), der sich nur bei Bedarf einschaltet. Das hat den Vorteil, daß dem Motor ohne Keilriemenantrieb des Ventilators etwa 3 PS Kraftanstrengung erspart bleiben und bei und nach dem Start nicht ohne Sinn und Zweck Kühlluft durch den Kühler gesaugt wird. Erst wenn der Thermostat (Bild linke Seite) den Kühlungskreislauf zwischen Motorblock und Kühler frei gegeben hat und der ganz unten am Kühler – in Fahrtrichtung gesehen – rechts sitzende Thermoschalter »spürt«, daß das an ihm vorbeifließende Kühlwasser 90 bis 95 °C erreicht hat, schaltet er den Kühlerventilator elektrisch ein. Ebenso schaltet er wieder aus, wenn bei flotter Fahrt der Fahrtwind die Kühlwassertemperatur auf 85 bis 90 °C gesenkt hat.

Verschiedene Schaltungen mit Varianten

Im Laufe der zurückliegenden Jahre wurde, wie auf Seite 117 näher beschrieben, die Elektrik des Audi 80 ständig geändert, so auch die Schaltung des elektrisch angetriebenen Kühlerventilators. Bis zum Herbst 77 haben wir 3 grundsätzlich unterschiedliche Schaltungen mit insgesamt 7 Varianten kennen gelernt. Mit welcher Ventilatorschaltung gerade Ihr Audi 80 ausgestattet ist, sollten Sie einmal in einer ruhigen Stunde feststellen, damit Sie sich im Falle einer Störung (Kühler kocht, weil sich der Ventilator nicht dreht) zu helfen wissen.

■ Haben Sie einen Audi 80 bis zum Herbst 74, hat er die auf Seite 158 gezeigte »Zentral-Elektrik« links im Motorraum (Schaubild Seite 25). Prüfen Sie nach, ob dort auf der Relaisplatte ganz vorne ein Relais (Nr. 10 im Bild Seite 158) eingesteckt ist. Wie ein Schaltrelais im Prinzip funktioniert, ist auf Seite 159 beschrieben. Dies ist die günstigste Schaltung für den Ventilatormotor, denn der kräftige »Arbeitsstrom« fließt ohne Berührung des Thermoschalters durch ein rotes oder rot-schwarzes Kabel direkt zum Ventilator-Motor, während der schwache »Schaltstrom« über ein braunes oder braun-schwarzes Kabel zum Thermoschalter führt. Beide Ströme, Arbeits- und Schaltstrom, werden von je einer stets stromführenden Klemme 30 gespeist, der Ventilator dreht sich also auch bei abgestellter Zündung, wenn das Kühlwasser heiß ist!

■ Variante dazu: Der »Schaltstrom« kommt von einer nur bei eingeschalteter Zündung stromführenden Klemme 15. Der Ventilator kann sich nur drehen, solange die Zündung eingeschaltet ist.

■ Das anscheinend zu kostspielige Schaltrelais wurde bald gespart und stattdessen in zwei seiner Steckbüchsen auf der Relaisplatte eine Blechklammer zur Stromüberbrückung (siehe Bild Seite 160) gesteckt. Damit gibt es keinen Unterschied mehr zwischen Schalt- und Arbeitsstrom und die Schaltung erhält ihren Strom von einer stets stromführenden Klemme 30. Der Ventilator kann also auch bei ausgeschalteter Zündung laufen! Ventilatormotor und Thermoschalter sind hintereinander geschaltet, aller Arbeitsstrom muß auch über den Thermoschalter fließen, wodurch dessen Kontakte leicht korrodieren können. Der Strom kommt über ein rotes Kabel (Plus-Leitung) zum Ventilatormotor, von dort führt ein rot-braunes Kabel (Minus-Leitung) zum Thermoschalter, von dort weiter ein braunes Kabel zur Masse.

■ Erste Variante: Der Thermoschalter ist vor den Ventilatormotor in die Plus-Leitung geschaltet, am Thermoschalter stecken also das stromzuführende rote und ein zum Motor führendes rot-braunes Kabel.

■ Zweite Variante: In das rote Kabel zum Thermoschalter ist eine Hülsen-

Wie im Text auf diesen Seiten beschrieben, kann der hier gezeigte Thermoschalter (1) zum Einschalten des Kühlerventilators durch verschiedene Schaltungen (je nach Audi-Modell mit oder ohne Schalt-Relais für diese Spezialaufgabe) Strom durch die beiden angeschlossenen Kabel (4) erhalten. Bei der Schaltung ohne Schalt-Relais muß der gesamte Arbeitsstrom für den Ventilatormotor durch den Thermoschalter am Kühler (2) fließen, was an diesem zu verstärkter Korrosion und dadurch leichter verursachtem Ausfall führt. In jedem Fall gibt es für den ausgefallenen Thermoschalter den hier gezeigten Notbehelf: Die große Gummitülle um den Kabelanschluß am Thermoschalter nach hinten umstülpen (3), die beiden Kabel an den Kontaktstiften (obere weiße Pfeile) abziehen und ineinander (unterer weißer Pfeil) schieben. Ist kein Relais vorhanden, wird der Ventilator sofort losbrausen. Der Ventilator läuft damit auf Dauerkühlung, die Verbindung muß nach Beendigung der Fahrt deshalb wieder getrennt werden.

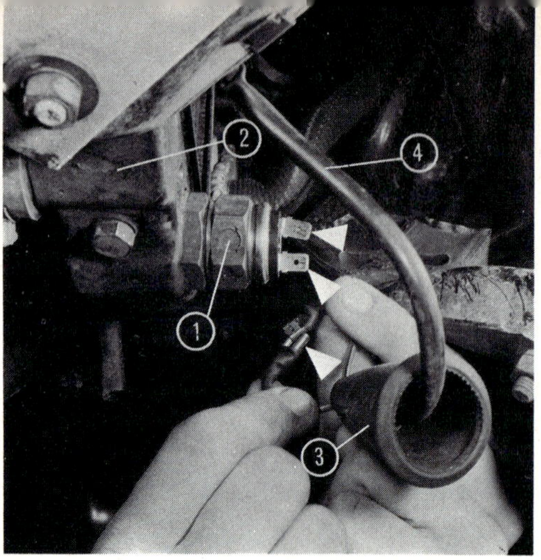

sicherung mit einer 16-Ampere-Sicherung montiert. Wenn sie durchgebrannt ist, muß man die Bakelithülse erst im Kabelstrang suchen.

■ Ab Herbst 74 ist der Thermoschalter wieder hinter den Ventilatormotor geschaltet und das Ganze an Sicherung Nr. 10 der nunmehr in den Wasserfangkasten vor dem linken Motorhaubenscharnier verlegten Zentral-Elektrik angeschlossen.

■ Ab Herbst 75 wird die Sicherungsplatte mit den restlichen Schaltrelais in den Fußraum unter der Lenksäule montiert. Dort ist der Thermoschalter ohne Schaltrelais an Sicherung Nr. 15 mit einem roten Kabel angeschlossen, das rot-braune Kabel führt zum Ventilatormotor weiter, von dort braunes Kabel zur Masse.

Der Kühler kocht

Wenn der Kühler kocht (oft ist er es gar nicht, sondern der Motor), befolgt man die alte Autofahrerregel »nach dem sofortigen Anhalten Motor im Leerlauf weiter drehen lassen« nur solange, bis man mit einem schnellen Blick unter die Motorhaube festgestellt hat, ob sich dort wenigstens der Ventilatormotor dreht. Wenn ja, Motor sofort abstellen!

Allerdings hat der elektrisch geschaltete Ventilator eine zusätzliche Schwierigkeit in die Fehlersuche bei kochendem Kühlsystem gebracht:

■ Obgleich sich der Ventilatormotor bei kochendem Kühlsystem nicht dreht, kann er doch in Ordnung sein! Weil der Kühlwasserkreislauf irgendwo gehemmt wird und im Kühler unten, am Thermoschalter des Ventilatormotors, deshalb mäßige Temperatur herrscht, so daß der Ventilator abgeschaltet ist. In diesem Fall gibt es zwei hauptsächlich mögliche Ursachen:

■ Keilriemen gerissen, was bei unserem Audi 80 zugleich am Aufleuchten der roten Ladekontrollampe erkennbar wird, denn zugleich ist die Lichtmaschine ausgefallen. Bei gerissenem Keilriemen wird die Wasserpumpe nicht mehr betrieben, das heiße Wasser staut sich im Motorblock, Motorlauf bei gerissenem Keilriemen wäre also Gift für den Motor.

■ Thermostat klemmt, was heute zumeist Ursache eines kochenden Kühlsystems ist (siehe Seite 69), so daß das heiß werdende Wasser aus dem Motor nicht mehr in den Kühler geleitet wird. Gerade in diesem Fall schaltet der Ventilator ab, weil er das heiße Wasser nicht erhält. In diesem Fall muß der Audi 80, im Gegensatz zu den meisten anderen Fahrzeugen, abgeschleppt werden, weil man am Audi 80 unterwegs den Thermostat nicht ausbauen kann.

Wenn also der Keilriemen in Ordnung ist, kann die Ursache im Thermostat oder im Ventilator mit seinem Thermoschalter zu suchen sein. Die Fehlereinkreisung:

■ Ist der Kühler nur mäßig warm, während der Motorblock dampfend heiß ist, liegt die Schuld wahrscheinlich beim klemmenden Thermostat. Er müßte ausgebaut werden, das ist am Audi 80 aber unterwegs nicht möglich.

Der Ventilatormotor dreht nicht

■ Ist auch der Kühler sehr heiß und dreht sich der Ventilator auch bei eingeschalteter Zündung (ohne Motorlauf!) nicht, liegt die Schuld am eventuell stark korrodierten Thermoschalter, an der eventuell durchgebrannten zuständigen Sicherung oder eventuell eingebauten Schaltrelais.

■ Scheint die Ursache in der Ventilatorschaltung zu suchen zu sein, lassen Sie die Apparatur zuerst einmal ein wenig abkühlen, bis Sie hinter dem Kühler vorbei nach unten (oder vorne unter dem Wagen liegend von unten) die am Thermoschalter angeschlossenen beiden Kabel abgezogen und, wie im Bild links gezeigt, zusammengesteckt haben. Damit wird der Thermoschalter aus dem Stromkreislauf genommen und der Ventilatormotor muß sich drehen, wenn überhaupt Strom bis zum Thermoschalter gelangt.

■ Liegt kein Strom an (mit Behelfslampe wie auf S. 122 prüfen), muß man ein Behelfskabel – hoffentlich haben Sie ein Ende Kabel im Kofferraum – von einer stromführenden Sicherung zum roten »Eingangskabel« des Ventilatormotors bzw. Thermoschalters ziehen und mit diesem verbinden. Jetzt muß der Ventilatormotor losdrehen, wenn er nicht durchgeschmort ist. Das ist aber nur möglich, wenn er mit Gewalt angehalten worden war und dadurch die Motorwicklung durchschmorte. Dann ist natürlich »der Ofen aus« und Sie können nach Abkühlen des Kühlsystems nur noch in zügiger Fahrt (damit der Fahrwind möglichst gut kühlt!), aber ohne Motoranstrengung (sonst kocht alles gleich wieder) zur nächsten Werkstatt rollen, wobei stets die Temperaturanzeige im Auge zu behalten ist. Selbstverständlich müssen dabei wenigstens der Keilriemen der Wasserpumpe und der Thermostat in Ordnung sein, sonst ist auch dieser Fahrversuch motormordend.

■ Sitzt in der Ventilatorschaltung auch noch ein Schaltrelais (Nr. 10 im Bild auf Seite 158), so kann auch dieses defekt sein, aber es ist leicht zu überlisten: Ziehen und zerren Sie es zwar behutsam aber kräftig aus seinen Steckkontakten und spannen Sie zwischen den Klemmenzungen, neben denen die Zahlen 30 und 87 eingeprägt sind, blanken Kupferdraht. Damit ist die defekte Schaltung überbrückt und wenn Sie nun das Relais wieder soweit in seine Steckkontakte drücken, daß es gerade metallischen Kontakt hat, wird der Ventilatormotor sofort losbrausen.

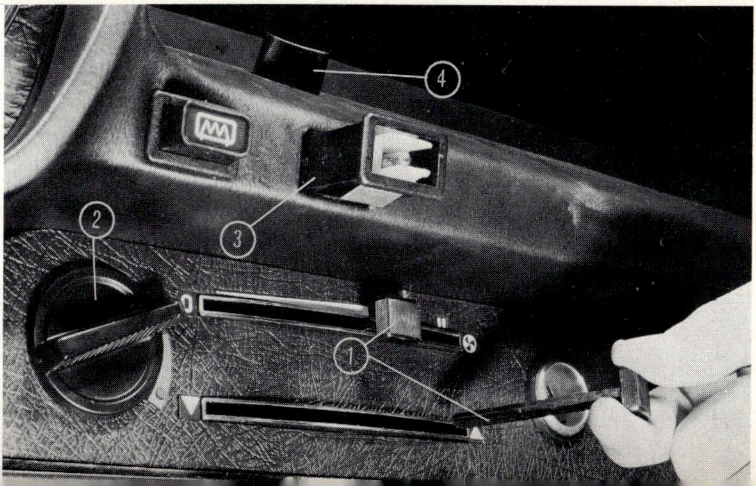

Soll die Heizungsbetätigung ausgebaut werden, ist zuerst die mittlere Abdeckung unter dem Armaturenbrett (Seite 124) abzubauen. Danach die beiden Verteilerhebel (1) für Frisch- und Heizluft sowie den Drehknopf (2) der Heizung mit kräftigem Ruck abziehen, an der Armaturenbrett-Rückseite die Kabel des Heizgebläsemotors und der Armaturenbeleuchtung abziehen, zwei Blechschrauben unter der Armaturenbrett-Vorderkante herausdrehen und das Betätigungsgerät nach hinten unten herausnehmen. Die vordere Blende der Heizungsbetätigung ist von 2 Blechclips hinter dem Armaturenbrett gehalten.
Das Bild zeigt außerdem oben den halb herausgezogenen (mit Fingernägeln heraushebeln) Drucktastenschalter (3) der Warnblinkanlage mit der oben abgelegten (einfach abziehen) Drucktaste (4). Im offenen Schalter ist das kleine Glimmlämpchen erkennbar. Die anderen Drucktastenschalter (links für Heckscheibenheizung) sind genauso gebaut.

Wenn Kühlflüssigkeit ohne Korrosionsschutz verwendet wird, kann das Heizungsventil festgehen. Der eigenhändige Austausch bereitet keine Probleme, es braucht nicht einmal das Kühlmittel abgelassen zu werden. Nachdem die drei Schlauchschellen am Ventil (Pfeile) gelöst wurden, verstopft man die Schläuche und hebelt die Klemmfeder des Heizungszuges ab (langer Richtungspfeil). Jetzt brauchen Sie nur noch den Heizungszug auszuhängen, dann kann das Ventil ausgetauscht werden.

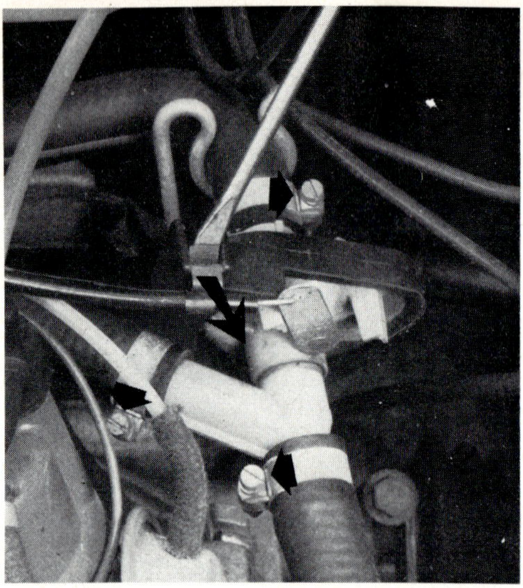

■ Bei allen diesen Notschaltungen für den Ventilatormotor muß nach Beendigung der Fahrt die Verbindung wieder getrennt werden.

Die Heizung

Pflegearbeit Nr. 29

Auch in den Jahreszeiten, in denen die Heizung nicht gebraucht wird, sollte man sie hin und wieder kurz einschalten, damit das Heizungsventil gängig bleibt. Wenn es sehr lange nicht bewegt wurde, kann es unter Umständen festgehen. Gleichzeitig kann man kontrollieren, ob aus allen Öffnungen Warm- oder Kaltluft austritt. Kommt aus einem Luftaustritt kein Hauch, kann der Luftführungsschlauch abgerutscht sein. Zu Reparaturen an den Luftführungen kommt man nach Abnahme der unteren Armaturenbrettverkleidung heran (siehe Seite 125).

Heizungsventil ausbauen

Ein schwergängiges oder festgegangenes Heizungsventil läßt sich ohne großen Aufwand selbst ersetzen (siehe Bild oben).
Dagegen bereitet der Ausbau des Heizkörpers oder des Heizungsgebläses erheblich mehr Schwierigkeiten. Dazu muß die Kühlflüssigkeit abgelassen, der Scheibenwaschbehälter aus der Halterung genommen, die Zündspule abgeschraubt und im Fahrzeuginnenraum die mittlere Abdeckung unter dem Armaturenbrett (Seite 124) demontiert werden. Weiter sind die Schläuche vom Heizkörper abzuziehen, nachdem deren Schlauchschellen gelöst wurden. Am Armaturenbrett wird die Heizungsbetätigung (Bild auf der Vorseite unten) ausgebaut. Am Frischluftgehäuse die Frischluftschläuche abziehen, den Spannbügel abhebeln und das Frischluftgehäuse mit der Heizungsbetätigung nach unten herausnehmen. Zum weiteren Zerlegen nimmt man die Halteklammern ab und zieht die Hälften des Frischluftgehäuses auseinander.

Fingerzeig: *Falls Ihnen aus den Belüftungsdüsen unter der Armaturenbrettmitte stets störende Zugluft entgegen bläst und Motorraumgeräusche dort herausdringen, muß das entsprechende Konsolenteil (mit Aschenbechereinschub) ausgebaut werden (4 Kreuzschlitzschrauben). Sodann sind von der Teilerückseite her die Dichtflächen beider Düsen mit Tesamoll abzukleben, damit keine seitliche Zugluft eindringen kann.*

Kraft aus Saft

Die Kraftstoffanlage verlangt normalerweise nur insofern Aufmerksamkeit, daß der Tank rechtzeitig nachgefüllt wird. Störungen treten nur noch recht selten auf, sie können aber im Fall des Falles die Weiterfahrt unmöglich machen. Daher ist es gut, wenn man weiß, welche Wege die kraftspendende Flüssigkeit nimmt.
An dieser Stelle wollen wir gleich vorausschicken, daß der Tank möglichst immer gefüllt sein soll. An seinen Innenwänden kann sich sonst Kondenswasser bilden, das vom heute üblichen Alkoholzusatz im Kraftstoff nur bis zu einer gewissen Menge schadlos »aufgesaugt« werden kann.

Fingerzeig: *Bei allen Arbeiten an der Kraftstoffanlage das Batterie-Masse-Kabel abklemmen. Unbeabsichtigte elektrische Verbindungen könnten zu gefährlicher Funkenbildung führen!*

Der Tank

Unter der Kunststoffmatte im Kofferraum liegt der Tank des Audi 80; neben seiner Funktion als Kraftstoff-Vorratsbehälter dient er also auch als Kofferraumboden. Beim Einladen von Gepäckstücken ist also etwas Vorsicht angebracht, zumal oben im Tank der Geber der Kraftstoffanzeige mit seinen Kabelanschlüssen ziemlich ungeschützt ist.
Soll der Tank ausgebaut werden, löst man nach Unterstellen eines genügend großen Gefäßes die Ablaßschraube SW 19 in der Mitte vorn im Tank. Damit der Tank schneller leerläuft, nimmt man den Tankdeckel ab. Weiter werden die elektrischen Anschlüsse am Tankgeber, der Tankentlüftungsschlauch vorn links und die Benzinleitung abgezogen und die 12 Halteschrauben SW 8 gelöst. Am Einfüllstutzen muß der Federring der Gummidichtung im Kotflügel herausgehebelt und der Ablaufschlauch unten aus dem Bodenblech herausgezogen werden. Dann kann man den Tank hochheben, etwas nach links ziehen und herausnehmen.
Beim Einbau des Tanks ist unbedingt darauf zu achten, daß er rundum richtig auf der Dichtung aufliegt, sonst dringt Schmutz und Feuchtigkeit in den Kofferraum. Wer ganz sichergehen will, kann die Auflagefläche des Tanks im Kofferraumboden zusätzlich mit plastischer Dichtungsmasse bestreichen. Der Dichtring unter der Ablaßschraube darf beim Hineindrehen nicht vergessen werden. Eine undichte Stelle im Tank, durch die tropfenweise Benzin verlorengeht, läßt sich am Boden nur schwer erkennen, denn Benzin verdunstet schnell.

Die Tankbelüftung

Für einwandfreien Benzinnachschub ist eine Belüftung des Tanks wichtig. Ein vollkommen verschlossener Tank würde seinen Inhalt kaum abgeben, weil keine Luft nachströmen kann, die den entstehenden leeren Raum ausfüllt. Die Belüftungsleitung ist links vorn am Tank angeschlossen, läuft an

Obwohl es für den Hersteller billiger wäre, erfolgt die Belüftung des Tanks nicht über eine Bohrung im Verschlußdeckel. Beim Audi 80 ist die Entlüftungsleitung vorn (in Fahrtrichtung) am Tank angeschlossen, läuft innen im Kofferraum um das Reserverad herum und mündet am rechten Hinterrad über der Hinterachse ins Freie. Falls Ihr Audi Schwierigkeiten mit der Kraftstoffversorgung hat, sollten Sie einmal prüfen, ob der Entlüftungsschlauch (Hand zeigt darauf) nicht von Staub oder Straßenschmutz zugesetzt ist.

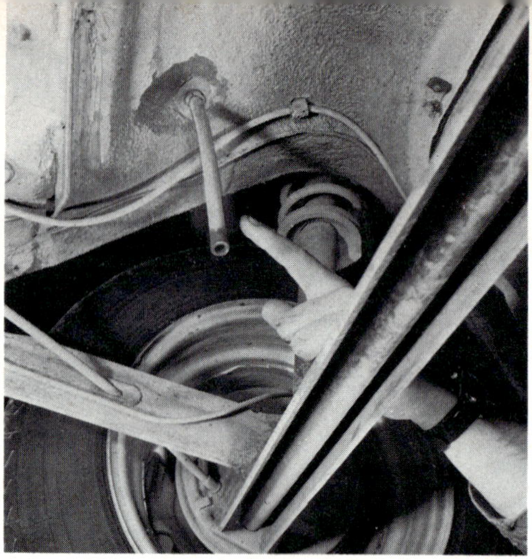

der Trennwand zum Innenraum um das Reserverad herum nach unten durch den Kofferraumboden und mündet dort ins Freie (siehe Bild oben).
Stellt man den eben frisch betankten Audi in der prallen Sonne ab, fließt nach einiger Zeit Benzin aus der Entlüftungsleitung auf die Straße. Der Grund: Das im Erdtank der Tankstelle kühl gelagerte Benzin dehnt sich bei Erwärmung aus. Deshalb im Sommer den Tank nicht ganz füllen, wenn man gleich anschließend den Wagen abstellt.

Geber der Kraftstoffanzeige

Der Tank des Audi 80 faßt etwa 45 Liter Kraftstoff. Das reicht also in der Regel für gut 400 Kilometer, wenn man mit durchschnittlich 10 bis 11 Litern auskommt. Rund 5 Liter des Tankinhalts rechnen als Reserve – der Zeiger der Kraftstoffanzeige soll dann im roten Feld stehen. Aber solche Kraftstoffanzeiger sind keine Präzisions-Instrumente, gut ist deshalb ein Reservekanister im Kofferraum – für alle Fälle (Sie wissen ja: Liegenbleiben auf der Autobahn wegen Benzinmangel kostet mindestens Verwarnungsgeld).
Den Geber der Kraftstoffanzeige zeigen die Bilder auf diesen Seiten.

Die Kraftstoffpumpe

Die mechanisch angetriebene Kraftstoffpumpe sitzt – in Fahrtrichtung – links am Motor in Höhe des 3. Zylinders. Sie besteht aus dem Oberteil mit Saug- und Druckventil und dem Unterteil, worin der Steuermechanismus untergebracht ist. Zwischen Ober- und Unterteil sitzt die Membrane, die gleichzeitig als Dichtung dient.

Der Geber der Kraftstoffanzeige ist auf der Oberseite des Tanks eingesetzt und vom Kofferraum aus nach Anheben der Kofferraumbodenmatte zugänglich. Er erhält Strom über ein meist lila-schwarzes Kabel vom Zentralstecker des Kombi-Instruments, d. h. vom Anzeigegerät (Seite 164) im Armaturenbrett. Das zweite angeschlossene Kabel (braun) stellt die Verbindung zur „Masse" her, um den Stromkreislauf zu schließen. Beide Kabel müssen vor dem Ausbau des Gebers abgezogen werden.
Der Geber sitzt mit einem sogenannten Bajonett-Verschluß im Tank. Zum Ausbau setzt man, wie hier gezeigt, zwei kräftige Schraubenzieher gekreuzt in gegenüberliegende Kerben ein und dreht den Geber ein wenig links herum und hebt ihn aus dem Tank. Beim Einbau auf richtigen Anschluß der beiden Kabel achten: Das farbige Kabel gehört an den isolierten Kontakt, das braune an den metallverbundenen Kontakt.

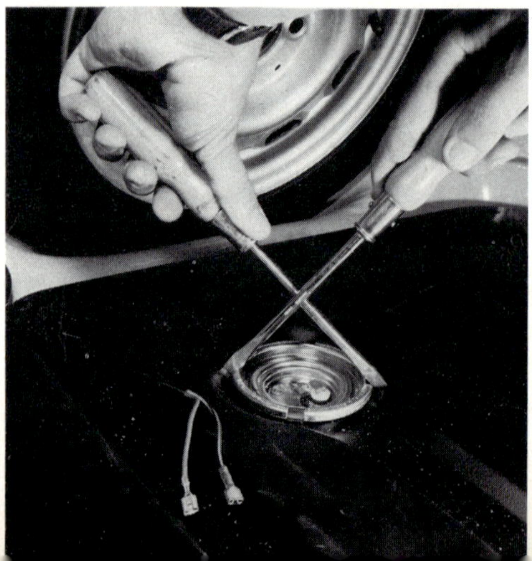

Die Wirkungsweise sieht folgendermaßen aus: Eine Feder am Pumpenstößel zieht diesen und damit die daran befestigte Membrane nach unten, das Saugventil öffnet und aus dem Tank wird Benzin angesaugt. Der Exzenter auf der Zwischenwelle drückt den Pumpenstößel mit der Membrane zurück, das Druckventil öffnet und in den Vergaser wird Kraftstoff gefördert. Damit bei geschlossenem Schwimmernadelventil – wenn also kein Benzin benötigt wird – der Druck in der Leitung zum Vergaser nicht zu stark wird, sitzt unterhalb der Membrane eine Feder, die den gesamten Stößelhub nur bis zu einem festgelegten Druckwert überträgt. Steigt der Leitungsdruck über diesen Wert an, wird die Feder zusammengepreßt und damit der Hub des Pumpenstößels verringert. Das ist der sogenannte Freilauf der Kraftstoffpumpe.

Ausbau der Kraftstoffpumpe

Hat man bei mangelndem Kraftstoff-Nachschub zum Vergaser den Verdacht, daß die Benzinpumpe defekt ist, wird man zunächst einmal ihr Filtersieb reinigen (siehe nächsten Abschnitt). Zur Prüfung der Pumpe zieht man den zum Vergaser führenden Schlauch ab und läßt den Motor von einem Helfer mit dem Anlasser kurz durchdrehen. Wird kein Benzin gefördert, muß die Pumpe ausgebaut werden. Dazu zieht man noch den vom Tank kommenden Schlauch ab und verschließt ihn mit einer Schraube, die man in die Öffnung hineindreht. Mit zwei Innensechskantschrauben SW 8 ist die Pumpe am Motorblock angeschraubt. Die Pumpe wird zusammen mit dem Zwischenflansch abgenommen (letzterer wird seit Dezember 1972 eingebaut).
Stockende Benzinversorgung kann auch durch ein hängendes Flatterventil in der Pumpe ihre Ursache haben. Hier hilft bisweilen kräftiges Klopfen gegen das Pumpengehäuse, wodurch das Ventil wieder frei wird.
Beim Audi 80 ist das Unterteil der Kraftstoffpumpe durch Umbördeln des Bleches verschlossen; man kann z. B. eine defekte Membrane nicht mehr ersetzen, sondern muß eine neue Pumpe einbauen. Wer eine Reise in ferne Länder unternehmen will, nimmt daher sicherheitshalber eine komplette Ersatzpumpe mit, zumal diese billig zusammengenietete Kraftstoffpumpe zu den Schwachstellen des Audi 80 zählt.

Fingerzeig: *Bei Aussetzern und Leistungsverlust in höheren Drehzahlen kann die Ursache an einer beschädigten Pumpendeckeldichtung liegen. Die Saugseite der Pumpe liegt im Oberteil, bei einer defekten Dichtung tritt deshalb kein Kraftstoff aus, sondern die Benzinpumpe saugt Luft an.*

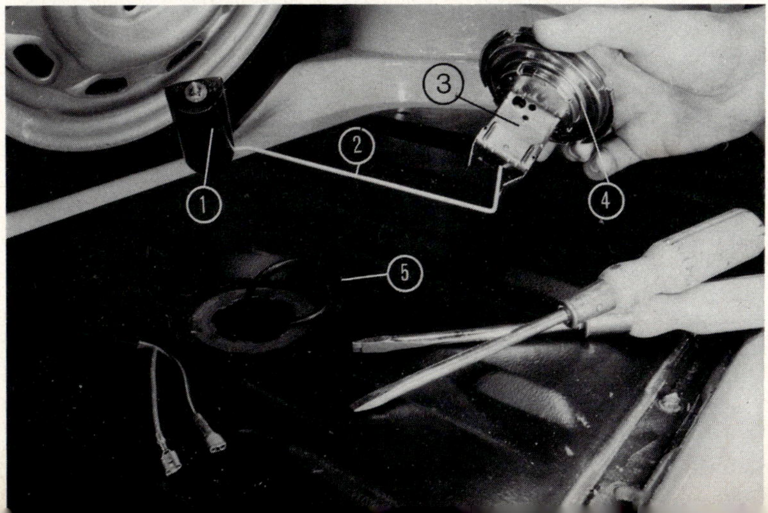

Der vom Anzeigegerät im Armaturenbrett zugeleitete Strom wird innerhalb des Gebers (hier ausgebaut) durch einen vom Schwimmerhebel (2) gesteuerten Regelwiderstand (3) mehr oder weniger „gebremst", was zum entsprechenden Zeigerausschlag im Anzeige-Instrument führt. Wenn die Kraftstoffanzeige (Seite 167) ungenau anzeigt, läßt sich dies eventuell durch Verbiegen des Schwimmerhebels (2) korrigieren: Durchknicken nach unten senkt die Anzeige, weil der Schwimmer (1) höher schwimmt; Durchknikken nach oben hebt die Anzeige. Beim Einbau des Gebers den Dichtungsring (5) unter der Montageplatte (4) nicht vergessen!

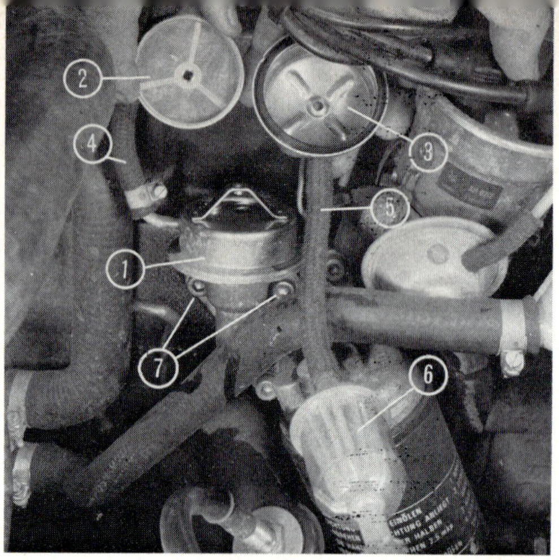

Zum Reinigen der Kraftstoffpumpe zuerst die Querschlitzschraube oben im Deckel (3) der Pumpe (1) herausdrehen, den Deckel mit dem darin sitzenden Dichtring und das darunter sitzende kegelförmige Filtersieb (2) abnehmen, mit dem Mund den Filter durchblasen (ohne Spucke) und in sauberem Kraftstoff ausschwenken. Beim Zusammenbau den Dichtring, die kleine Schraubenbuchse über dem Filter und die Unterlegscheibe unter der Halteschraube nicht vergessen. Weiter bedeuten: 4 – Schlauch zum Vergaser, der zum Prüfen der Pumpenwirksamkeit abgezogen werden muß; 5 – Schlauch vom Tank, in den der Vor-Filter (6) eingebaut ist; 7 – Innensechskantschrauben des Montageflansches am Motorblock.

Filtersieb der Kraftstoffpumpe reinigen

Pflegearbeit Nr. 35

Damit die Ventile der Benzinpumpe und die Vergaserdüsen nicht durch Verunreinigungen im Benzin verstopft werden können, fließt der aus dem Tank angesaugte Kraftstoff durch ein Filtersieb. Es soll alle 15 000 km gereinigt werden. Wie dies zu geschehen hat, ist im Bild oben beschrieben.

Kraftstoff-Vorfilter austauschen

Wartungspunkt Nr. 64

Schmutzteilchen im Benzin können aus dem eigenen Tank stammen, aber auch aus dem Erdtank einer Zapfstation. Letzteres ist möglich, wenn man irgendwo getankt hat, wo ein Tankwagen eben frisches Benzin in die Behälter pumpt. Dadurch können Verunreinigungen aufgewühlt werden und über den Zapfhahn in Ihren Tank geraten. Deshalb an frisch belieferten Tankstellen möglichst nicht auftanken.

Zum Schutz gegen entsprechende Verschmutzung ist in den Schlauch vom Tank kurz vor der Kraftstoffpumpe ein Vorfilter eingebaut (Nr. 6 im Bild oben). Es kann nicht gereinigt werden und soll nach Wartungsplan alle 30 000 km durch ein neues Schlauchfilter ersetzt werden. Dazu ist lediglich der Benzinschlauch an beiden Enden des Filters abzuziehen (eventuell mit behutsamer Schraubenzieher-Hebelnachhilfe) und ein neues Filter einzusetzen.

Normal- oder Superkraftstoff?

Mit Normalbenzin kommen der 55-PS-Audi aus, die seit September 1974 gebaute 75-PS-Version und der 1600er mit 85 PS ab September 1975. Zur Tanksäule für Superkraftstoff müssen Sie fahren, wenn Sie einen Audi 80 S mit 75 PS bis Baujahr August 1974, einen Audi 80 GL 1500/85 PS oder einen GT mit 100 PS besitzen. Ob der Motor mit Normalkraftstoff auskommt oder Superbenzin benötigt, hängt hauptsächlich von seinem Verdichtungsverhältnis ab, das beim 55-PS-Motor 8,5:1 beträgt, beim 75-PS-Motor ab September 1974 sowie 1600/75 und 85 PS 8,2:1 und bei allen anderen Motoren 9,7:1.

Diese Zahlen bedeuten, daß das Gemisch im Zylinder z. B. um das 8,5fache während des Verdichtungstaktes zusammengepreßt wird. Je höher das Kompressionsverhältnis ist, um so stärker erwärmt sich das Gemisch, was zur Selbstentzündung im Verbrennungsraum führen kann, sofern der getankte Kraftstoff nicht klopffest genug ist. Die Klopffestigkeit eines Kraftstoffes wird durch die sogenannte Oktanzahl (Kurzzeichen OZ) gekennzeichnet. Dieses Oktan ist nun keine Zugabe zum Benzin, sondern lediglich eine Vergleichsgröße, die in einem speziellen Prüfmotor als Hinweis auf die mehr oder weniger hohe Klopffestigkeit mit Meßkraftstoffen ermittelt wird. Die bekannteste Oktanzahl-Prüfmethode ist die sogenannte »Research«-Methode, und nach

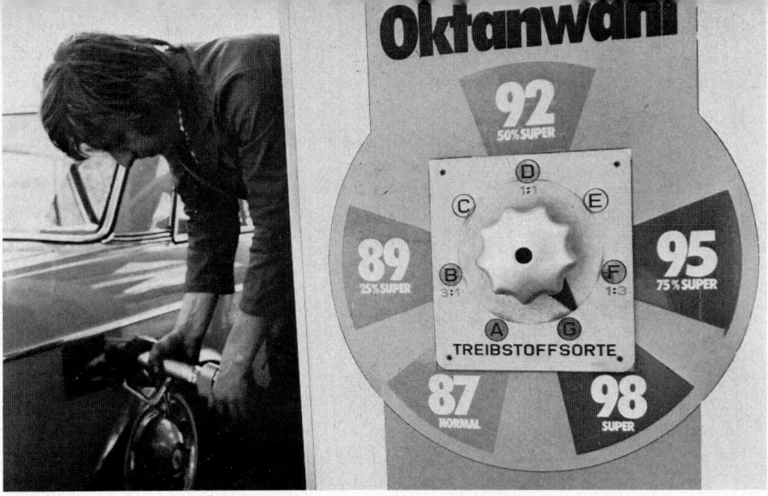

Bei der Kraftstoffwahl gibt es in der Bundesrepublik in der Regel keine Probleme, denn die „Supermotoren" des Audi 80 verlangen eine Klopffestigkeit von 98 ROZ, die Normalmotoren" brauchen 92 ROZ. In anderen Ländern liegt die Klopffestigkeit oft höher (dann gibt es keine Probleme) oder niedriger. An dieser Tankstelle würde die Oktanzahl des Normal-Kraftstoffes keinesfalls ausreichen. Dann muß Super getankt werden oder zumindestens eine Mischung, wie sie an den Mix-Zapfsäulen der BP angeboten wird.

dieser wird die so ermittelte OZ mit Research-Oktanzahl (Kurzzeichen ROZ) bezeichnet. In der Bundesrepublik hat Normalkraftstoff zwischen 92 und 95 ROZ und Superbenzin 98 bis 100 ROZ.
Der Mindest-Oktanzahlbedarf der Audi-Motoren liegt für den 1300er bei 92 ROZ, für den 1500 N/75 PS und 1600/75 und 85 PS bei 91 ROZ und für alle Superkraftstoff-Motoren bei 98 ROZ. Reicht die Oktanzahl des getankten Kraftstoffes nicht ganz aus, macht sich das gefürchtete Klingeln oder Klopfen bemerkbar. Nach bisherigen Erfahrungen treten bei den Normalkraftstoff-Audi-Motoren keine Schwierigkeiten mit dem bleiärmeren Benzin seit 1976 auf. Allenfalls die Superkraftstoff-Motoren 1500/75 PS, 1500/85 PS und 1600/100 PS können unter ungünstigen Bedingungen (z. B. falsche Zündeinstellung) zum Hochdrehzahlklopfen neigen.

Klingeln und Klopfen

Dieses Klingeln oder Klopfen wird mit ungenügend klopffesten Kraftstoffen einerseits bei scharfem Gasgeben aus niedrigen Drehzahlen hörbar (Beschleunigungsklopfen), wenn Sie bcispiclswoico im dritten Gang aus 20 bis 30 km/h heraus scharf beschleunigen oder an einer Steigung schaltfaul fahren, den Motor also quälen. Man muß aber ein aufmerksames Ohr haben, um diese Klingelgeräusche zu hören.
Noch gefährlicher, da es von den starken Fahrgeräuschen fast stets überdeckt wird, ist das Klopfen bei hohen Geschwindigkeiten (Hochdrehzahl-Klopfen), das vor allem bei Superkraftstoff-Motoren auftreten kann. Die Forschung hat erwiesen, daß dieses Hochdrehzahlklopfen von einer anderen, nach der sogenannten »Motor«-Methode gefundenen Oktanzahl (Kurzzeichen MOZ) abhängig ist. Eine gute ROZ von 99 oder 100 ist demnach keine unbedingte Garantie gegen diese Motorschädigung.
Mit beiden Klopferscheinungen hat es folgendes auf sich: Normalerweise verbrennt das Kraftstoff-Luft-Gemisch im Zylinder auf Befehl der Zündkerze. Springt an ihren Elektroden der Funke über, entflammt das Gemisch. Ein »klingelfreudiger« Kraftstoff kann es aber nicht erwarten, bis ihn der Zündfunke restlos entflammt hat, sondern er detoniert zum Teil in einer Ecke des Verbrennungsraumes schon durch den hohen Druck und die große Hitze von selbst und knallt der auf ihn von der Zündkerze herzueilenden Flammenfront entgegen. Das gibt einen gewaltigen Druckanstieg im Zylinder, durch den der Kolben einen schmetternden Schlag auf den Kopf erhält, so daß der Motor bis ins letzte Kurbelwellenlager erschüttert wird. Es hört sich an, wie wenn von innen mit einem kleinen Hammer scharf gegen die Zylinder geklopft

Auf dieser Abbildung des Solex-Vergasers 35 PDSIT sind die wichtigsten Teile dieses Vergasers zu erkennen. Links sehen Sie die Startautomatik, in der Mitte den Vergaser-Lufteinlaßstutzen und rechts daneben die Schwimmerkammer. Vorn rechts sitzt die Beschleunigungspumpe an der Schwimmerkammer. Die Aufgabe des Abschaltventils (links vorn) finden Sie auf Seite 89 beschrieben.

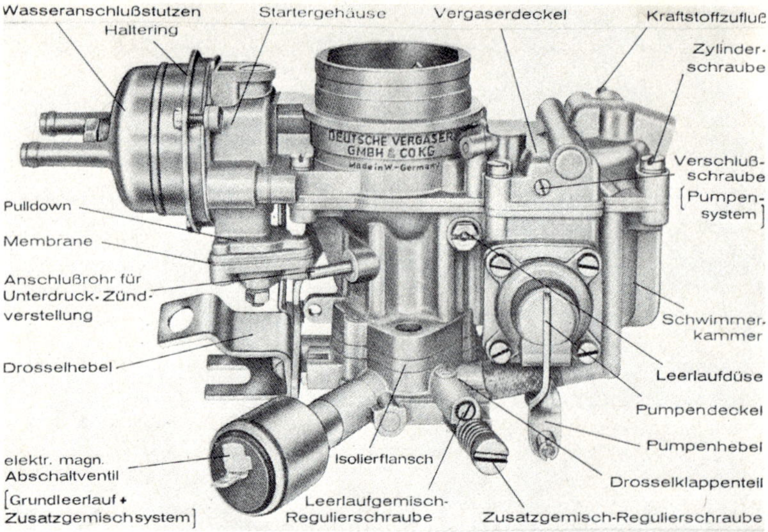

würde. Erste Maßnahme: Fuß vom Gaspedal, nur noch ganz behutsam Gas geben und alsbald klopffesteren Kraftstoff tanken, wenn möglich.
Übrigens wird der »Oktanzahlanspruch« eines vorwiegend im Kurzstreckenverkehr gefahrenen Wagens durch stärkere Rückstandsbildung im Verbrennungsraum höher. Abhilfe: Motor durch flotte Autobahnfahrt gelegentlich »freiblasen«, aber nicht gleich voll auf das Gaspedal treten!

Fahrten ins Ausland

Gute OZ-Qualität erhält ein Kraftstoff durch gute Grundqualität des verarbeiteten Mineralöles und durch die Beimischung sogenannter »Klopfbremsen« – zumeist das hochgiftige Bleitetraäthyl. Weil 1972 und 1976 jeweils der erlaubte »Bleianteil« beträchtlich herabgesetzt werden mußte – seit 1976 sind nur noch 0,15 Gramm pro Liter erlaubt –, sank vorübergehend die Klopffestigkeit bundesdeutscher Kraftstoffe etwas ab. Seit 1978 liegt die hiesige Kraftstoffqualität wieder an der europäischen Spitze und es ist deshalb möglich, daß man bei Auslandsfahrten Kraftstoffe minderer Klopffestigkeit tanken muß. Abhilfe ist durch Super leicht möglich, wenn hierzulande nur Normal verlangt wird; das gilt z. B. für Italien, Österreich, Jugoslawien und Portugal. In Frankreich sollte man wenigstens halb Normal und halb Super tanken.
Muß der superbedürftige Audi mit »Klingelwasser«, also nicht genügend klopffestem Benzin, auskommen, kann man dies in gewissen Grenzen durch Verstellen des Zündzeitpunktes in Richtung »spät« ausgleichen. Das ist allerdings mit einem merkbaren Leistungsabfall des Motors verbunden. Als Faustregel gilt, daß pro ROZ, die unter den geforderten 98 ROZ liegt, der Zündzeitpunkt um 1° Kurbelwellenumdrehung zurückgestellt werden muß. Er darf jedoch insgesamt um nicht mehr als 5° zurückgenommen werden (Zündzeitpunkteinstellung Seite 136), das entspricht also etwa 93 ROZ. Darunter wird es auf jeden Fall für einen Supermotor mörderisch.
Alte Tricks mit Benzolbeimischung oder Unterlegen einer dickeren Zylinderkopfdichtung funktionieren heute nicht mehr. Es bleibt nur als aufwendige Maßnahme der Einbau muldentieferer Kolben (= geringere Kompression = geringerer Oktanzahlanspruch) übrig.

Mischanlage

Mit den Vergasern des Audi 80 wollen wir uns in den nächsten beiden Kapiteln befassen. Zum besseren Verständnis dieser »Mischanlage« zuerst etwas Theorie.
In den Audi 80 finden Sie Solex- und Zenith-Vergaser, die von der Pierburg GmbH & Co. KG, 4040 Neuß, Postfach 838, geliefert werden. Wer sich noch eingehender mit der Materie »Vergaser« beschäftigen will, kann dort entsprechende Unterlagen anfordern.

Was im Vergaser geschieht

Die Aufgabe des Vergasers besteht darin, Benzin und Luft so zu mischen, daß dieses »Gemisch« von der Zündkerze entflammt werden kann. Das Mischungsverhältnis darf dabei nicht zu fett (zu viel Benzin) oder zu mager sein. Außerdem wird im Vergaser – mit der Drosselkappe, die direkt auf die Betätigung des Gaspedals anspricht – die Benzin-Luft-Menge reichlicher oder sparsamer dosiert. Zu den wichtigen Vergaserteilen zählen:
Schwimmerkammer: In diesem »Behälter« wird die Höhe des Kraftstoffes reguliert, um jederzeit den erforderlichen Vorrat bereit zu halten. Der darin befindliche Schwimmer betätigt bei wechselndem Niveau ein Nadelventil und regelt dadurch den Zufluß des von der Benzinpumpe geförderten Kraftstoffes.
Hauptdüse: Sie sitzt direkt in der Schwimmerkammer und sorgt mit einer genau bemessenen Bohrung für gleichbleibenden Abfluß des Benzins aus der Schwimmerkammer.
Leerlaufdüse: Sie führt dem Leerlaufsystem eine stets gleichbleibende Kraftstoffmenge zur Aufbereitung des Leerlaufgemischs zu.
Luftkorrekturdüse: Sie mischt den von der Hauptdüse kommenden Kraftstoff mit Luft vor.
Mischrohr: Es nimmt Kraftstoff von der Hauptdüse und durch Bohrungen Luft von der Luftkorrekturdüse entgegen und führt beides vermischt in den Austrittsarm im Saugkanal weiter. Bei höheren Drehzahlen wird das Gemisch durch freiwerdende Bohrungen zusätzlich mit Luft versorgt, um das sonst fetter werdende Mischungsverhältnis konstant zu halten.
Lufttrichter: Im Saugkanal (Vergaserdurchlaß) sitzt der Lufttrichter. Charakteristisch ist seine Einschnürung im Innendurchmesser, wodurch die angesaugte Luft beschleunigt und das Gemisch aus dem Austrittsarm stärker abgesaugt wird.
Beschleunigungspumpe: Beim Durchtreten des Gaspedals spritzt sie zusätzlich Benzin in den Saugkanal ein.
Anreicherung: Bei Vollgas – wobei der Unterdruck im Vergaserdurchlaß am stärksten ist – öffnet das Anreicherungsventil und über das Anreicherungsrohr wird zusätzlich Benzin angesaugt, damit der Motor seine Höchstleistung erreicht.

Welcher Vergaser ist eingebaut?

Drei unterschiedliche Vergasertypen kommen für die verschieden starken Audi-Versionen zum Einsatz. Beim 55-PS- und 75-PS-Motor der Solex-Einfachvergaser 35 PDSIT, beim Audi 80 GL 1500/85 PS der Solex-Stufenvergaser 32/35 TDID, beim Audi 80 GL Automatic ab Oktober 1973 der Solex-Stufenvergaser 32/35 DIDTA, beim 1,6-Liter-85-PS-Motor der Zenith-Stufenvergaser 32/32 2 B 2 und beim 100 PS starken Audi 80 GT der Solex-Stufenvergaser 35/40 DIDTA. Diese drei Typen sind Fallstrom-Vergaser: Das Gemisch strömt durch den senkrechten Durchlaß – es »fällt« gewissermaßen hinunter. Das »I« in der Vergaser-Bezeichnung weist auf den Fallstrom-Vergaser hin, während das »T« für die eingebaute Startautomatik steht. Die vorangestellte Zahl beim Einfachvergaser 35 PDSIT drückt in Millimetern den Innendurchmesser des Vergaserdurchlasses in Höhe des Vergaserflansches aus, bei den Stufenvergasern entsprechend für die erste und zweite Stufe.

Solex-Vergaser 35 PDSIT

Dieser im Audi 80 und Audi 80 S eingebaute Vergaser ist mit einer Startautomatik ausgerüstet und er besitzt ein Zusatzgemischsystem. Letzteres ermöglicht die Nachverstellung der Leerlaufdrehzahl, ohne die Zusammen-

Das „Explosionsbild" des 35 PDSIT-Vergasers zeigt folgende Teile: 1–6 – Drosselklappenteil mit Drosselhebel und Teilen, 7, 8 – Leerlaufgemisch-Regulierschraube mit Dichtring, 9, 10 – Zusatzgemisch-Regulierschraube mit Feder, 11 – Abschaltventil, 12–16 – Pumpenstange mit Teilen, 17–20 – Starterstange mit Teilen, 21 – Dichtung, 25 – Schwimmergehäuse, 26 – Leerlaufdüse, 27, 28 – Anreicherungsventil und Ventilnadel, 29–31 – Hauptdüse, Verschlußschraube und Dichtring, 32 – Luftkorrekturdüse, 33–36 – Pumpenmembranfeder, Membrane, Deckel und Schrauben, 37, 38 – Lufttrichter mit Halteschraube, 40–42 – Schwimmer, Schwimmerachse und Niederhalter, 43 – Vergaserdeckeldichtung, 44 – Vergaserdeckel, 45–48 –Starterhebel mit Teilen, 49, 50 – Füllstift mit Schraube, 51–57 – Pulldown mit Teilen, 58–67 – Dichtring, Einstellring und Starterdeckel mit Teilen, 68, 69 – Schwimmernadelventil mit Dichtring, 70, 71 – Schraube für Vergaserdeckel und Unterlegscheibe.

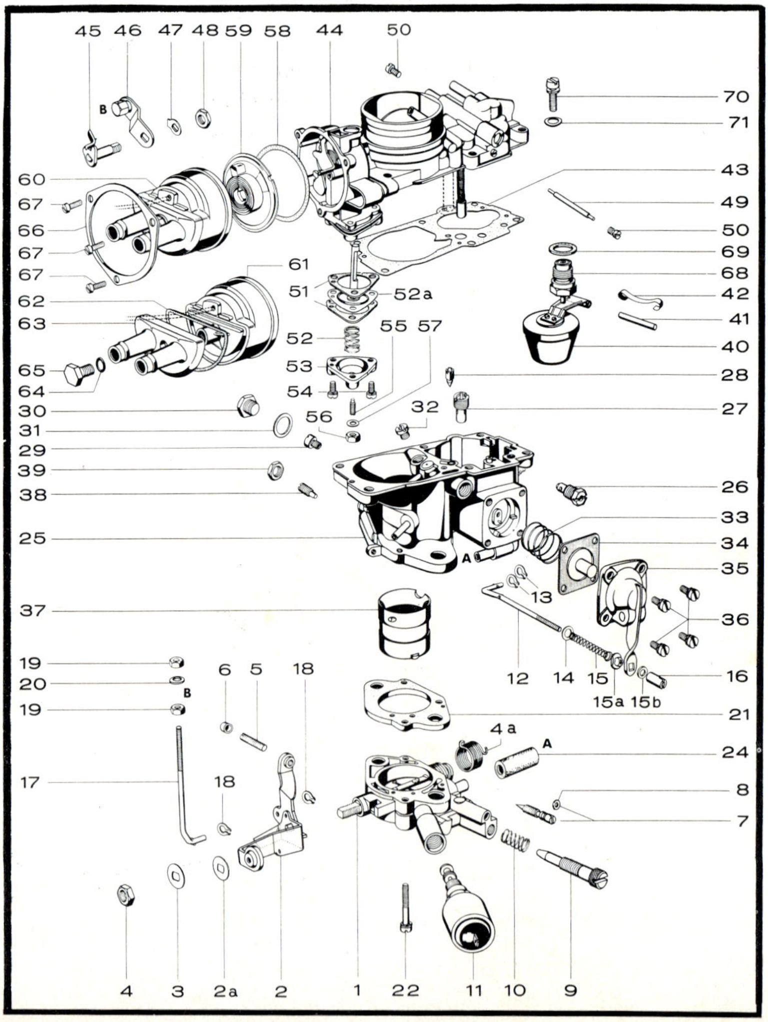

setzung des Gemisches und damit den Abgasanteil zu beeinflussen. Der Vergaser 35 PDSIT ist im Bild auf Seite 80 gezeigt.
Der Vergaser besteht aus drei Hauptteilen: Drosselklappenteil, Vergasergehäuse und Vergaserdeckel.
Ganz unten im Vergaser – im sogenannten Drosselklappenteil – sitzt im Durchgang beweglich die Drosselklappe, die Sie mit der Betätigung des Gaspedals öffnen und schließen. Die Drosselklappe ist an der Drosselklappenwelle befestigt. Am einen Ende dieser Welle ist eine Rückdrehfeder und ein Übertragungshebel angebracht, in den die Pumpenstange für die Beschleunigungspumpe eingehängt ist. Auf der anderen Seite findet man den Drosselhebel, in den die Verbindungsstange zur Startautomatik eingehängt ist. Mit dem Drosselhebel verbunden ist der Anschlaghebel; seine unter einer Kunststoffkappe sitzende Anschlagschraube darf zur Leerlaufeinstellung nicht mehr (wie früher) verdreht werden! Im Drosselklappenteil eingeschraubt sind die mit einem Farbklecks verplombte Leerlaufgemisch- Regulierschraube, die Zusatzgemisch-Regulierschraube und das Abschaltventil. Ein Schlauchstück stellt die Verbindung zwischen den Zusatzgemischkanälen in diesem Teil zum Vergasergehäuse her.
Mischkammer und Schwimmerkammer sind im Vergasergehäuse vereinigt. Der oben in der Schwimmerkammer angelenkte Schwimmer sorgt mit dem Schwimmernadelventil dafür, daß nicht zu viel Benzin in den Vergaser fließen kann. Am Boden der Schwimmerkammer sitzt die Hauptdüse und daneben das Ventil für die Teillastanreicherung. Die Beschleunigungspumpe ist außen an die Schwimmerkammer angeschraubt. In der Mischkammer, wo die durch den Lufteinlaßstutzen angesaugte Luft mit Benzin vermischt wird, sind der Lufttrichter, der Austrittsarm, die Luftkorrekturdüse und die Leerlaufluftdüse untergebracht.
Auf dem Vergasergehäuse ist der Vergaserdeckel mit sechs Querschlitzschrauben befestigt. Auf der Unterseite des Deckels sitzen das Schwimmernadelventil, das Tauchrohr des Zusatzgemischsystems und die Kolbenstange der Teillastanreicherung. Im Mischkammerteil des Deckels ist das Einspritzrohr der Beschleunigungspumpe eingepreßt, außerdem das Rohr für die Vollastanreicherung und das Belüftungsrohr der Schwimmerkammer. Im Lufteinlaß der Mischkammer sitzt die Starterklappe auf der Starterklappenwelle. Außen am Vergaserdeckel finden Sie den Kraftstoffanschluß, die Verschlußschraube des Zusatzgemischsystems und die gesamte Startautomatik.

Die Startautomatik

Zum sicheren Kaltstart des Motors muß die Starterklappe – auch Luftklappe genannt – im Lufteinlaßstutzen je nach Außentemperatur mehr oder minder geschlossen sein. Die Starterklappenwelle steht unter der Spannung einer spiralförmigen Bimetallfeder, die auf Temperaturunterschiede anspricht. Bei kaltem Motor ist die Starterklappe entsprechend der Außentemperatur mehr oder weniger geschlossen. Mit Erwärmung der Feder – durch das Kühlwasser und seit Modelljahr 1975 zusätzlich durch eine elektrische Heizspirale – läßt ihre Spannkraft nach, die Starterklappe öffnet sich und bei normaler Betriebstemperatur wird der Lufteinlaß ganz freigegeben.
Bei geschlossener Starterklappe wird die Drosselklappe etwas geöffnet. Das besorgt im Gehäuse der Startautomatik ein Anschlaghebel mit einer kleinen Anschlagschraube, die auf das Rastensegment einer Stufenscheibe auftrifft. Anschlaghebel und Rastensegment bestimmen die Stellung der Drosselklappe, daß der von ihr gebildete Drosselklappenspalt den jeweiligen Tem-

Zum sicheren Kaltstart des Motors muß die Starterklappe – auch Luftklappe genannt – im Vergaser-Lufteinlaßstutzen je nach Außentemperatur mehr oder weniger geschlossen sein. Dafür sorgt die Startautomatik. Ihre Teile sehen Sie auf dieser Abbildung: rechts das Heizelement mit den Anschlußstutzen für die Kühlflüssigkeit (K), das mit drei Schrauben und einem Haltering am Vergasergehäuse befestigt ist. Seit Oktober 1974 führt noch ein Kabel zum Heizelement für dessen elektrische Beheizung. Die abgestrahlte Wärme hebt die Schließkraft der Bimetallfeder (der Schraubenzieher deutet auf sie) auf, wodurch über den Verbindungshebel zur Starterklappe (Pfeil) diese geöffnet wird. Die Einstellkerbe (E) am Zwischenring soll mit den entsprechenden Markierungen am Vergasergehäuse und am Heizelement in gleicher Höhe stehen (siehe auch Abbildung Seite 87).

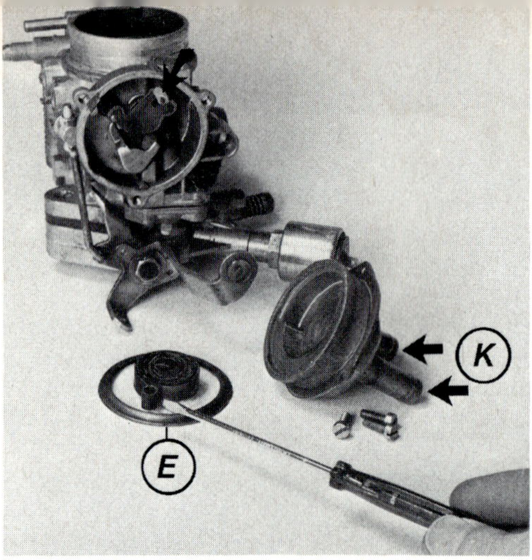

peraturverhältnissen entspricht (größere Spaltöffnung bei Kaltstart, verkleinerte Öffnung für erhöhte Leerlaufdrehzahl, geringe Öffnung für normalen Leerlauf). Damit die Stufenscheibe diese Funktion ausüben kann, steht sie durch einen Mitnehmerhebel mit der Bi-Metallfeder im Starterdeckel in Verbindung. Seitlich am Gehäuse der Startautomatik sitzt der Starterhebel, der über eine Verbindungsstange mit dem Drosselhebel verbunden ist.
Beim Anlassen des Motors entsteht Unterdruck, der sich bis unter die Starterklappe auswirken kann, wodurch zusätzlich über das Hauptdüsensystem Kraftstoff angesaugt wird. Dieser Unterdruck und die Bi-Metallfeder, die das Öffnen und Schließen der Starterklappe veranlassen, bringen die Starterklappe zum Flattern. Mit zunehmender Erwärmung gibt die Starterklappe einen größer werdenden Querschnitt frei, der Luftanteil des Startgemisches wird größer – das Gemisch also abgemagert.
Zur Startautomatik gehört die Unterdruckmembrane mit Zugstange, die mit der Starterklappe in Verbindung steht. Unterhalb der Drosselklappe entnommener Unterdruck wird zu dieser Membrane geführt; bei hohem Unterdruck (und geschlossener Drosselklappe) zieht die Membrane an, wodurch die Luftklappe etwas geöffnet wird. Diese Luftzugabe wirkt einer Überfettung des Startgemisches entgegen.

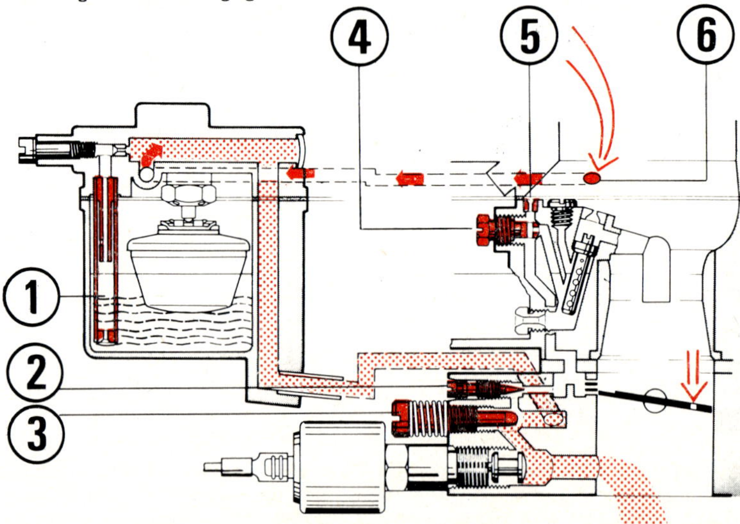

Das Grundgemisch für den Leerlauf wird hinter der Leerlaufluftdurchbohrung (5) und der Leerlaufdüse (4) gebildet. Das Zusatzgemisch entsteht am Tauchrohr (1) durch zuströmende Luft aus der Luftbohrung (6). Durch eine Bohrung in der Drosselklappe strömt zusätzlich Luft. Die Zusatzgemisch-Regulierschraube (3) regelt die Drehzahl, die Leerlaufgemisch-Regulierschraube (2) den CO-Wert.

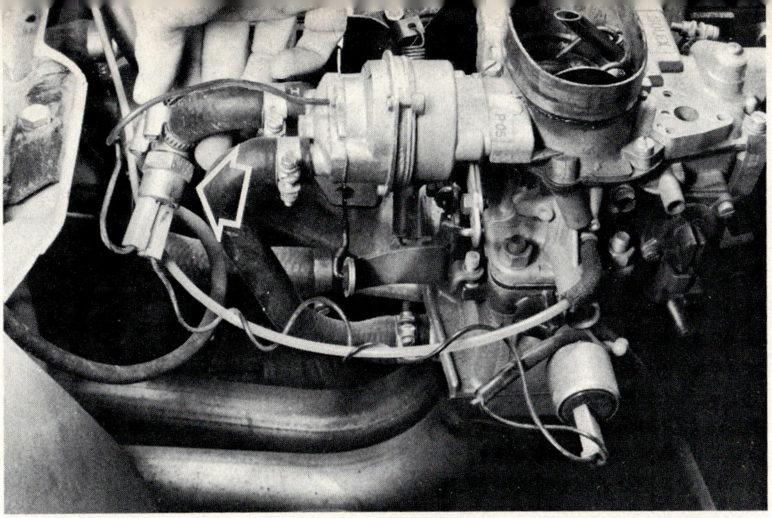

Bei tiefen Außentemperaturen dauert die Erwärmung des Kühlmittels länger und die Starterklappe bleibt zu lange geschlossen. Bei der zusätzlich elektrisch beheizten Startautomatik schaltet der Temperaturschalter (Pfeil) im Kühlwasserschlauch bei Kühlmitteltemperaturen unter ca. 10 °C auf elektrische Beheizung um und ab etwa 15 °C wieder auf Wasserbeheizung. So erhält der Motor nicht unnötig lange fetteres Gemisch.

Leerlauf und Übergang

Der Kraftstoff für den Leerlauf, dem Mischrohr hinter der Hauptdüse entnommen, wird von der Leerlaufdüse dosiert und mit der durch eine Leerlaufluftdüse eintretenden Luft zu einer »Emulsion« vermengt, die zu den Bohrungen oberhalb und unterhalb der Luftklappe gelangt. Die Menge des Durchsatzes aus der unteren Bohrung bestimmt die (versiegelte) Leerlaufgemisch-Regulierschraube. An der Drosselklappe vorbei wird Luft angesaugt und das Ganze zum Grund-Leerlaufgemisch aufbereitet. Dieses Gemisch ist nur etwa zwei Drittel der vom Motor benötigten Menge, der Rest wird von dem Zusatzgemischsystem geliefert.
Der Kraftstoff für das Zusatzgemisch wird der Schwimmerkammer entnommen und zusammen mit dosierter Luft aus der Mischkammer zu einem Kraftstoff-Luftgemisch aufbereitet. Dieses Zusatzgemisch gelangt an eine Bohrung unterhalb der geschlossenen Drosselklappe und wird von der Zusatzgemisch-Regulierschraube dosiert. Das Herausdrehen dieser Schraube bewirkt eine Vergrößerung der Durchflußmenge und somit eine Leerlaufdrehzahlerhöhung, Hereindrehen hat eine Verringerung zur Folge. Das Verhältnis Kraftstoff—Luft bleibt bei dieser Regulierung konstant.
Die oberhalb der geschlossenen Drosselklappe liegenden Übergangsbohrungen (Bypass-Bohrungen) beziehen eine Kraftstoff-Luft-Emulsion aus dem Leerlaufsystem. Wird die Drosselklappe geöffnet, dienen sie der Verbesserung des Übergangs vom Leerlaufsystem auf das Hauptdüsensystem.

Hauptdüsensystem

Im engsten Saugquerschnitt des Vergasers befindet sich neben dem Austrittsarm ein Vorzerstäuber. Der Austrittsarm steht über eine Bohrung mit dem Mischrohr und eine Querbohrung mit der Luftkorrekturdüse in Verbindung. Von der Schwimmerkammer gelangt der Kraftstoff über die Hauptdüse in die Mischrohrbohrung. Der im Saugkanal entstehende Unterdruck saugt Kraftstoff durch den Austrittsarm ab. Mit steigendem Unterdruck sinkt der Kraftstoffstand in dem Mischrohr, und durch die Luftkorrekturdüse tritt Ausgleichsluft hinzu, die sich durch die kleinen Bohrungen des Mischrohrs mit dem nachfließenden Kraftstoff vermengt. Somit entspricht die Zusammensetzung des hier entstehenden Gemischs über den gesamten Drehzahlbereich den Erfordernissen des Motors.

Beschleunigungspumpe

Die Beschleunigungspumpe soll bei plötzlich geöffneter Drosselklappe genügend Kraftstoff liefern und den in solchem Fall zögernden Nachschub von dem Hauptdüsensystem überbrücken. Im Arbeitsraum der Beschleunigungs-

pumpe befindet sich aus der Schwimmerkammer angesaugter Kraftstoff. Wird die Drosselklappe geöffnet, überträgt sich diese Bewegung auf den Pumpenhebel, der die Membrane der Pumpe nach innen drückt. Dadurch wird Kraftstoff durch das Einspritzrohr in die Mischkammer gespritzt; die Menge richtet sich nach dem Pumpenhub.
Ein Rückschlagventil verhindert, daß beim Einspritzen zugleich Benzin in die Schwimmerkammer zurückfließt. Ein weiteres Ventil am Pumpenauslaß verhindert beim Saughub das Einströmen von Luft aus der Mischkammer.

Teillast- und Vollastanreicherung

Im unteren Teillastbereich ist das Gemisch sehr mager, um einen möglichst geringen Ausstoß von giftigem Kohlenmonoxyd (CO) zu erzielen. Der Solex-Vergaser 35 PDSIT besitzt deshalb ein Anreicherungssystem für den Volllastbereich, sowie eines für den oberen Teillastbereich.
Die Teillastanreicherung besteht aus Anreicherungsventil, Unterdruckkolben mit Betätigungsstange und Feder. Zur Steuerung wird der Unterdruck am Saugrohr herangezogen, der hier mit größer werdender Drosselklappenöffnung abfällt. Bei niedrigen Drehzahlen (starker Unterdruck) wird der Kolben gegen die Feder gezogen und das Anreicherungsventil verschlossen. Bei steigender Drehzahl (öffnender Drosselklappe) kann der schwächer werdende Unterdruck ab einem bestimmten Wert gegen die Feder keine Wirkung mehr ausüben: Das Anreicherungsventil öffnet.
Eine zusätzliche Vollastanreicherung für die Höchstleistung des Motors reichert das Kraftstoff-Luft-Gemisch bei hohen Drehzahlen an. Dazu ist in Höhe der Starterklappenwelle ein in den Zustrom der Hauptluft ragendes Anreicherungsrohr angebracht, durch das der Kraftstoff durch einen kalibrierten Steigkanal mit Ventil fließen kann. Die Mündung des Rohrs ragt in die Zone abgeschwächten Unterdrucks, wo dieser erst bei höheren Vollastdrehzahlen eine Stärke gewinnt, daß er den Kraftstoff auf die Höhe des Anreicherungsrohrs zu heben vermag. Bis zur Höchstdrehzahl wird der Kraftstoffzusatz zunehmend erhöht.

Solex-Vergaser 32/35 TDID

Für höhere Motorleistungen muß der Ansaugquerschnitt des Vergasers größer sein. Da große Querschnitte aber die Gemischbildung im Teillastbereich erschweren, teilt man den Querschnitt in zwei Ansaugwege auf: Einen für den Leerlauf und den Teillastbereich (mit 32 mm Durchmesser) und einen für Vollast (mit 35 mm Durchmesser). Den Stufenvergaser 32/35 TDID finden Sie im Audi 80 GL früherer Baujahre.
Die beiden als 1. und 2. Stufe ausgebildeten Saugkanäle werden hintereinander durch je eine Drosselklappe geöffnet und münden gemeinsam ins Saugrohr. Die Drosselklappe der 1. Stufe wird durch den Drosselhebel geöffnet. Bei der 2. Stufe wird die Drosselklappe über eine Hebelverbindung geöffnet, wenn die Drosselklappe der 1. Stufe noch nicht völlig geöffnet ist.

Startautomatik

Die Arbeitsweise der Startautomatik entspricht dem Einfachvergaser 35 PDSIT. Um eine Gemischüberfettung bei höheren Teillasten zu vermeiden, besitzt der 32/35 TDID zusätzlich zwischen Drosselhebel und Anschlaghebel im Startergehäuse eine Verbindung, wodurch die Starterklappe etwas geöffnet wird, um eine weitere Abmagerung des Gemisches zu erreichen.

Leerlauf und Übergang

Beim Leerlauf wird der Kraftstoff aus der Hauptdüse entnommen, durch die Leerlaufdüse dosiert und vermengt sich mit der Luft, die durch die Bohrungen im Lufttrichter und im Vergaserdeckel eingetreten ist. Diese Emulsion

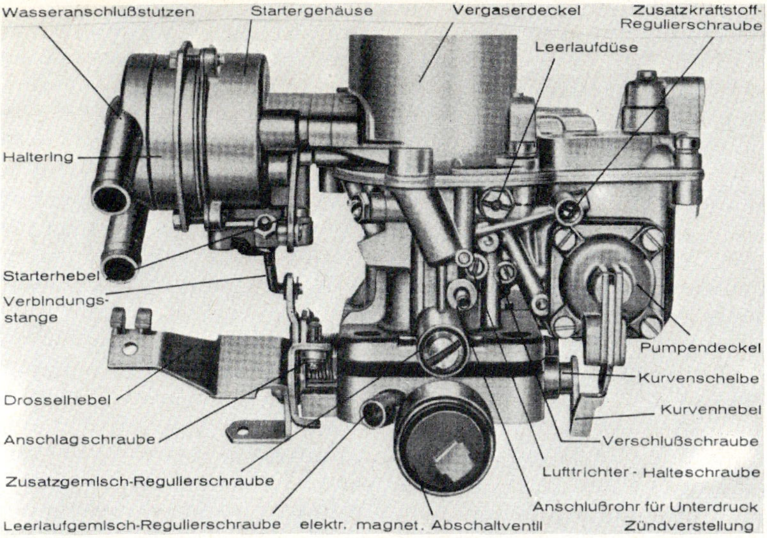

Beim Stufenvergaser 32/35 TDID öffnet eine Hebelverbindung langsam die Drosselklappe der 2. Stufe, wenn die Drosselklappe der 1. Stufe noch nicht völlig geöffnet ist. Gleichzeitig setzt ein Übergangssystem ein, damit der Übergang nicht stoßartig erfolgt.

wird über die Bypassdüse in den großen Zusatzgemischkanal geführt und bildet zusammen mit dem Zusatzgemisch das endgültige Leerlaufgemisch. Der Kraftstoff für das Zusatzgemisch wird direkt aus der Schwimmerkammer angesaugt, von der Zusatzkraftstoffdüse dosiert und bildet mit der aus der Zusatzluftdüse eintretenden Luft eine »Emulsion«. Deren Durchflußmenge in den Zusatzgemischkanal bestimmt die Zusatzkraftstoff-Regulierschraube. Aus dem Lufteinlaß der Mischkammer tritt Luft hinzu und bildet so das Zusatzgemisch, dessen Dosierung diese Regulierschraube bestimmt. Leerlaufkorrekturen sind nur an der Zusatzgemisch-Regulierschraube möglich.

Hauptdüsensystem und Einsatz der 2. Stufe

Ähnlich wie beim 35 PDSIT funktioniert auch hier das Hauptdüsensystem. Der wesentliche Unterschied besteht darin, daß im Luftfilter ein Vorzerstäuber sitzt. Dessen kleinerer Durchmesser ermöglicht einen verstärkten Durchzug. Die Kraftstoffemulsion wird in den Vorzerstäuber geschickt und hier endgültig mit der einströmenden Luft vermischt.
Bei noch nicht völlig geöffneter Drosselklappe der 1. Stufe beginnt eine Hebelverbindung die Drosselklappe der 2. Stufe langsam zu öffnen. Dabei setzt ein Übergangssystem ein, das den Übergang nicht stoßartig erfolgen

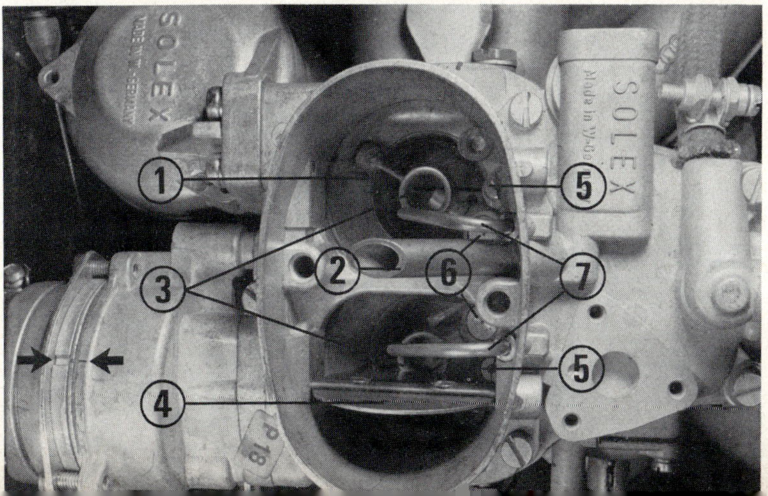

Dieser Blick in den DIDTA-Vergaserstutzen zeigt folgende Teile: 1 – Lufttrichter der 2. Stufe, 2 – Schwimmerkammer-Innenbelüftung, 3 – Austrittsarme des Hauptdüsensystems, 4 – Starterklappe, – 5 Luftkorrekturdüse, 6 – Mischrohrverschlüsse mit Bohrungen, 7 – Anreicherungsrohre. Die beiden Pfeile links deuten auf die Einstellmarkierungen der Startautomatik.

Beim DIDTA-Vergaser wird die Drosselklappe der 2. Stufe nicht mechanisch, sondern durch Unterdruck geöffnet, wenn in der 1. Stufe die Drosselklappe etwa zu drei Vierteln geöffnet ist. Dies bewirkt eine besondere Unterdruckdose für die Drosselklappe der 2. Stufe.

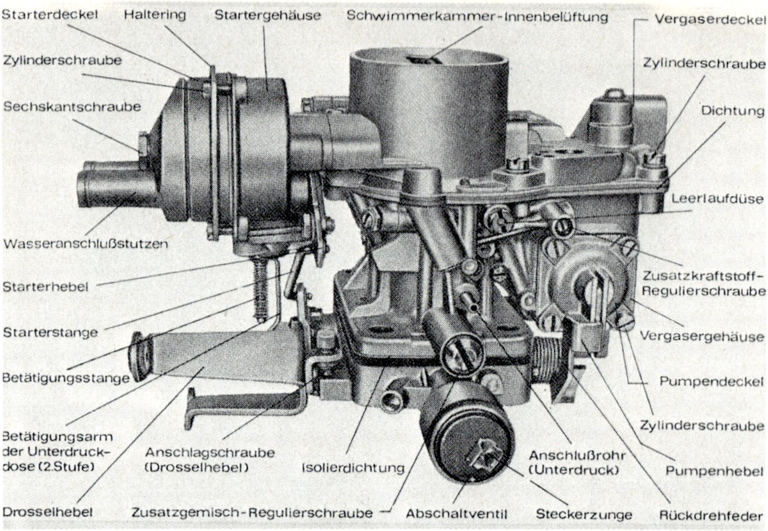

läßt. Kraftstoff fließt aus der Schwimmerkammer durch die Übergangsdüse in zwei Reservebohrungen und füllt sie bis zum festgelegten Niveau. Beim Öffnen der Drosselklappe der 2. Stufe werden Unterdruckbohrungen frei und zuerst Kraftstoff und nachfolgend eine Kraftstoff-Luft-Emulsion aus den Reservebohrungen abgesaugt.

Die Gemischaufbereitung erfolgt bei voll geöffneter Drosselklappe der Stufe 2 in gleicher Weise wie bei der 1. Stufe.

Beschleunigung und Anreicherung

Die Wirkungsweise der Beschleunigungspumpe ist mit der des bereits beschriebenen Vergasers vergleichbar, sie arbeitet übrigens nur in der 1. Stufe. Um die Höchstleistung zu erreichen, verfügen beide Vergaserstufen über eine eigene Vollastanreicherung, die ein leicht überfettetes Gemisch liefert. Die Steuerteile des Systems bestehen aus Anreicherungsdüse, Unterdruckmembrane mit Ventil und Feder. Zur Steuerung wird der Saugrohrunterdruck herangezogen. Bei niedrigen Drehzahlen (und hohem Unterdruck) wird die Membrane gegen eine Feder angezogen und verschließt das Anreicherungsventil. Mit steigender Drehzahl fällt der Unterdruck im Saugrohr ab, die Federkraft wird stärker und das Anreicherungsventil geöffnet. Der Kraftstoffzusatz nimmt zu, bis die Höchstdrehzahl des Motors erreicht ist.

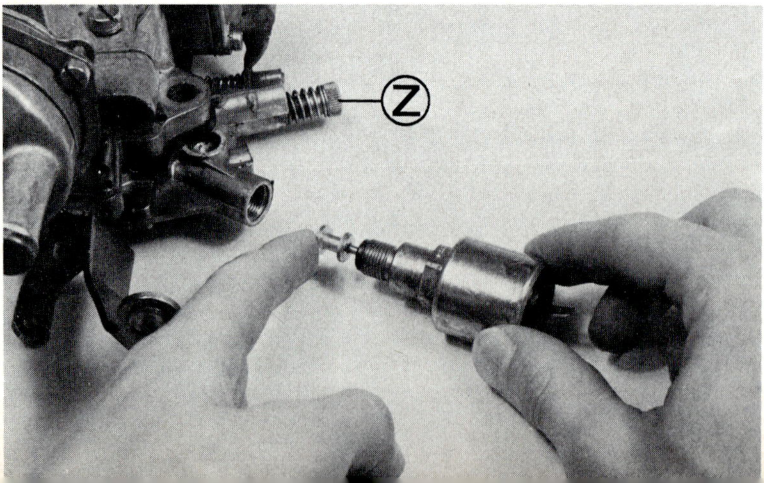

Wenn der Motor nicht anspringen will, kann es auch daran liegen, daß das Abschaltventil klemmt. Zur Prüfung dieses Ventil herausschrauben und, wie im Bild gezeigt, kontrollieren, ob sich der Ventilstöpsel in das Ventil drücken läßt. Andere Kontrolle: Zugehöriges Kabel an die Klemmzunge des demontierten Ventils anschließen, Zündung einschalten und bei Masseberührung mit dem Abschaltventil beobachten, ob der Ventilstöpsel deutlich klikkend in das Ventil gezogen wird.
Z — Zusatzgemischregulierschraube am hier gezeigten Vergaser PDSIT.

Solex-Vergaser 32/35 DIDTA und 35/40 DIDTA

Im Audi 80 GL Automatic ab Baujahr Oktober 1973 ist der Stufen-Vergaser 32/35 DIDTA eingebaut, der Audi 80 GT besitzt den etwas größeren 35/40 DIDTA. Hierbei handelt es sich ebenfalls um Vergaser mit zwei Saugkanälen, der Hauptunterschied zum TDID-Vergaser besteht in der Betätigung der 2. Stufe. Die Drosselklappe der 1. Stufe öffnet durch den Drosselhebel, auf die Drosselklappenstellung der 2. Stufe hat der Fahrer dagegen keinen direkten Einfluß. Sie öffnet sich selbsttätig durch Unterdrucksteuerung: Solange der Unterdruck im Saugkanal der 1. Stufe einen festgelegten Wert nicht übersteigt, erfolgt die Gemischaufbereitung in der 1. Stufe. Bei etwa ¾ geöffneter Drosselklappe der 1. Stufe wird der nun stärkere Unterdruck über eine besondere Unterdruckdose auf die Drosselklappe der 2. Stufe wirksam.
In der weiteren Arbeitsweise entsprechen die DIDTA-Vergaser dem auf den vorhergehenden Seiten beschriebenen 32/35 TDID.

Zenith-Vergaser 32/32 2 B 2

Der 1,6-Liter-85-PS-Motor besitzt den Zenith-Stufenvergaser 32/32 2 B 2. Im Drosselklappenteil dieses Vergasers mit ebenfalls zwei Saugkanälen finden wir das Leerlauf-Abschaltventil, die Zusatzgemisch-Regulierschraube (in einem Rohrstutzen etwas versteckt) und gegenüberliegend die Leerlaufgemisch-Regulierschraube, jeweils nur für die 1. Stufe. Im Vergasergehäuse sind zwei Schwimmerkammern und die Mischkammern beider Stufen untergebracht, ebenso die Beschleunigungspumpe. Außen ist die Startautomatik am Gehäuse angeschraubt. Im Vergaserdeckel sind die beiden Schwimmer eingehängt und die Schwimmernadelventile eingepreßt. Außerdem sitzen dort die beiden Hauptdüsen, die Luftkorrekturdüsen mit Mischrohren, die kombinierte Kraftstoff-Luftdüse für den Grundleerlauf und die Luftdüse für das Zusatzgemischsystem der 1. Stufe sowie die kombinierte Kraftstoff-Luftdüse für den Grundleerlauf der 2. Stufe.
Beim Leerlauf zeigt dieser Vergaser eine Besonderheit: In der 1. Stufe kann der Leerlauf mit der Leerlaufgemisch- und der Zusatzgemisch-Regulierschraube eingestellt werden, während in der 2. Vergaserstufe unabhängig davon ein fest eingestelltes Leerlauf-Grundgemisch fließt.

Das Leerlauf-Abschaltventil

Unsere Audi 80 besitzen am Vergaser ein Leerlauf-Abschaltventil. Es verhindert, daß der Motor nach Abschalten der Zündung ohne Zündfunken weiterläuft (Nachdieseln, Nachlaufen, Glühzündungen), wobei sich das noch angesaugte Gemisch an heißen Stellen im Verbrennungsraum von selbst entzündet. Nachlaufen schadet vor allem den Motorlagern. Das Abschaltventil verschließt beim Ausschalten der Zündung den gemeinsamen Zugang des Leerlauf- und Zusatzgemisches in das Saugrohr des Vergasers.
Läuft der Motor trotzdem nach, hängt das Ventil. Dieser Fehler trat bei Fahrzeugen bis Baujahr Juli 1973 öfters auf, seit dieser Zeit wird ein Abschaltventil mit höherer Abschaltspannung eingebaut (erkennbar am eingeprägten Stern im Sechskant). Den nachlaufenden Motor muß man abwürgen, dazu Gang einlegen, Handbremse ziehen und Kupplung langsam kommen lassen oder – bei Automatic – mit dem Gaspedal solange pumpen, bis der Motor »abgesoffen« ist.
Wenn das elektrische Kabel zur Zündspule unterbrochen ist oder wenn das Ventil hängt, ist natürlich kein Starten oder Leerlauf möglich: Das Ventil wird nach Einschalten der Zündung nicht geöffnet. Daher Kabel überprüfen und Gängigkeit des herausgeschraubten Abschaltventils (Bild links) prüfen.

Schraubendreherei

Wenn Sie nach der Lektüre des vorangehenden Kapitels dem Vergaser Ihres Audi noch nicht über den Weg trauen, dann machen Sie es doch mal so: Motorhaube öffnen, Luftfilter abbauen, wie auf Seite 95 beschrieben und die Bilder der beiden Vergaserkapitel mit dem Vergaser Ihres Audi vergleichen. Malen Sie sich dann einfach mit einem Filzschreiber – es ist ja Ihr Buch – ein markantes Kreuz an alle für Ihren Audi zutreffenden Bilder und Zeichnungen. Die anderen können Sie dann vergessen, und Sie werden nicht mehr von der Vergaservielfalt verwirrt.
Dann lassen Sie mal von einem Helfer den Motor starten, während Sie genau den Vergaser beobachten, was sich da so alles bewegt (das Vergasergestänge), flattert (die Starterklappe) oder weißen Benzinnebel tief in die Saugrohre bläst. Anschauungsunterricht 1. Klasse! Und die Hebelei, die sich am Vergaser bewegt hat, die können Sie mit den Fingern fassen und bewegen – der Motor wird schneller oder langsamer, bald brauchen Sie den Helfer am Gaspedal gar nicht mehr, Sie geben Gas mit der Hand. Sie werden mit dem Vergaser schon näher bekannt. Kein Wunder, es ist ja der Zweck dieser Kapitel.

Gebremste Aktivität

Bevor wir Sie aber dazu verleiten, mit Schraubenzieher und Schraubenschlüssel dem Vergaser nahezukommen, müssen wir Ihren Tatendrang leider schon wieder sanft bremsen. Das war vor einem Jahrzehnt, als man Autoabgase noch über den Daumen peilte, anders. Da ermunterten wir in dieser Buchreihe unsere Leser gern, selbst den Leerlauf und Gemischzusammensetzung zu kontrollieren und einzustellen. Das ist vorbei. Heute läßt sich ein Vergaser – sie werden von Jahr zu Jahr komplizierter – nur noch unter Beistand eines Abgas-Prüfgerätes, wie es nur die Fachwerkstatt hat, und eines Drehzahlmessers einstellen. Damit dies auch recht respektiert werde, müssen nach einer bundesdeutschen Gesetzesvorschrift seit Herbst 76 auf den wichtigsten Einstellschrauben Sicherungskappen vom Werk aufgepreßt werden (in weißer Farbe). An der betreffenden Schraube läßt sich nur noch unter Zerstörung dieser »Plombe« drehen. Muß bei Audi der Vergaser noch nachjustiert werden, kommt als Ersatz eine gelbe Kappe drauf. Und die Werkstatt darf dran drehen, wenn sie anschließend eine blaue Sicherungskappe drauf preßt. Diesen farbenfreudigen Unsinn kontrolliert dann der TÜV, wenn Sie mal wieder hinmüssen. Eine rechtliche Bedeutung hat das alles ansonsten nicht, Sie werden also nicht bestraft, wenn Sicherungskappen fehlen – Sie müssen nur noch mal zum TÜV, mit blauen Plomben!

Richtig Starten

Die Audi 80 sind recht gute Starter, nur muß man mit der Startautomatik richtig umgehen. Grundsätzlich soll beim Anlassen die Kupplung getreten werden, der Anlasser muß dann nicht auch noch das Getriebe durchdrehen.

■ Bei Temperaturen unter + 10 °C das Gaspedal zweimal langsam durchtreten und wieder loslassen, Motor ohne Gasgeben starten und gleich losfahren. Nur wenn das Thermometer unter – 10 °C sinkt, soll der Motor nach dem Anlassen etwa eine halbe Minute (bei Automatic eine Minute) im Leerlauf drehen, um die Motorschmierung sicherzustellen. Sonst ist aber ein Warmlaufenlassen nicht erforderlich.

■ Bei Temperaturen über + 10 °C tritt man das Gaspedal einmal langsam durch und läßt es wieder los, um dann den Motor ohne Gas anzulassen.

In beiden Fällen wird mit dem Durchtreten des Gaspedals die Startautomatik eingeschaltet und die Starterklappe geschlossen. Dreht der Motor anschließend im Leerlauf zu hoch, tippt man kurz das Gaspedal an, die Leerlaufdrehzahl sinkt dann ab.

■ Liegen die Außentemperaturen über + 20 °C, kann der kalte Motor ohne Startautomatik angelassen werden. Dazu während des Startens das Gaspedal langsam durchtreten.

■ Zum Anlassen des warmgefahrenen Motors tritt man ebenfalls das Gaspedal langsam durch. Nach scharfer Autobahnfahrt wird der Motor mit Vollgas gestartet, aber nicht mit dem Pedal pumpen, sonst säuft der Motor durch Kraftstoffüberschuß ab.

Startschwierigkeiten

Spätestens nach drei bis fünf Sekunden springt der Audi normalerweise an. Muß man wesentlich länger »orgeln«, sollte zuerst die Zündanlage unter die Lupe genommen werden. Der Fehler kann aber auch an einer Störung der Startautomatik liegen. Springt der Motor schlecht an oder läuft er mit zu fettem Gemisch (schwärzliche Auspuffgase), kann es an einer hängenden Starterklappe liegen, die nicht mehr einwandfrei gängig ist und nicht ganz öffnet oder schließt. Zur Kontrolle nimmt man das Luftfilter ab, drückt den Drosselhebel in halbe Öffnungsstellung und probiert vorsichtig von Hand, ob die Klappe gut beweglich ist (nur in bestimmten Stellungen des Gaspedals ist die Starterklappe nicht gesperrt). Möglicherweise haben sich an der Klappe bzw. an ihrer Welle Ablagerungen aus der ins Luftfilter führenden Kurbelgehäuse-Entlüftung gebildet: mit Spiritus abwaschen.

Wer es ganz genau wissen möchte, nimmt vor dem Kaltstart das Luftfilter ab und beobachtet die Stellung der Luftklappe. Sie wird jetzt noch senkrecht stehen, wenn das Gaspedal noch nicht berührt wurde. Dann das Gaspedal ein- bzw. zweimal durchtreten. Nun muß die Klappe den Vergasereinlaß teilweise (bei Sommerstart) oder ganz (bei Winterstart) geschlossen haben. Der Starterdeckel ist mit drei Querschlitzschrauben und einem Haltering am

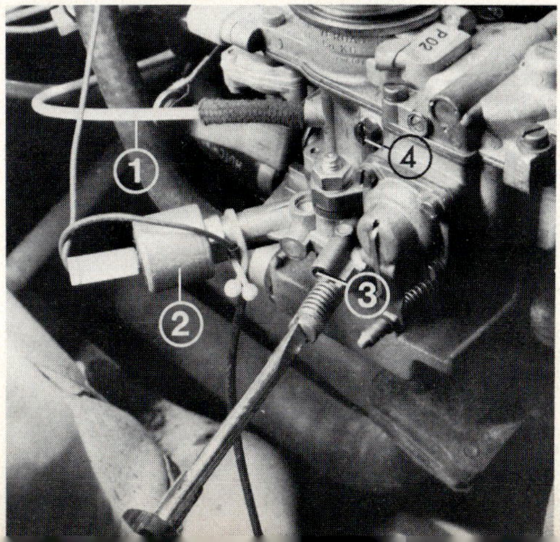

Da die Vergasereinstellschrauben seit Herbst 76 plombiert sein müssen, sollten Sie nur im Notfall daran drehen und auch dann nur zur Korrektur der Leerlaufdrehzahl an der Zusatzgemisch-Regulierschraube (der Schraubenzieher ist darauf angesetzt, es ist der Solex-Vergaser 35 PDSIT), wenn der Motor ständig im Leerlauf stehen bleiben will. Prüfen Sie aber zuerst, ob nicht etwa das Abschaltventil (2) oder eine Vergasersockelschraube locker ist und dort »falsche Luft« einströmt, das kann am Leerlaufstottern schuld sein.
Den sogenannten Grundleerlauf stellt die Werkstatt mit einem CO-Tester ein, dazu werden zuerst die Leerlaufgemisch- (3) und dann die Zusatzgemisch-Regulierschraube (Schraubenzieher) verdreht.
Weiter bedeuten: 1 – Unterdruckschlauch zur Zündverstellung; 4 – Leerlaufdüse.

Automatikgehäuse befestigt. Dazwischen sitzt ein Zwischenring, der die Bimetallfeder hält. Alle drei Teile besitzen Kerben oder erhabene Markierungen, die genau übereinstimmen sollen (Bild Seite 87 unten).

Wenn die Startautomatik aber zu früh oder zu spät öffnet, kann auf Grund einer Überprüfung (möglichst durch die Werkstatt) eine Abweichung von dieser Einstellung notwendig werden. Beim PDSIT- und 2 B 2-Vergaser wird durch Drehen des Zwischenrings im Uhrzeigersinn die Starterklappe früher geöffnet; bei entgegengesetzter Drehung öffnet die Klappe später. Anders beim TDID- und DIDTA-Vergaser: Drehung des Zwischenrings im Uhrzeigersinn bewirkt späteres Öffnen, entgegen Uhrzeigersinn gedreht öffnet die Klappe früher. Das liegt an der in unterschiedlicher Richtung gewickelten Bimetallfeder der Startautomatik.

Leerlauf des Vergasers prüfen

Wartungspunkt Nr. 42

Gewöhnlich besteht kein Anlaß, an einer Vergaserschraube zu drehen. Sollte der Motor aber wegen mangelhaftem Leerlauf dauernd stehenbleiben und läßt sich das auch nicht durch Verdrehen der Zusatzgemisch-Regulierschraube beheben, bleibt als Behelf nur noch das Verdrehen der Leerlaufgemisch-Regulierschraube. Deren Schutzkappe läßt sich nur durch Zerstörung mit Zange oder Schraubenzieher entfernen. Neue Kappen gibt es nur bei der Audi- oder Vergaserwerkstatt, zu der man zwecks Überprüfung der Störungsursache aber sowieso fahren wird.

Es ist sowieso der Leerlauf, der hin und wieder Aufmerksamkeit verlangt. Er kann sich mit der Zeit durch verschiedene Einflüsse verstellen. Dadurch kann der Giftanteil im Abgas sich erhöhen (nächster Abschnitt), der Kraftstoffverbrauch steigen und die Bremswirkung des Motors beim Loslassen des Gaspedals (durch zu hohe Leerlaufdrehzahl) sich verschlechtern.

Grundsätzlich soll vor einer Vergaserregulierung die Zündungseinstellung überprüft, der Motor warmgefahren und die Starterklappe (Luftfilter abnehmen und nachprüfen!) voll geöffnet sein. Das Luftfilter bleibt zur Einstellung montiert – im Gegensatz zu unseren Abbildungen, wo wir es zur deutlicheren Darstellung abgenommen haben.

Die eine Art der Leerlaufeinstellung befaßt sich mit der Leerlaufdrehzahl. Sie soll 950 ± 50 U/min betragen. Abweichungen von diesem Sollwert können durch Verstellen der Zusatzgemisch-Regulierschraube ausgeglichen werden. Linksdrehen erhöht, Rechtsdrehen senkt die Drehzahl.

Leerlauf-Grundeinstellung

Eine andere Art der Einstellung hat nach einer Vergaserüberholung zu erfolgen, wenn der Vergaser zerlegt und wieder zusammengebaut wurde oder

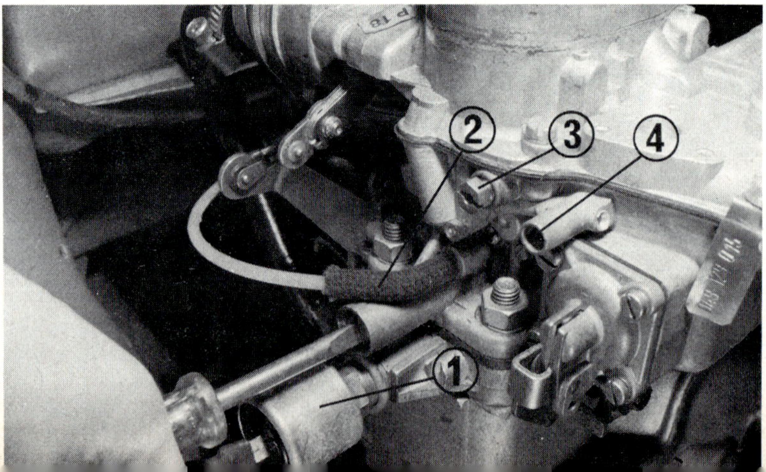

Bei den Vergasern 32/35 TDID und 32/35 bzw. 35/40 DIDTA sitzt die Zusatzgemisch-Regulierschraube etwas versteckt in einem Rohrstutzen. Es bezeichnen: 1 – Abschaltventil, 2 – Unterdruckschlauch zur Zündverstellung, 3 – Leerlaufdüse, 4 – Zusatzkraftstoff-Regulierschraube (mit ihr wird die Zusammensetzung des Zusatzgemischs eingestellt).

in dem selteneren Fall, wenn durch die übliche Korrektur kein einwandfreier Leerlauf erreicht wurde. Die Leerlauf-Grundeinstellung ist nur mit einem exakten Drehzahlmesser (der im Audi eingebaute ist dazu nicht genügend genau) und mit einem CO-Tester möglich, also Werkstattsache.

Fingerzeig: *Im Drehzahlbereich von 3000 bis 4000 U/min neigen manche Audi zum Schütteln, wenn nach Gaswegnehmen wieder Gas gegeben wird. An dieser Erscheinung hat die relativ magere Gemischzusammensetzung einen Anteil. Trotzdem soll das Gemisch nicht fetter eingestellt werden, denn dadurch würde nicht nur der Ausstoß von Giftgasen erhöht, sondern auch der Verbrauch. Zur Abhilfe sollte man die Einspritzmenge der Beschleunigungspumpe messen und eventuell einstellen lassen.*

Abgastest
Wartungsarbeit Nr. 61

Die Werkstatt kontrolliert alle 15 000 km, ob der Audi nicht in unmäßigen Mengen giftige Abgase ausstößt (Richtwert: 1,5 ± 0,5 Volumenprozent, 1600/85 PS: 1,0 ± 0,3 %). Das geschieht mit einem Abgastester, den man sich als Hobbybastler wegen des stolzen Preises kaum kaufen wird.
Aber auch der TÜV interessiert sich für die Auspuffgase Ihres Autos: Bei den regelmäßigen Überprüfungen wird ebenfalls der CO-Gehalt des Abgases gemessen, was kaum Schwierigkeiten bereitet, wenn beachtet wird:
■ Der Motor muß betriebswarm sein. Lassen Sie ihn beim TÜV nicht unnötig im Leerlauf tuckern, das verschlechtert den CO-Wert.
■ Wird der Audi ausschließlich im Kurzstrecken-Stadtverkehr bewegt, sollten Sie ihn vor der Messung rund 100 km zügig bewegen. So werden Verbrennungsrückstände im Motor durch die Auslaßventile hinausgeblasen.
Einen guten Anhaltspunkt liefert auch das Auspuffrohr: Ist es auch nach längerer zügiger Fahrt innen schwarz und rußig und kriecht diese Schwärze gar um das Rohr auf die Außenseite, so sollte man vor dem TÜV das Abgas messen lassen. Ist der Auspuff dagegen innen grau, so ist alles in Ordnung.

Vergasereinstellung ändern?

Die vom Herstellerwerk Pierburg festgelegten Vergasereinstellungen sind in Zusammenarbeit mit Audi NSU erst nach langwieriger Feinarbeit gefunden worden. Wie bei jedem anderen Vergaser galt es auch hier, den günstigsten Kompromiß zwischen bester Leistung und geringstem Verbrauch zu finden. Hinzu kommt, daß die geltenden Abgas-Bestimmungen erfüllt werden müssen. Das schließt aber nicht aus, daß die Düsenbestückung durch Weiterentwicklung geändert wird.

Vergaser und Düsen reinigen

An sich braucht der Vergaser keine spezielle Pflege, es sei denn, es liegen Störungen vor. Aber er muß innen sauber sein, um Störungen vorzubeugen. Für den, der wenig Jahreskilometer fährt, ist die Rechnung nach Zeitintervallen günstiger: Alle ein bis zwei Jahre reinigen. In Düsen, Bohrungen und in der Schwimmerkammer können sich Fremdstoffe in feiner Form abgelagert haben. Wasser im Benzin setzt sich, weil es spezifisch schwerer ist, unten in der Schwimmerkammer ab. Da es sich nicht mit dem Zinkguß verträgt, entstehen Absonderungen (Zinkkarbonat). Ferner möglich: Das Schwimmernadelventil kann in seinem Sitz ausgeschlagen sein.
Möglich ist auch eine Verunreinigung des Vergasers durch Öldämpfe, die über die Kurbelgehäuseentlüftung in den Luftfilter und damit in den Vergaser geleitet werden, insbesondere, wenn man aus vermeintlichem Sicherheitsbedürfnis zu viel Öl in den Motor füllte.
Verengte Düsen (Hauptdüse) können sich als zu sehr abgemagertes Gemisch

Zur Prüfung, ob der Vergaser durch das Schwimmernadelventil (es könnte klemmen) Benzin erhält, löst man die Verschlußschraube (V) im Hauptdüsenträger. Sickert Benzin heraus, ist die Versorgung des Vergasers in Ordnung. Außerdem werden beim völligen Öffnen eventuelle Verschmutzungen und Wassertropfen, die sich am Boden der Schwimmerkammer abgesetzt haben, mit herausgespült. Zum Herausschrauben der Hauptdüse (H; sie sitzt ziemlich weit innen im Vergaser, siehe auch Abbildung unten) muß man einen Schraubenzieher mit breiter Klingenspitze haben, der nicht herausrutschen und den Querschlitz der Messingdüse beschädigen kann.

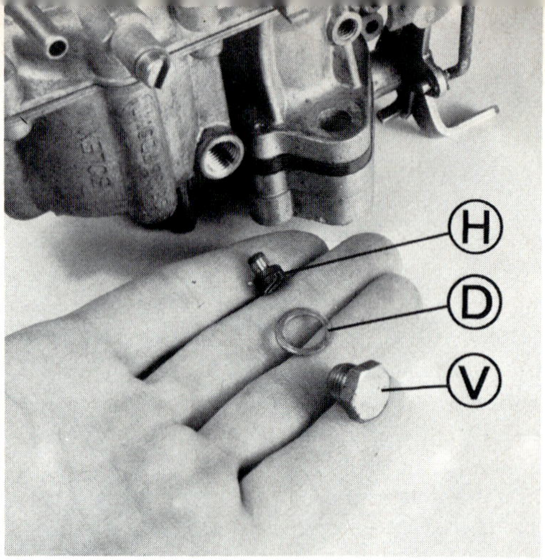

auswirken und den Motor zu heiß werden lassen. Aber dazu muß der Vergaser schon sehr alt und innen stark verschmutzt sein.

Es soll hier nicht dazu geraten werden, unbedingt einen Vergaser komplett zu zerlegen, um ihn zu reinigen. Schon die Demontage verlangt viel Aufmerksamkeit, und der Zusammenbau wäre dann eventuell nur noch mit Hilfe eines Fachmannes möglich. Auf den Bildern in diesem Kapitel ist zu sehen, welche Düsen verhältnismäßig leicht zugänglich sind und welche Vergaserteile daneben ohne Komplikationen gelöst werden können. Durch Farbkleckse gesicherte Verbindungen sollten Sie dabei jedoch unangetastet lassen. Beachten Sie eventuell vorhandene Dichtungen, die beim Zerlegen des Vergasers möglichst durch neue ersetzt werden sollen.

Bei der Vergaserreinigung sollten Sie folgende Punkte beachten:

■ Ausgebaute Vergaserteile in Kraftstoff oder Spiritus reinigen. Die Teile auf sauberes Tuch legen. Genau merken, wohin sie und in welcher Reihenfolge sie zusammengehören. Besonders auf Dichtungen, Sicherungen und Federringe achten.

■ Düsen, Bohrungen und Schwimmerkammer mit mäßigem Preßluft-Druck ausblasen, auch Handluftpumpe ist geeignet. Düsen können notfalls auch mit dem Mund durchgeblasen werden (aber möglichst ohne Spucke). Auf keinen Fall mit hartem Draht reinigen, geeignet ist jedoch eine Borste aus einer Bürste. Düsen sind aus weichem Metall (Messing), daher nicht zu fest

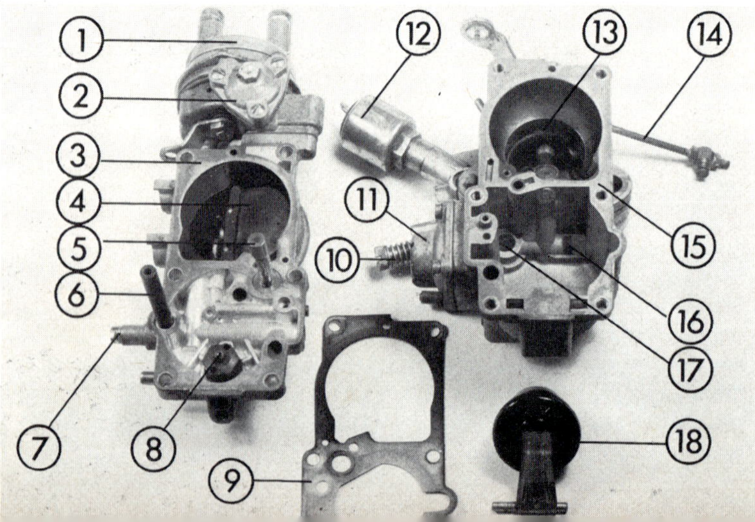

So sieht der Vergaser 35 PDSIT mit abgenommmenen Vergaserdeckel aus: 1 – Gehäuse der Startautomatik, 2 – Pulldown mit Unterdruckmembrane, 3 – Vergaserdeckel, 4 – Starterklappe, 5 – Betätigungsstange für Anreicherungsventil, 6 – Zusatzgemisch-Tauchrohr, 7 – Verschlußschraube für Zusatzgemischsystem, 8 – Schwimmernadelventil, 9 – Vergaserdeckeldichtung, 10 – Zusatzgemisch-Regulierschraube, 11 – Gehäuse der Beschleunigungspumpe, 12 – Abschaltventil, 13 – Lufttrichter, 14 – Starterstange, 15 – Vergasergehäuse, 16 – Hauptdüse, 17 – Anreicherungsventil, 18 – Schwimmer.

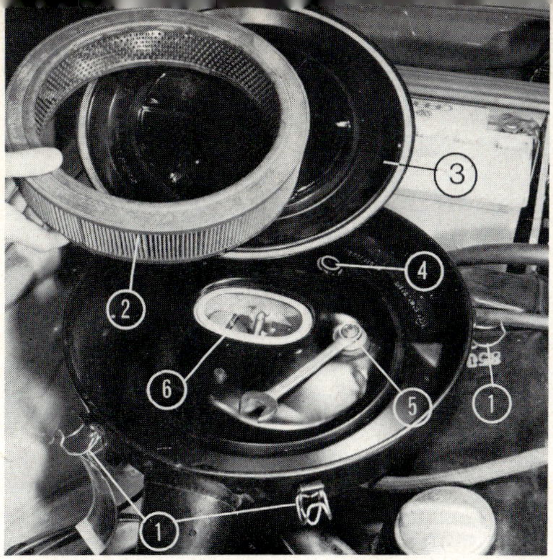

Zum Reinigen des Luftfilters rund um das Filtergehäuse die 5 Spannklammern (1) öffnen, den Luftfilterdeckel (3) abnehmen und den Papierfilterring (2) herausheben. Gröbere Schmutzteilchen werden durch leichtes Aufschlagen auf eine harte Unterlage aus dem Filterring geklopft. Der feinere Staub muß mit Preßluft ausgeblasen werden, wobei der Luftstrahl seitlich an den Filterlamellen vorbeistreichen soll. Dagegenblasen drückt stattdessen den Staub in die Filterporen. Auf keinen Fall darf der Papierfilterring in Benzin ausgewaschen werden – das kostet einen neuen Filter. Der über die Kurbelgehäuseentlüftung (4) in das Luftfiltergehäuse gelangte Öldunst wird mit einem benzinfeuchten Lappen ausgewischt.
Soll das Luftfiltergehäuse demontiert werden, ist die Halteschraube SW 13 (5) herauszudrehen und das Gehäuseunterteil vom Vergaser-Einlaß (6) zu ziehen.

schrauben. Gut eignet sich zum Durchblasen einer verstopften Vergaserdüse das Ventil am (sauberen) Reserverad. Drückt man die herausgeschraubte Düse in das Ventil, pustet die entweichende Luft alle Fremdkörper fort.

■ Drosselklappenwelle auf zu großes Spiel an den Lagerungen untersuchen. Dort könnte Nebenluft eindringen und Start und Leerlauf verschlechtern.

■ Die Spitze der Leerlaufgemisch-Regulierschraube darf keine Druckstellen aufweisen. Sonst auswechseln.

■ Den Schwimmer kontrolliert man, ob er dicht ist (schütteln und gegen das Ohr halten). Eventuell in heißes Wasser legen und auf Blasen achten. Auch muß die Schwimmerachse gut gängig sein.

■ Im Vergaserdeckel, von unten eingeschraubt, findet sich das Schwimmernadelventil. Ist es nicht locker? Die Ventilnadel muß einwandfrei beweglich sein. Gegen sie drückt von unten der Hebel des Schwimmers. Undichtes oder hängendes Schwimmernadelventil liefert dem Vergaser zu viel Kraftstoff: Erhöhter Verbrauch, Vergaser läuft über. Ventil austauschen.

Fingerzeige: *Am Audi gibt es zwar einige Stellen, die nach Schmierung verlangen, der Vergaser zählt aber nicht hierzu. An Fett oder Öl bliebe Staub hängen, der an den Lagern wie Schmirgel wirkt. Also den Vergaser trocken und staubfrei halten.*
Beim PDSIT-Vergaser sollte gelegentlich kontrolliert werden, ob die Verschlußschraube des Zusatzgemischsystems seitlich im Vergaserdeckel festgeschraubt ist – sie kann verloren gehen. Im Steigrohr des Zusatzgemischsystems dürfen die seitlichen Luftbohrungen nicht verstopft sein, sonst steigt der CO-Gehalt im Abgas.
Leerlaufschwierigkeiten beim TDID-Vergaser können an einer verstopften Bypassdüse liegen.
Bei den TDID-, DIDTA- und 2 B 2-Vergasern ist die Flanschdichtung zwischen Drosselklappenteil und Vergasergehäuse mehrschichtig. Diese Schichten können sich verschieben und dadurch Bohrungen zusetzen. Dieser Fehler führt zu schlechtem Leerlauf. Abhilfe bringt eine neue Flanschpackung.

Luftfilter pflegen
Pflegearbeit Nr. 32 und Nr. 63

Die in der Luft enthaltenen Schmutzteile müssen daran gehindert werden, zusammen mit der angesaugten Verbrennungsluft in den Motor zu gelangen. Straßenstaub wirkt in den Zylindern wie Schmirgel und verursacht frühzeitigen Verschleiß von Zylinderwänden und Kolben. Das Luftfilter sorgt für einen entsprechenden Schutz und dämpft gleichzeitig die Ansauggeräusche.

Im Motorraum vorne rechts hinter dem Frontziergitter (das hier zur besseren Sicht abgebaut ist) hat der Audi 80 einen Frischluftschieber, der bereits beim Absinken der Durchschnittstemperatur unter + 15 °C geschlossen werden soll – in Richtung auf den links sichtbaren Scheinwerfer –, damit der Vergaser keine zu kalte Zugluft erhält. Im Sommer wird der Schieber geöffnet.

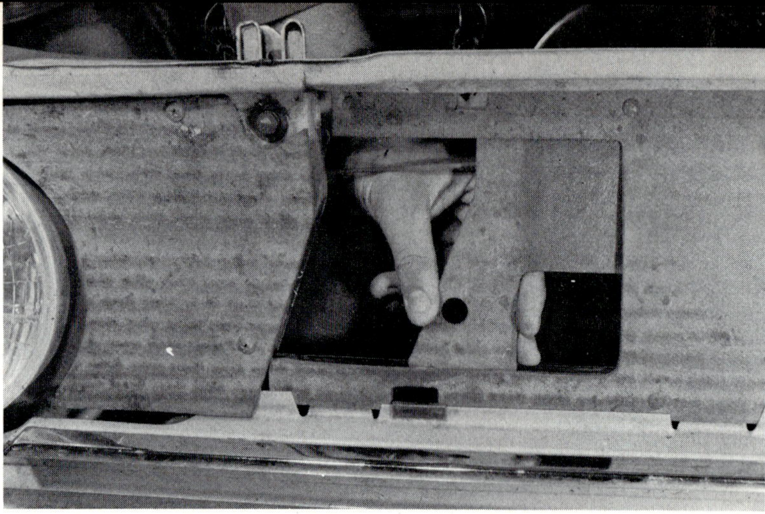

Der Audi 80 besitzt ein Trockenfilterelement, das nach 15 000 km oder einmal im Jahr gereinigt werden soll. Wer oft über staubige Landstraßen fahren muß, sollte diese Intervalle auf 7500 km oder ein halbes Jahr verkürzen.

Durch ein verschmutztes Luftfilter erhält der Motor nicht mehr genügend Ansaugluft, das Gemisch wird fetter, wodurch der Verbrauch ansteigt und die Leistung sinkt. Man sollte daher auch den Ersatz des Papiereinsatzes nicht über die empfohlenen 30 000 km hinausschieben. Im Audi-NSU-Ersatzteillager unter der Teile-Nr. 056 129 620 oder im Zubehörhandel gibt es folgende Filtereinsätze für den Audi 80:

- Fram CA 2724
- Knecht AG 61
- Mann C 2852/2
- Purolator PM 1133

Ansaugluftvorwärmung

Wenn sich im frühen Herbst die Durchschnittstemperatur unter + 15 °C abkühlt, soll bereits der Vorwärmschlauch (1) des Luftfilters an seinem Halteblech (2) am Auspuffkrümmer mit seiner Schlauchschelle (3) befestigt werden, damit dem Vergaser warme Luft zur besseren Kraftstoffaufbereitung zugeführt wird. Bei wärmeren Temperaturen wird der Schlauch abgezogen und mit seinem Kugelkopf (Pfeil rechts) an der Schlauchschelle in die Gummitülle (Pfeil links) am Karosserieblech gedrückt, damit der Vergaser Frischluft erhält, andernfalls steigt der Benzinverbrauch bei hohen Temperaturen.

Der Audi-Motor soll bei Temperaturen unter + 15 °C vorgewärmte Ansaugluft erhalten. So wird bei kaltem Motor das Kraftstoff-Luft-Gemisch besser verbrannt und außerdem eventueller Vergaservereisung vorgebeugt. Diese Vereisung kann mit minderwertigem Kraftstoff bei Temperaturen zwischen + 3 ° und + 8 °C und hoher Luftfeuchtigkeit auftreten. Zum Vorwärmen der Ansaugluft wird der Vorwärmschlauch, wie im Bild unten gezeigt, dicht neben dem Auspuffkrümmer befestigt. Außerdem muß vorne rechts hinter dem Kühlergrill der Frischluftschieber geschlossen werden damit der Vergaser keine kalte Zugluft erhält (siehe Bild oben).

Die Audi 80 mit 85 PS und Getriebeautomatik sowie alle seit 1977 gebauten Modelle haben eine automatisch umschaltende Ansaugluft-Vorwärmung.

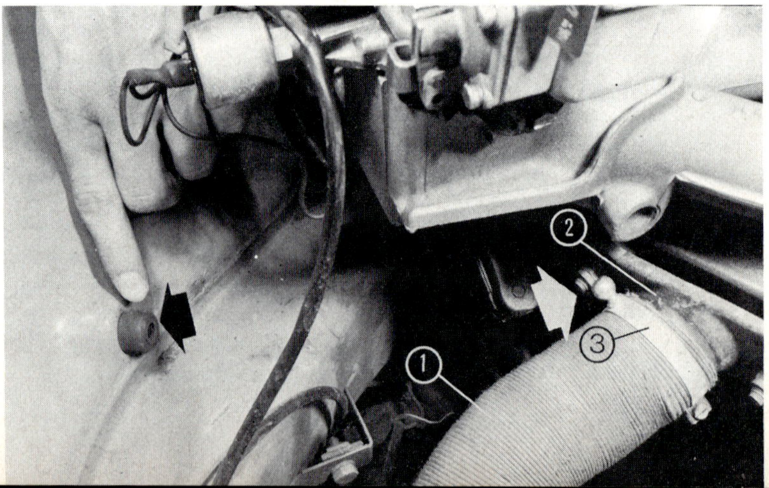

Zusätzlich wird beim Audi 80 das Ansaugrohr des Vergasers durch das heiße Kühlwasser aus dem »Kleinen Kreislauf« beheizt. Mit dieser Maßnahme wird auch bei kaltem Motor weitgehend vermieden, daß sich Kraftstoff im Saugrohr in Tropfen niederschlägt. Erfolg: Das Kraftstoff-Luft-Gemisch wird besser verbrannt, der Verbrauch ist günstiger und das Abgas weniger giftig.

Störungsbeistand

Vergaser

Die nachfolgende Tabelle führt die Möglichkeiten auf, die zu Störungen am Vergaser Ihres Audi 80 Anlaß geben können. Das Zusammenspiel von aufeinander abgestimmten Vergaserteilen kann durch unterschiedliche Ursachen behindert sein. Die etwas verwirrend erscheinende Theorie sieht in der Praxis aber meist freundlicher aus. Störungen an der Zündanlage sind (bei allen Autos) häufiger. Bevor Sie also dem Vergaser die Schuld geben, sollten Sie Unterbrecherkontakte, Zündzeitpunkt, Zündkerzen und Kabelanschlüsse kontrollieren.

Die Störung	— ihre Ursache	— ihre Abhilfe
A Motor springt nicht an (siehe auch vordere Buchklappe)	1 Tank leer	Auftanken
	2 a) Kraftstoffweg zum Vergaser nicht in Ordnung	Prüfung: Zuleitung am Vergaser lösen und bei stromloser Zündung (Hauptzündkabel herausziehen) Motor starten. Tritt kein Kraftstoff aus, siehe unter Kraftstoffpumpe
	b) Leerlaufdüse verschmutzt	Herausschrauben, reinigen
	c) Bohrungen oder Kanäle im Vergaser verstopft	Vergaser zerlegen, reinigen
	d) Vergaser läuft über (Motor ersoffen durch zuviel Gasgeben oder Schwimmer klemmt oder undicht)	Gegen Schwimmergehäuse klopfen. Evtl. Vergaserdeckel abnehmen,. Schwimmer überprüfen (schütteln). Beim Starten Vollgas geben
	3 Startautomatik gestört a) Luftklappe schließt nicht oder klemmt	Gängig machen. Evtl. Unterdruckmembrane undicht. Auswechseln lassen
	b) Bimetallfeder ausgehängt oder gebrochen	Feder einhängen oder Zwischenring ganz ersetzen
	c) Ab Aug. 75: Sicherung Nr. 9 durchgebrannt	Neue Sicherung einsetzen
	4 Leerlaufabschaltventil öffnet nicht	Kabelanschluß überprüfen, evtl. herausschrauben und austauschen
B Kraftstoffverbrauch zu hoch (siehe auch Hinweise auf Seite 13)	1 Fehlerhafte oder verspannte Flanschdichtungen	Nachprüfen Eventuell auswechseln
	2 Undichter Schwimmer (Luftblasen nach Eintauchen in heißem Wasser?)	Auswechseln
	3 Schwimmernadelventil schließt nicht (Fremdstoffe aus Tank im Ventil?) Beschädigt?	Säubern Eventuell auswechseln
	4 Düsen stimmen nicht	Überprüfen, evtl. korrigieren
	5 Leerlaufgemisch zu fett	Leerlauf einstellen (CO-Messung)

Die Störung	– ihre Ursache	– ihre Abhilfe
Kraftstoffverbrauch zu hoch	6 Leerlaufdüse locker	Kontrollieren Eventuell anziehen
	7 Leerlauf zu hoch	Einstellen
	8 Starterklappe öffnet nicht bei warmem Motor	Luftfilter abnehmen, in Vergaser sehen.
	a) Klappe geht nicht zurück oder klebt	Gängig machen. Evtl. Unterdruckmembrane undicht. Auswechseln lassen
	b) Bimetallfeder ausgehängt oder gebrochen	Feder einhängen oder Zwischenring ganz ersetzen
	c) Heizschläuche zum Starterdeckel unterbrochen	Schläuche kontrollieren (sie müssen nach 5 Min. Motorlauf warm sein)
	d) Kabel zum Starterdeckel unterbrochen	Kabelanschluß instandsetzen
C Leerlauf ungleichmäßig, Motor bleibt stehen	1 Leerlauf zu fett oder zu mager	Einstellen lassen (CO-Messung)
	2 Leerlaufsystem verstopft	Leerlaufdüse herausnehmen, reinigen. Leerlauf einstellen
D Motor bleibt bei höheren Drehzahlen stehen, wenn langsam Gas gegeben wird	Hauptdüse verstopft	Herausschrauben, reinigen
E Ungleichmäßiger Lauf und Auspuffrußen bei niedriger Leerlaufdrehzahl, stärkeres Rußen bei höherem Leerlauf, Kerzen verrußen	1 Zu hoher Druck auf Schwimmernadelventil	Kraftstoffpumpendruck prüfen lassen
	2 Schwimmernadelventil schließt nicht	Ventil prüfen, evtl. erneuern
	3 Schwimmer undicht	Auswechseln
F Ungleichmäßiger Lauf bei Vollgas, Aussetzer, Patschen, Leistung fällt ab	Nicht ausreichende Kraftstoffzufuhr	Hauptdüse reinigen, Kraftstoffpumpensieb und Schwimmernadelventil reinigen. Druck der Kraftstoffpumpe kontrollieren lassen
G Schlechte Übergänge beim Gasgeben	1 Beschleunigungssystem arbeitet nicht	Luftfilter abnehmen, prüfen, ob eingespritzt wird, wenn Gasgestänge betätigt wird
	a) Pumpenkanal oder Einspritzrohr verstopft	Reinigen, prüfen, ob Kugel hängt
	b) Membrane defekt (Vergaser patscht bei plötzlichem Gasgeben)	Auswechseln
	2 Einspritzmenge falsch	Einstellen lassen
	3 Bypassbohrungen und Kanäle verstopft	Reinigen
	4 Leerlauf falsch eingestellt	Richtig einstellen (CO-Messung)
	5 Ansaugluftvorwärmung nicht den Außentemperaturen angepaßt	Vorwärmschlauch aufstecken
H Vergaser patscht	1 Leerlauf zu mager eingestellt	Einstellen
	2 Saugrohr undicht	Kontrollieren, evtl. Dichtungen ersetzen

Spannungsvolle Geschichte

Hier, auf dieser Seite, beginnen wir mit der Auto-Elektrik, vor der die meisten Fahrer so einen schrecklichen Respekt haben. Selbst versierten Autobesitzern scheint sie unheimlich und kaum durchschaubar.
Gewiß, Benzin sieht man aus der Kraftstoffleitung tröpfeln – oder auch nicht –, wenn man diese abmontiert, wohingegen Elektrizität nicht so ohne weiteres zu sehen ist. Aber man kann sie sichtbar machen. Und wenn Sie die nachfolgenden Seiten gelegentlich einmal ein wenig aufmerksam studieren, dabei von Fall zu Fall die Schaltpläne am Buchende zu Rate ziehen und zwischendurch auch einen Blick auf die jeweils beschriebenen Teile unter Motorhaube und Armaturenbrett Ihres Audi werfen, so werden Sie auf einmal feststellen – jedenfalls ist dies unser ganzes Bemühen –, daß das mit der Elektrik am Auto gar nicht so schwierig und eigentlich immer vollkommen logisch und gut durchdacht ist. Man muß es nur einmal »mitgedacht« haben und merkt dann, daß gar keine Geheimnisse dort sind, wo man sie haufenweise vermutete. Und wer noch mehr über Auto-Elektrik wissen will, sollte den Sonderband »Auto-Elektrik, alle Typen« dieser Buchreihe als Weihnachts- oder Geburtstagsgeschenk seinen Lieben für sich empfehlen.

Volt, Ampere und Watt

Aber schnell mal eine Erinnerung an die Schulkenntnisse, die vielleicht schon ein wenig verblaßt sind. Den elektrischen Strom kann man ungefähr mit einem (unsichtbaren) Wasserfall vergleichen (gelernte Physiker sollten jetzt nicht mit Steinen werfen!):
Die Höhe des Wasserfalls ist dann die Spannung, in der Elektrik in Volt gemessen. Weil jede Zelle in der Art unserer Autobatterien etwa 2 Volt Spannung abgibt, haben Sie also eine 12-Volt-Batterie in Ihrem Audi 80.
Die Breite des Wasserfalls ist danach die Stromstärke, in Ampere gemessen. Die Wassermenge, die, in Höhe und Breite gemessen, unser Wasserfall leistet, wird in der Elektrik in Watt berechnet und so wird: Watt = Volt × Ampere. Die Leistungsaufnahme in Watt ist z. B. auf den Glühlampensockeln eingeprägt.

Ein wenig Batterietechnik

Beginnen wir aber mal mit unserer Autobatterie, die eigentlich ein Akkumulator, ein Stromspeicher, ist, der nur so viel Strom abgeben kann, wie vorher (über einen chemischen Umwandlungsprozeß) in ihn hineingepumpt wurde. Man kann ihn also, im Gegensatz zu einer echten Batterie, immer wieder laden.
Irgendwo auf einer Batterieseite – benutzen wir eben auch die gebräuchliche, wenn auch unkorrekte Bezeichnung – finden Sie außer dem Markennamen und der fabrikinternen Typ-Kennzeichnung die Bezeichnung 12 V/36 Ah oder 12 V/45 Ah (bei den motorstärkeren Fahrzeugen). Der erste Teil

dieser Bezeichnung gibt die bereits erläuterte Stromspannung in Volt an, also 12 Volt. Hinter dem Schrägstrich ist die Stromstärke, die in Ampere gemessen wird, in ihrer »zeitlich lieferbaren Menge«, in Ampere-Stunden, angegeben, abgekürzt »Ah«. Das ist die Batterie-Kapazität Bei einer Kapazität von 36 bzw. 45 Ah kann die Batterie theoretisch 36 bzw. 45 Stunden lang 1 Ampere, oder umgekehrt 1 Stunde lang 36 bzw. 45 Ampere abgeben. Das setzt aber eine vollgeladene Batterie in neuwertigem Zustand voraus. Selten ist jedoch eine Batterie ganz geladen – das kommt eigentlich nur bei sommerlicher Temperatur nach einer ausgesprochenen Autobahn-Langstreckenfahrt am Tage vor, während man im allgemeinen nur etwa mit zwei Drittel oder sogar nur mit der Hälfte der Nenn-Kapazität rechnen kann.

Was die Batterie leistet

Wenn man am geparkten Fahrzeug das Standlicht mit allen zugehörigen Lampen brennen läßt, werden zusammen etwa 48 Watt Leistung gebraucht. Bei 12 Volt Spannung werden dazu also (Watt : Volt = Ampere) 4 Ampere gebraucht, die die 45-Ah-Batterie theoretisch etwas mehr als 11 Stunden liefern könnte. In der Praxis (bei $\frac{1}{2}$ bis $\frac{2}{3}$ Kapazität) sind es aber nur etwa 6 Stunden, dann ist das Licht aus und die Batterie alle! Bei voller Beleuchtung (rund 130 Watt) sind es sogar nur etwas mehr als 2 Stunden!

Die Berechnung, wie lange die Batterie wohl durchhalten könnte, ist nicht nur wichtig, wenn man vergaß, das Licht oder das Radio (etwa 20 Watt Leistungsaufnahme) auszuschalten, sondern vor allem bei Ausfall der Lichtmaschine. Dann kann man mit Hilfe der Batterie weiter fahren (wenn nicht der Keilriemen gerissen und dadurch die lebenswichtige Wasserpumpe ausgefallen ist), so lange ihr Strom für Zündspule und Vorwiderstand (zusammen rund 25 Watt) reicht. Mehr darüber im Abschnitt »Fahren ohne Lichtmaschine« auf Seite 113.

Am meisten wird die Batterie durch den Anlasser in Anspruch genommen (man nennt sie deshalb auch Starterbatterie, das ist ihre Hauptaufgabe, denn bei laufendem Motor liefert ja die Lichtmaschine allen notwendigen Strom). Der Anlasser leistet zwar nur 0,7 PS zum Durchdrehen des Motors, aber durch Reibungsverluste frißt er zwischen 600 Watt beim Durchdrehen des warmen Motors bis 3400 Watt im Augenblick des Einschaltens. Durch diese Gefräßigkeit des Anlassers sinkt die Batteriespannung sehr schnell auf etwa 10 oder im Winter sogar auf 7,5 Volt ab. Diese niedrige Spannung ist jedoch bereits eingeplant, denn der Anlasser ist darauf eingerichtet. Der Strombedarf des Anlassers ist bei warmem Öl in Motor und Getriebe geringer – der Motor läßt sich leichter durchdrehen. Je tiefer die Temperatur sinkt und je zäher dadurch die Schmierstoffe werden, um so höher wird der Strombedarf des Anlassers. Das ist ungünstig, denn bei kalten Temperaturen ist auch die Leistungskraft der Batterie an sich schon geringer.

Temperaturabhängigkeit der Batterie

Die Temperatur hat erheblichen Einfluß auf die Leistung einer Batterie. Selbst eine tadellos geladene Batterie hat bei tiefem Frost von – 25 °C nicht einmal mehr die Hälfte ihrer Leistungskraft. Bei schlecht geladener oder alter Batterie reicht es aber nicht einmal mehr dazu und der Anlasser vermag den kältesteifen Motor nicht mehr durchzudrehen.

Es ist also sehr vorteilhaft, selbst wenn es reichlich altmodisch klingt, vor kalten Nächten die Batterie auszubauen und sie in der Wohnung in die Nähe der Heizung – aber nicht darauf! – zu stellen. Wer einmal festgestellt hat, wie leicht sein Wagen daraufhin am nächsten Morgen anspringt, wird sich diese Mühe vor wirklich kalten Nächten gerne machen.

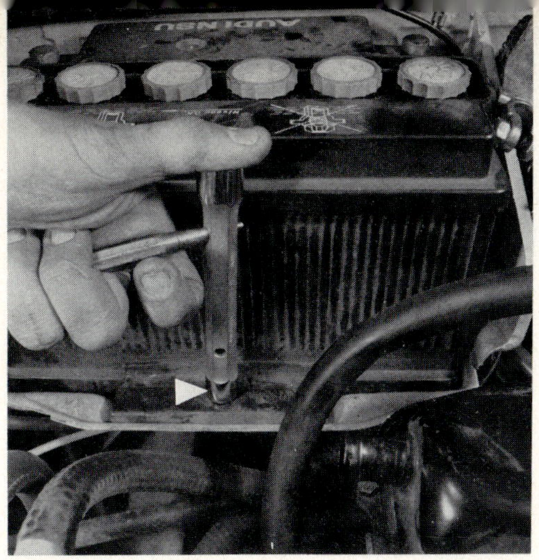

Die Batterie ist beim Audi 80 sehr gut zugänglich im Motorraum montiert. Moderne Autobatterien haben an ihrer Unterkante einen Montagesteg, so daß die Batterie von einer entsprechenden Klemmleiste gehalten werden kann. Am Audi 80 ist sie, wie hier gezeigt, mit einem Rohrsteckschlüssel SW 13 (für andersartige Schraubenschlüssel ist zu wenig Bewegungsfreiheit) zu lösen. Dann läßt sich die Batterie ohne weiteres herausheben.

Der Ausbau der Batterie bei scharfem Frost hat einen weiteren Grund: Eine tief entladene Batterie (z. B. durch versehentlich eingeschaltete Scheinwerfer beim Parken) kann schon bei –10 °C gefrieren; bei einer aufgeladenen Batterie reicht es allerdings für rund 30 °C Frost. Eine gefrorene Batterie platzt nur unter besonders ungünstigen Umständen.

Batterie aus- und einbauen

Zum Ausbau der Batterie brauchen Sie einen Gabelschlüssel SW 10 oder SW 13 (je nach Art der Batteriekabelklemmen) und einen möglichst langen Rohrsteckschlüssel SW 13 zum Lösen der Batteriehalteleiste.

Zuerst wird das Minus-Kabel (es findet sich auf oder neben dem Polkopf ein Minus-Zeichen) gelöst, wie im Bild unten gezeigt. Es ist an seinem anderen Ende mit der Karosserie, mit der »Masse«, verschraubt. Dazu als Merksatz: **M**inus an **M**asse! Das gilt für alle Stromverbraucher im Auto, denn die Autokarosserie ersetzt die zweite Leitung, durch die erst ein wirksamer Stromkreis hergestellt ist. Das Minus-Kabel wird deshalb zuerst gelöst, weil dadurch beim weiteren Hantieren mit der Batterie Kurzschlüsse vermieden werden.

Erst danach auf gleiche Weise das Plus-Kabel (Zeichen auf oder neben dem Polkopf: +) lösen und beiseite biegen.

In der Regel ist an der Batterie des Audi 80 noch ein weiteres dünnes Kabel (Kabelfarbe gelb-rot oder grün-weiß-grau) in der Mitte angeschlossen. Es greift in der Mitte eine 6-Volt-Spannung ab, die nur während der Com-

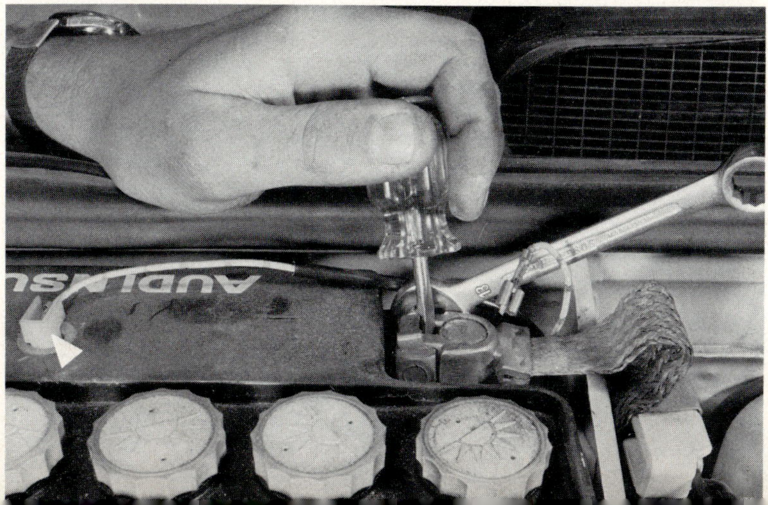

Bei allen Arbeiten an der Auto-Elektrik (natürlich nicht bei Stromprüfungen) soll das Massekabel (Minuskabel) an der Batterie gelöst werden. Auch wenn das Pluskabel an der Batterie verbleibt, ist damit das Fahrzeug stromlos und Kurzschluß vermieden. Das Minuskabel ist meist als breites Kupferband geflochten. Batterieklemme mit Schraubenschlüssel SW 13 (bzw. SW 10) lockern, aber Klemme nicht mit Gewalt abziehen, sondern bei Bedarf, wie hier gezeigt, durch zwischengesteckten Schraubenzieher Polklemme aufspreizen, auf dem Polkopf drehen und dann abheben.
Das in der Batteriemitte (weißer Pfeil) angeschlossene dünne Kabel (ebenfalls abziehen) nimmt dort aus der 12-Volt-Batterie eine 6-Volt-Spannung speziell für die Computer-Diagnose ab.

Fehlt Flüssigkeit in der Batterie, darf nur destilliertes Wasser nachgefüllt werden, auf keinen Fall Batteriesäure, denn es verdunstet nur der Wasseranteil aus der Batteriesäure. Weil die 6 Zellen der Batterie flüssigkeitsdicht voneinander getrennt sind, müssen alle 6 Verschlußstopfen zur Nachprüfung herausgedreht werden.
Der richtige Säurestand ist in den Batterien heute zumeist durch eine kleine Markierungskante am unteren Ende des Einfülltrichters der Zelle oder durch einen meist weißen Markierungssteg oberhalb der Plattenkanten gekennzeichnet. Oft ist auch, wie hier, auf die Batterie eine entsprechende Skizze aufgemalt. Ist die Batterie stark entladen, darf zuerst nur Wasser bis zu den Plattenoberkanten aufgefüllt werden (siehe Text auf der rechten Seite), sonst „kocht" die Batterie beim anschließenden Aufladen über.

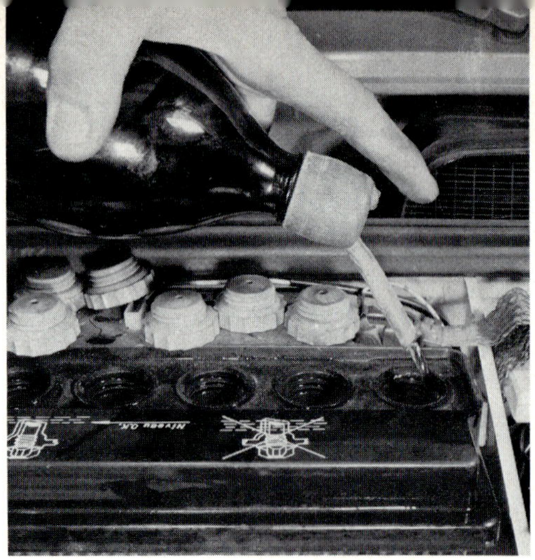

puter-Diagnose als Vergleichswert gebraucht wird. Auch dieses zumeist aufgesteckte Kabel wird gelöst.
Zuletzt mit dem Rohrsteckschlüssel SW 13 die Halteleiste am Fuß der Batterie (Bild auf der Vorseite oben) lösen und die Batterie herausheben.
Der Einbau erfolgt sinngemäß umgekehrt, das Minus-Kabel wird also zuletzt angeschlossen. Die Kabelklemmen müssen fest angezogen werden, denn Wackelkontakte können die sehr empfindlichen Dioden der Lichtmaschine schädigen.

Batterie sauberhalten

Beim Ausbau der Batterie schaut man natürlich sorgfältig nach, wie es darunter aussieht. Denn gelegentlich übertretende Batteriesäure kann mächtige Rostlöcher in das Batterie-Standblech fressen, wenn man sie gewähren läßt.
Bei Schmutz wird gründlich gereinigt mit viel warmem Wasser, etwas Auto-Shampoo und einem dicken Waschpinsel. Nach dem gründlichen Trocknen das Standblech mit einem klaren Rostschutzmittel (z. B. »Metallkonservierer« von Aral) oder Motorschutzlack (z. B. von Pingo) einsprühen.
Zeigt sich auf dem Batterie-Standblech bereits Rost, wird dieser so gut wie irgend möglich abgeschliffen. Die verbleibenden Rostporen streichen Sie darauf mit einem Rostumwandler (etwa »Teroxyd« von Teroson oder »Pingo Roststop«) ein, warten einige Stunden (mit Heizstrahler kann man die Rostumwandlung sehr beschleunigen), waschen die überschüssige Umwandler-

Damit sich auf den Batteriepolen keine grünlichen Säurekristalle sammeln, sollen diese Pole bei der regelmäßigen Pflege mit einem Spezial-Säureschutzfett (wie hier Bosch Ft 40 v 1) dick eingestrichen werden. Das gilt jedoch nur für die Außenflächen. Die Kontaktflächen müssen fettfrei bleiben, sonst entstehen Übergangswiderstände! An dem sorgsam isolierten Kabel ist zu erkennen, daß es sich um das Plus-Kabel handeln muß.

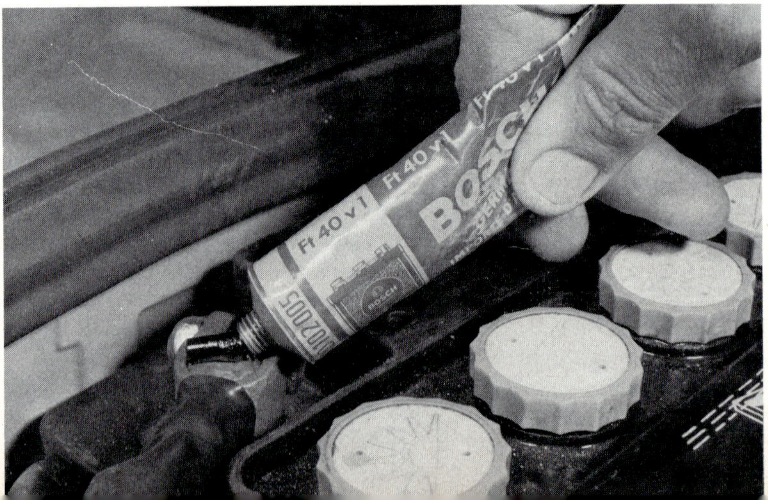

säure mit Wasser ab, trocknen möglichst schnell und sorgfältig und streichen zuletzt das ganze Standblech mit Unterbodenschutz oder einer Lackfarbe (recht brauchbar Chlorkautschuklack, wie man ihn für Schwimmbekken benutzt). Diese Überzugsschicht darf nicht vergessen werden, denn Rostumwandler allein bieten keinen Rostschutz (trotz gegenteiliger Behauptungen vieler Hersteller).
Mit der Zeit setzt sich auch auf der Batterieoberfläche Schmutz an und die Batteriekabelanschlüsse zeigen bei mangelhafter Pflege weiß-grünliche Oxydkristalle. Den Schmutz und die Oxydkristalle bürstet man an der ausgebauten Batterie mit einem Waschpinsel und viel warmem Wasser (am besten eine gut warme Sodalösung) ab, reibt die Pole und Kabelschuhe mit einem Lappen sorgfältig trocken und fettet zum Schluß die Polköpfe und Anschlußklemmen mit Polfett ein (siehe Bild links unten).

Säurestand der Batterie prüfen
Wartungspunkt Nr. 4

Nicht nur alle 7500 km, beim regelmäßigen Wartungsdienst, sollte der Säurestand der Batterie nachgeprüft werden, sondern vor allem im heißen Sommer wesentlich öfter, denn die Batterie ist beim Audi 80 ja stark der Wärmeausstrahlung des Motors ausgesetzt.
Oft zeigt sich bei zu seltener Säurestandkontrolle, daß bereits ein erheblicher Teil Wasser aus der Batteriesäure verdunstet ist. Solch ein Verdacht auf Säuremangel besteht auch, wenn der Anlasser eines Morgens den Motor nur noch ganz müde durchdreht, oder wenn die Scheinwerfer beim Gasgeben deutlich heller werden. Dann fehlt es meist der Batterie an Kraft, weil die Batterieplatten trocken stehen.
Wenn die Batterie stark entladen ist, darf auf keinen Fall destilliertes Wasser gleich bis zur Füllstandsmarke bzw. 10 mm über die Plattenoberkanten (das ist der richtige Säurestand) aufgefüllt werden, sondern man darf bei Batterien, deren Plattenoberkanten vollkommen trocken sind, zuerst nur destilliertes Wasser bis zu diesen Plattenkanten und auf keinen Fall darüber hinaus auffüllen. Denn beim Wiederaufladen der Batterie durch die Lichtmaschine steigt der Säurestand ganz erheblich und die Batterie »kocht über«, d. h. die Batteriesäure drückt sich zu den kleinen Entlüftungslöchern der Zellenverschlußstopfen heraus. Abgesehen von der Verschmutzung der Batterieoberfläche durch Oxydkristalle und dem Verrosten des Batteriestandblechs wird auf diese Weise die Batteriesäure auch unkontrolliert verdünnt, was ihre Lebensdauer beeinträchtigt. Erst wenn eine »trockengefallene« Batterie wieder von der Lichtmaschine (oder vom Garagenlader) aufgeladen wurde, darf der Batteriesäurestand mit destilliertem Wasser bis zur vorgeschriebenen Höhe aufgefüllt werden.

Fingerzeige: *Zum Messen des Batterie-Säurestandes dürfen Sie auf keinen Fall einen Schraubenzieher oder sonst etwas Metallisches nehmen. Das könnte durch winzige Metallabriebe bereits Kurzschluß in der Batterie geben. Das destillierte Wasser – der Liter kostet in der Drogerie etwa 50 Pfennige – hebt man sich am besten in einer Glas- oder Plastikflasche auf, die vorher gründlich gereinigt und mit destilliertem Wasser zuletzt ausgeschwenkt wurde. Auf keinen Fall darf dazu eine Blechbüchse genommen werden, denn auch hierdurch würden unvermeidbar kleine Metallteilchen in die Batterie gelangen. Leitungswasser oder Regenwasser darf man auch nicht im Notfall zum Auffüllen der Batteriesäure benutzen. Es enthält immer leitfähige Salze und andere Stoffe, die der Batterie schwer schaden.*
Wenn einmal Batteriesäure ausgelaufen sein sollte, weil die Batterie irgend-

Zum Messen der Säuredichte in der Batterie dient ein Hebesäuremesser, mit dem man etwas Batteriesäure aus jeder Zelle absaugt und an der Skala des Schwimmers die Dichte, also das spezifische Gewicht der Säure, abliest. Dazu muß der Schwimmer, das Aräometer, im senkrecht gehaltenen Kolben frei schwimmen. Durch diese Messung wird der Ladezustand jeder einzelnen Batteriezelle geprüft. Das Meßergebnis soll in allen Zellen nahezu gleich sein. Werden starke Unterschiede in einzelnen Zellen festgestellt, ist die Batterie „krank".

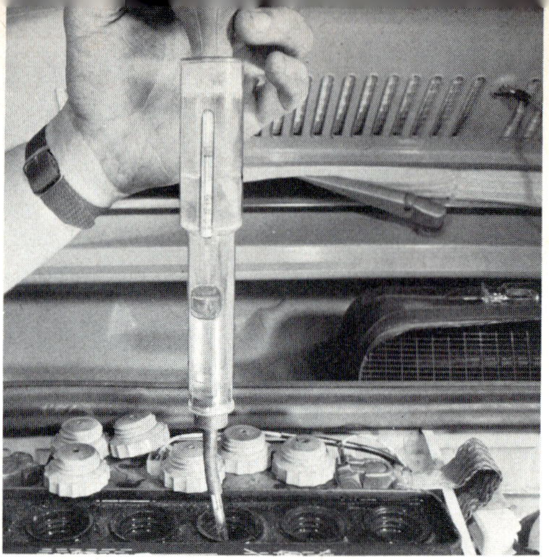

wie kopfstand, kann nur die Fachwerkstatt helfen, denn in diesem Falle muß eine fachmännisch hergestellte Akkumulatorensäure eingefüllt werden.

Falls Sie immer wieder auf der Batterie feine Säuretröpfchen oder starke Korrosion an den Batteriepolköpfen finden, die beide darauf hinweisen, daß die Batterie gelegentlich »überkocht«, kann es an zu viel eingefülltem destilliertem Wasser liegen. Das ist durch Öffnen der Zellenstopfen leicht festzustellen. Muß aber allzu oft Wasser nachgefüllt werden oder fühlt sich die Batterie nach dem Abstellen des Motors immer noch warm an, funktioniert der Reglerschalter der Lichtmaschine nicht richtig – die Batterie wird ständig mit viel zu hoher Leistung überladen. Das ruiniert natürlich die Batterie ziemlich schnell. Deshalb so bald wie möglich zur Audi-Werkstatt oder zum Bosch-Dienst, um den Regler nachmessen zu lassen.

Batteriesäure ist ein Teufelszeug. Selbst in ziemlicher Verdünnung, also etwa beim Abwaschen von Oxydkristallen von der Batterie oder ihrem Standblech, frißt es erstaunlich große Löcher in Hose oder Jacke, wenn es beim Hantieren dorthin spritzte. Besonders gemein ist, daß man erst nach Tagen diese Wirkung sieht. Deshalb muß jeder Spritzer auf der Bekleidung sofort mit einer überschwemmenden Sodalösung behandelt werden. Wasser allein tut's nicht! Noch besser ist dafür das Spezialmittel »Neutralon«, das es von der Batteriefirma Varta in einer großen Spraydose gibt. Empfehlenswerte Vorsorge: Beim Hantieren an oder mit der Batterie eine Kunststoff-Folie, die bis zu den Schuhen reicht, vorbinden.

Ladezustand der Batterie prüfen

Wartungsdienst Nr. 43

Solange die Batterie den Anlasser flott durchdreht und die Scheinwerfer beim plötzlichen Gasgeben nicht wesentlich heller aufstrahlen – das ist das Zeichen, daß die Batterie irgendwie »müde« ist –, braucht man außer dem Säurestand den Ladezustand der Batterie nicht unbedingt zu prüfen. Wenn sich aber Müdigkeit bei der Batterie zeigt, obgleich der Säurestand mit destilliertem Wasser auf vorgeschriebene Höhe aufgefüllt wurde und sich die Batterie gar nicht erholen will, muß die Säuredichte jeder einzelnen Batteriezelle zur Kontrolle des Ladezustandes nachgemessen werden. Denn die Säuredichte, also das spezifische Gewicht, zeigt an, ob die Batteriezellen Strom abgeben können oder nicht.

Man kann sich den dazu notwendigen Hebe-Säuremesser selbst anschaffen, er kostet etwa 7,50 DM. Das spezifische Gewicht der zur Prüfung angesaugten Batteriesäure läßt sich auf dem Schwimmer in der Prüfspindel ablesen. Es bedeuten:

Batterie voll geladen Batterie halb geladen Batterie entladen	spez. Gewicht 1,285 kg/l spez. Gewicht 1,21 kg/l spez. Gewicht 1,14 kg/l	Anm.: Die Messung ist auf +20 °C bezogen. Je 14 °C Temperaturunterschied ändern das spez. Gewicht um 0,01 kg/l.

Es muß noch kein schlimmes Zeichen sein, wenn alle 6 Zellen eine gleichmäßig niedere Säuredichte zeigen, dann kann es, wenn die Batterie noch nicht zu alt ist, mit Nachladen getan sein. Bedenklich wird es jedoch, wenn eine einzelne Zelle entladen ist: In der Fachwerkstatt nachprüfen lassen, ob die Batterie noch brauchbar ist oder ersetzt werden muß. Zumeist wird in diesem Falle Kurzschluß in einer oder mehreren Batteriezellen (durch eingedrungene Fremdstoffe) festgestellt werden.

Anleitung zum Laden

Die Batterie besitzt die unschöne Angewohnheit, sich auch im unbenutzten Zustand zu entladen. Im Winter geht die Selbstentladung etwas langsamer als im Sommer vor sich. Sie beträgt pro Tag $^1/_2$ bis 1 Prozent ihrer Nennkapazität. Eine vollgeladene Batterie kann also in 100 Tagen leer sein. Da eine Batterie im entladenen Zustand Schaden leidet, müssen Batterien stillgelegter Fahrzeuge ausgebaut und etwa jeden Monat nachgeladen werden. Oder man gibt sie bei einer Elektrikwerkstatt in »Pension«, wo sie dauernd an ein Frischhaltegerät mit schwachem Ladestrom angehängt wird.
Der Ladestrom für eine schwach gewordene Batterie wird dem normalen Stromnetz entnommen, aber natürlich nicht direkt, sondern über ein besonderes Ladegerät, das den Wechselstrom des Lichtnetzes auf Gleichstrom und die passende Voltzahl umformt. Bei Entladung muß die Batterie an solch ein Ladegerät angeschlossen werden, wie es das Bild unten zeigt.
Wir sind der Meinung, daß die Anschaffung eines guten Heimladegerätes auf die Dauer durchaus lohnt, auch wenn das Batterieladen nur selten vorkommt und keineswegs etwa routinemäßig mit dem Wartungsdienst vorgenommen werden soll. Denn normalerweise sorgt ja die Lichtmaschine für das Wiederauffüllen des Batteriestromes.
Ist aber die Batterie mal plötzlich leer, weil man vergaß, einen oder mehrere Stromverbraucher auszuschalten, kostet es meist Zeit und einiges Geld, um die leere Batterie zum nächsten Batteriedienst transportieren und nach einer Schnelladung wieder bringen zu lassen. Bis dies hin und her erledigt ist – meist doch mehr als eine Stunde –, hat nach unserer Erfahrung auch ein brauchbares Heimladegerät der Batterie wieder so viel Strom zugeführt, daß der Motor zu starten ist. Mehr braucht man nicht, das weitere besorgt die Lichtmaschine.

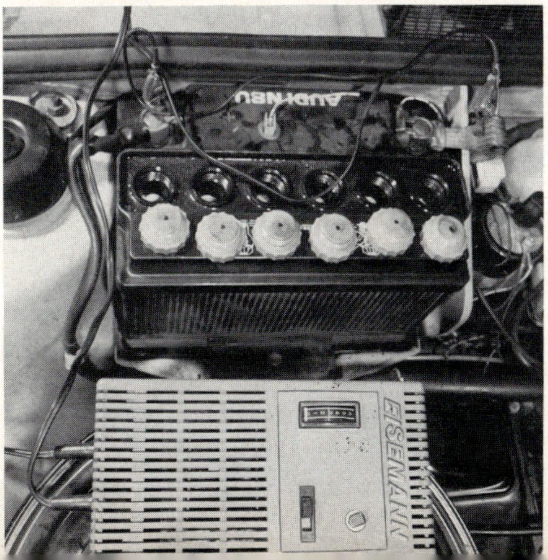

Zum Aufladen der Batterie gibt es einfache Heimladegeräte, die für 12 Volt etwa ab 60 DM kosten. Es sollte aber schon möglichst ein Gerät mit 5 Ampere Ladestrom und automatischer Laderegelung sein, wie der hier gezeigte Eisemann-Batterielader PKK 12/5, der etwa 90 DM kostet.
Beim Laden sollen, da auch gleichzeitig die Säuredichte und der Säurestand (er steigt beim Laden) kontrolliert werden müssen, die Zellenstopfen geöffnet sein, aber bei Heimladegeräten ist es nicht unbedingt notwendig. Ebenso darf man sich bei einem Heimlader das Lösen des Minuskabels an der Batterie, das sonst wegen Schadensgefahr für die Lichtmaschinen-Dioden ratsam ist, ersparen. Der Ladestrom soll zu Anfang etwa 10 % der Batteriekapazität betragen, also etwa 4,5 Ampere bei der 45-Ah-Batterie, und sich im Laufe der Ladung automatisch heruntersteuern. Bei einer neuen Batterie wird der Ladestrom bis etwa 1 A sinken, bei älteren Batterien kaum unter 2 Ampere.

Bei tiefer Entladung dauert das volle Laden der Batterie mit einem Werkstatt-Ladegerät etwa 10 Stunden, mit einem guten Heimladegerät 15 und mehr Stunden. Die Batterie ist voll geladen, wenn eine Zellenspannung von je 2,6 bis 2,7 Volt erreicht ist und innerhalb 2 Stunden die Säuredichte nicht mehr ansteigt.

Schadet die Schnelladung?

Eine durch eingeschaltete Stromverbraucher »leer gelutschte« aber sonst intakte Batterie läßt sich auch durch Batterie-Schnellader, wie sie die Werkstatt oder der Elektrik-Dienst hat, in kürzester Zeit wieder »aufputschen«. Allerdings ist dies eine Roßkur, die nur ganz gesunde Batterien schadlos überstehen, denn es wird mit 40 und mehr Ampere geladen.

Ältere Batterien können dagegen durch die Schnelladung vollends zu Tode gejagt werden – das kostet dann eine neue (aber vielleicht sowieso bald fällige) Batterie. Ganz neue Batterien dürfen auf gar keinen Fall an ein Schnelladegerät gehängt werden. Aber das Laden neuer Batterien ist sowieso heute eine Ausnahme, denn moderne Batterien werden vom Hersteller schon »trocken vorgeladen«. Man braucht nur noch die vorgeschriebene Menge Batteriesäure einzufüllen und kann nach kurzer Zeit den Motor starten.

Wenn Sie übrigens in einem Notfall die eingebaute Batterie Ihres Audi 80 schnelladen lassen müssen, ist vorher das Minus-Kabel der Batterie zu lösen, damit der Stromkreislauf des Audi und vor allem die empfindlichen Dioden der Lichtmaschine nicht vom hohen Ladestrom des Schnelladegerätes ruiniert werden. Die Abnahme des Minus-Kabels ist dagegen beim Laden mit einem Heimladegerät nicht notwendig. Alle Stromverbraucher müssen aber ausgeschaltet sein (außer der stromanspruchslosen Zeituhr).

Starten mit leerer Batterie

Eines Tages passiert es dann doch: Man kommt zu seinem Audi, dreht den Zündschlüssel herum – nichts rührt sich und die rote Ladekontrolleuchte brennt auch nur noch ganz schwach oder gar nicht. Wahrscheinlich wird sich schnell herausstellen, daß irgendein Stromverbraucher eingeschaltet war, der die Batterie leer »gesaugt« hat. Kein Grund zum Verzweifeln. Vor allem ist es unwahrscheinlich, daß eine an sich gesunde Batterie durch diese Dauerstromabgabe Schaden gelitten hat, es sei denn, sie war tage- oder wochenlang eingeschaltet. Wenn nicht gerade bei der nächsten Fahrt mehrere Stromverbraucher in Aktion treten müssen, kann man die leere Batterie vom eigenen Motor zum guten Teil wieder aufladen lassen. Allerdings muß sich der Motor erst einmal selbst drehen.

Weil der Audi mit einer modernen Drehstrom-Lichtmaschine ausgestattet ist, die niemals ohne Batterie als »Strom-Puffer« laufen darf, kann man hier die alte Art des Motorstarts nich mehr versuchen. Die ging so: Leere Batterie ausbauen, geladene Leihbatterie einbauen, Motor starten, auf höherer Drehzahl halten und dabei die geliehene Batterie wieder ausbauen (der Motor läuft durch den Lichtmaschinen-Strom ungestört weiter), leere Batterie wieder einbauen und von der Lichtmaschine während der Fahrt wieder aufladen lassen. Das geht also nicht mehr beim Audi 80.

Mit Starthilfekabel

Dagegen gelingt das Starten trotz leerer Batterie auch bei eingebauter Drehstrom-Lichtmaschine mit einem Satz Starthilfekabel (Preis etwa 23,– DM von einem Versandhaus). Diese Starthilfekabel haben einen genügend großen Querschnitt und starke Anschlußklemmen, um auch die entsprechende Stromstärke zum Anlassen durchzulassen. Bitten Sie einen Autofahrer, des-

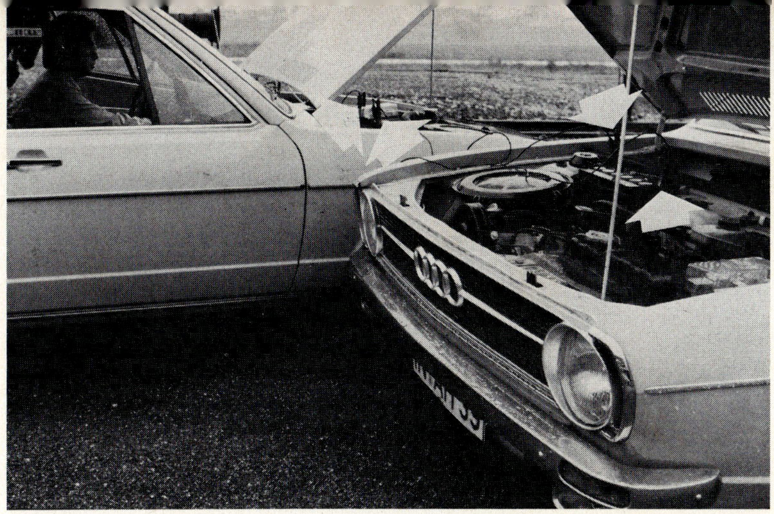

Wenn bei Startversuchen die eigene Batterie den Motor nur noch ächzend oder gar nicht mehr durchzudrehen vermag, sind Starthilfekabel das beste Rettungsmittel, zumal sie beim Audi 80 ohne jegliche Umstände angeschlossen werden können (weiße Pfeile, siehe auch Text auf diesen Seiten). Wenn der Motor des hilfreichen Autofahrers in höheren Drehzahlen läuft, erhält die eigene Start- und Zündanlage ausreichend Strom, um auch bei großer Kälte den startunwilligen Motor auf Trab zu bringen. Es spielt übrigens keine Rolle, welches Auto der hilfreiche Fahrer besitzt, es muß lediglich eine 12-Volt-Batterie haben.

sen Motor läuft, so dicht an Ihren Audi heranzufahren, daß mit den etwa 2,5 Meter langen Kabeln eine direkte Verbindung von Batterie zu Batterie zwischen den Wagen hergestellt werden kann, wobei erst Plus mit Plus verbunden wird. Zweites Kabel jetzt an der ungeladenen und dann erst an der geladenen Batterie festklemmen. Dann gibt der hilfsbereite Autofahrer bei seinem Wagen Gas, damit seine Lichtmaschine zusätzlich kräftig Strom spendet, während Sie Ihren müden Audi-Motor zu munterem Leben wecken.

Starten durch Anschleppen oder Anschieben

Das Anschleppen mit defekter Batterie – also bei Kurzschluß, der durch warmes bis heißes Batteriegehäuse oder völlig übergekochte Batterie erkennbar wird – ist beim Audi nicht möglich, denn der Kurzschlußstrom über die Batterie würde die Drehstrom-Lichtmaschine sofort schwer schädigen. Wenn sich der Audi-Motor drehen soll, muß immer eine intakte Batterie angeschlossen sein, auch wenn diese leer ist. Sie dient dann der Drehstrom-Lichtmaschine gewissermaßen als Puffer gegen die für sie gefährlichen Stromstöße und Spannungsspitzen. Bei defekter Batterie hilft dagegen nur das Abschleppen zur nächsten Werkstatt oder das Herbeischaffen einer einwandfreien, wenn auch leeren Batterie. Mit dieser ist dann das Anschleppen (im 2. oder 3. Gang) oder Anschieben (im 1. Gang) kein Problem mehr.

Lebensdauer der Batterie

Normalerweise soll eine einigermaßen gepflegte Batterie etwa 3 Jahre lang halten. Dann künden Müdigkeitserscheinungen dem aufmerksamen Fahrer an, daß langsam eine neue Batterie fällig wird. Wenn Nachladen nichts mehr hilft, dann ist es soweit. Zumeist ereignet sich das jährliche Batteriesterben bei den ersten Nachtfrösten, wenn die letzte Kraft der Batterie vom Frost ganz zerschlagen wird.
Das ist dann ein bitterer Tropfen, denn die Batterie kostet rund 165 DM. Wenn die Batterie jedoch noch nicht völlig ruiniert ist, lohnt sich aber ein Versuch, der etwa 15 DM kostet (das ist im Vergleich zur neuen Batterie ein geringer Preis): Eine Behandlung der Batterie mit »Cobalt-MG« (erhältlich zumeist in Kaufhäusern oder Bezugsquellennachweis durch Firma Walter Neuber, 581 Witten, Jahnstr. 13).
Es gibt auf dem Zubehörmarkt eine ganze Reihe von geheimnisvollen Säften, die angeblich eine altersschwache Batterie wieder zu jugendlichem Temperament erwecken sollen. Sie taugen, soweit sie uns bekannt wurden, alle nichts – mit Ausnahme des soeben genannten »Cobalt-MG«.

Eigenes Elektrizitätswerk

Die Lichtmaschine

Unser Audi 80 ist, wie alle Audi-Modelle, mit einer modernen Drehstrom-Lichtmaschine ausgestattet, die zumeist von Bosch, manchmal aber auch von Motorola stammt. Wer in seinem vorhergehenden Fahrzeug noch eine Gleichstrom-Lichtmaschine hatte (äußerlicher Unterschied: Drehstrom-Lichtmaschine kurze, dicke Walze, Gleichstrom-Lichtmaschine langgestreckte Walze), muß sich als Heimwerker ein wenig umstellen, um das gute Stück vor Schaden zu bewahren. Denn im Unterschied zur Gleichstrom-Lichtmaschine

- darf bei laufender Drehstrom-Lichtmaschine kein Kabel im Verbund Batterie-Lichtmaschine gelöst oder angeschlossen werden, auch nicht das Minuskabel der Batterie. Denn die dabei auftretenden Stromstöße vertragen die Dioden der Drehstrom-Lichtmaschine schlecht oder gar nicht,
- darf die Drehstrom-Lichtmaschine niemals ohne mit ihr verbundene Batterie laufen, denn sie braucht diese als Strom-Puffer,
- müssen alle Kabelverbindungen zwischen Drehstrom-Lichtmaschine, Batterie und Masse (Karosserieblech) besonders sorgfältig festsitzen, denn Wackelkontakte führen bereits zu den gefährlichen Stromstößen.

Dem stehen als Vorteile der Drehstrom-Lichtmaschine gegenüber:

- Stromlieferung bereits bei Leerlaufdrehzahl des Motors, bei der Gleichstrom-Lichtmaschine aber erst bei etwa 1600 Umdrehungen pro Minute,
- weitgehend wartungsfrei und wesentlich höhere Lebensdauer.

Technische Daten und Funktion

Die in den Audi 80 zumeist eingebaute Bosch-Drehstrom-Lichtmaschine trägt die Typbezeichnung K 1 — 14 V 35 A 20 bzw. K 1 — 14 V 55 A 20, wobei letztere leistungsstärker, in den Bauabmessungen aber gleich ist, serienmäßig in die Modelle ab 85 PS aufwärts montiert wird, aber auch ohne weiteres als Ersatz für die etwas schwächere Lichtmaschine genommen werden kann. Das empfiehlt sich sogar, wenn man seinen Audi 80 mit allerlei zusätzlichem Elektrokram ausstattet.

Die Typenbezeichnung K 1 — 14 V 35 A 20 (bzw. K 1 — 14 V 55 A 20) besagt nach der mit K 1 gegebenen Bauartkennzeichnung, daß diese Lichtmaschine bei einer maximalen Spannung von 14 Volt 35 Ampere (bzw. 55 Ampere), also 490 Watt (bzw. 770 Watt) liefert und bei 2000 U/min (Kennzahl 20 am Ende der Typbezeichnung) bereits $^2/_3$ ihrer Höchstleistung, also etwa 23 A (entspricht etwa 325 Watt) bzw. 36 A (entspricht etwa 510 Watt) abgibt. 2000 Umdrehungen der Lichtmaschinenwelle sind bei einer Keilriemenübersetzung von etwa 1 : 1,9 an der Motorkurbelwelle etwa 1050 U/min, also nur rund 100 Umdrehungen mehr als die für unseren Audi 80 vorgeschriebene Leerlaufdrehzahl von 950 U/min! Mit dieser Drehstrom-Lichtmaschine besteht also nicht mehr die Gefahr, daß bei einem Verkehrsstau im Motorleerlauf (da sollte man sowieso schon wegen Umweltschutz den Motor abstel-

len) unbemerkt die Batterie leergelutscht wird, wie dies früher bei der Gleichstrom-Lichtmaschine oft geschah.
Unsere Drehstrom-Lichtmaschine ist für eine Höchstdrehzahl von 12 000 U/min ausgelegt, was bei der Übersetzung von etwa 1 : 1,9 einer Motordrehzahl von etwa 6300 U/min entspricht.

Der Spannungsregler

Ein Dynamo – und das ist unsere Lichtmaschine, auch als Generator bezeichnet, ebenfalls – liefert um so mehr Strom mit immer höherer Spannung, je schneller er sich dreht. Das weiß und kennt man ja vom Fahrrad-Dynamo. Weil aber die Stromverbraucher im Auto solches Auf und Ab nicht vertragen, muß ein besonderer Spannungsregler die Lichtmaschinenspannung begrenzen und das Überladen der Batterie verhindern.
Solch ein Spannungsregler – in diesem Falle ein elektronischer Feldregler – ist an der Drehstrom-Lichtmaschine K 1 – 14 V 35 A 20 (bzw. 55 A) direkt angebaut (siehe Bild unten) und trägt die Bosch-Bezeichnung EE 14 V 3.

Schleifkohlen ersetzen

Der Spannungsregler läßt sich ohne Ausbau der Lichtmaschine und ohne besondere Schwierigkeiten von dieser abschrauben (2 Querschlitzschrauben). Dies kann notwendig werden, wenn sich Störungen im Lichtmaschinenbetrieb bemerkbar machen (rote Ladekontrollampe, »überkochende« Batterie), die zwar nur exakt von den aufwendigen Prüfgeräten der Fachwerkstatt einzukreisen sind, ihre Ursachen aber vielleicht einfach in den verbrauchten beiden Schleifkohlen auf der Innenseite des Spannungsreglers haben. Bevor man also mit Meßgeräten anrückt:

- Spannungsregler an der eingebauten Lichtmaschine abschrauben.
- Auf der Rückseite des Spannungsreglers die beiden Schleifkohlen auf ihre Länge prüfen.
- Sind die Schleifkohlen nur noch 5 mm lang oder kürzer, können sie nicht mehr auf dem Schleifring aufliegen und müssen ersetzt werden.
- Zum Austausch die beiden Anschlußlitzen der verbrauchten Schleifkohlen auslöten, diese herausziehen und neue anlöten (Lötstellen nicht verwechseln). Die neuen Schleifkohlen sind 10 mm lang.
- Spannungsregler mit den neuen Schleifkohlen wieder einbauen. Wenn nun die Zusammenarbeit Lichtmaschine-Batterie-Ladekontrollampe funktioniert, war die Ursache schon gefunden.

Fingerzeig: *Vielleicht wundern Sie sich, daß bei der Lichtmaschine immer von 14 Volt Spannung gesprochen wird, während im vorhergehenden Batte-*

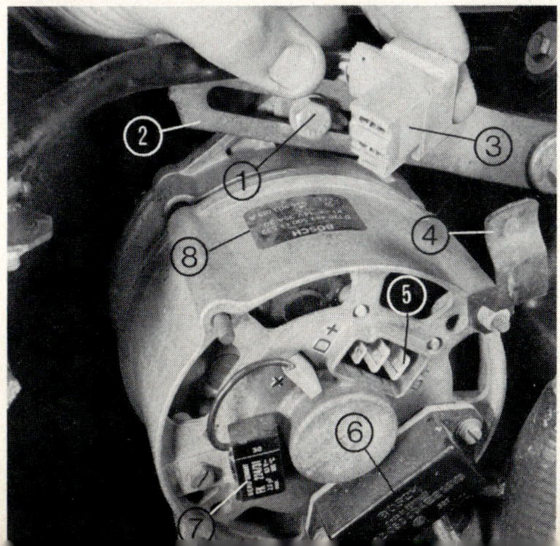

Der Audi 80 ist mit einer Drehstrom-Lichtmaschine ausgestattet (hier die Ausführung von Bosch), bei der der zugehörige Spannungsregler (6) „integriert", also direkt in die Lichtmaschine eingebaut ist.
Zur Kontrolle oder zum Austausch der Schleifkohlen muß dieser Regler abgeschraubt werden, denn der Schleifkohlenhalter sitzt an dessen Innenseite.
Weiter bedeuten: 1 – Klemmschraube am Spannbügel (2) zum Einstellen der Keilriemenspannung; 4 – Klemmbügel zum Halten des Dreifach-Kabelsteckers (3) in seiner Steckbuchse (5). Der Klemmbügel ist hier nach Lockern seiner Halteschraube beiseite geschwenkt, damit der Kabelstecker abgezogen werden kann; 7 – Entstör-Kondensator; 8 – Typenschild auf dem Lichtmaschinengehäuse. Im Lichtmaschinengehäuse ist durch die Belüftungsschlitze die Diodenplatte erkennbar.

riekapitel und bei allgemeinen Angaben immer gesagt wird, der Audi habe eine 12-Volt-Zündanlage. Es handelt sich dabei um keinen Druckfehler, sondern dies ist eine erhöhte Betriebs-Spannung von 14 Volt für die Nenn-Spannung von 12 Volt der ganzen Elektro-Anlage, um den sogenannten Spannungsverlust auszugleichen. Auch die Batterie hat ja, wenn sie frisch geladen ist, pro Zelle etwa 2,6 Volt, also insgesamt über 15 Volt Spannung.

Lichtmaschine aus- und einbauen

Wenn die Lichtmaschine zwecks Austausch oder Reparatur ausgebaut werden muß, ist dies kein Problem, denn sie ist von oben sehr gut zugänglich. Die Arbeitsreihenfolge:

- Minus-Kabel an der Batterie lösen.
- Halteklemmbügel (Nr. 4 im Bild auf der Vorseite) des Kabelsteckers an seiner Lichtmaschinen-Gehäuseschraube mit Schraubenschlüssel SW 8 lokkern und beiseite schwenken (im Bild bereits geschehen).
- Dreifach-Kabelstecker (Nr. 3 im Bild) aus seiner Steckbuchse (Nr. 5 im Bild) ziehen (im Bild bereits geschehen). Dabei nicht an den Kabeln zerren, sondern nur den Stecker fassen und eventuell mit einem feinen Schraubenzieher hebelnd unterstützen.
- Eventuell vorhandenes Masseband (geflochtene Kupferlitze) zwischen Lima-Gehäuseschraube rechts unten und benachbartem Lima-Träger an der Lichtmaschine mit Schraubenschlüssel SW 8 lösen.
- Klemmschraube (Nr. 1) am Haltebügel (Nr. 2) herausdrehen.
- Lichtmaschine vom Motor wegschwenken und Keilriemen über die Keilriemenscheibe abstreifen.
- Von vorne durch das Loch im vorderen Motorverkleidungsblech einen Innensechskant-(Inbus-)Steckschlüssel SW 6 in den Kopf des Schwenklagerbolzens einsetzen und gegenhalten, während am hinteren Ende des Bolzens die Mutter mit Ringschlüssel SW 13 herausgedreht wird.
- Schwenklagerbolzen nach vorne herausdrehen und Lichtmaschine nach oben herausheben.

Der Einbau der Lichtmaschine erfolgt sinngemäß umgekehrt. Dabei muß er Keilriemen sorgsam gespannt werden (siehe rechte Seite).

Lichtmaschine und Reglerschalter prüfen

Wartungspunkt Nr. 62

Zur Prüfung von Lichtmaschine und Reglerschalter sind selbstverständlich aufwendige Werkstattgeräte notwendig. Nur Fehler, wie sie in der Störungtabelle auf Seite 114 aufgeführt sind, geben dem Heimwerker Hinweis, daß etwas nicht stimmt. So bleibt dieser Wartungspunkt der empfehlenswerten Computer-Diagnose überlassen.

Fingerzeige: *An der Lichtmaschine des 1,3-Liter-Motors kann es bei älteren Ausführungen bis zum Herbst 74 zu Klappergeräuschen am unteren Schwenklager kommen, weil der Schwenklagerbolzen im Befestigungsloch an der Lichtmaschine zu viel »Luft« hat. Das kann sogar dazu führen, daß dieses Loch ausschlägt und die Befestigungsschraube durch die Rüttelei bricht. In diesem Falle muß – auch bereits bei festgestellter Klapperei – eine andere Zylinderschraube eingesetzt und auch das sogenannte Lagerschild der Lichtmaschine (nicht die ganze Lichtmaschine!) ausgetauscht werden, wenn das Befestigungsloch ausgeschlagen ist.*
Wenn durch Stromstöße im Bordnetz (z. B. durch Wackelkontakte eines Batteriekabels) Dioden in der Lichtmaschine beschädigt wurden, was an gelegentlich schwach glimmender Ladekontrolle zu erkennen ist, obgleich die Batterie guten Ladestrom abgibt, besteht kein Grund, sich gleich die

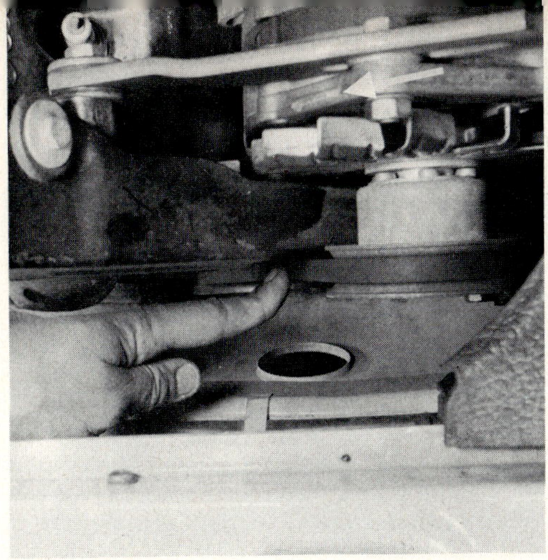

Der Keilriemen soll sich in der Mitte zwischen der Kurbelwelle und der Lichtmaschine bei kräftigem Fingerdruck um etwa 10 bis 15 mm durchdrücken lassen. Wenn der Keilriemen zu locker oder zu stramm sitzt, muß die Keilriemenspannung entsprechend geändert werden, wie im Bild unten gezeigt.
Die richtige Keilriemenspannung ist wichtig, weil bei zu geringer Spannung der Keilriemen durchrutscht, Wasserpumpe und Lichtmaschine nur ungenügende Leistung zeigen und sich der Keilriemen so stark erhitzen kann, daß er in kurzer Zeit verschleißt. Bei zu straffer Spannung werden Lager von Wasserpumpe und Lichtmaschine einseitig zu stark belastet und vorzeitig „ausgeleier
Der weiße Pfeil oben zeigt die Richtung, in der die Lichtmaschine gedrückt werden muß, um den Keilriemen straffer zu spannen.
Der Keilriemen gehört nach Feststellungen des ADAC-Pannendienstes zu den besonders störanfälligen Teilen des Audi 80. Darum ist es kein Nachteil, wenn zur Sicherheit für unterwegs ein Ersatz-Keilriemen im Kofferraum immer mitreist.

ganze Lichtmaschine für teures Geld austauschen zu lassen. Es muß lediglich eine neue Diodenplatte eingesetzt werden, was nur einen Bruchteil der Austauschkosten verursacht.

Keilriemenspannung prüfen

Wartungsdienst Nr. 31

Zusammen mit der Wasserpumpe wird die Lichtmaschine von der Motor-Kurbelwelle über einen Keilriemen angetrieben.

■ Keilriemengröße und -kennzeichnung 9,5 x 950 mm.

Wie die Keilriemenspannung geprüft wird und welchen Sinn sie hat, ist im Bildtext oben beschrieben und das eventuell notwendige Nachspannen im Bild unten gezeigt.

Gerissener Keilriemen

Wenn der Keilriemen reißt, was sofort am Aufleuchten der Ladekontrolllampe und kurz danach am Steigen der Kühlwassertemperatur erkennbar wird, dürfen Sie auf keinen Fall weiterfahren! Denn der Kühlwasserumlauf ist durch die ausgefallene Kühlwasserpumpe unterbrochen und im Motorblock gerät das stillstehende Kühlwasser sofort ins Kochen, was schweren Motorschaden ergibt. Auch Langsamfahrversuche sind sträflicher Leichtsinn. Deshalb sofort neuen Keilriemen montieren oder abschleppen lassen.

Notbehelf-Keilriemen

Ist kein Ersatz-Keilriemen zur Hand oder die Montage unterwegs nicht möglich, kann man sich mit einem Behelfs-Keilriemen aus einem Nylon- oder Perlon-Damenstrumpf aus dieser Lage retten, wenn eine Dame mitreist und zu solch einem Opfer zu überreden ist. Man darf ihr ruhig das beste Paar

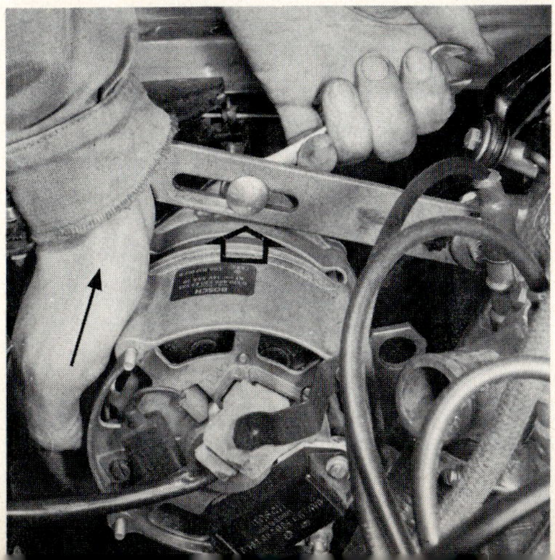

Muß die Keilriemenspannung nachgestellt werden, wird die Klemmschraube (Pfeil) oben am Spannbügel der Lichtmaschine etwas gelockert, wobei die rechte Hand das Lichtmaschinengehäuse, wie hier gezeigt, hält. Soll der Keilriemen straffer gespannt werden, muß die Hand das Lichtmaschinengehäuse mit kräftigem Ruck nach oben reißen (wie der schwarze Richtungspfeil zeigt), während blitzschnell die linke Hand die Klemmschraube mit dem Schraubenschlüssel festdreht. Nach unseren Erfahrungen stimmt dann in der Regel die Keilriemenspannung. Am besten läßt man nun den Motor kurz laufen, stellt ihn wieder ab und prüft die Keilriemenspannung nochmals. Stimmt sie nicht, muß mit mehr oder weniger kräftigem Ruck nochmals gespannt werden.
Zur Abnahme des Keilriemens ist die Lichtmaschine am Audi 80 nach unten zu schwenken (bei anderen Fahrzeugen meist umgekehrt), bis sich der Keilriemen über die Keilriemenscheibe streifen läßt.

Strümpfe als späteren Ersatz in Aussicht stellen, denn das ist bestimmt billiger als ein Abschleppwagen. Es darf übrigens auch ein Strumpf mit Löchern sein, der nur noch für den Mülleimer taugt. Die Sache geht so:

- Strumpf mit aller Gewalt vor der Montage langziehen (keine Angst, er reißt nicht).
- Gedehnten Strumpf so stramm, wie nur irgend möglich, um die 3 Keilriemenscheiben legen, nochmals stramm ziehen, die Enden sorgfältig verknoten und die überhängenden Enden abschneiden (nicht zu kurz, sonst löst sich der Knoten).
- Wenn vorhanden, zweiten Strumpf zur Verstärkung gleich stramm um die 3 Keilriemenscheiben schlingen.
- Nach dem Start des Motors beobachten, ob sich Wasserpumpe und Lichtmaschine einwandfrei mitdrehen. Wenn der Strumpf-Keilriemen nicht beide einwandfrei durchzieht, Nachspannen versuchen, wie bei einem richtigen Keilriemen.
- Bei der Weiterfahrt Ladekontrolle und Kühlwasseranzeige sorgfältig im Auge behalten und bei Bedarf Behelfs-Keilriemen nachspannen oder durch einen anderen Strumpf ersetzen.

Keilriemen nachspannen

Wurde ein neuer Keilriemen aufgelegt, dehnt sich dieser in der ersten Einlaufzeit und muß sich erst »setzen«. Nach der ersten Tagesfahrt und nach 500 km Fahrtstrecke überprüft man deshalb nochmals die Keilriemenspannung und spannt erforderlichenfalls nach.

Was sagt das rote Licht?

Wenn Sie einmal die Schaltpläne auf den letzten Buchseiten betrachten, können Sie erkennen, daß die Ladekontrollampe einerseits mit einem (in Natur blauen, aber im Kabelschlauch versteckten) Kabel an der Klemme D+ der Lichtmaschine und andererseits mit einem schwarzen Kabel (auf Umwegen) an Klemme 15 des Zündschlosses angeschlossen ist. Die Klemme D+ bringt von der Ankerwicklung bei Lichtmaschinenbetrieb »Plus-Strom« und ebenfalls das Zündschloß von Klemme 15, sobald die Zündung eingeschaltet wird. Zweimal »Plus-Strom«, da kann die Lampe doch nicht brennen, oder? Nein, dann brennt sie auch nicht, sondern sie verlöscht in diesem Augenblick. Aber vorher wirkt bei stehender Lichtmaschine und eingeschalteter Zündung der »tote« Plus-Kontakt D+ der Lima als »Minus« und deshalb brennt die Ladekontrolleuchte. Solange noch eine Spannungsdifferenz zwischen der Batterie und der Klemme D+ der Lima besteht, weil letztere noch nicht genug Strom liefert, glimmt die Ladekontrolle schwach und schwächer, bis sie ganz verlöscht. Falls also die Ladekontrolle bei normalem Motorlauf zu glimmen beginnt oder gar hell leuchtet, besteht eine Spannungsdifferenz, die deutlich einen Fehler in der Anlage zeigt. Er muß gesucht und beseitigt werden, sonst werden alle Stromverbraucher von der Batterie nur noch solange gespeist, wie diese Strom zur Verfügung hat. Welche Mängel beim Aufleuchten der Ladekontrolle vorliegen können, ist in unserem »Störungsbeistand« auf Seite 114 zusammengestellt.

Aus der Erläuterung dieses Vorgangs ist auch zu erkennen, daß die Ladekontrolle ihren Namen gar nicht verdient, denn ihr Verlöschen beweist keineswegs, daß die Batterie geladen wird, sondern nur, daß zwischen Batterie und Lichtmaschine keine Spannungsdifferenz besteht. Und das ist nicht unbedingt dasselbe. Überdies hat die Ladekontrollampe im Verbund mit einer Drehstrom-Lichtmaschine noch eine spezielle Funktion: Sie muß durch Weiterleiten des Batteriestromes beim Einschalten der Zündung die Drehstrom-

Lichtmaschine »vorerregen«, damit diese selbst schon bei geringen Drehzahlen Strom abgeben kann. Fällt die Ladekontrolle aus, weil sie durchgebrannt oder ein Kabel gebrochen ist, dann setzt die Drehstrom-Lichtmaschine nicht schon bei 1000 U/min, sondern erst etwa bei 1600 U/min mit der Stromlieferung ein. Eine durchgebrannte Ladekontrolle muß deshalb so bald wie möglich ersetzt werden (3-Watt-Lämpchen, siehe Seite 164).

Selbsthilfe an der Drehstrom-Lichtmaschine

Die Leistungsprüfung an der Lima selbst und ihrem Spannungsregler ist nur mit den aufwendigen Prüfgeräten einer gut ausgestatteten Fachwerkstatt möglich. Eine Werkstatt, die solche Prüfgeräte nicht führt, wird Ihnen eilfertig eine Austausch-Lichtmaschine verkaufen wollen. Ob das teure Stück aber wirklich notwendig ist, weiß man nicht. Lassen Sie sich also nicht so ohne weiteres auf eine Austausch-Lima ein, sondern fahren Sie erst mal zur wirklichen Fachwerkstatt, am besten zu einem großen Bosch-Dienst.
So ist Selbsthilfe an einer Drehstrom-Lichtmaschine auch dem erfahrenen Heimwerker nur in sehr begrenztem Umfang möglich. Er kann lediglich nachsehen – und das empfiehlt sich bei einer Störung durchaus –, ob die Schleifkohlen innen am Spannungsregler (Seite 109) noch lang genug sind und sie erforderlichenfalls auswechseln (lassen). Das Auseinandernehmen der Lichtmaschine hat aber keinen Zweck, denn die Lager lassen sich nur mit Sonderwerkzeugen abziehen und aufpressen und das Heimwerker-Löten ist hier auch nicht angebracht, da die Löt-Hitze bei einfachem Lötkolben manche Bauteile an der Diodenplatte schädigen kann.

Fahren ohne Lichtmaschine

Ohne Batterie darf man den Audi nicht fahren; bei einer Gleichstromlichtmaschine ginge das. Aber ohne die Drehstromlichtmaschine läßt sich der Audi ohne weiteres betreiben, solange die Batterie noch genügend »Saft« hat. Das ist beispielsweise notwendig, wenn die Ladekontrolle durch falsches Leuchten zeigt (brennt bei hoher Drehzahl weiter, brennt bei ausgeschalteter Zündung oder brennt ständig mit halber Helligkeit), daß mit Lichtmaschine oder Reglerschalter etwas nicht stimmt. Dann muß die Batterie einspringen. Sie kann das auch ganz gut, wenn sie gut geladen ist. Die Zündspule des Audi hat zusammen mit dem Vorwiderstand bei sehr niederen Motor-Drehzahlen einen Verbrauch von etwa 30 Watt, der bei mittleren Drehzahlen auf 25 Watt und bei hohen Drehzahlen auf 20 Watt abfällt.
Theoretisch müßte das bei vollgeladener Batterie für 21 Stunden reichen. Da die Zündspule aber einen Mindeststrom zum Aufbau eines brauchbaren Zündfunkens benötigt und die Batterie im praktischen Betrieb kaum ganz aufgeladen ist, kann man vielleicht mit 10 Stunden rechnen.
Sehr erschwerend und die Batteriezeit verkürzend kommt bei unserem Audi 80 allerdings hinzu, daß der Ventilatormotor des Kühlers elektrisch betrieben wird und zusätzliche 100 Watt verbraucht. Aber er läuft ja nicht ständig, vor allem nicht, wenn man bei zügiger Fahrweise genügend kühlenden Fahrtwind hat.
Im Winter kommt nachteilig auch noch die geringere Leistungskraft der Batterie durch Kälte hinzu, was andererseits wieder für längere Strecken den Betrieb des Ventilatormotors erspart. Dagegen muß im Winter oft mit Licht gefahren werden (rund 130 Watt). Wie lange die Batterie also durchhält, ist schwer zu weissagen. Es kann aber durchaus zur Heimfahrt genügen, wenn

- die Fahrt nicht unterbochen werden muß (der Anlasser braucht zum Wiederstarten des Motors besonders viel Strom),

- kein Radio und kein Heizgebläse eingeschaltet wird,
- Scheibenwischer und Hupe nicht in Aktion treten,
- nachts keine Zusatzscheinwerfer eingeschaltet werden
- und der Mehrfachstecker an der Lichtmaschine abgezogen wird, aber nur, wenn die Lichtmaschine bestimmt defekt ist, damit sich die Batterie nicht über die Lichtmaschine durch Kurzschluß in kürzester Zeit entlädt.

Störungsbeistand

Da Batterie und Drehstrom-Lichtmaschine in engem Verbund miteinander stehen, haben wir die Störungstabelle für beide Aggregate hier zusammengefaßt:

Die Störung	– ihre Ursache	– ihre Abhilfe
A Rote Ladekontrolle brennt nicht bei Einschalten der Zündung	1 Anzeigenlampe durchgebrannt	Neues 3-Watt-Lämpchen einsetzen
	2 Batterie leer	Wagen anschieben
	3 Batteriekabel lose oder gebrochen	Batteriekabel kontrollieren
	4 Kabelweg Zündschloß–Kontrollampe – Lima unterbrochen	Stromweg mit Prüflampe kontrollieren
	5 Schleifkohlen hinter Regler liegen nicht auf Schleifringen auf	Schleifkohlen prüfen
	6 Erregerwicklung der Lima durchgebrannt	Lima instandsetzen lassen
B Ladekontrolle brennt beim Ausschalten der Zündung weiter	Plus-Diode der Lima hat Kurzschluß	Mehrfachstecker an Lima abziehen und mit Batteriestrom zur Werkstatt
C Ladekontrolle verlöscht nicht bei hoher Drehzahl	1 Spannungsregler defekt	Mit Batteriestrom zur Werkstatt, Regler austauschen lassen
	2 Erreger-Dioden der Lima haben Unterbrechung	Dioden überprüfen lassen
D Ladekontrolle brennt bei Stand richtig, aber glimmt bei Motorlauf	Defekte Lima-Diode	Werkstatt aufsuchen
E Batterie wird überladen (Säurekristalle auf Batterieoberseite)	Spannungsregler defekt	Baldmöglichst zum Bosch-Dienst, Anlage durchmessen lassen
F Ladekontrolle flackert bei flottem Motorlauf	Keilriemen locker	Nachspannen

Der Anlasser

Der Anlasser sitzt am Motor rechts hinten unten und trägt die Bosch-Typenbezeichnung EF (R) 12 V/0,7 PS. Seine Typenbezeichnung offenbart, daß er eine Nennspannung von 12 Volt hat und 0,7 PS leistet. Trotz dieser Leistung ist der Anlasser sehr klein. Die kompakte Bauweise bedingt, daß er nur kurzzeitig angestrengt werden darf. Bei längerer »Orgelei« wird er sehr heiß. Der Anlasser sollte jeweils nicht länger als 5 Sekunden betätigt werden. Dann muß der Batterie und dem Anlasser eine kleine Erholungspause gegönnt werden. Da die Spannung der Baterie bei ständig wiederholten Startversuchen schnell abfällt und dadurch den für den Anlasser notwendigen

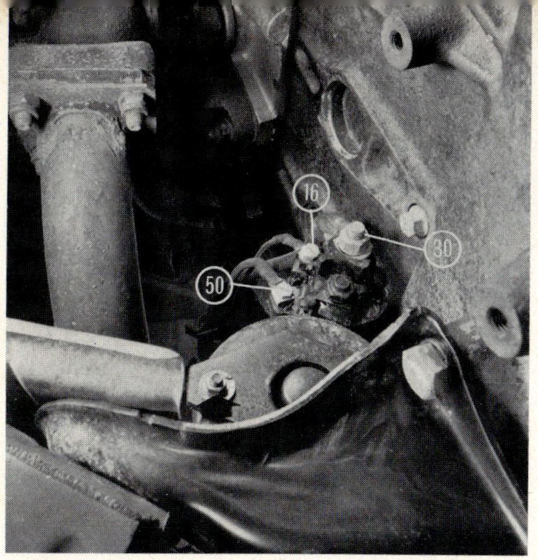

Am Magnetschalter des Anlassers sind 3 Kabel mit genormten Klemmenbezeichnungen angeschlossen: 30 – diese Klemme steht dauernd unter Strom und liefert dem Anlasser von der Batterie her den Arbeitsstrom zum Durchdrehen des Motors; 50 – diese Klemme erhält beim Herumdrehen des Zündschlüssels bis in Startstellung Strom, wodurch das Zahnritzel des Anlassers in den Zahnkranz des Motor-Schwungrades geschleudert wird; 16 – diese Klemme liefert während des Startvorganges unter Umgehung des Vorwiderstandes direkt Batteriestrom an die Zündspule, damit sich der Spannungsabfall im Bordnetz während der Anlasserarbeit nicht zu nachteilig auf die Leistung der Zündspule auswirkt.

Mindeststrom nicht mehr zustande bringt, reicht es oft nur zu 20 Startversuchen. Aber auch die sind beim Audi wenig sinnvoll, denn wenn der Audi-Motor nicht sofort oder nach ganz wenigen Startversuchen anspringen will, liegen Startschwierigkeiten vor, die man mit Hilfe der Störungstabelle in der vorderen Buchklappe in der Regel einkreisen kann.
Der Anlasser des Audi 80 ist ein Schub-Schraubtrieb-Starter. Das besagt, daß beim Durchdrehen des Zündschlüssels nach rechts zuerst die Zündschloß-Klemme 50 an die Klemme 50 des oben auf dem Anlasser sitzenden Magnetschalters Strom bringt, wodurch der Einrückhebel der Freilaufkupplung das Zahnritzel des Anlassers auf einem Steilgewinde der Ankerwelle in den Zahnkranz des Motor-Schwungrades schiebt. Beim Eingreifen des Ritzels in den Zahnkranz schaltet der Magnetschalter den vollen Batteriestrom, den die dicke Klemme 30 anliefert, ein, so daß der Anlasser den Motor erst nach dem Einspuren des Ritzels kräftig durchdreht. Läuft der Motor, wird das Ritzel aus dem Motor-Zahnkranz ausgespurt und in seine Ausgangsstellung zurückgedrückt.

Anlasserstörungen

Im allgemeinen wird man am Anlasser für die Lebensdauer des Motors keine Störungen haben, wenn man die Zündanlage so in Ordnung hält, daß der Motor willig anspringt. Dann haben die wichtigsten Verschleißteile des Anlassers, die Schleifkohlen, gar keine Gelegenheit, sich abzunutzen. Darum gibt es auch keinen besonderen Wartungspunkt für den Anlasser in unserem Pflegeplan, nur bei der Computer-Diagnose wurde ihm mal auf den Zahn gefühlt.
Mag der Anlasser nicht so, wie er soll, gilt natürlich der erste Blick der Ladekontrolle. Brennt sie vor dem Herumdrehen des Zündschlüssels, ist wenigstens Strom da. Verlöscht sie beim Herumdrehen des Zündschlüssels fast oder ganz, dann

- hat die Batterie nur noch einen schwachen Rest Strom oder
- der Anlasser hat Kurzschluß.

Kabelanschlüsse und Batterie prüfen. Letztere ist bestimmt schwach, wenn der Anlasser nur noch müde dreht. Als Behelf Wagen anschleppen oder anschieben, bzw. mit Starthilfekabel durch einen fremden Wagen prüfen, ob sich bei genügendem Strom der Anlasser flott dreht.
Rührt sich dagegen beim Herumdrehen des Zündschlüssels nichts und die Ladekontrolle brennt ungetrübt weiter, klemmt wahrscheinlich der Magnetschalter des Anlassers und zieht das Ritzel nicht auf der Ankerwelle vor-

wärts oder die Spannung an Klemme 50 reicht nicht aus, um das Zahnritzel in den Zahnkranz zu ziehen.
Im ersten Fall kann unterwegs ein Hammerschlag gegen das Anlassergehäuse den »Krampf lösen«. Im zweiten Fall muß unter dem aufgebockten Fahrzeug (es darf in diesem Fall kein Gang eingelegt und die Zündung nicht eingeschaltet sein!) mit einem kurzen dicken Kabelstück eine Kurzschlußbrücke zwischen der dicken Klemme 30 und der Klemme 50 gebildet werden. Wenn beim Antippen das Ritzel einspurt und der Anlasser den Motor durchzudrehen beginnt (aller Strom kommt über die stets stromführende Klemme 30 direkt von der Batterie, ohne daß die Zündung eingeschaltet ist), muß die Kabelverbindung von Klemme 50 des Zündschlosses zu Klemme 50 des Anlassers überprüft werden. Dreht der Anlasser auch bei diesem Test nicht, muß er ausgebaut und von der Werkstatt repariert werden.

Anlasser ausbauen

Der Anlasserausbau ist ein wenig mühselig, denn erstens muß das Fahrzeug sehr sorgfältig aufgebockt werden und zweitens sind etliche Teile des Fahrwerks und des Motors im Wege.

- Zuerst Minus-Kabel der Batterie lösen, um Kurzschlüsse zu vermeiden.
- Die Kabel an den Klemmen des Magnetschalters lösen.
- Am vorderen Ende des Anlassers die beiden Muttern und die Innensechskantschraube des Abstützbleches abschrauben.
- Am hinteren Anlasser-Ende die Haltebolzen losschrauben, herausziehen und den Anlasser herausheben.

Nach Lösen der Plus-Leitung am Magnetschalter (die kleine Walze, die auf dem eigentlichen Anlasser sitzt) und der Befestigungsschrauben läßt sich der Magnetschalter aus dem Anlassergehäuse aushängen und erforderlichenfalls austauschen, wenn er offensichtlich nicht mehr funktionierte. Den Anlasser weiter zerlegen zu wollen, hat keinen Sinn, denn das notwendige Spezialwerkzeug hat doch nur die Fachwerkstatt.
Vor dem Wiedereinbau des erforderlichenfalls von der Fachwerkstatt überholten Anlassers alle alten Fettrückstände sorgfältig abwischen und alle gleitenden Teile mit Mehrzweckfett (wie für die Hinterradlager; Seite 46) frisch fetten.

Zwischen Plus und Minus

Wir kennen kein Auto aus deutscher Produktion, an dem in wenigen Modelljahren so unentwegt die Elektrik geändert und wieder geändert wurde, wie dies am Audi 80 geschehen ist. Das kam so: Die Ingolstädter Audi-Ingenieure hatten die Elektrik ihres frisch gebackenen Audi 80 recht üppig und kundenfreundlich ausgestattet, nicht zuletzt mit einer Reihe von Schaltrelais (mehr darüber Seite 159), die Spannungsabfall und Kontaktkorrosion vermeiden helfen, so daß auch nach mehreren Betriebsjahren die Stromverbraucher noch mit voller Leistung arbeiten können. Da geriet der Audi 80 dem Volkswagenwerk in die Hände und dessen Ingenieure kopierten davon nicht nur den »Passat«, sondern magerten auch stetig und unauffällig die Audi-Elektrik ab, um immer noch ein Zentimeterchen Kabel hier, ein Schaltrelais dort und einen Stecker da einzusparen. So verschwand die zuerst so hervorragend zugängliche und übersichtliche »Zentral-Elektrik« (Seite 158) mit allen Sicherungen und Schaltrelais im Herbst 74 in den sogenannten Wasserfangkasten (Seite 160), wobei ihr bereits etliche Schaltrelais abhanden kamen und seit Herbst 75 muß man wieder, wie bei vielen anderen Autos, im Fußraum unter der Lenksäule umherkriechen – besonders erfreulich unterwegs bei Nacht und Regen –, um einen verkrampften Blick auf die Sicherungen werfen zu können (Seite 120). Hand in Hand ging damit, daß die Stromverbraucher mal an dieser mal an jener Sicherung angeschlossen wurden, daß sich die Zahl der Sicherungen veränderte, die Schaltrelais weniger wurden und jedes neue Modelljahr dadurch mindestens einen neuen Schaltplan erlebte. Allein die Schaltung des Kühlerventilators (Seite 71) wurde bis zum Herbst 75 in 7 verschiedenen Varianten eingebaut, so daß selbst fixe Autoelektriker gelegentlich ins Schleudern geraten, wenn an einem Audi 80 ein Stromverbraucher versagt.

Die Erläuterung des Hintergrunds dieser hektischen Entwicklung an einem sonst so erfreulichen Auto erscheint uns notwendig. Denn es ist verständlich, daß mancher Leser sich beklagt, weil sein eigener Audi 80 mit manchen Elektrikangaben dieses Buches hier und da nicht übereinstimmt. Da ist es uns ein schwacher Trost, daß in zurückliegenden Modelljahren gelegentlich auch die Betriebsanleitungen des Werkes nicht zu jedem Audi 80 paßten, dem sie auf den Lebensweg mitgegeben worden waren. Alle Varianten der Elektrik des Audi 80 aufzuführen, würde den Rahmen dieses Buches aber vollkommen sprengen und wir müssen uns deshalb öfter auf jene Ausführung oder Schaltung beschränken, die über einen längeren Zeitraum Geltung hatte.

Hilfe durch Normung

Trotzdem gibt es einige Hilfswege auch durch das Kabelgewirr des Audi 80. Das sind einmal die zumeist genormten Grundsatzausführungen der Auto-Elektrik, wie sie in allen Kraftfahrzeugen deutscher Produktion üblich sind und einen speziellen Weg durch Schaltungsundurchsichtigkeiten des Audi 80 beschreibt der Abschnitt »Stromweg prüfen« auf Seite 122, den wir Ihnen ganz besonders ans Herz legen wollen.

Aber zuvor eine kleine Wissensauffrischung aus der Schulzeit:
Natürlich wissen Sie, daß ein elektrischer Strom nur in einem geschlossenen Kreislauf fließen kann. Erst wenn Sie im Wohnzimmer den Lichtschalter einschalten, wird der Stromkreislauf geschlossen und die Lampe brennt. So muß beim Auto der von Batterie oder Lichtmaschine ausgeschickte Strom über den entsprechenden Stromverbraucher wieder zur Batterie oder Lichtmaschine zurückfließen.

Minus an Masse

Den Hinweg zum Stromverbraucher übernimmt im Auto in der Regel ein irgendwie farbiges Kabel, der »Rückfluß« des Stromes erfolgt zumeist über »Masse«, d. h. die Stahlteile von Motor, Fahrgestell und Karosserie leiten den Strom zurück zum Minuspol (Merksatz: **M**inus an **M**asse!). Daher ist der Stromkreis doch geschlossen, auch wenn Sie an vielen Stromverbrauchern Ihres Audi nur ein einziges Kabel angeschlossen finden.
Aber es gibt auch spezielle Minuskabel, wenn der Stromverbraucher z. B. auf einem nicht zuverlässig leitenden Karosserieteil sitzt (zwischen manchen Fahrzeugteilen sind beispielsweise isolierende Gummistreifen montiert oder sie sind nur durch gefettete, also ebenfalls isolierende Scharniere mit der Karosserie verbunden) und daher eine sicher leitende Verbindung zum nächsten einwandfrei leitenden Fahrzeugteil hergestellt werden muß.

Klemmen-Normbezeichnungen

Damit sich der Autoelektriker auch in einem fremden Fahrzeug leicht zurechtfindet (und dadurch kann sich auch ein Heimwerker gut durch das Kabelgewirr finden), sind viele Einzelheiten der Kraftfahrzeug-Elektrik genormt. Beispielsweise sind viele Zahlen, die man neben Kabelanschlüssen aufgemalt oder eingeprägt findet, in allen Kraftfahrzeugen deutscher Produktion (und zunehmend auch in ausländischer) gleich. So ist in Ihrem Audi, wie auch im Opel, Ford oder BMW

Den für die meisten Audi-80-Modelle gültigen Schaltplan finden Sie in der hinteren Buchklappe. Den Kabelverlegungsplan zeigt die Außenseite der hinteren Buchklappe.

■ die Klemme 31 die sogenannte »Masse-Klemme«, die jeweils jene Seite eines Stromverbrauchers anzeigt, die mit »Masse« verbunden werden muß. Die entsprechenden Kabel sind grundsätzlich braun,

■ die Klemme 30 stets vom Plus-Pol der Batterie bzw. Lichtmaschine gespeist und auch bei ausgeschalteter Zündung stets stromführend (also Vorsicht beim Berühren der Kontakte, wenn das Batterie-Minuskabel nicht abgehängt wurde). In aller Regel sind diese stets stromführenden Kabel rot, eventuell mit einem zusätzlichen weiteren Farbstreifchen als spezielle Kennzeichnung für einen bestimmten Stromverbraucher,

■ die Klemme 15 erhält nur Strom bei eingeschalteter Zündung ab Zündschloß und versorgt damit vor allem die Zündspule und außerdem jene Stromverbraucher, die nur bei Betrieb des Wagens Strom erhalten, z. B. die Blinkanlage (die selbst wieder die Norm-Klemme 49 hat) oder das Signalhorn. Die Kabel an den Norm-Klemmen 15 sind zumeist schwarz (nicht zu verwechseln mit den dicken schwarzen Kabelschläuchen oder schwarzen Zündkabeln zu den Zündkerzen), manchmal mit einem farbigen Zusatzstreifen oder rot mit einer Zusatzfarbe. Aber das ist unterschiedlich angelegt und umgekehrt sind die so farbig gekennzeichneten Kabel nicht alle an Klemme 15 angeschlossen,

■ die Klemmen 56, 57 und 58 sorgen in allen Fahrzeugen für das Licht der Scheinwerfer (Klemme 56) und alle anderen Beleuchtungen. Die hauptsächlichen Kabelfarben sind weiß und gelb, je nach spezieller Markierung auch mit einem Zusatzfarbstreifen,

■ die Klemmen 85, 86, 87 liegen an den in älteren Audi 80 zahlreich verwendeten Schaltrelais, die auf der Sicherungsplatte aufgesteckt sind.

Müssen übrigens ganze Kabelsätze erneuert werden, weil etwa die seitherigen durch Brand verschmort sind, dann sollten Sie wissen, daß es diese kompletten Kabelsätze als fix und fertig montierbare Ersatzteile gibt.

Schutz gegen Spannungsabfall

Je nach Stromstärke und Stromspannung, die den einzelnen Stromverbraucher im Auto erreichen sollen, wurde die Dicke der einzelnen Kabel gewählt. Wie man weiß, wird ein zu dünnes Kabel durch hohe Stromstärke heiß und die Spannung fällt ab, d. h. statt der erwünschten 12 Volt erhalten z. B. die Scheinwerfer vielleicht nur 10 oder 9,5 Volt – das Licht wird trübe.

Wenn man solchen Spannungsabfall an seinem älter werdenden Fahrzeug erlebt, liegt es allerdings weniger an den Kabeln, denn die wurden vom Herstellerwerk wenn auch knapp, so doch ausreichend in ihrem Querschnitt gewählt und werden im Alter nicht dünner, wenn sie nicht gerade teilweise brechen. Die Ursache liegt vielmehr in den verdreckten (und daher stromableitenden), verrosteten oder grünspanigen Übergängen von einem Kabel zum andern, also in Kabelklemmen, Steckkontakten und sehr oft in den Verschraubungen der Masse-Kabel am Karosserieblech. Dort berührt sich das stromweiterleitende Metall nicht mehr auf ganzer Fläche und der hohe Widerstand von Schmutz, Rost oder Grünspan bewirkt Spannungsabfall. Gleiches geschieht im Innern der verschiedenen Schalter an den Schalterkontakten. Die Abhilfe geht so:

■ Nach gründlichem Säubern der Kabelklemmen usw. mit einer Zündkerzenbürste oder feinen Drahtbürste auch die Klemmenumgebung von Schmutzkrusten reinigen.

■ Gereinigte Kontaktstelle mit einem Isolierspray (z. B. Aral Intact, 4 X Silikon-Spray von Molykote oder Teroson mo) einsprühen.

■ Langzeitschutz erhält man an diesen Stellen, wenn man außerdem nach dem Antrocknen des Isolierspray diese Stellen mit einem glasklaren Motorschutzlack übersprüht (»Motorschutzlack« nicht verwechseln mit »Motorreiniger«) oder Silikonfett (Molykote MS 4) überstreicht.

Falls man oxydierte Schalterkontakte, die im betreffenden Schaltergehäuse nicht erreichbar sind, im Verdacht hat, den Stromfluß zu behindern, hilft eine einfache Probe: Verbraucher mit dem betreffenden Schalter einschalten und anschließend Stromaus- und -eingang des Schalters mit einem kur-

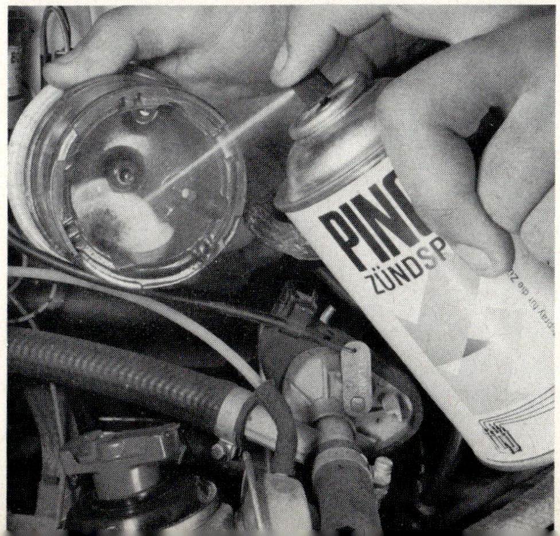

Feuchtigkeit, die zu Kurzschlüssen führt, setzt sich besonders leicht im Verteilerdeckel innen an, wenn der Motorraum bei heißem Motor ausgespritzt wurde oder das Auto in nebelfeuchten Nächten im Freien steht. Gegen solche zündfunkenstörende Feuchtigkeit im Verteiler oder an den sonstigen Teilen der Zündanlage hilft ein Einsprühen mit einem Isolierspray, wie Aral Intact, Pingo Zündspray oder Liqui Multi (siehe auch Seite 22). Diese Mittel haben die Eigenschaft, sich unter dem Feuchtigkeitsfilm auf der festen Masse abzusetzen, wodurch eine isolierende Wirkung erzielt wird und der Strom ohne Verlust fließen kann.

Die Sicherungs- und Relaisplatte, wie sie seit Herbst 76, schwer zugänglich, im Fußraum unter der Lenksäule hinter dem Ablagefach eingebaut wird.
Zuerst Ablagefach ausbauen: Kunststoffzunge am Ablagefach rechts außen nach innen drücken, Ablagefach fällt herunter.
Die Sicherungen (links Nr. 1 bis rechts Nr. 15) erhalten alle ihren Strom von der oberen Kontaktzunge, unten liegen die Ausgangsklemmen.
Die Bezifferung der Schaltrelais oben entspricht der Tabelle auf Seite 161 und den Bildern auf Seite 158 und 159. Es bedeuten:
3 – Platz für Relais zur Wischer-Wascher-Automatik; 5 – Relais für Heckscheibenheizung; 6 – Blinker-Warnlicht-Relais;
7 – Abblend- und Lichthupen-Relais;
11 – Platz für Relais einer elektrischen Benzinpumpe (nur 80 GTE ab Herbst 75).

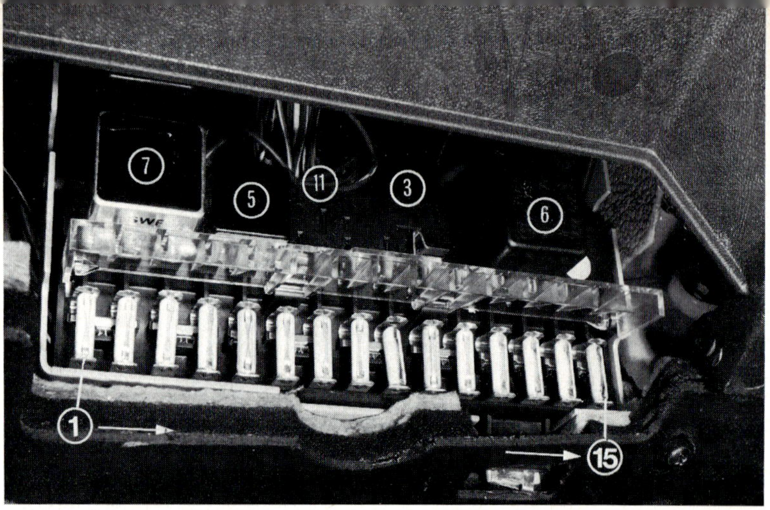

zen, dicken Kabelstückchen überbrücken. Zeigt sich beim Antippen der beiden Schalterklemmen eine bessere Leistung des Verbrauchers (z. B. Gebläsemotor dreht schneller), liegt die Schuld eindeutig im korrodierten Schalter. Neuen Schalter montieren.
Oft zeigen Stromverbraucher auch eine schwache Leistung, weil ihr Masseanschluß wegen verrosteter Blechschrauben den Stromfluß behindert. Abhilfe: Schrauben an den Enden des braunen Minuskabels oder kupfernen Massebandes lösen, mit Feile, Schleifpapier oder Drahtbürste Verbindungsstellen blank schleifen, wieder (mit neuer Schraube) fest verschrauben und mit Motorschutzlack oder Lackfarbe gegen Rost schützen.

Die Sicherungen

Die meisten einschaltbaren Stromkreise des »Elektrohaushalts« im Audi liegen an einer der 15 bis 17 Sicherungen, die in unserem Audi 80 auf der Sicherungs- und Relaisplatte aufgereiht sind. Die Sicherungen haben bei Kurzschluß oder Überlastung der betreffenden Leitung durchzubrennen, bevor das Kabel zu schmoren beginnt oder der Stromverbraucher beschädigt wird. Aus diesem Grunde darf eine durchgebrannte Sicherung niemals durch einen Nagel oder durch eine mit Stanniolpapier umhüllte »Ersatz-Sicherung« (beliebter Hilfstrick früherer Autofahrer-Generationen, der aber durch Autobrand sehr teuer zu stehen kommen kann) überbrückt werden. Nicht durch Sicherungen überwacht sind die Schaltungen zwischen Batterie, Lichtmaschine, Anlasser und Zündschloß.
Wenn aber ein elektrisches Aggregat, das in unserer nachfolgenden Sicherungstabelle aufgeführt ist, einmal nicht funktioniert, gehört der erste Blick der zuständigen Sicherung.

Fingerzeig: *Die Sicherungen im Audi 80 sind auf 8 Ampere (serienmäßig weiße Farbe) oder 16 Ampere (serienmäßig rote Farbe) und 25 Ampere (serienmäßig blaue Farbe; nur bei eingebauter Klimaanlage) ausgelegt. Sie können also 96 bzw. 192 Watt übertragen. Brennt eine Sicherung öfter wegen Überlastung durch, ist oft kurzzeitige Abhilfe durch Einstecken einer Sicherung mit höherem Wert (16 A für 8 A; 25 A für 16 A) möglich. Sie sollten also in Ihrem Ersatzlampen-Kästchen außer den vorgeschriebenen 8-Ampere-Sicherungen auch stets einige zur Aushilfe mit 16 und 25 Ampere haben. Davon wird noch kein Kabel schmoren, aber der unseriöse Stromverbraucher muß baldmöglichst in einer Fachwerkstatt eingekreist und in Ordnung gebracht werden.*

Sicherungs-tabelle

Sicherungs-Nr. und Klemme	erhält Strom	Kabel-Farbe	angeschlossene Stromverbraucher	Kabel-Farbe
1 (56 b)	bei eingeschalteter Zündung über Abblend-Relais	– – –	Abblendlicht links	gelb-schwarz
2 (56 b)	wie Sicherung 1	– – –	Abblendlicht rechts	gelb
3 (56 a)	wie Sicherung 1	– – –	Fernlicht links Fernlichtkontrolle	weiß-schwarz blau-weiß
4 (56 a)	wie Sicherung 1	– – –	Fernlicht rechts	weiß
5 (87)	von Relais für heizbare Heckscheibe	– – –	Heckscheibenheizung-Arbeitsstrom	weiß
6 (30)	stets stromführend ab Batterie	rot	Bremslichtschalter Warnlichtschalter	rot-gelb rot-weiß
7 30)	wie Sicherung 6	rot	Zigarrenanzünder, Zeituhr, Radio Innenleuchte	rot-weiß rot
8 (15)	bei eingeschalteter Zündung von Klemme 15 des Zündschlosses	schwarz	Scheibenwasch-Intervallschaltung Spannungskonstanthalter, Kraftstoffanzeige, Kühlertemperaturanzeige, Öldruckkontrolle, Blinkerkontrolle Blinker-Warn-Relais (Blinker-Arbeitsstrom)	schwarz schwarz-gelb schwarz-blau
9 (15)	wie Sicherung 8	schwarz	Rückfahrlichtschalter Vergaserabschaltventil, Vergaser-Startautomatikheizung Automatikgetriebeanlaßsperre, Schaltkulissenbeleuchtung	schwarz schwarz grau-grün
10 (15 a)	bei eingeschalteter Zündung von Klemme X des Zündschlosses	schwarz-gelb	Heizgebläseschalter, Heckscheibenheizungsschalter (Schaltstrom), Voltmeter (nur GL, GLS)	schwarz
11 (15 a)	wie Sicherung 10	schwarz-gelb	Signalhornbetätigung Scheibenwascher- und Wischerschalter Wischermotor (Arbeitsstrom)	rot-grün schwarz-grau schwarz-grau
12 (58)	bei eingeschaltetem Lichtschalter von Klemme 58	grau	Kennzeichenleuchten Schalter Nebelschlußleuchte, Schalter Nebelscheinwerfer (Schaltstrom)	grau-grün grau-gelb
13 (58 R)	von Standlicht- oder Parklichtschalter	grau-rot	Standlicht rechts, Schlußlicht rechts	grau-rot
14 (58 L)	von Standlicht- oder Parklichtschalter	grau-schwarz	Standlicht links, Schlußlicht links	grau-schwarz
15 (30)	stets stromführend ab Batterie	rot	Kühlerventilator	schwarz-rot

Die Sicherungsanschlüsse bis zum Herbst 75 sind dem Stromlaufplan in der hinteren Buchklappe zu entnehmen.

Die Begriffe »Arbeitsstrom« und »Schaltstrom« sind im Abschnitt »Schalt-Relais« auf Seite 160 erläutert.

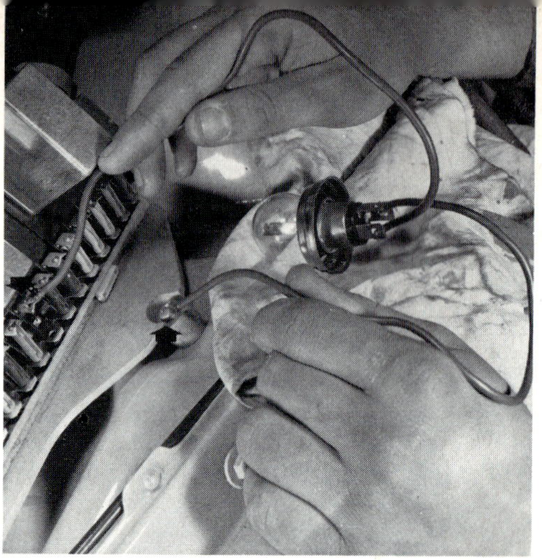

Bei Arbeiten an der Auto-Elektrik muß man oft wissen, ob an dieser oder jener Klemme oder an einem Kabel Strom anliegt. Dazu gibt es preiswerte Elektrik-Prüflampen im Zubehörhandel, man kann sich aber auch selbst eine Behelfs-Prüflampe aus einer Scheinwerferlampe und zwei angedrillten Kabelstücken basteln. Dann hält man das eine Kabelende an die zu prüfende Klemme und das andere Kabelende an „Masse", also an eine unlackierte und daher gut leitende blanke Stelle der Karosserie, wie z. B. hier an die blanke Halteschraube (schwarzer Pfeil) der Sicherungsplatte. Liegt Strom an, muß die Prüflampe brennen. Hier wird gerade an der oberen Kontaktzunge der Sicherung Nr. 10 der Stromzufluß geprüft. Die Sicherung muß dazu herausgenommen werden, weil auf irgendwelchen Umwegen auch einmal Strom in umgekehrter Richtung fließen kann. Diese Prüfmethode kann keine Kurzschlüsse geben, wenn man nicht mit einem Kabelende unvorsichtig zugleich „Plus" und „Masse" berührt.

Stromweg prüfen

Ob unsere vorseitige Sicherungstabelle (oder die Deckeleinprägung oder Ihre Betriebsanleitung) genau stimmt, können Sie aber selbst ohne große Schwierigkeit nachprüfen. Warten Sie damit nicht, bis Sie dort von einer Störung überrascht werden, sondern benutzen Sie ein nächstpassendes Wochenende dazu und korrigieren Sie erforderlichenfalls entsprechend die Sicherungstabelle.

- Verbraucher einschalten (bei vielen muß dazu die Zündung eingeschaltet werden), Funktion des Stromverbrauchers prüfen.
- Stromverbraucher wieder ausschalten.
- Zuständige Sicherung zwischen ihren Sicherungszungen herausziehen.
- Stromverbraucher wieder einschalten. Wenn er jetzt nicht mehr funktioniert, war die Sicherung »zuständig«.
- Mit Elektrik-Prüflampe oder Behelfsprüflampe, wie im Bild oben gezeigt, an der oberen Sicherungszunge (dort liegt bei allen Sicherungen des Audi 80 der eingeschaltete Strom an) einen Kontakt der Prüflampe andrücken, den zweiten an »Masse« (blanke Schraube der Karosserie) drücken: Die Prüflampe muß brennen.
- Von Helfer Verbraucher ausschalten lassen: Prüflampe muß verlöschen.
- Bei anderer Schaltung Ihres Fahrzeugs wird die Prüflampe anders reagieren. Dann müssen bei herausgenommener Sicherung und angelegter Prüflampe alle in Betracht kommenden Stromverbraucher an- und ausgeschaltet werden, bis die Prüflampe aufleuchtet.
- Schaltungsabweichung notieren.
- Sicherung zuletzt wieder einsetzen.

Bei dieser Suche nach den jeweils an die Sicherungen angeschlossenen Verbraucher dürfen nicht alle Sicherungen herausgenommen werden, denn manche, über Schaltrelais stromversorgte Verbraucher sind von 2 Sicherungen in ihrer Funktion abhängig.

Fingerzeig: *Wenn ein Stromverbraucher ausfällt, kann es auch daran liegen, daß die Haltezungen der Sicherung locker und oxydiert sind, so daß der Strom nicht hindurchfließen kann. Sicherung herausnehmen, Sicherungszungen zusammendrücken, Sicherung wieder einsetzen und mehrmals in den zusammengedrückten Sicherungszungen drehen, damit sich die Berührungsflächen gegeneinander blank reiben und wieder einwandfreier Kontakt hergestellt ist.*

Gebremstes Gewitter

In der Statistik der freundlichen Straßenwachtfahrer der Automobilclubs rangieren die Hilfeleistungen bei Störungen in der Zündanlage an erster Stelle. Das liegt daran, haben die Straßenwachtfahrer festgestellt, daß viele Autofahrer die Vorwarnzeichen, die auf eine bevorstehende Elektrik-Störung hinweisen, nicht erkennen, nicht ernst nehmen oder die entsprechende Wartung und Instandsetzung sich selbst zugetraut haben, ohne die rechten Kenntnisse dazu zu besitzen. Gestatten Sie uns darum in den ersten Abschnitten dieses Kapitels ein wenig Theorie. Das ist in der Elektrik ja alles kein Teufelswerk, sondern ganz logisch aufgebaut und durchschaubar, wie wir zu Anfang des Batteriekapitels schon festgestellt haben. Also:

Wie der Zündfunke entsteht

Den Blitz für die Entflammung des Feuerchens im Zylinder erzeugt die Zündkerze. Für den Strom dazu sorgt die Batterie bzw. die Lichtmaschine. Soweit weiß das jeder Fahrschüler. Was aber zwischen Batterie und Zündkerze geschieht, das liegt schon etwas mehr im Dunkeln. Denn die schlichten 12 Volt aus der Batterie genügen ja nicht, um gegen den Druck des zusammengepreßten Kraftstoff-Luft-Gemisches im Zylinder einen so kräftigen Zündfunken an der Zündkerze überspringen zu lassen, wie dort notwendig ist. Das gelingt nur durch Hochspannung, die beim Auto-Motor weit über 10 000 Volt betragen muß. Die Stromstärke spielt in diesem Zusammenhang kaum eine Rolle, denn ein Funke springt zwischen zwei Polen nur durch eine hohe Spannung, aber nicht durch eine hohe Stromstärke über. Die 12 Volt der Batterie müssen also in Hochspannung verwandelt werden und außerdem muß geregelt sein, wann und an welcher Zündkerze der Zündfunke überzuspringen hat.

Ein elektrischer Strom kann nur fließen, wenn der Stromkreis geschlossen ist. Bei der Zündanlage gibt es zwei Stromkreise, die gewissermaßen ineinander verschlungen sind. Im ersten, dem Primär-Stromkreis, fließen die 12 Volt Spannung von Batterie oder Lichtmaschine und im zweiten, dem Sekundär-Stromkreis, der hochgespannte Strom für den kräftigen Zündfunken.

Fangen wir mit dem Primär-Stromkreis an. Dieser Strom fließt vom Pluspol der Batterie und der Lichtmaschine über das Zündschloß zur Zündspule, darin durch eine Wicklung aus dickem Draht – die Primär-Wicklung – weiter von der Zündspule zum »Untergeschoß« des Verteilers, der den Primär-Strom über den Unterbrecher, solange dieser geschlossen ist, wieder an »Masse« leitet. Damit wäre der Primär-Stromkreis geschlossen. In der dicken Drahtwicklung der Zündspule entsteht dabei ein magnetisches Feld, das durch einen Eisenkern in der Mitte noch verstärkt wird. Wenn nun der Unterbrecher im »Untergeschoß« des Verteilers den Primär-Stromkreis unterbricht, fällt das Magnetfeld um die Primärwicklung der Zündspule schlagartig zusammen. Dabei entsteht (durch Induktion) in einer zweiten Drahtwicklung der

Zündspule, der Sekundär-Wicklung, die aus vielen Lagen dünnen Drahtes gewickelt ist, ein plötzlicher Stromstoß (korrekter: Spannungsstoß) von weit über 10 000 Volt für den Zündfunken. Dieser wird von der Zündspule in das »Obergeschoß« des Verteilers an den sich drehenden Verteilerfinger geleitet, der ihn jeweils einer Zündkerze weitergibt. Dort springt der hochgespannte Sekundär-Strom als Zündfunke zwischen den Zündkerzenelektroden über, so daß auch dieser Stromkreis geschlossen ist.

Fingerzeig: *Bei Störungen in der Zündanlage brauchen Sie niemals nach einer durchgebrannten Sicherung zu suchen, denn die Teile der Zündanlage erhalten ihren Strom ohne zwischengeschaltete Sicherung.*

Das Lenk-Anlaß-Schloß

Mit Batterie und Lichtmaschine als Stromquellen für die Zündanlage und als mögliche Störungsursache haben wir uns bereits befaßt. So käme auf dem Weg des Zündstromes bei unserem Audi 80 zunächst das Zündschloß.
Das Lenk-Anlaß-Schloß ist ein Kind unserer Gesetze, wonach ein Auto mehrfach gegen Diebstahl geschützt sein muß (was die einschlägigen »Fachkräfte« nur geringfügig beeindruckt). Einmal hat das Lenk-Anlaß-Schloß die Lenkung des abgestellten Fahrzeugs zu blockieren, zum anderen als Zündschloß nur dem Zündschlüssel-Besitzer das Starten des Motors zu gestatten.

Defekt im Lenkschloßteil

Die Sperrung der Lenkung besorgt der – in Fahrtrichtung gesehen – hinten liegende Schließzylinder, in den der Zündschlüssel gesteckt wird. Der Austausch des Schließzylinders (und bei gesperrter Lenkung der Ausbau des ganzen Lenk-Anlaß-Schlosses) ist beispielsweise notwendig, wenn der Zündschlüssel im Schloß abgebrochen ist und sich der »Bart« nicht mehr aus dem Schloß manipulieren läßt oder wenn die Zündschlüssel verloren gingen. Dieser Ausbau ist schwierig, weil dazu außer der Verkleidung unter dem Armaturenbrett auch das komplette Lenkrad ausgebaut (siehe Seite 156), ein Loch an ganz bestimmter Stelle in das Lenkschloßgehäuse gebohrt werden muß und schließlich vom zuverlässigen Funktionieren des einrastenden Sperrbolzens (er darf ja nicht plötzlich während der Fahrt einschnappen) die Sicherheit des Fahrers abhängt. Diese Arbeit sollten Sie also im Bedarfsfall unbedingt der Werkstatt überlassen.

Defekt im Zündschloßteil

Bei Verdacht auf ein defektes Zündschloßteil (nach Störungsfahrplan in der vorderen Buchklappe) läßt sich dieses jedoch ohne große Schwierigkeiten überprüfen und notfalls austauschen, denn es sitzt, unabhängig vom Schließzylinder und nur durch eine Schaltwelle mit diesem verbunden, vorne – in Fahrtrichtung gesehen – im Schloßgehäuse. Ausbau des Lenkrades und Ausbohren der sogenannten »Abreißschrauben« im Haltebügel des Schlosses ist dazu nicht notwendig, man muß nur die linksseitige Verkleidung unterhalb des Armaturenbrettes mit dem linken Ablagefach vorher ausbauen.

Armaturenbrett-Verkleidung abbauen

Zu allen Arbeiten hinter und unter dem Armaturenbrett muß die entsprechende Verkleidung ausgebaut werden. Obwohl bezüglich des Zündschlosses nur die linksseitige Verkleidung (bei manchen Modellen auch die mittlere Abdeckung) wichtig ist, geht es doch »in einem Aufwaschen«, wenn es hier für die gesamte Verkleidung beschrieben wird. Man braucht einen Kreuzschlitzschraubenzieher:

■ Das Mittelteil sitzt genau unter der Heizungsbetätigung und über dem Getriebetunnel. In der Unterkante des Armaturenbrettes ist es mit 2 (bzw. bei

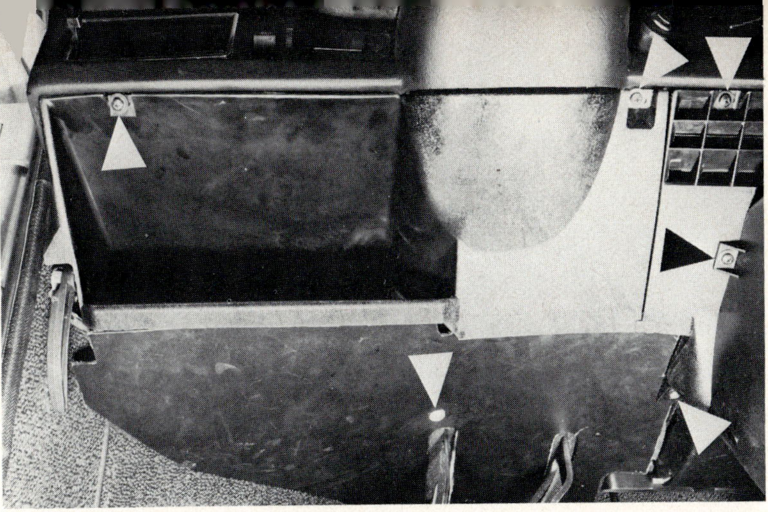

Das Bild zeigt die Halteschrauben der Abdeckung unter dem Armaturenbrett. Die beiden weißen Pfeile an der rechten Bildkante zeigen auf die Blechschrauben an der linken Seite der mittleren Abdeckung, an deren rechter Seite symmetrisch zwei weitere Blechschrauben die Abdeckung am Karosserieblech halten. Der schwarze Pfeil in der Mitte der rechten Bildkante zeigt auf die linksseitige Halteschraube der Mittelkonsole des GT. Die linke Abdeckung wird von 3 Blechschrauben gehalten: zwei in der Unterkante des Armaturenbrettes und eine direkt über dem Kupplungspedal. Den Ausbau der Armaturenbrett-Abdeckung erläutert der nebenstehende Text.

dort sitzenden Luftdüsen mit 3) Blechschrauben und unten über dem Getriebetunnel rechts und links außen mit je einer Blechschraube befestigt. Zur linken Abdeckung hin ist die Pappe mit einer Blechklammer (von Hand abziehen) verbunden. Bei den Ausführungen mit Zigarrenanzünder (bei anderen Modellen sitzt dieser im Armaturenbrett) hinter diesem den Kabelstecker bei Herausnehmen der Abdeckung abziehen. Vorsicht, dieser Steckkontakt führt immer Strom! Zur Vermeidung von Kurzschlüssen (Sicherung Nr. 7 bzw. 9 brennt durch) entweder Minuskabel der Batterie lösen oder den Steckkontakt hinter dem Zigarrenanzünder (serienmäßig rot-schwarzes Kabel) mit isolierendem Material umwickeln.

■ Vor dem Ausbau der linksseitigen Abdeckung muß in der Regel zuerst die mittlere Abdeckung demontiert werden, da die seitlichen Kanten unter letzterer sitzen. Die linksseitige Abdeckung, die aus der eigentlichen Abdeckung über den Pedalen und dem davon getrennten Ablagefach besteht, reicht um die Lenksäule herum. Die rechte obere Halteschraube (Kreuzschlitz-Blechschraube) liegt also dicht rechts oben neben der Lenksäule. Insgesamt 3 Blechschrauben lösen – die eben genannte, eine über dem Kupplungspedal, eine links oben unter der Armaturenbrettunterkante. Abdeckung und Ablagefach nach unten wegziehen.

■ Die rechte Abdeckung kann in der Regel auch erst nach dem Ausbau der mittleren Abdeckung demontiert werden. Unabhängig davon läßt sich aber das Handschuhfach darüber für sich ausbauen, in dem bei geöffneter Klappe innen hinten oben die beiden Sechskantmuttern (SW 10) des Klappenscharniers gelöst werden. Danach unten rechts am rechtsseitigen Radkastenblech eine Blechschraube und die Abdeckpappe herausziehen.

Zündschloß prüfen

An der Zündschloß-Rückseite ist ein Mehrfach-Kabelstecker auf die Kontaktzungen des Anlaß-Schlosses aufgeschoben, den man (mit leichter Schraubenzieherhebelunterstützung) abziehen kann (Bild nächste Seite). In diesem Mehrfach-Stecker sind 5 Kabel für die 5 Kontaktzungen des Zündschlosses zusammengefaßt, neben denen (erst nach Ausbau des Zündschloßteils), die Klemmen-Normbezeichnungen eingeprägt sind:

■ Klemme 30: erhält dauernd Strom durch das rote Kabel von der Batterie über die Sicherungsplatte, doch ohne über eine Sicherung zu laufen.

■ Klemme 15: erhält beim Weiterdrehen des Zündschlüssels Strom von Klemme 30 und liefert ihn durch ein schwarzes Kabel an die Klemme 15 der Zündspule, außerdem an die Ladekontrolle (siehe Seite 112) und alle Strom-

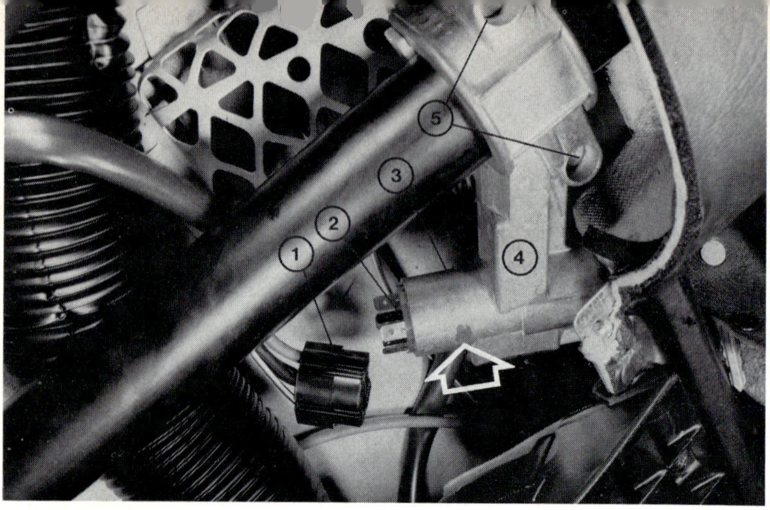

Nach Ausbau der linken Armaturenbrett-Abdeckung sieht man mit ein wenig „Bodenakrobatik" unter dem Armaturenbrett die Lenksäule mit dem Lenk-Anlaß-Schloß. Mit hebelnden Bewegungen läßt sich der Mehrfach-Kabelstecker (1) von den Kontaktzungen (2) des Zündschloßteils (3) ziehen. Das Zündschloßteil kann nach Lockern der mit einem Lacktropfen gesicherten Madenschraube (Pfeil zeigt darauf) aus dem Zündschloßgehäuse gezogen werden. Schwieriger ist der Ausbau des Lenkschlosses (4), denn dazu sind die beiden Abreißschrauben (5), die das allzu leichte Demontieren des Lenkschlosses verhindern sollen, mit einem 8,5-mm-Bohrer auszubohren. Das ist also Werkstattarbeit, ebenso wie der ebenfalls mögliche gesonderte Ausbau des Schließzylinders, in dem der Zündschlüssel steckt.

verbraucher (zumeist indirekt), die nur bei eingeschalteter Zündung betriebsbereit sein sollen.

■ Klemme 50: erhält nur Strom von Klemme 30 während der Startstellung des Zündschlüssels und liefert ihn über ein rot-schwarzes Kabel an Klemme 50 des Anlassers.

■ Klemme X bzw. 75: erhält nur Strom von Klemme 30 bei eingeschalteter Zündung und leitet ihn weiter durch ein weiß-schwarzes Kabel an Klemme 75 des Hauptlichtschalters, wodurch das Hauptlicht-Relais bei Betätigen des Lichtschalters einen »Schaltstrom« erhält, der das Relais »umschnappen« läßt und ihm dadurch Strom für die Hauptscheinwerfer zuführt (Sie haben es ja schon bemerkt: Deshalb brennen Fern- und Abblendlicht an Ihrem Audi 80 nicht, wenn die Zündung ausgeschaltet ist).

■ Klemme P oder 83: erhält nur bei ausgeschalteter Zündung Strom von Klemme 30 und leitet ihn durch ein graues Kabel an den Blinkerhebel, der ihn nur bei ausgeschalteter Zündung als Parklichtstrom je nach Stellung an das rechte bzw. linke Stand- und Schlußlicht weitergibt. Beim Einschalten der Zündung wird die Klemme P bzw. 83 sofort stromlos.

Zündschloßteil ausbauen

Um den Stromdurchgang durch das Zündschloß zu prüfen, brauchen Sie beim Audi 80 nicht mit einer Prüflampe unter dem Armaturenbrett umherzutasten, wie dies bei anderen Fahrzeugen meist notwendig ist, sondern es ist einfacher, das Zündschloßteil auszubauen. Das ist am Audi 80 kein Problem, erfordert nur ein wenig Bodenakrobatik im Fußraum vor dem Fahrersitz (Taschen- oder Handlampe und Taschenspiegel dazu benutzen):

■ Linksseitige Abdeckung und Ablagefach ausbauen.

■ Mehrfach-Kabelstecker am Zündschloß abziehen (Bild oben).

■ Das Zündschloßteil wird nur von einer sogenannten »Madenschraube« (ein feines Schräubchen ohne Schraubenkopf) im Schloßgehäuse gehalten. Wo sie sitzt, zeigt der Pfeil im Bild oben. Mit feinem Schraubenzieher (Uhrmacher-Schraubenzieher) die Madenschraube so weit lockern, daß sich das Zündschloßteil an den Kontaktzungen leicht mit den Fingern herausziehen läßt.

■ Mit Taschenlampenbatterie, Taschenlampenbirnchen und zwei Drahtstückchen kleine Prüflampe basteln und den einen Draht fest mit Klemme 30 des Zündschalters verbinden. Das spielt sich auf dem Werktisch ab.

■ Mit breitem Schraubenzieher Schaltwelle des Zündschalters wie mit Zündschlüssel herumdrehen und bei jeder Schaltstellung mit der Taschenlampenbatterie und dem Taschenlampenbirnchen nach der Beschreibung im vorhergehenden Abschnitt prüfen, ob die entsprechenden Klemmen Strom erhalten (Birnchen muß brennen).

■ Zuletzt Schaltwelle wieder in Ausgangsstellung zurückdrehen (sonst greift sie nicht in die Welle vom Lenkschloß her ein) und Zündschloßteil wieder einbauen, wenn es in Ordnung ist oder bei Defekt durch neues Zündschloßteil ersetzen. Madenschraube mit einem Lacktropfen gegen selbständiges Lösen sichern.

■ War trotz Zündstörung das Zündschloß selbst in Ordnung, müssen Sie noch mit einer richtigen Autoelektrik-Prüflampe (oder Behelfs-Prüflampe; Seite 122) kontrollieren, ob das rote Kabel überhaupt einwandfrei Strom anliefert. Dazu eine Klemme in den Steckkontakt des roten Kabels und die andere Klemme an die nächste blanke Montageschraube unter dem Armaturenbrett oder den Masseanschluß der zahlreichen braunen Minus-Kabel. Fehlt die Stromzufuhr, muß der Stromweg zwischen Batterie und Zündschloß nachgesehen werden.

Zündung »kurzschließen«

Falls Strom am roten zuführenden Kabel im Steckerteil anliegt und Sie wollen trotz defektem Zündschloß (oder abgebrochenem Schlüssel usw.) fahren, schieben Sie ein kurzes Kabelstückchen oder eine Büroklammer bei abgezogenem Mehrfachstecker in die Steckbuchse des schwarzen Kabels und die darunter liegende des roten Kabels – Ladekontrolle und Öldrucklampe brennen sofort, Sie haben die Zündung »kurzgeschlossen«. Wenn das Lenkschloß offen ist, können Sie den Wagen anschieben lassen oder – noch eleganter – mit einem feinen Schraubenzieher im Steckerteil von der Kurzschlußdrahtbrücke Strom zur Steckerbuchse des rot-schwarzen Kabels (Klemme 50) leiten – der Anlasser wird sich sofort drehen. Wenn der Motor angesprungen ist, Schraubenzieher sofort wieder wegziehen (bei dieser Bodenakrobatik Gaspedal mit einer Hand bedienen). Sie können abfahren (aber jetzt wieder sitzend). Der Mehrfachstecker bleibt abgezogen, achten Sie aber darauf, daß das lose Steckerteil mit der Drahtbrücke nicht an die Lenksäulenhalterung klappern kann (mit Papierstreifen umwickeln), sonst gibt es echten Kurzschluß und der Motor bleibt stehen.

Wenn Sie es eilig haben, aber der Zündschlüssel verloren ist (Tür- und Lenkschloß müssen allerdings geöffnet sein), dann geht der Notbehelf noch einfacher unter der Motorhaube: Sie wissen ja, es muß Strom vom Plus-Pol der Batterie über Klemme 30 an Klemme 15 der Zündspule gelangen. Beide Teile liegen unter der Motorhaube dicht beieinander und es genügt eine Kabelbrücke vom (bei Draufsicht linken) Plus-Pol der Batterie zum Vorwiderstand der Zündspule, so daß der Batteriestrom diesen Vorwiderstand durchlaufen muß, bevor er die Klemme 15 der Zündspule (im Zündspulengehäuse eingeprägt) erreicht – die Zündung ist eingeschaltet mit allem Komfort. Zum Motorabstellen müssen Sie allerdings die Kabelbrücke wieder wegziehen.

Die Zündspule

Die Zündspule ist wartungsfrei. Sie soll, um Kurzschlüsse oder »Kriechströme« (durch Schmutz und Feuchtigkeit abfließender Teilstrom) zu vermeiden, sauber und trocken gehalten werden. Wie die Zündspule prinzipiell funktioniert, ist zu Anfang dieses Kapitels, im Abschnitt »Wie der Zündfunke entsteht«, beschrieben. Ihren »Primärstrom« erhält sie an Klemme 15 über den (für die Zündspule des Audi vorgeschriebenen) Vorwiderstand. Er wird nach Durchgang durch die Primärwicklung von der Klemme 1 über das dort angeschlossene grüne Kabel zum Unterbrecher (im »Untergeschoß«

Die im Bild gezeigten Ziffern sind zugleich die Norm-Klemmenbezeichnungen an der Zündspule: 15 – Batteriestrom vom Zündschloß bei eingeschalteter Zündung, der vorher durch den Vorwiderstand laufen muß; 1 – Kabel von der „Ausgangsseite" der Zündspule zum Unterbrecher im „Untergeschoß" des Verteilergehäuses; 4 – Hochspannungszündstrom durch das dicke Hauptzündkabel zum Verteiler und weiter zu den Zündkerzen. Die Zündspule des Audi 80 darf nicht ohne Vorschaltwiderstand betrieben werden, denn sie ist aus den unten im Text aufgeführten Gründen nur für 9 Volt ausgelegt. Der Vorschaltwiderstand besteht aus feinen Drahtwicklungen mit genau 0,9 Ohm Widerstand, die entweder in einem Keramikblock (auf dem Bild rechts neben der Zündspule; schwarzer Pfeil) oder in einer Metallkapsel oder in einem genau 128 cm langen Spezial-Widerstandskabel eingebettet ist. Letzteres ist transparent mit violettem Streifen und zwischen Klemme 15 der Relaisplatte und Klemme 15 der Zündspule montiert. Dieses Spezialkabel darf nicht verkürzt werden, sonst stimmt der Widerstand nicht mehr. Bei Ersatz empfiehlt sich ein zuverlässiger Keramikblock-Widerstand.

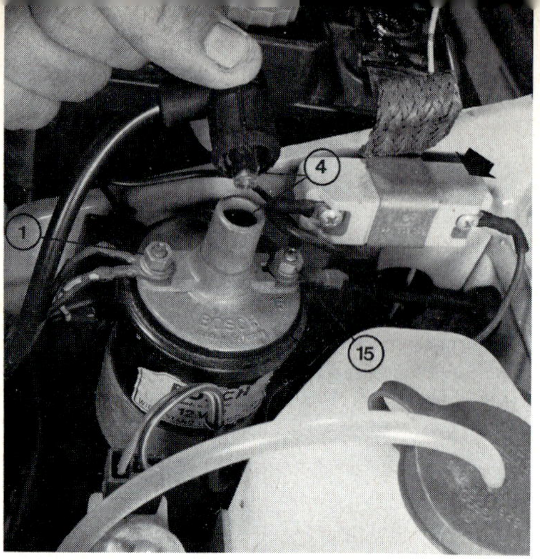

des Zündverteilers) weitergeleitet. Dort sind übrigens noch weitere mehrfarbige Kabel (für den Computer-Diagnose-Stecker und einen eventuellen Drehzahlmesser) angeschlossen. Der hochgespannte Zündstrom mit etwa 15 000 Volt Spannung (wegen der niedrigen Stromstärke trotzdem nicht tödlich, wenn man mal einen »Schuß« erwischt) kommt aus der mittleren Klemme 4 und wird über das Hauptzündkabel zum »Obergeschoß« des Zündverteilers weitergeleitet.

Der Zündspulen-Vorwiderstand

Trotz der Aufschrift »12 Volt« hat der Audi 80 keine echte 12-Volt-Zündspule, sondern diese Bosch-Zündspule vom Typ KW 12 Volt (im Zündspulenboden eingeprägt) ist auf echte 8 bis 9,5 Volt ausgelegt. Zum Schutz gegen die Bordnetzspannung von 12 bis 14 Volt muß diese Zündspule mit einem Vorschaltwiderstand betrieben werden, der beim Audi 80 in das schwarze Kabel zwischen Klemme 15 des Zündschlosses und Klemme 15 der Zündspule geschaltet ist. Der Vorschaltwiderstand von 0,9 Ohm besteht aus Drahtwicklungen, die entweder in einen kleinen Keramikblock oder eine Metalldose oder ein genau 128 cm langes Widerstands-Spezialkabel eingebettet sind.
Dieser Vorschaltwiderstand ermöglicht, daß die Primärwicklung der Zündspule mit weniger Windungen gebaut werden kann. Dadurch steigt beim Betrieb der Zündspule in den Unterbrecher-Intervallen der Primärstrom schneller auf seine volle Höhe an und dementsprechend kann die Zündspule auch bei hohen Drehzahlen (und entsprechend kurzen Unterbrecher-Intervallen) eine hohe Sekundärspannung für den Zündfunken abgeben, der Zündfunken muß also besonders kräftig sein. Außerdem hilft der Vorwiderstand, daß die Unterbrecherkontakte geschont werden (sie leben länger) und verhindert, daß sich die Zündspule überhitzen kann, sie wird »ruhestromsicher«. Das ist wichtig, wenn die Zündung eingeschaltet wird, der Motor aber nicht läuft und die Unterbrecherkontakte sind zufällig geschlossen. Dann heizt der ständig durch die Zündspule fließende Strom eine Zündspule ohne Vorwiderstand bis zur Zerstörung auf.

Stromumweg beim Starten

Vielleicht erinnern Sie sich noch aus dem Abschnitt über den Anlasser, daß dieser Kraftprotz bei seiner Startarbeit die Batterie ganz schön in die Knie zwingt, so daß das Bordnetz in diesem Augenblick nur noch etwa 8,5 bis 9,5 Volt Spannung hat. Dazu noch den Vorwiderstand der Zündspule, da hätte die Zündspule eine arg magere Spannung für einen kräftigen Zündfunken beim Starten. Deshalb finden Sie an Klemme 15 der Zündspule ein zweites schwarzes Kabel, das mit Klemme 16 des Anlassers verbunden ist. Diese Klemme 16 ist normalerweise stromlos. Wenn jedoch der Anlasser gestartet wird, verbindet dessen Magnetschalter diese Klemme 16 direkt mit der Klemme 30 am Anlasser, so daß der volle Strom der Batterie, der in diesem Augenblick allerdings bei etwa 9 Volt liegt, über Klemme 16 direkt an Klemme 15 der Zündspule unter Umgehung des Vorwiderstandes geleitet wird. Die Zündspule hat also zu einem kräftigen Zündfunken ihre normale Spannung. Im gleichen Augenblick, in dem der Anlasser abgeschaltet wird, weil der Motor läuft, wird auch Klemme 16 wieder stromlos.

Scheinwerferlampe als Vorwiderstand-Ersatz

Aus dieser Erläuterung ist ersichtlich, daß die 12-Volt-Zündspule vom KW-Typ niemals (außer beim Starten) ohne Vorschaltwiderstand betrieben werden darf. Haben Sie beispielsweise mit Hilfe einer Prüflampe oder eines Voltmeters ermittelt, daß der Vorschaltwiderstand keinen Stromdurchgang hat, darf auf keinen Fall das dünne schwarze stromzuführende Kabel vom defekten Vorwiderstand direkt an Klemme 15 der Zündspule angeschlossen werden. Die mit Überspannung betriebene Zündspule kann nach kurzer Betriebszeit regelrecht explodieren.
Aber man kann sich bei defektem Vorwiderstand selbst helfen: Falls Sie eine intakte Zweifaden-Glühlampe zur Hand haben (die sollte man sowieso als Ersatz stets bei sich haben), besitzen Sie bereits einen brauchbaren Vorwiderstand-Ersatz. Beide Kabel am defekten Vorwiderstand lösen, ein Kabel mit der Masse-Kontaktzunge (Klemme 31 der Glühlampe), das andere mit beiden (nicht nur mit einer!) Kontaktzungen für Fern- und Abblendlicht (Klemmen 56 a und 56 b) der Glühlampe verbinden. Die damit »parallel geschalteten« Fern- und Abblendlichtfäden haben zwar mit etwa 1,6 Ohm einen etwas höheren Widerstand als der reguläre Vorwiderstand, aber es funktioniert. Man muß nur darauf achten, daß die unter der Zündspule hängende Glühlampe nicht mit ihren Kontakten an Masse kommt oder durch Klappern gegen das Autoblech ihre Glühfäden zerstört werden.

Zündspule und Vorwiderstand prüfen

Mangelhafte oder gar nicht vorhandene Zündfunken können unwahrscheinlich viele Ursachen haben (wenn der Motor nicht will: siehe »Störungsfahrplan« in der vorderen Buchklappe als Pfad durch diesen Dschungel). Für eine Fachwerkstatt und vor allem für einen Bosch-Dienst ist es kein Problem, mit ihren Meßgeräten eine schlappe Zündspule zu erkennen, aber es gibt auch einige behelfsmäßige Prüfmethoden, von denen die wichtigste das nachstehende Bild zeigt.

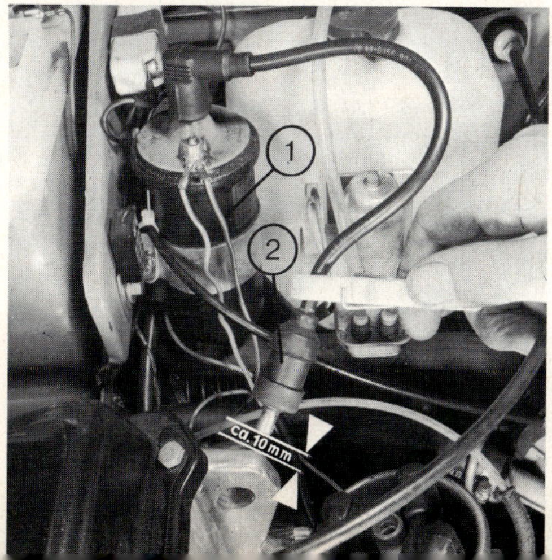

Wenn der Verdacht besteht, daß die Zündspule (1) keinen einwandfreien hochgespannten Zündstrom liefert (was viele Ursachen außer der Zündspule selbst haben kann, z. B. Kondensator oder Unterbrecher), ist dies die erste behelfsmäßige Prüfung: Dazu das dicke Hauptzündkabel aus der Mittelbuchse des Zündverteilerkopfes ziehen, Gummimanschette am Kabelende (2) zurückstreifen, damit blankes Kabelende herausschaut. Motor (ohne Gasgeben) von Helfer starten lassen und Hauptzündkabelende auf etwa 10 mm gegen Motorblock halten (am besten mit einer Wäscheklammer halten, denn es können Zündfunken auf die haltenden Finger überschlagen, was zwar nichts schadet, aber unangenehm ist). Springen kräftige Funken zwischen Kabelende und Motorblock über, ist die Zündstromlieferung wahrscheinlich in Ordnung. Sie kann bei hohen Drehzahlen aber trotzdem versagen.

Wenn Sie in das Innere des Zündverteilers eindringen wollen, sollten Sie nicht versuchen, mit den Fingernägeln die beiden Halteklammern (auf die eine zeigt der linke weiße Pfeil) für den Verteilerkopf abzuziehen, dabei brechen nur die Fingernägel ab. Stattdessen, wie hier gezeigt, die Halteklammern, mit einem schmalen Schraubenzieher abhebeln. Dann läßt sich der Verteilerkopf nach oben abziehen.
Beim Aufsetzen des Verteilerkopfes darauf achten, daß er seitenrichtig genau in seinen Einrastkerben im Verteilergehäuserand sitzt und sich seitlich nicht mehr verdrehen läßt. Dann mit dem Daumen die beiden Halteklammern andrücken.
Der hier gezeigte Zündverteiler ist mit einem Metalltrichter abgeschirmt, um Radiostörungen zu vermeiden. Der rechte weiße Pfeil zeigt auf das dann notwendige Masseanschlußkabel, das die vom Trichter aufgefangenen Störimpulse ableitet.

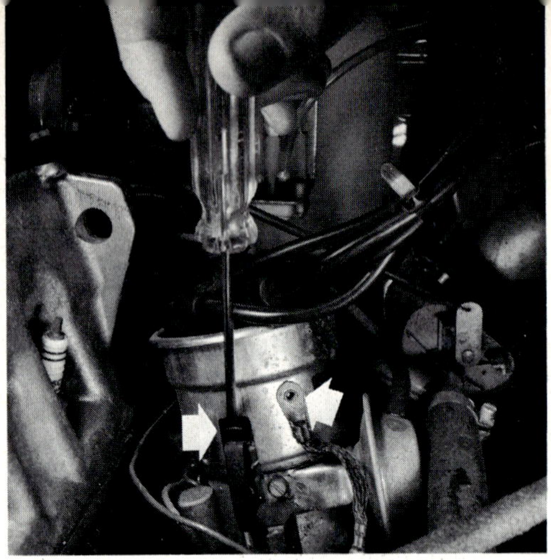

War diese Hochspannungsprüfung unbefriedigend, müssen Sie feststellen, ob die Kontakte der Zündspule und des Vorwiderstandes überhaupt Strom erhalten. Am besten eignet sich dazu die auf Seite 122 gezeigte selbstgebastelte Behelfs-Prüflampe, denn deren Eigenverbrauch (40 Watt) gibt durch unterschiedlich helles Leuchten auch den Hinweis, ob Vorwiderstand und Zündspulenwiderstand richtig funktionieren oder durch Kurzschluß überbrückt sind. Noch genauer ist ein parallel zur Behelfsprüflampe geschaltetes Voltmeter. Weniger geeignet ist eine reguläre Elektrikerprüflampe, denn deren geringer Eigenverbrauch zeigt nur, ob überhaupt Strom da ist, sagt aber nichts über die Widerstandswirkung.
Als Vorbereitung zu dieser Prüfung an Klemme 1 der Zündspule das grüne (zum Unterbrecher) und das rot-schwarze (Drehzahlmesser, Diagnose) Kabel lösen, damit der Stromweg über die Unterbrecherkontakte unterbrochen ist und durch die Behelfsprüflampe fließen muß.

■ Zündung einschalten: Lade- und Öldruck-Kontrolle müssen brennen.

■ Ein Ende des Prüflampenkabels (und Plus-Klemme des Voltmeters) an den außen liegenden Kontakt des Vorwiderstands drücken, das andere Ende (und Minus-Klemme des Voltmeters) an »Masse«: Die Lampe muß hell brennen, das Voltmeter zeigt etwa 11,5 Volt.

■ Die gleiche Prüfung am zur Zündspule hin liegenden Vorwiderstand-Kontakt. Die Lampe brennt etwas trüber, das Voltmeter zeigt etwa 8,5 Volt. Brennt nichts, Vorwiderstand unterbrochen. Brennt es so hell wie am Außenkontakt, Vorwiderstand durch Kurzschluß überbrückt.

■ Gleiches Ergebnis muß die Prüfung an Klemme 15 der Zündspule haben.

■ Gleiche Prüfung an Klemme 1 der Zündspule: Die Behelfs-Prüflampe brennt sehr trübe (Voltmeter zeigt etwa 5 Volt). Brennt nichts, Primärwicklung der Zündspule unterbrochen. Brennt sie zu hell, Kurzschlußüberbrükkung in der Zündspule. In beiden Fällen: Neue Zündspule.

■ Sind die Leucht(und Meß-)ergebnisse gut, gibt es aber trotzdem keinen guten Zündfunken, kann die Sekundär-(Hochspannungs-)Wicklung der Zündspule defekt sein. Oder es liegt am Kondensator.

Der Kondensator

Ein schwacher Zündfunke, dessen Ursache man in erster Linie in einem Fehler der Zündspule sucht, kann auch an einem defekten Kondensator liegen, der ja mit dieser durch ein Kabel über Klemme 1 der Zündspule verbunden ist. Eine genaue Prüfung des Kondensators auf »Durchschlag«, also

Kurzschluß, Isolationsverlust und ausreichende Kapazität ist nur in der Fachwerkstatt mit einem entsprechenden Prüfstand möglich.
Auch bei stark verschmorten Unterbrecherkontakten, die noch nicht lange in Betrieb sind, besteht der Verdacht, daß der Kondensator defekt ist. Aber langes Prüfen des Kondensators rentiert sich zumeist nicht. Wenn er verdächtig ist: Austauschen. Er kostet nur etwa 6,– DM.
Der Kondensator ist aber wahrscheinlich in Ordnung und die Unterbrecherkontakte (nächster Abschnitt) heben ordnungsgemäß ab, wenn sie folgende Prüfung bestehen: Prüflampe zwischen das von Klemme 1 an der Zündspule abgeschraubte grüne Kabel und diese Klemme 1 schalten. Von Helfer (ohne Gaspedalberührung) Anlasser starten lassen. Wenn die Prüflampe gleichmäßig an und aus blinzelt, sind beide Teile wahrscheinlich in Ordnung.

Der Unterbrecher

Er sitzt im »Untergeschoß« des Verteilers auf der Unterbrecherplatte, gegen »Masse« isoliert. Er bestimmt durch sein Abheben den Zündzeitpunkt. Vom Überspringen des Zündfunkens im richtigen Augenblick ist die Leistung des Motors abhängig. Die beste Leistung hat der Motor, wenn der Druck des brennenden Kraftstoff-Luft-Gemisches unmittelbar bei Beginn der Abwärtsbewegung des Kolbens am größten ist. Da nun aber das Kraftstoff-Luft-Gemisch stets eine gleichbleibende Zeit zum vollen Entflammen braucht – es ist zwar nur rund 1/3000 Sekunde, aber das spielt bei der rasenden Geschwindigkeit des Kolbens schon eine Rolle –, muß mit steigender Drehzahl der Zündzeitpunkt immer früher gelegt werden. Wird er allerdings zu früh gelegt, schlägt das bereits entflammte Kraftstoff-Luft-Gemisch dem noch aufwärts strebenden Kolben entgegen. Gibt man zu wenig Frühzündung, wird die Energie des Kraftstoffes nicht vollständig ausgenutzt.

Automatische Zündverstellung

Diese Verstellung des Zündzeitpunktes bei steigender Motordrehzahl übernimmt beim Zündverteiler des Audi der Fliehkraftversteller. Da aber das Entflammen des Kraftstoff-Luft-Gemisches auch von seiner Konzentration abhängig ist und bei nur halb durchgetretenem Gaspedal, bei »Teil-Last«, das verringerte Kraftstoff-Luft-Gemisch »langsamer« verbrennt, muß in diesem Fall der Zündzeitpunkt zusätzlich früher gelegt werden, dagegen bei Vollgas am Berg später liegen.

Die Unterdruckverstellung

Diese Frühzündung bei Teillast besorgt die zusätzliche Unterdruckverstellung am Zündverteiler. Diese Unterdruckverstellung bewirkt eine seitlich am Zündverteiler angebrachte Blechdose, die durch eine dünne Saugleitung mit der

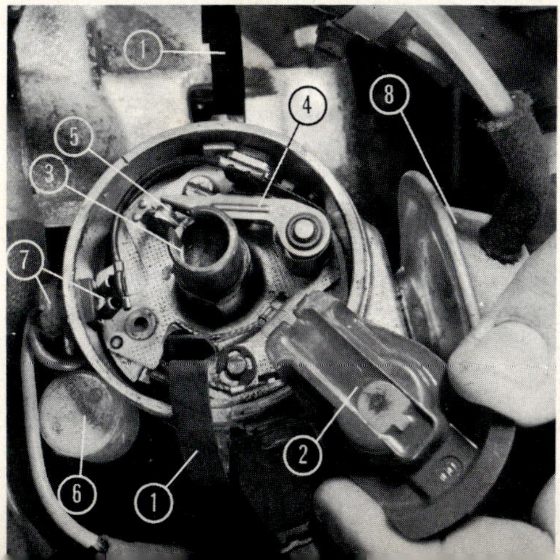

Blick in den geöffneten Zündverteiler: 1 — Halteklammern des Verteilerkopfes (Handhabung im Bild links oben gezeigt); 2 — Verteilerfinger, auch als Verteilerläufer bezeichnet; 3 — Verteilerwelle mit Kerbe für den Verteilerfinger; 4 — Unterbrecherhebel oder Unterbrecherhammer; 5 — Unterbrecherkontakte; 6 — Kondensator außen am Verteilergehäuse; 7 — Klemmanschluß für das Normkabel 1 von der Zündspule; 8 — Unterdruckdose zum Verstellen des Zündzeitpunktes. Der Verteilerfinger (2) und der hier bereits weggenommene Staubschutzdeckel, der den Unterbrecher unterhalb des Verteilerfingers abschließt, bilden eine zueinander passende Kombination, denn die Unterkante des Fingers läuft in einer angepaßten Rille des Staubschutzdeckels. Darauf muß man beim Kauf eines neuen Verteilerfingers achten, denn beide wurden im Januar 1975 leicht abgeändert, so daß nur paarweiser Austausch möglich ist.

Ansaugleitung des Motors kurz vor der Drosselklappe im Vergaser verbunden ist. Wenn dort bei nur teilweise durchgetretenem Gaspedal ein kräftiger Unterdruck entsteht, zieht dieser über die Saugleitung in der Unterdruckdose eine Membrane an, von der eine kleine Zugstange in den Verteiler hineinreicht und dort die drehbare Unterbrecherplatte anzieht. Dabei wird die Unterbrecherplatte entgegen der Drehrichtung des Verteilernockens gezogen, so daß die Unterbrecherkontakte früher geöffnet werden. Die Unterdruckstellung muß je nach Motordrehzahl etwa 5 bis 8 Grad Verstellung in Richtung Frühzündung bewirken.

Mit Unterdruck auf »spät«

Da bei den Automatik-Fahrzeugen der Motor besonders ruckelfrei abgestimmt sein muß, haben ab Herbst 1974 die mit Automatik-Getriebe ausgestatteten Audi 80 eine doppelt wirkende Unterdruckdose mit 2 angeschlossenen Saugleitungen zum Vergaser. Diese doppelte Unterdruckverstellung finden wir auch bei allen seit September 1975 gebauten 1,6-Liter-Motoren mit 75 und 85 PS. Der nach außen gerichtete vordere Teil dieser dicken Unterdruckdose bewirkt die im vorhergehenden Abschnitt beschriebene Frühzündungsverstellung im Teillastbereich. Der hintere Teil dieser doppelten Druckdose, dessen Saugschlauch **hinter** der Drosselklappe im Vergaser angeschlossen ist, bewirkt das Gegenteil und zieht im Leerlauf und bei Schiebebetrieb des Motors (wenn also die Drosselklappe dicht geschlossen ist und deshalb hinter der Drosselklappe durch die Saugwirkung des Motors Unterdruck herrscht) in Richtung »Spätzündung«. Deshalb wird bei dieser doppelten Unterdruckdose der vordere Teil die »Frühdose« und der hintere die »Spätdose« genannt.
Bei dieser gegensätzlich steuerbaren Unterdruck-Zündzeitpunkteinstellung ist überdies der Saugschlauch nicht direkt vom Zündverteiler zum Vergaser geführt, sondern macht einen kleinen Umweg über ein thermopneumatisches Ventil, das im Kühlungskreislauf eingebaut ist und den Saugweg erst freigibt, wenn die Kühlflüssigkeit über 16 °C warm geworden ist. Darunter ist die Saugleitung gesperrt, so daß der kalte Motor nicht durch unterdruckgesteuerte Frühzündung beeinflußt werden kann.
Das ist ein recht kompliziertes System, das bei der Zündzeitpunkteinstellung nicht übersehen werden darf (siehe Seite 136), sonst arbeitet der Motor nachher unwirtschaftlich. Dieses doppelte Unterdrucksystem trägt überdies wesentlich zur Entgiftung der Abgase bei Leerlauf bei.

Unterdruckverstellung prüfen

Ob die Unterdruckverstellung für die Frühzündung funktioniert, läßt sich, allerdings ohne genaue Meßwerte, selbst prüfen: Den dünnen Schlauch, der vom Vergaser her zur Unterdruckdose führt, an dieser abziehen und mit der Fingerspitze fest zuhalten. Von Helfer Motor starten und in erhöhter Drehzahl (etwa 3000 U/min) halten lassen. Wenn Drehzahl gleichmäßig ist, dünnen Schlauch schnell auf Röhrchen der Unterdruckdose schieben. Da nun vom Vergaser her Luft durch den Schlauch angesaugt wird, muß die Unterdruckverstellung in diesem Teillast-Bereich in Aktion treten, wodurch die Motordrehzahl ohne Gaspedalveränderung sofort merklich erhöht wird. Falls Motordrehzahl nicht etwas schneller, Unterdruckverstellung wahrscheinlich gestört.

Der Fliehkraftregler

Der Fliehkraftregler wirkt »innerlich« auf die Nocken der Verteilerwelle. Diese ist nämlich kein Stück aus einem Guß, sondern in Antriebswelle und Verteilerwelle geteilt. Beide sind beweglich ineinandergesteckt. Damit sie beweglich bleiben, müssen sie geschmiert werden (siehe Seite 44).

Die Trägerplatte des Fliehkraftverstellers sitzt nun im Verteilergehäuse unter der Unterbrecherplatte fest auf der Verteiler-Antriebswelle. Je schneller sich diese dreht, um so intensiver drücken die Fliehgewichte auf ihrer Trägerplatte gegen einen »Mitnehmer«, der seinerseits die eigentliche Verteilerwelle mit den Nocken zusätzlich in ihre Drehrichtung bewegt. Dadurch werden mit zunehmender Drehzahl die Unterbrecherkontakte früher geöffnet und zunehmende Frühzündung erreicht. Bei abnehmender Drehzahl machen dies kleine Spiralfedern wieder rückgängig. Insgesamt bewirkt die Fliehkraftverstellung je nach Motor-Modell 11 bis 16 Grad Verstellung in Richtung Frühzündung. Je nach Belastung und Drehzahl addiert sich ein Teil der Fliehkraftverstellung mit einem Teil der Unterdruckverstellung.
Die Fliehgewichte und deren Rückholfedern sind genau aufeinander abgestimmt. Eine fehlerhafte Veränderung oder eine Störung kann nur die Fachwerkstatt feststellen. Eine Störung kann man vermuten, wenn der Motor bei sonst einwandfreier Zündanlage in höheren Drehzahlbereichen nicht auf Leistung kommt, obgleich der Zündzeitpunkt einwandfrei eingestellt ist.

Die Unterbrecher-Kontakte

An den Kontakten des Unterbrechers, am Hammer und am Amboß, bewirkt das ständige Öffnen und Schließen des Stromkreises einen unvermeidbaren Verschleiß durch Abbrand, Verschmoren oder Metallwanderungen. Durch den Gleichstrom bilden sich am Hammer kleine Krater und am Amboß kleine Höcker, die sich in den Krater einfügen. Das stört zu Anfang nicht weiter, macht aber eine genaue Messung des Kontaktabstandes mit der Fühllehre unmöglich (siehe Abschnitt »Kontaktabstand behelfsmäßig einstellen«).

Unterbrecherkontakte prüfen

Wartungspunkt Nr. 38

Die Unterbrecherkontakte sollen alle 15 000 Kilometer ersetzt werden; die verschleißärmeren seit September 1974 dagegen erst nach 30 000 km. Bei einwandfreier Zündanlage können sie aber auch länger aushalten.
Zum Prüfen der Unterbrecherkontakte Verteilerkappe nach Lösen der Halteklammern abheben und Verteilerfinger von der Verteilerwelle ziehen. Das Aussehen der Kontakte bedeutet:

- Kontakte silberartig, wie hell poliert: Zündanlage in Ordnung
- grauer Überzug durch Oxydation: Zu kleiner Kontaktabstand oder zu geringer Kontaktdruck
- verbrannt, blau angelaufen: Kondensator oder Zündspule nicht einwandfrei
- verkrustet: Öl, Fett oder Schmutz zwischen die Kontakte geraten.

Sind die Kontakte verkrustet oder verschmutzt, mit einem scharfkantigen Schraubenzieher oder Taschenmesser den Schmutz abschaben (keine Feile oder Schmirgelleinen dazu verwenden!). Anschließend ein Läppchen um einen dünnen Holzstab wickeln und mit Tetrachlorkohlenstoff tränken (ist als Flekkenreinigungsmittel in Drogerien bekannt). Damit die Kontakte abwischen. Benzin nicht dazu verwenden, da die Kontakte gegen Benzin empfindlich sind.

Unterbrecherkontakte austauschen

Wenn die Kontakte verbraucht sind, müssen sie durch neue ersetzt werden, (Preis etwa 4,– DM). Sind die alten Kontakte verschmort oder blau angelaufen, genügt das Austauschen allein nicht, es muß auch nach dem verursachenden Fehler in der Zündanlage (Kondensator oder Zündspule) gesucht werden.
Zum Auswechseln der Kontakte, Kabelschuh des Verbindungskabels zum Unterbrecherhebel innen am Verteilergehäuse abziehen und Festhalteschraube des Unterbrecher-»Amboß« auf der Unterbrecherplatte lösen. Unterbrecherkontakte herausheben.
Vor dem Einbau der neuen Kontakte die Lagerwelle des Unterbrecherham-

Beim Drehen der Verteilerwelle (im Audi 80 rechts herum – „im Uhrzeigersinn" von oben gesehen) heben die Nocken (auf einen der vier Nocken zeigt der untere weiße Pfeil) jeweils das Gleitstück (dicht neben dem unteren weißen Pfeil) und damit den Unterbrecherhammer (2) vom Kontakt (1) des Unterbrecher„Amboß" ab. Zum Verstellen des Unterbrecherkontaktabstandes wird die Amboß-Halteschraube (weißer Pfeil oben rechts) gelockert und mit einem Schraubenzieher zwischen den kleinen Verstellwarzen (weißer Pfeil oben links) und der davor liegenden Amboßplattenkerbe der Abstand reguliert. Das ist die vorschriftsmäßige Regulierung, aber wir machen es selbst anders mit der zwischen die Kontakte geklemmten Fühlerblattlehre 0,4 mm, wie im nebenstehenden Text beschrieben. Bei dieser Einstellung muß allerdings, im Gegensatz zum Bild, ein Verteilerwellennocken mit seiner höchsten Ausbiegung (unterer weißer Pfeil) haargenau unter dem Gleitstück (im Bild stattdessen dicht rechts daneben) liegen. Beim Einsetzen neuer Kontakte das Schmieren der Unterbrecherhammerwelle (3) nicht vergessen.

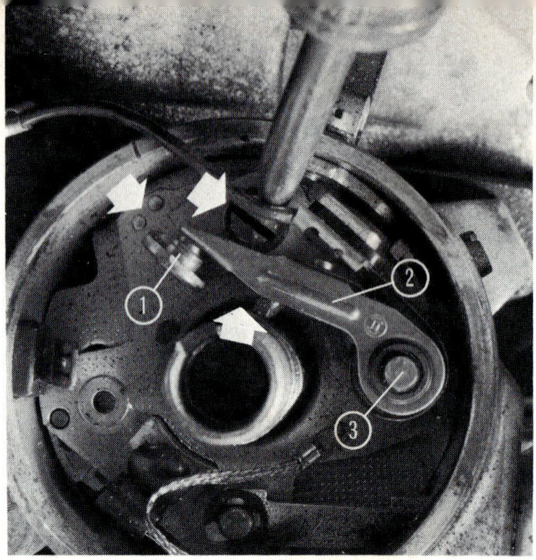

mers mit einem Tropfen Öl und die Nockenbahn der Verteilerwelle sowie das Gleitstück des Unterbrecherhammers sparsam mit etwas Heißlagerfett (z. B. Bosch-Fett Ft 1 v 4) oder Mehrzweckfett (Abschmierfett fließt durch die Wärme davon) einreiben. Beim Einbau darauf achten, daß »Hammer« und »Amboß« der Unterbrecherkontakte in gleicher Höhe zu liegen kommen. Notfalls müssen kleine Ausgleichscheiben auf der Lagerwelle des Hammers untergelegt werden. Anschließend Kontaktabstand und Zündzeitpunkt neu einstellen.

Unterbrecherkontaktabstand und Schließwinkel

Wartungspunkt Nr. 40

Wenn Sie bei abgenommenem Verteilerkopf, abgezogenem Verteilerfinger und herausgenommenem Staubschutzdeckel den Motor von einem Helfer mit dem Anlasser (ohne Gasgeben) durchdrehen lassen, können Sie genau beobachten, wie die Nocken der Unterbrecherwelle den Unterbrecherhammer jedesmal vom »Amboß« abheben. Wie lange die beiden Unterbrecherkontakte bei jeder Vierteldrehung der Unterbrecherwelle, also jeweils zwischen den einzelnen Nocken, geöffnet und geschlossen sind, hängt vom Abstand der beiden Unterbrecherkontakte ab. Ist dieser Abstand beim vollen Abheben nur gering, bleiben die Unterbrecherkontakte bis zum nächsten Abheben verhältnismäßig lange geschlossen. Ist der Kontaktabstand dagegen groß, ist die »Schließzeit« bis zum nächsten Abheben nur gering. Den Winkel, um den sich die Unterbrecherwelle vom Beginn bis zum Ende der »Schließzeit« weiter dreht, nennt man den Schließwinkel. Er muß zum Zweck des günstigsten Aufbaus des Magnetfeldes in der Zündspule ganz genau berechnet werden und ist bei allen Modellen des Audi 80 mit 47° (44 bis 50° sind erlaubt) vorgeschrieben, was laut Audi-NSU 50% eines rechten Winkels (darauf sind manche Meßgeräte geeicht) entspricht. Dieser Schließwinkel läßt sich natürlich nur mit einem entsprechenden Schließwinkeltester (den in der Regel nur die Werkstatt, allerdings auch mancher passionierte Autobastler hat) messen.

Kontaktabstand behelfsmäßig einstellen

Ist die Werkstatt weit und ein Schließwinkeltester nicht zur Hand, geht es zur Not auch durch Messung des Kontaktabstandes bei voller Kontaktöffnung (Gleitstück des Unterbrecherhammers muß genau auf dem Gipfelpunkt eines Verteilerwellen-Nockens stehen!). Dann muß der Kontaktabstand genau 0,4 mm betragen, die Messung geschieht mit einer entsprechenden Fühlerblattlehre. Eigentlich ist diese Messung auch nur bei neuen Kontakten genau, da diese noch eben und glatt sind. Durch die Höcker und Krater nach längerer Betriebszeit der Kontakte wird die Messung immer ungenauer. Doch in besagtem Notfalle geht es so:

■ Bei offenem Zündverteiler Wagen mit eingelegtem 4.Gang vorwärts rucken, bis eine Unterbrechernocke den Unterbrecherhammer voll abgehoben hat.

■ Mit Schraubenzieher Klemmschraube des Amboß lockern, Kontaktabstand mit der Hand etwas erweitern, Fühlerblatt 0,4 mm zwischen Kontakte halten und diese mit der Hand fest zusammenpressen (dabei Unterbrecherhammer nicht biegen!), so daß Amboß-Kontakt auf 0,4 mm an Hammer-Kontakt herangerückt wird.

■ Klemmschraube wieder fest anziehen und Fühlerblattlehre herausziehen. Bei älteren Kontakten vor der Messung feine Kontaktfeile zwischen beide Kontakte halten, diese zusammendrücken und dabei Feile einige Male hin- und herziehen. Durch das Feilen zwischen den zusammengedrückten Kontakten werden deren Flächen einigermaßen parallel.

Der Zündverteiler

Der Zündverteiler, der die bereits besprochenen Teile Unterbrecher, Unterbrecherkontakte, Zündzeitpunktverstellung und Kondensator enthält, stammt von Bosch. Er hat für die verschiedenen Audi-Motore unterschiedliche »Kenn-Linien« für die automatische Zündzeitpunktverstellung. Das muß bei Ersatz beachtet werden. Das wird man jedoch in der Regel der Werkstatt überlassen, da für die entsprechenden Einstellwerte die Meßgeräte der Fachwerkstatt notwendig sind. Behelf wird nur die Motorleistung erheblich herabsetzen, dafür aber den Benzinverbrauch unnötig steigern.

Zündverteiler kontrollieren und pflegen

Wartungspunkt Nr. 37

Dagegen kann man sich sehr gut der Pflege des Zündverteilers widmen. Daß der Filz in der Verteilerwellenbohrung alle 15 000 Kilometer einen Tropfen Öl und die Unterbrechernockenwelle eine Spur Mehrzweckfett erhalten soll, ist bereits im Kapitel »Schmieren aller Teile« auf Seite 44 erläutert.
Ein weiterer wichtiger Punkt ist die sorgfältige Reinigung der Verteilerkappe innen und außen, damit keine Strombrücke über Schmutz, Abrieb oder Feuchtigkeit den Zündstrom ableitet. Auch auf den Verschleiß der einzelnen Teile ist dabei zu achten. So muß die Kontaktkohle innen in der Mitte des Verteilerkopfes glatt und glänzend sein, sich leicht einfedern lassen und ohne zu klemmen wieder zurückfedern, denn sie hat den Hochspannungs-Zündstrom vom Hauptzündkabel zum Mittelkontakt des Verteilerfingers weiterzuleiten.
Der Verteilerfinger darf an seiner Zunge und über der Abdeckung des Entstörwiderstandes zwischen seinem Mittelkontakt und der Zunge nicht verschmort sein. Sie sollten den Verteilerfinger auch einmal von der Verteilerwelle abziehen und von innen betrachten. Dort sitzt ein Kunststoffnocken, der in die entsprechende Aussparung oben auf der Verteilerwelle genau einrasten muß. Dieser Innen-Nocken darf nicht »verwürgt« sein, denn nur ein unverschlissener Nocken kann dem Verteilerfinger seine genaue Stellung auf der Verteilerwelle sichern, sonst erhält gelegentlich ein falscher Zylinder den Zündfunken.
Entdeckt man innen im Verteilerdeckel bleistiftartige Striche, dann muß dieser ausgetauscht werden, denn diese »Striche« sind die Brandspuren von Kriechströmen, die sich dort über Schmutz oder Feuchtigkeit einen Weg gebahnt und eingebrannt haben. Solche Kriechströme setzen die Spannung des Zündstromes natürlich stark herab. Steht jedoch keine neue Verteilerkappe zur Verfügung, kann man als Behelf die »Bleistiftstriche« mit einem Schraubenzieher oder Messer tief auskratzen und mit Nagellack oder Alleskleber die Kratzspuren sorgfältig überstreichen.
Macht der Audi-Motor nach taufrischer Nacht oder nach einer Motorwäsche beim Starten Schwierigkeit, sollten Sie sich die Verteilerkappe einmal von innen betrachten. Gegen die zündfunkenablenkende Feuchtigkeit hilft ein

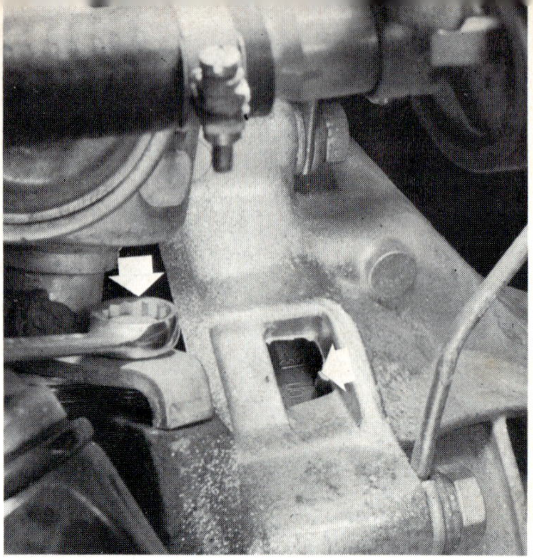

Zur üblichen Zündzeitpunkteinstellung mit der Stroboskoplampe bei laufendem Motor wird diese auf das Schauloch (weißer Pfeil rechts) in der Kupplungs-Glocke gerichtet. Darin läuft die Schwungscheibe des Motors mit den Zündeinstellmarken vorbei. Hier ist die Markierung OT für den »Oberen Totpunkt« zu erkennen. Muß der Zündverteiler zur Berichtigung des Zündzeitpunktes verstellt werden, ist die Klemmscheibe (weißer Pfeil links) unten am Zündverteiler zu lockern und dieser entsprechend den im Text dieser Seiten gegebenen Anweisungen zu verdrehen.

Aussprühen mit einem Isolier-Spray (Bild Seite 119), das auch bei nässeüberschwemmtem Motor hilft (z. B. nach einer zu heftigen Motorwäsche).

Zündzeitpunkt einstellen

Wartungspunkt Nr. 41

Bei jeder 15 000-Kilometer-Wartung, nach jedem Neueinstellen oder Auswechseln der Unterbrecherkontakte, nach dem Zusammenbau des Motors oder nach Aus- und Wiedereinbau des Zündverteilers muß der Zündzeitpunkt neu eingestellt werden, denn von seiner genauen Einstellung ist sowohl die gute Motorleistung wie auch ein sparsamer Kraftstoffverbrauch abhängig.

Weil es bei der Zündzeitpunkteinstellung so genau darauf ankommt, empfiehlt die Auto Union die Einstellung mit der Stroboskoplampe, wie sie jede gute Fachwerkstatt hat. Unbedingt sind vorher die Zündkerzen herauszuschrauben und zu überprüfen (siehe Seite 141), und selbstverständlich muß, wenn noch nicht geschehen, vorher auch der Unterbrecherkontaktabstand geprüft werden.

Oberer Totpunkt und Vorzündung

Natürlich wissen Sie, daß der Zündfunke das zusammengepreßte Kraftstoff-Luft-Gemisch um so wirkungsvoller entzünden kann, je stärker dieses auf engstem Raum zusammengepreßt, also verdichtet ist. Diese höchste Verdichtung besteht beim Viertaktmotor in jenem Augenblick, in dem der Kolben bei Beendigung des 2. Taktes, des Kompressionshubes, von der Aufwärtsbewegung in die Abwärtsbewegung des 3. Taktes, des Arbeitstaktes, übergehen will. Der Kolben steht dann in seinem höchsterreichbaren Standpunkt für einen winzigen Sekundenbruchteil still, bis er sich nach unten bewegt. Diesen Punkt

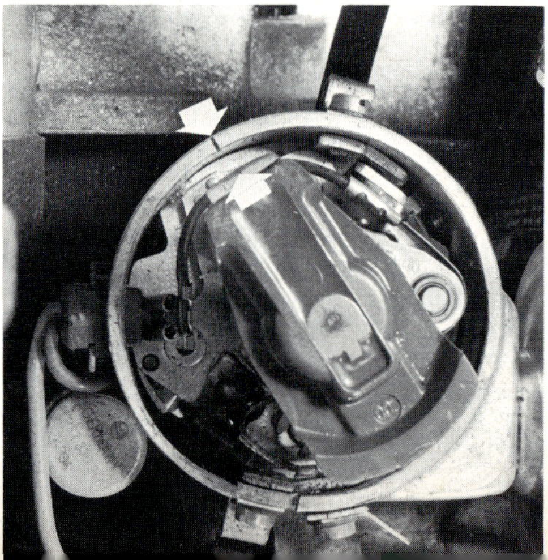

Zündfolge: 1 — 3 — 4 — 2
Zum Einstellen des Zündzeitpunktes bei stehendem Motor oder zum Einsetzen des ganzen Zündverteilers in das Motorgehäuse muß der Kolben des 1. Zylinders ganz oben, im »Oberen Totpunkt«, stehen. Bei dieser Motorstellung muß im geöffneten Zündverteiler die »Nase« des Verteilerfingers genau auf eine Kerbmarkierung (weißer Pfeil) im Rand des Verteilergehäuses zeigen. Vor der behelfsmäßigen Zündeinstellung bei stehendem Motor wird der Wagen bei eingelegtem 3. oder 4. Gang behutsam vorwärts geschoben, bis der Verteilerfinger genau auf diese Kerbmarke zeigt.
Zum Einbau des Zündverteilers ist die OT-Stellung des 1. Kolbens durch das Zündkerzenloch mit einem steifen Draht zu ertasten und der Zündverteiler mit genau so eingestelltem Verteilerfinger in das Motorgehäuse einzuschieben.

nennt man den »Oberen Totpunkt« (Kurzzeichen: OT), zu dem es als Gegenstück den »Unteren Totpunkt« (UT) gibt.
Wie bei der Erläuterung der automatischen Zündzeitpunktverstellung im Zündverteiler auf Seite 131 bereits dargestellt, reicht die »langsame« Verbrennung des Kraftstoff-Luft-Gemisches (etwa 1/3000 sec) aber zur Entzündung im »Oberen Totpunkt« nicht aus – der Kolben ist bei höherer Drehzahl schon vor der »Flammenfront« des Kraftstoff-Luft-Gemisches davongelaufen. Darum muß der Zündfunke schon vor Erreichen des OT den »Startschuß« geben.
Diese Frühzündung wird bei manchen Motoren bei der Zündzeitpunkteinstellung mit der Stroboskoplampe berücksichtigt. Für die verschiedenen Audi-80-Motoren gelten folgende Einstellwerte:

Motor	Kennbuchstabe	Baudatum	Getriebe	Zündeinstellung
1300/55 PS	ZA	7/72–8/74	Handschaltung	30° vor OT bei 3000 U/min
1300/55 PS	ZA	ab 9/74	Handschaltung	9° vor OT bei Leerlaufdrehzahl
1300/60 PS	ZF	7/72–8/74	Handschaltung	30° vor OT bei 3000 U/min
1300/60 PS	ZF	ab 9/74	Handschaltung	9° vor OT bei Leerlaufdrehzahl
1500 N/75 PS	YJ	10/74–8/75	Handschaltung	9° vor OT bei Leerlaufdrehzahl
1500 N/75 PS	YJ	10/74–8/75	Automatik	OT bei Leerlaufdrehzahl
1500 S/75 PS	ZB	5/73–8/74	Handschaltung und Automatik	30° vor OT bei 3000 U/min
1500/85 PS	ZC	5/73–8/74	Handschaltung und Automatik	30° vor OT bei 3000 U/min
1500/85 PS	ZC	9/74–8/75	Handschaltung	9° vor OT bei Leerlaufdrehzahl
1500/85 PS	ZC	9/74–8/75	Automatik	OT bei Leerlaufdrehzahl
1600/75 PS	YN	ab 9/75	Handschaltung und Automatik	OT bei Leerlaufdrehzahl
1600/85 PS	YP	ab 9/75	Handschaltung und Automatik	OT bei Leerlaufdrehzahl
1600/100 PS	XX	11/73–9/75	Handschaltung	30° vor OT bei 3000 U/min

Für die Zündeinstellung gilt grundsätzlich: Der Motor muß vorher warmgefahren worden sein. Bei Fahrzeugen mit einfacher Unterdruckdose am Verteiler muß dieser einzige Unterdruckschlauch zur Zündeinstellung abgezogen werden, bei Fahrzeugen mit doppelter Unterdruckdose bleiben dagegen beide Unterdruckschläuche aufgesteckt.
Bei den bis August 1974 gebauten Modellen muß die Einstelldrehzahl ganz genau 3000 U/min betragen (mit geeichtem Drehzahlmesser prüfen), sonst wird die Zündeinstellung ungenau. Die Werkstatt besitzt ein Sonderwerkzeug zur entsprechenden Einstellung des Gaszuges.
Eingestellt wird stets mit Hilfe des OT des 1. Zylinders (der vorderste Zylinder in Fahrtrichtung). Darum wird die Stroboskoplampe in das Zündkabel 1 eingeschaltet, der Motor auf die entsprechende Drehzahl gebracht (macht der Werkstattmechaniker direkt am Vergasergestänge) und die Stroboskoplampe auf das Schauloch in der Kupplungs-»Glocke« gerichtet, wo das Schwungrad vorbeiläuft. Beim Aufblitzen der Stroboskoplampe wird die entsprechende Zündzeitpunktmarke als »stehendes Bild« erkennbar, wenn die Einstellung genau stimmt. Andernfalls muß das Zündverteilergehäuse unten an seiner Klemmschraube gelockert und der ganze Zündverteiler behutsam etwas verdreht werden, bis die Zündzeitpunktmarke im Schauloch »steht«.

Behelfsmäßige Zündeinstellung bei stehendem Motor

Früher stellte man allgemein den Zündzeitpunkt bei stehendem Motor ein. Das ist bei der Feinabstimmung der heutigen Zündverteiler mit ihrer automatischen Zündzeitpunktverstellung nicht mehr ratsam, denn jeder Zündverteiler arbeitet ein wenig individuell. Darum gibt es auch vom Werk keine Einstellwerte für eine sogenannte »Grundeinstellung«. Doch es gibt auch für den Heimwerker einen Behelf, wenn Stroboskoplampe und Fachwerkstatt weit sind. Allerdings muß die Zündung vorher einmal von der Werkstatt mit allen vorgenannten Hilfsmitteln peinlich genau eingestellt worden sein – das ist Voraussetzung. Danach ist eine eigenhändige Zündzeitpunktmarkierung notwendig:

■ Verteilerkappe abnehmen.

■ 4. Gang einlegen und Fahrzeug behutsam vorwärts schieben, bis der rechtsherum drehende Verteilerfinger kurz vor der Kennmarke für den 1. Zylinder (siehe Bild Seite 136 unten).

■ Zündung einschalten und Prüflampe mit einem Kabelende an Klemme 1 der Zündspule (grünes Kabel). Das andere Kabel der Prüflampe fest gegen Masse drücken. Da in diesem Stand in der Regel die Unterbrecherkontakte geschlossen sind, brennt die Prüflampe nicht, weil der Strom den geringeren Widerstand über die geschlossenen Kontakte nimmt.

■ Jetzt Fahrzeug ganz behutsam vorwärts schieben (brannte vorher schon die Prüflampe, zuerst ein Stück zurückschieben und erst dann vorwärts), bis Prüflampe gerade aufleuchtet. Das ist der Zeitpunkt, in dem die Unterbrecherkontakte zu öffnen beginnen und der Zündfunke in der Zündspule entstehen würde.

■ Die jetzt gerade vor der Nocke im Schauloch befindliche Stelle der Schwungscheibe mit einem Bleistift markieren.

■ Dieses Aufleuchten der Prüflampe durch Rückwärts- und danach Vorwärtsschieben des Fahrzeugs (nicht nur Rückwärtsschieben, das gibt durch Toleranzen in den Motorteilen Einstellfehler) dreimal wiederholen und jedesmal mit Bleistift markieren. Liegen die Markungspunkte ganz dicht beieinander, hat man gut gearbeitet und kann in der Mitte die eigene Zündzeitpunktmarkierung entweder mit einem Körner in das Schwungrad einschlagen oder mit einem auffallenden Farbpunkt markieren.

Wollen Sie später den Zündzeitpunkt nachprüfen oder nach Austausch unbrauchbarer Unterbrecherkontakte (und deren möglichst genauer Einstellung auf 0,4 mm Abstand) den Zündzeitpunkt möglichst gut einstellen, geht es so:

■ Fahrzeug im 4. Gang bei ausgeschalteter Zündung behutsam vorwärts schieben, bis »Ihre« Einstellmarke im Schauloch vor der Markierungsnocke erscheint.

■ Fahrzeug jetzt wieder etwas rückwärts schieben, bis Marke um einige Zentimeter aus dem Schauloch verschwindet. Verteilerkappe abnehmen.

■ Zündung einschalten, Prüflampe an Klemme 1 der Zündspule mit einem Kabelende anschließen und anderes Kabelende an Masse drücken.

■ Fahrzeug behutsam vorwärts schieben, bis »Ihre« Einstellmarke am Schaulochnocken vorbeiwandert. In diesem Augenblick muß die Prüflampe aufleuchten, wenn die Zündung richtig eingestellt ist.

■ Leuchtet die Prüflampe früher oder später auf, »Ihre« Marke genau vor dem Schauloch-Nocken zum Stillstand bringen (nur vorwärts schiebend! Rückwärtsruckeln gibt Einstellfehler!).

■ Verteilerklemmschraube unten (Bild Seite 136) etwas lockern und das ganze Verteilergehäuse ein wenig im Uhrzeigersinn nach rechts verdrehen, bis die Prüflampe verloschen ist (die Unterbrecherkontakte sind geschlossen). Darauf Zündverteiler wieder linksdrehend ganz langsam bewegen, bis Prüflampe gerade aufzuleuchten beginnt.

■ Nicht weiterdrehen, denn jetzt haben die Unterbrecherkontakte gerade abgehoben. In dieser Stellung muß der Zündverteiler durch Festdrehen der Klemmschraube wieder festgelegt werden.

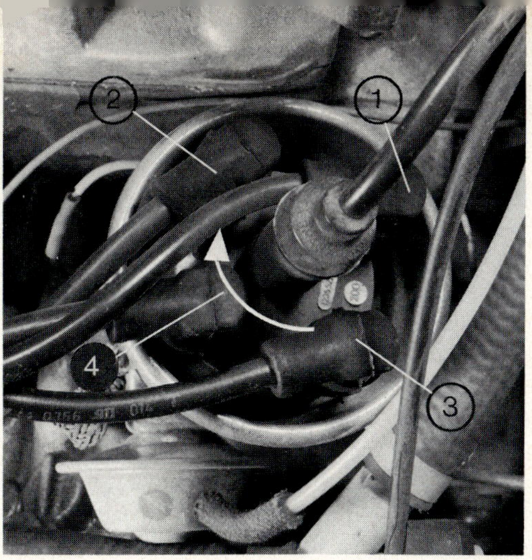

Die Zündkabel machen beim Audi 80 keine besonderen Schwierigkeiten, zumal ihre Anschlußkappen gut wasserdicht auf den Verteilerbuchsen und auf den Zündkerzensteckern sitzen. Wenn Zündkabel alt und brüchig geworden sind, lassen sie Feuchtigkeit eindringen und den Zündstrom abwandern. Man sollte dann nicht lange nach dem Fehler suchen, sondern sich gleich aus Meterware (Kupferlitzen-Zündkabel) neue Kabel zuschneiden.
Entsprechend der Zündfolge 1-3-4-2 sind bei rechtsdrehendem Verteilerfinger (durch Richtungspfeil angedeutet) die Zündkabel im Verteilerkopf angeordnet. Wo das Zündkabel Nr. 1 einzustecken ist, kann man bei geöffnetem Verteilergehäuse an einer kleinen Kerbmarke im Verteilergehäuserand erkennen, wie im Bild auf Seite 137 gezeigt. Bei Motorstottern empfiehlt es sich, zuerst einmal für alle Fälle, die Kabelstecker nacheinander mit dem Daumen fest in ihre Buchsen zu drücken, denn sie können sich durch Erwärmung der eingeschlossenen Luft etwas aus den Buchsen herausgehoben haben.

Die Zündkerzen

Die Zündkerze ist die letzte Station der Zündanlage. Eine fehlerhafte oder falsch gewählte Zündkerze macht alle gute Vorarbeit der Zündanlage wirkungslos. Tatsächlich haben es die Zündkerzen beim Audi-Motor besonders schwer, denn der hochgezüchtete Audi-Motor zeigt bei unterschiedlichen Betriebsbedingungen (einerseits unterkühlte Stadtbummel- und Kurzstreckenfahrt, andererseits scharfe Autobahnfahrt) thermische Unterschiede, die man bei schlichten »Wald- und Wiesenmotoren« in dieser Spannweite nicht kennt. Deshalb ist für den Audi-Motor eine sorgfältige Zündkerzenauswahl und eine ebenso sorgfältige Zündkerzenpflege wirklich notwendig.
Dazu gehört nicht, daß man jeweils nach 15 000 Kilometer, wie manche verkaufseifrige Werkstatt empfiehlt, unbedingt die Zündkerzen herauswirft und durch neue ersetzt. Richtig gewählte und gepflegte Zündkerzen können auch länger halten; sie sind jedenfalls besser als neue von weniger günstigem Typ.

Fingerzeig: *Nach unseren Erfahrungen sind die für den Audi besten Zündkerzen nicht überall erhältlich. Darum müssen Sie wissen, worauf es bei der Zündkerzenwahl für den Audi ankommt, vor allem, wenn Sie im Ausland eine oder mehrere Zündkerzen brauchen und keine der in nachstehender Tabelle genannten Zündkerzentypen vorfinden. Deshalb unser guter Rat: Vor allem bei Auslandsreisen wenigstens 2 Ersatz-Zündkerzen mitnehmen.*

Gewindelänge der Zündkerzen

Bei der Wahl der richtigen Zündkerze wird zumeist nur vom richtigen Wärmewert gesprochen. Noch wichtiger ist beim Kauf neuer Zündkerzen die richtige Gewindelänge. Bei falsch gewähltem Wärmewert bleibt der Motor irgendwann stehen, bei falscher Länge des Einschraubgewindes kann er aber ernsthaften Schaden nehmen.
Das Einschraubgewinde der Zündkerze muß für alle Audi-Motoren 19 mm lang sein. Das ist die größte handelsübliche Gewindelänge und deshalb dauert auch das Heraus- und Hineinschrauben der Zündkerze am Audi so lange. Andere gängige Zündkerzen haben 9,5 oder 12,7 mm Gewindelänge. Sie dürfen beim Audi auf keinen Fall benutzt werden, es gäbe böse Motorschäden.

Wärmewert und Zündkerzengesicht

Auch den Wärmewert sollte man nicht zu leicht nehmen. Mit ihm hat es folgende Bewandtnis: Da die verschiedenen Kraftfahrzeugmotoren sehr unterschiedliche Temperaturen in ihren Verbrennungsräumen entwickeln (es leuchtet ein, daß Motoren mit hoher Verdichtung und hoher Leistung mehr Hitze erzeugen als gemütliche Durchschnittsmotoren), kann man nicht jede Zündkerze in jeden Motor einsetzen. Sie muß auf die vom Motor erzeugte Hitze abgestimmt sein. Diese Eigenschaft wird durch den Wärmewert gekennzeichnet, der bei deutschen Zündkerzen einheitlich angegeben wird, z. B. mit 5 (früher 225), 6 (früher 200) oder 7 (früher 175). Je niedriger die Einzelzahl (neuer Bezeichnungscode) ist, um so mehr Hitze kann die Zündkerze vertragen, d. h. ableiten, um selbst nicht zu heiß zu werden. Bei »kälter« arbeitenden Motoren oder für »unterkühlten Fahrbetrieb« Kurzstreckenverkehr darf man aber auch keinen zu »heißen« Wärmewert wählen, denn dann wird von der Zündkerze her zu viel Wärme abgeleitet und sie hat nicht ihre günstigste Betriebstemperatur, die an der Isolatorspitze der Mittelelektrode bei 850 °C liegen soll. Das ist die sogenannte »Selbstreinigungs-Temperatur«, bei der die heißen Zündkerzenelektroden sich selbst von Rußansatz befreien können.

Ob man den für seine Fahrweise besonders günstigen Wärmewert gewählt hat, kann man aus dem Aussehen und der Färbung der Zündkerzenelektroden erkennen. Darüber hinaus gibt dieses »Zündkerzengesicht« auch Aufschluß über den Zustand des Motors sowie die Vergaser- und Zündeinstellung.

- mittelbraun oder mittelgrau = gute Vergasereinstellung, Zündkerzen und Motor arbeiten richtig
- schwarz = Vergaser zu fett eingestellt oder Zündkerze ist im Betrieb durch vorwiegende Kurzstreckenfahrten zu kalt. Zündkerze mit nächstniedrigem Wärmewert probieren, wenn Vergasereinstellung stimmt.
- silbrig = Zündkerze wird zu heiß, eventuell durch scharfe Langstreckenfahrten; Zündkerze mit nächsthöherem Wärmewert probieren. Oder Zündung zu früh gestellt.
- verölt = Zündkerze setzt aus oder Kolbenringe undicht; wenn bei allen Zündkerzen, Fehler in der Zündanlage und schlechter Motorlauf
- hellgrau = Vergaser zu mager eingestellt

Zündkerzenempfehlung

In der Betriebsanleitung zu Ihrem Audi 80 sind wahrscheinlich noch Zündkerzen mit den veralteten Bezeichnungen genannt, z. B. Bosch W 175 T 30 oder Beru 225/14/3A. Diese Bezeichnungen für Bosch- und Beru-Zündkerzen dürfen Sie vergessen, nur jene für die dort genannten Champion-Zündkerzen gelten heute noch. In unserer nebenstehenden Tabelle finden Sie deshalb die heute gültigen Zündkerzen-Bezeichnungen und -empfehlungen.

Bei dieser neuen Zündkerzenempfehlung hat man früher auch verwendbare Zündkerzen weggelassen. Diese (z. B. aus der Bosch-Reihe W . . . C) haben weiter zurückliegende Zünd-Elektroden, die im anspruchsvollen Audi-Motor nicht immer zu einer guten Verbrennungseinleitung ausreichten – es gab die für Audi-Motoren typischen Zündaussetzer besonders häufig.

Besser sind für Audi-Motoren Zündkerzen mit »vorgezogener Stirnelektrode«, bei welchen die Mittelelektrode weiter in den Verbrennungsraum hineinragt und von der sogenannten Stirnelektrode vorne überdeckt wird. Zündkerzen mit dieser Elektrodenform haben sich in Audi-Motoren besser bewährt. Sie gehören zur Bosch-Reihe W . . D und Beru-Reihe 14-. . D. Wenn Sie auch bei genauer Vergaser- und Zündeinstellung mit einer dieser Zündkerzen Stotter-Ärger haben, obwohl auch der Wärmewert richtig gewählt wurde, dann sollten Sie es einmal mit »Mehrbereichs-Zündkerzen« versuchen (»Beru ultra«, »Bosch thermo-elastic Super« und als noch höhere Qualitätsstufe »Beru RS dynaflex« mit Silber-Elektrode). Solche Zündkerzen sind zwar teurer, bewähren sich aber nach unseren Beobachtungen in Audi-Motoren besonders gut.

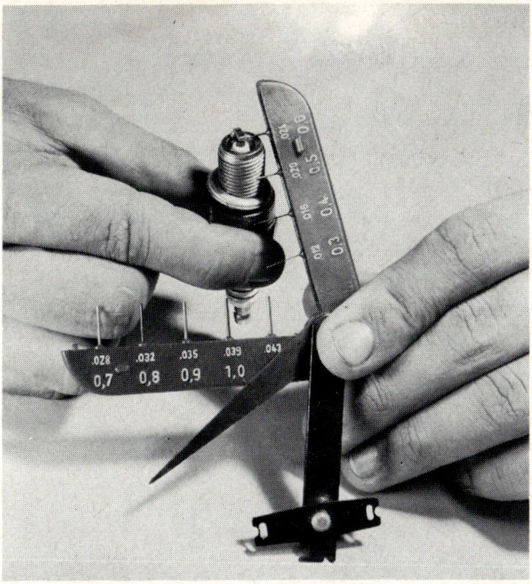

Der Audi-Motor reagiert empfindlich auf falschen Zündkerzen-Elektrodenabstand. Deshalb empfiehlt sich die Anschaffung dieser Bosch-Zündkerzenlehre, die entsprechend feine Meßdrähte hat. Hier wird gerade mit dem Meßdraht 0,6 mm der Elektrodenabstand gemessen. Nachgestellt wird bei Bedarf jeweils die Außen-Elektrode mit der passenden Nachstellgabel (unten im Bild). Zu großer Elektrodenabstand führt vor allem bei Winterbetrieb leicht zu Zündstörungen.

Zündkerzenfabrikat	1300/55 PS 1500 N/75 PS	1600/75 PS 1600/85 PS	1500 S/75 PS	1500/85 PS 1600/100 PS 1600/110 PS
Beru	14–7 D[1])	14–7 D[1])	14–6 D[2])	14–5 D[3])
Bosch thermo-elastic	W 7 D[1])	W 7 D[1])	W 6 D[2])	W 5 D[3])
Champion	N-8 Y	N-8 Y	N-8 Y	N-7 Y
Beru ultra	14–7 DU	14–7 DU	14–5 DU	14–5 DU
Bosch thermo-elastic Super	W 7 DC	W 7 DC	W 5 DC	W 5 DC
Beru RS dynaflex	RS 35	RS 35	RS 37	RS 37

[1]) früher Wärmewert 175; [2]) früher Wärmewert 200; [3]) früher Wärmewert 225.

Zündkerzen pflegen

Wartungspunkt Nr. 30

Nach unseren Erfahrungen genügt es beim Audi nicht, nur mal alle 15 000 km nach den Zündkerzen zu sehen, man sollte es wenigstens alle halbes Jahr tun, zumal am Audi 80 die Zündkerzen sehr einfach und leicht aus- und einzubauen sind (schlanker, langer Zündkerzenschlüssel notwendig). Man vermeidet dadurch leichter Zündstörungen, die durch den Elektrodenabbrand und die dadurch bewirkte Erweiterung des Elektrodenabstandes entstehen können.

Beim Ausbau nicht an den Zündkerzenkabeln selbst zerren, sondern die Zündkerzenstecker fassen und sie mit leichten Ruckelbewegungen von den Zündkerzenstiften ziehen. Die ausgebauten Zündkerzen in der Reihenfolge der Zylinder ablegen, denn das »Zündkerzengesicht« läßt auch Rückschlüsse auf den betreffenden Zylinder zu, siehe linke Seite. Mit einer Zündkerzenbürste kann man das Zündkerzengesicht danach putzen, viel Schmutz darf sich bei einer einwandfrei funktionierenden Zündkerze nicht angesetzt haben.

Vor allem ist der Elektrodenabstand genau nachzuprüfen und, falls notwendig, die Stirnelektrode entsprechend nachzubiegen.

■ Vorgeschriebener Elektrodenabstand: 0,7 mm. Weiter soll der Elektrodenabstand nicht sein, er darf eher 0,6 mm betragen, denn weiter brennt er sich von selbst. Vor allem im Winter empfiehlt sich ein knapp gehaltener Elektrodenabstand (0,5 mm), um das Starten des Motors bei Frost zu erleichtern.

Richtig belichtet

Unterwegs sparen Sie sich Ärger, Geld und Zeitverlust, wenn Sie bei einer Beleuchtungskontrolle durch Polizeibeamte hurtig ein Kästchen mit Ersatzlampen aus dem Handschuhkasten ziehen können und sofort die schadhafte Lampe auswechseln. Die Polizeibeamten werden in diesem Falle keine Anzeige erstatten und keine gebührenpflichtige Verwarnung erteilen, denn bei einem so vorsorglichen Autofahrer ist es nach gerichtlicher Meinung durchaus glaubhaft, daß die Lampe »gerade eben« erst durchgebrannt ist. Und dafür kann kein Autofahrer etwas. Für Ihren Audi 80 brauchen Sie als wichtigsten Ersatz:

	Einzelpreis etwa
■ Asymmetrische Zweifadenlampe, 45/40 Watt, Sockel P 45 t	5,00 DM
■ Kugellampe, 21 Watt, Sockel BA 15s (Blinker, Bremslicht, Rückfahrleuchte)	1,85 DM
■ Kugellampe, 5 Watt, Sockel BA 15s (Schlußlicht)	1,00 DM
■ Röhrenlampe, 4 Watt, Sockel BA 9s (Standlicht vorne)	1,15 DM
■ Soffittenlampe, 5 Watt, Sockel S 8,5 (Kennzeichenleuchte)	1,00 DM

Das sind die wichtigsten Typen, die Sie unterwegs immer mal brauchen.
Wer als Hauptscheinwerfer solche mit Halogenlicht hat, benötigt als Ersatz:

■ Zum Zwei-Scheinwerfer-System (je Scheinwerfer Fern- und Abblendlicht) Zweifadenlampe H 4, 60/55 Watt, Sockel P 43t	18,00 DM
■ Zum Vier-Scheinwerfer-System Einfadenlampe H 1, 55 Watt, Sockel P 14,4 s	12,50 DM

Beleuchtung prüfen

Wartungspunkte Nr. 17 und 18

Natürlich kontrolliert man die Brauchbarkeit der Lampen öfter, als es der Pflegedienst vorschreibt, denn diese Prüfung macht ja gar keine Mühe, besonders, wenn ein freundlicher Helfer bei der Lampenkontrolle einmal rund um den Wagen springt. Es geht aber auch ohne fremde Hilfe vor einer hellen Wand, einem senkrecht zur Fahrtrichtung stehenden Schaufenster, auf Wagenheck und -front des Vorder- und des Hintermannes vor einer roten Verkehrsampel oder sogar in der engen Garage, wenn sie hell gestrichen ist. Schalten Sie nacheinander Standlicht, Fernlicht und Abblendlicht ein, betätigen Sie dann (allerdings nicht beim Warten vor der Verkehrsampel!) Blinker und Warnblinker und vergessen Sie auch nicht die Bremslichtprobe durch einen Tritt aufs Bremspedal. Auch Zusatzbeleuchtung, wie Zusatz-Fernscheinwerfer, Nebellampen und Nebelschlußleuchten dürfen Sie nicht vergessen, denn auch solche nichtvorgeschriebenen Beleuchtungseinrichtungen müssen betriebsbereit sein, wenn sie montiert sind. Die Ausrede, eine defekte Nebellampe schade nicht, denn solche Nebellampen habe man ja freiwillig am Auto, gilt nicht!
Natürlich sehen Sie sich eine unwillige Lampe, bevor Sie sie wegwerfen, einmal genau an. Sie kann auch selbst in Ordnung sein und vermag nur nicht zu leuchten, weil an einem Steckkontakt, an einem Kabel, einer Sicherung oder der Lampenfassung der Strom gehemmt wird.

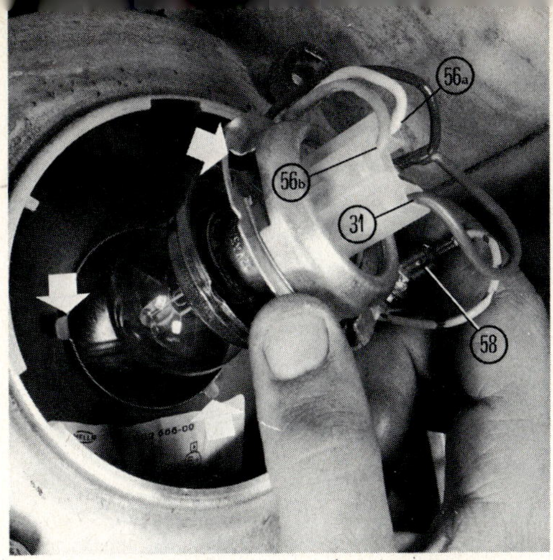

Der Austausch einer defekten Scheinwerferglühlampe ist im Text unten beschrieben. Im Bild ist der Klemm-Blechring, der die Glühlampe im Spiegelausschnitt hält, zwischen den Fingern gehalten. – Beim Einsetzen der neuen Glühlampe müssen Sie darauf achten, daß die hier nicht sichtbaren feinen Nocken im Glühlampensockel genau in den Spiegelrand einrasten. Der U-förmig angeordnete Kabelstecker muß mit seinem „U" genau senkrecht nach unten offen sein. Danach darauf achten, daß die 3 Blechzungen (auf die 2 sichtbaren zeigen weiße Pfeile) genau in die sogenannten „Bajonettfassungen" (weißer Pfeil oben) des Klemmrings eingreifen und dieser mit leichter Rechtsdrehung festgesetzt wird. Die Ziffern bezeichnen die genormten Kabelanschlüsse: 31 – Massekabelanschluß; 56a – Fernlichtfaden; 56b – Abblendlichtfaden; 58 – Standlicht. Bei den seit August 77 gebauten Modellen sitzt die Standlichtlampe in einer eigenen Fassung im Reflektor zum besseren Schutz gegen eindringende Feuchtigkeit. Zum Ausbau die Standlichtlampe zuerst ein Stück drehen, dann herausziehen.

Scheinwerferlampen auswechseln

Asymmetrische Zweifadenlampe (»Bilux«-Lampe) 45/40 Watt. Fernlicht (Klemme 56 a) rechts: Sicherung Nr. 4, weißes Kabel; links: Sicherung Nr. 3, weißschwarzes Kabel; Abblendlicht (Klemme 56 b) rechts: Sicherung Nr. 2, gelbes Kabel; links: Sicherung Nr. 1, gelb-schwarzes Kabel.
Das Auswechseln einer defekten Scheinwerferlampe ist am Audi 80 kein Problem: Motorhaube öffnen, an der Scheinwerfer-Rückseite Kunststoff-Schutzkappe fest anpacken, etwas nach links drehen, herausnehmen. Blechring um den Lampenkabelstecker innen an der Scheinwerferrückseite etwas eindrükken, linksdrehend abziehen und mit Glühlampe aus dem Scheinwerfer ziehen. Jetzt defekte Glühlampe aus ihrem Kabelstecker ziehen (sitzt oft sehr fest und muß dann mit feinem Schraubenzieher hebelnd abgedrückt werden), neue Glühlampe in den Kabelstecker setzen und diese zusammen mit dem Blechring an der Scheinwerferrückseite so ansetzen, daß die Nocken des Glühlampensockels genau in die entsprechenden Einkerbungen am Scheinwerfer-Ausschnitt einrasten. Dabei müssen die U-förmig angeordneten Kontaktzungen der Scheinwerferlampe so stehen, daß das U genau senkrecht nach unten offen ist.

Halogen-Lampen auswechseln

Das Auswechseln der Halogen-H4-Lampen aus den dafür eingerichteten Austausch-Scheinwerfern des 2-Scheinwerfer-Systems (jeder Scheinwerfer hat Fern- und Abblendlicht in einer Glühlampe) geschieht genau so, wie im vorstehenden Abschnitt beschrieben.
Etwas anders verläuft das Auswechseln der Halogen-H1-Lampen beim 4-Scheinwerfer-System, bei dem innen nur die Fernlichtscheinwerfer und außen die Abblendlichtscheinwerfer (die auch beim Fernlicht mitbrennen) sitzen: Den üblichen Scheinwerferlampenstecker (der hier nicht auf allen Phasen benutzt wird) hinten an der Schutzglocke abziehen, diese etwas eindrücken und linksdrehend abziehen, Kabel innen von den Kontakten der Glühlampe und des Masse-Anschlusses abziehen, Drahtklammer über dem Lampensockel aushängen und zurückklappen, defekte Lampe herausziehen. Neue Lampe in den Reflektorausschnitt einsetzen (dabei auf die Abflachung an einer Seite achten, der eine falsche Lichtbündelung verhindern soll), Drahtklammer wieder einhängen, Kabel anstecken, Schutzglocke wieder rechtsdrehend aufsetzen und Kabelstecker aufschieben.

Fingerzeig: *Neue oder intakte Glühlampe nicht am Glaskolben mit bloßer Hand anfassen, denn der Abdruck von Handschweiß wäre unvermeidbar.*

Dieser verdampft dann auf der brennenden Glühlampe und trübt den Scheinwerferspiegel. Darum beim Einsetzen einer neuen Lampe sauberes Taschentuch benutzen (dient auch zum sorgfältigen Abreiben einer versehentlich angefaßten Glühlampe).

Standlichtlampe auswechseln

Röhrenlampe 4 Watt, Sockel BA 9s. Stand- und Schlußlicht haben die Norm-Klemme 58; rechts: Sicherung Nr. 13, grau-rotes Kabel; links: Sicherung Nr. 14, grau-schwarzes Kabel.

Die kleine langlebige Standlichtlampe brennt immer, wenn überhaupt ein Licht eingeschaltet wird. Sie dient als Park- und Notbeleuchtung, wenn eine Scheinwerferglühlampe ausgefallen ist und hat die offizielle Bezeichnung »Begrenzungslicht«.

Zum Auswechseln einer defekten Standlichtlampe wie zum Ausbau einer Hauptglühlampe vorgehen, lediglich die kleine Glühlampe aus ihrer besonderen Fassung durch Druck und kleine Drehung herausnehmen.

Beim Vier-Scheinwerfer-System sitzt nur je eine Standlichtlampe in den beiden äußeren Scheinwerfern und steckt dort noch einmal in einer besonderen Lampenhülse im Reflektor.

Scheinwerfer ausbauen und zerlegen

Wenn durch Steinschlag oder Unfall die Streuscheibe des Scheinwerfers beschädigt ist, soll sie so bald wie möglich ersetzt werden, damit nicht inzwischen durch eindringende Feuchtigkeit die Verspiegelung verschmutzt oder getrübt wird. Diese Spiegelfläche ist »aufgedampft« und äußerst empfindlich; man kann sie nicht mit einem Lappen reinigen, sie darf auch nicht beim Austausch der Scheinwerferscheibe mit den Fingern berührt werden!

Zum Ausbau der Streuscheibe (ihr Name besagt, daß sie das gebündelte Licht des Scheinwerferspiegels fahrgerecht »streut«) muß am Audi 80 der ganze Scheinwerfereinsatz ausgebaut werden. Dazu zuerst das Frontziergitter demontieren, wie im Bild unten gezeigt. Darauf folgt der Ausbau des Scheinwerfergehäuses, wie im Bildtext rechts oben beschrieben.

Danach läßt sich auf der Werkbank der Scheinwerfer durch Herausdrücken der kleinen Drahtfedern (Bild rechte Seite unten, Hella-Scheinwerfer) bzw. durch Aufbiegen der kleinen Blechzungen (Bosch-Scheinwerfer) auseinandernehmen. Der Blechring um die Streuscheibe ist fest mit dieser verbunden, wird also mitausgetauscht.

Der gleiche Ausbau des ganzen Scheinwerfers ist notwendig, wenn die serienmäßigen Scheinwerfer gegen Halogen-Scheinwerfer (Seite 147) ausgetauscht werden sollen.

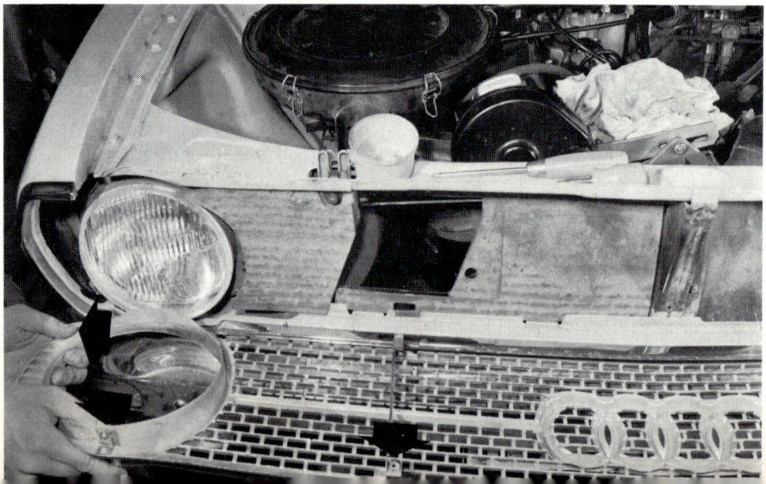

Am Audi 80 muß der Scheinwerfer von der Wagenfrontseite her ausgetauscht werden. Dazu ist bei den bis Herbst 76 eingebauten Rundscheinwerfern zuerst das Frontziergitter zu demontieren. Es wird von 4 Blechschrauben auf der Oberkante des Karosseriequerstegs und je einer weiteren Blechschraube rechts und links unten vorne (schwarzer Pfeil links) gehalten.

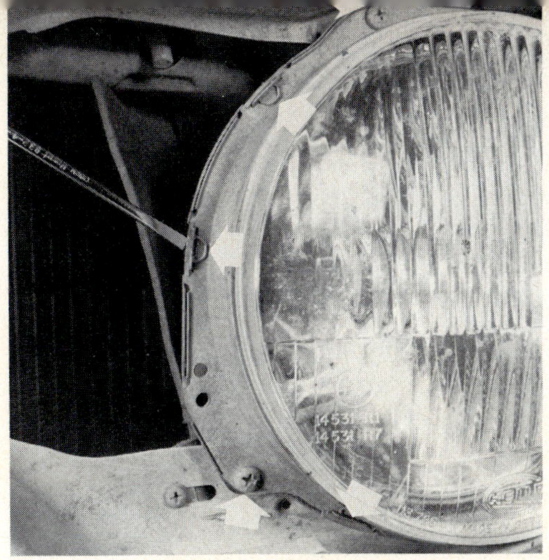

Das Bild zeigt am noch eingebauten Hella-Scheinwerfer, wie die kleinen Drahtfedern (nach außen zeigende weiße Pfeile) rund um den Scheinwerferrand mit feinem Schraubenzieher herausgehebelt werden müssen, um die Streuscheibe des Scheinwerfers vom Scheinwerferspiegel trennen zu können. Dies ist natürlich erst nach dem Ausbau des Scheinwerfers durch Herausdrehen der Kreuzschlitzschrauben (weiße Pfeile zeigen von außen darauf) möglich.

Beim Vier-Scheinwerfer-System des Audi 80 GL und GT muß bei defekter Streuscheibe diese zusammen mit dem Scheinwerferspiegel (Reflektor) ausgetauscht werden, denn beide Teile bilden zusammen eine bauliche Einheit. Zum Ausbau nach Demontage des Frontziergitters sind lediglich 3 kleine Kreuzschlitzschrauben um den beschädigten Scheinwerfer zu lösen, dieser nach vorne herauszunehmen und die rückseitige Kabelkappe mit der Glühlampe zu demontieren. Der Scheinwerfertopf und die Doppelscheinwerfer-Trägerplatte bleiben dabei eingebaut. Beim Einbau Fernlicht- und Abblendlicht-Scheinwerfer nicht verwechseln!

Scheinwerfer einstellen
Wartungspunkt Nr. 59

Nach einer Reparatur an der Fahrzeugfederung oder wenn unterwegs eine neue Scheinwerferlampe eingesetzt werden mußte, ist ein Neueinstellen der Scheinwerfer fällig, denn selbst Bruchteile eines Millimeters in der Fertigungs-Toleranz einer Scheinwerferlampe machen sich natürlich auf 25 oder 100 Meter Entfernung im Scheinwerferstrahl bemerkbar. Weil man nun im Kofferraum kein Scheinwerfereinstellgerät mitzuführen pflegt, bleibt unterwegs nichts weiter übrig, als den Wagen rund 10 oder 20 Meter vor einer möglichst hellen Wand aufzustellen und den neu bestückten Scheinwerfer der Höhe nach mit dem unveränderten Scheinwerfer gleichzustellen. Dazu wird das Abblendlicht eingeschaltet, das nach oben eine scharf abgegrenzte Hell-Dunkel-Grenze hat, und durch wechselseitiges Verdecken festgestellt, welches »Lichtbild« auf der Wand zu dem neu einzustellenden Scheinwerfer gehört und ob dieser höher

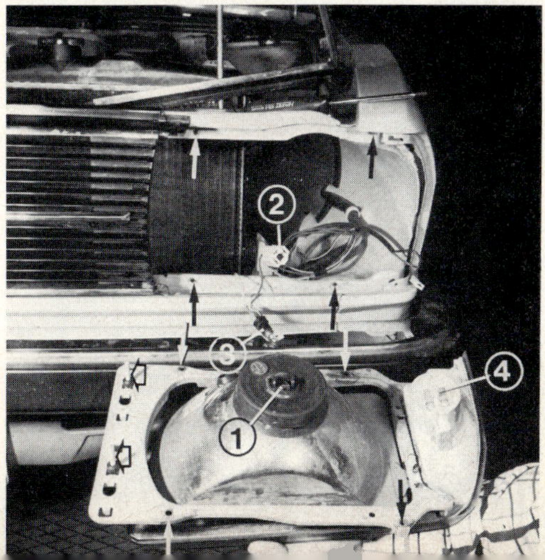

Bei den seit Herbst 76 eingebauten Rechteckscheinwerfern können diese und das Frontziergitter unabhängig voneinander ausgebaut werden.
Zum Ausbau eines Scheinwerfers die beiden Klammern im Chromrand der Scheinwerferumrandung (dicke Pfeile im Bild auf Seite 146 unten) und die beiden oben sitzenden Klammern abhebeln. Chromrand abziehen, die 4 Halteschrauben (kleine Pfeile) des Scheinwerfereinsatzes herausdrehen, und diesen nach vorne herauskippen. Innen sieht man die beiden Schrauben (umrandete Pfeile) der Höhen- und Seitenverstellung (Bild nächste Seite unten). Es bedeuten: 1 – Scheinwerferglühlampe; 2 – Kabelstecker der Glühlampe; 3 – Standlichtlämpchen; 4 – Blinkerlampe.
Soll das Frontziergitter ausgebaut werden, ebenfalls die Klammern zum Scheinwerferrand abhebeln, sowie 2 weitere oben zur Fahrzeugmitte hin. Unten mitte unter dem Audi-Markenzeichen aus dem Ziergitter eine Kreuzschlitzschraube herausdrehen und das Ziergitter etwas nach oben angehoben herausnehmen.

Die Richtung des Scheinwerferstrahls bei den Modellen bis Herbst 76 wird vom Motorraum aus an der Rückseite des Scheinwerfergehäuses eingestellt. Dabei dient die geriffelte Stellschraube oben (H) zumeist der Höhenverstellung und die Rändelschraube unten (S) der Seitenverstellung des Scheinwerferstrahls. Aber bei Scheinwerfern anderer Marke, die ebenso in den Audi 80 eingebaut sein können, ist es genau umgekehrt: Höhenverstellung rechts unten, Seitenverstellung links oben. Vor dem ersten Justieren müssen Sie deshalb die Zweckbestimmung der beiden Einstellschrauben speziell an Ihrem Fahrzeug zuerst einmal nachprüfen, am besten vor einer hellen Wand. Beim Vier-Scheinwerfersystem sitzt die Höhenverstellung oben und die Seitenverstellung in halber Höhe seitlich an den Scheinwerfergehäusen. Während beim Zwei-Scheinwerfersystem nur mit Hilfe des Abblendlichtes, das deutlich die obere Hell-Dunkel-Grenze zeigt, eingestellt wird, braucht man beim Vier-Scheinwerfersystem dazu auch das Fernlicht für die speziellen Fernlichtscheinwerfer.

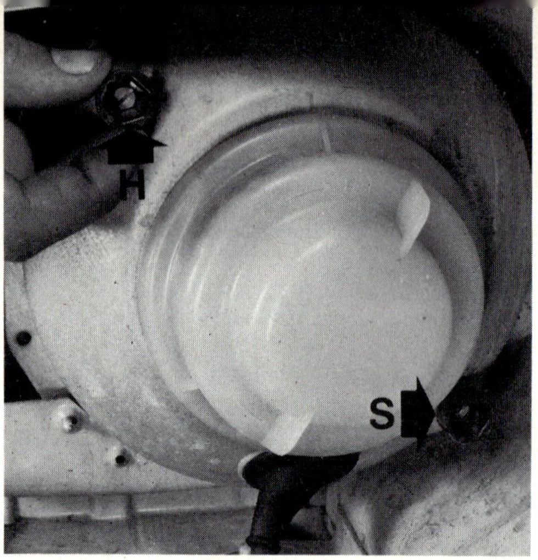

oder tiefer gestellt werden muß. Nur die für die Höhenverstellung zuständige Rändelschraube an der Scheinwerfer-Rückseite (siehe Bildtext oben) wird dazu gedreht. Rechtsdrehen (in Fahrtrichtung gesehen) dieser Einstellschraube hebt den Scheinwerferstrahl. Linksdrehung senkt ihn ab. Die Seiteneinstellung kann man sich bis zur baldmöglichen fachgerechten Scheinwerferjustierung sparen. Unterläßt man jedoch diese behelfsmäßige Einstellung nach dem Einsetzen einer neuen Lampe, ist zumeist entweder die Fahrbahn schlecht ausgeleuchtet oder die entgegenkommenden Autofahrer machen durch wütendes Geblinke darauf aufmerksam, daß auch der abgeblendete Scheinwerfer noch blendet. Beachten Sie solche Blinzeleien entgegenkommender Fahrzeuge als entsprechenden Hinweis.

Das richtige Einstellen der Scheinwerfer nimmt die Werkstatt oder der Bosch-Dienst mit einem Scheinwerfereinstellgerät vor, das direkt vor jeden einzelnen Scheinwerfer geschoben wird.

Behelfsmäßige Scheinwerferkontrolle

Der Audi 80 hat mit vielen Mittelklassewagen die miserable Eigenschaft, daß Gepäcklast im Kofferraum den Scheinwerferstrahl so hoch hebt, daß auch bei abgeblendetem Licht jeder entgegenkommende Autofahrer geblendet wird, besonders wenn es sich um die helleren Halogen-Scheinwerfer handelt. Man merkt's am wütenden Geblinzel der Entgegenkommenden.

Läßt man sich aber als rücksichtsvoller Autofahrer die Scheinwerfer für das belastete Fahrzeug einstellen (was sowieso nicht den Vorschriften entspricht), reicht bei leerem Fahrzeug das Abblendlicht nur wenige Meter

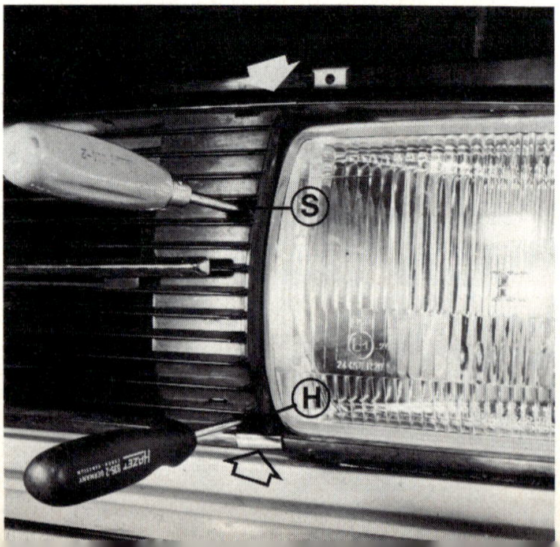

Zum Einstellen der ab Herbst 76 eingebauten Rechteck-Scheinwerfer brauchen Sie einen Kreuzschlitzschraubenzieher, müssen vor dem Frontziergitter in die Knie gehen und die beiden Einstellschrauben mit dem Schraubenzieher verdrehen: Oben die Seiten- und unten die Höhenverstellung.
Die beiden großen Pfeile oben und unten zeigen auf die beiden Chromklammern, die vor dem Ausbau des Scheinwerfers oder des Frontziergitters abgehebelt werden müssen.

weit. Da die Höhenverstellung des Scheinwerferstrahls beim Audi 80 nur einen verhältnismäßig einfachen Griff unter die Motorhaube erfordert, kann man sich sehr gut selbst helfen und Ärger mit anderen Verkehrsteilnehmern ersparen:
In der Werkstatt Scheinwerfer peinlich genau einstellen lassen. Zu Hause das Fahrzeug mit eingeschaltetem Abblendlicht vor der geöffneten Garage stehen lassen, aussteigen und die Abknickpunkte (in diesem Punkt steigt der asymmetrische Scheinwerferstrahl mit 15 Grad nach rechts an) der beiden Scheinwerfer auf der Garagenrückwand möglichst genau mit einem Kreuz markieren.
Wenn das auf wenige Meter auch keine sehr genaue Kontrolle ist, so läßt sich doch, wenn Sie mit schwer beladenem Fahrzeug unterwegs sind, bei Einbruch der Dunkelheit der Scheinwerferstrahl blendungsschonend senken und nach der Heimkehr für den Normalbetrieb wieder justieren.
Es gibt auch noch ein etwas genaueres Hand-Einstellverfahren für die Scheinwerfer, dazu muß man aber eine mindestens 9 m lange ebene Fläche mit abschließender Wand (auf der man Striche ziehen darf) haben. Es ist wegen der Vermessung etwas umständlich, weil man dazu außer einem Helfer auch noch Kohle oder Kreide und ein Metermaß haben muß. Die untenstehende Skizze zeigt, wie es gemacht wird.

Fingerzeig: *Zum Einstellen der Scheinwerfer wird nur das Abblendlicht der kombinierten Fern- und Abblendlicht-Scheinwerfer benutzt. Das Fernlicht stimmt dann automatisch. Beim 4-Scheinwerfer-System sind die Fernlichtscheinwerfer bei abgedeckten Abblend-Scheinwerfern gesondert so einzustellen, daß der Lichtbündel-Mittelpunkt genau waagrecht geradeaus zeigt, also auf einer Meßwand die gleiche Höhe wie der Scheinwerfer-Mittelpunkt über der Fahrbahn hat.*

Besseres Scheinwerferlicht

Wenn Sie mit den 2 serienmäßigen Scheinwerfern Ihres Audi 80 nicht zufrieden sind, sollten Sie nicht an das Vier-Scheinwerfer-System denken, das es auch serienmäßig mit lichtstärkeren Halogen-Lampen für den Audi 80 GL und GT gibt. Denn das wird teuer und kostet nicht nur die Scheinwerfergarnitur (mit Lampen etwa 325 DM), sondern auch ein neues Frontziergitter und etliche Kabelveränderungen, bringt aber mit den reichlich kleinen Scheinwerfern doch nicht die beste Lichtausbeute.
Preisgünstiger und problemlos ist dagegen der Austausch der serienmäßigen Scheinwerfer gegen ähnlich aussehende Halogen-Scheinwerfer, die eine

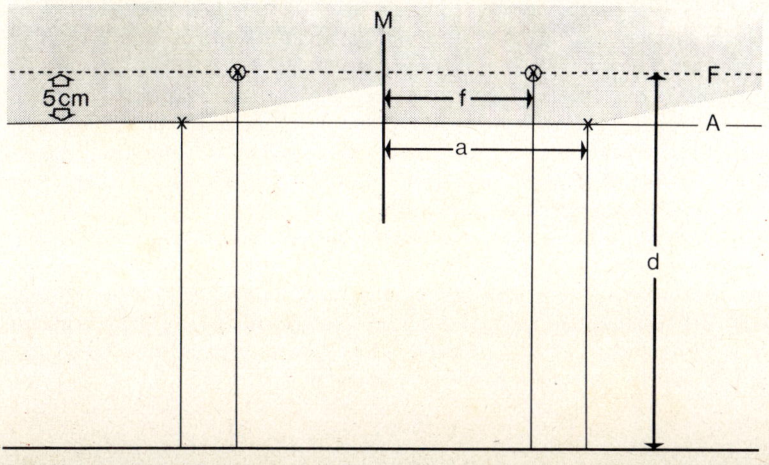

Vor der senkrechten Wand, auf der Sie diese Hilfslinien zum Einstellen der Scheinwerfer ziehen, sollten Sie wenigstens 9 m ebener Fläche haben. Dort Fahrzeug in 5 m Abstand genau vor der senkrechten Mittellinie M aufstellen. Die Hilfslinien entsprechen: d — Höhe des Scheinwerfer-Mittelpunktes vom Boden aus am eigenen Fahrzeug gemessen, ergibt Hilfslinie F; A — Abblendlinie auf 5 m Abstand mit 5 cm unter Linie F; a — Abstand des Scheinwerfermittelpunktes, von der Fahrzeugmittelachse aus gemessen; f — Bei Vier-Scheinwerfer-System Abstand des Fernlichtscheinwerfermittelpunktes von der Fahrzeugmittelachse M, die Fernlichteinstellung der Fernscheinwerfer liegt auf den Punkten X der Linie F. Beim Zwei-Scheinwerfer-System wird nur das Abblendlicht eingestellt, das auf die »Abknickpunkte« des asymmetrischen Abblendlichtes auf der Linie A zeigen. Beim Zwei-Scheinwerfer-System stimmt dann das Fernlicht automatisch.

Halogenlampe (Typ H 4) mit Fern- und Abblendlicht haben (60 Watt Fernlicht, 55 Watt Abblendlicht). Vor allem das bessere Abblendlicht ist ein Gewinn, die Scheinwerfer müssen aber wegen der stärkeren Blendungsmöglichkeit deshalb auch besonders genau eingestellt werden.
Der komplette Umbausatz von Hella oder Bosch hat je nach Modelljahr Ihres Audi 80 unterschiedliche Bestell-Nummern (erfragen). Arbeitslöhne fallen beim Umbau nicht an, weil man den Austausch – vor allem als Leser dieses Buches – mit einem Kreuzschlitzschraubenzieher selbst machen kann.

Zusatz-Fernscheinwerfer

Wenn Ihnen nach diesem Umbau das Fernlicht immer noch nicht reicht, dürfen Sie sich noch Zusatz-Fernscheinwerfer auf die Stoßstange montieren (was beim Vier-Scheinwerfer-System nicht erlaubt ist! Da brennen ja bei Fernlicht bereits 4 Lampen). Der Nachteil bei der Benutzung solcher Zusatz-Fernscheinwerfer ist, daß das lichtverwöhnte Auge nachher das Abblendlicht als besonders trübe – vor allem das Abblendlicht der »Bilux«-Lampen – empfindet und zu scharfen Notbremsungen beim Abblenden veranlaßt. Zwar ist es so offiziell nicht erlaubt, aber trotzdem aus diesem Grunde fahrgerechter, solche Zusatz-Fernscheinwerfer mit einem unabhängigen Schalter zuschaltbar zu machen, so daß man sie nur auf verkehrsschwachen Straßen zum flotteren Vorankommen benutzt.
Wenn Sie sich aber schon die Arbeit (oder Kosten) mit der zusätzlichen Verkabelung machen, sollten Sie nicht den nächstbilligen Zusatz-Fernscheinwerfer (auch nicht den aus dem Zubehörpaket des Herstellerwerks) kaufen, sondern solche mit den wirklich leistungsstarken H 3-Halogenlampen (wieder eine andere Sorte als beim Vier-Scheinwerfer-System) und mit 150 oder 180 mm Lichtaustritt aus der runden (rechteckige sind witzlos für dieses Fernlicht) Streuscheibe. Die Ersparnis mit kleineren Scheinwerfern ist im Rahmen der Gesamtkosten kümmerlich. Außerdem dürfen Sie nicht am Kauf eines passenden Schaltrelais sparen, das Ihnen allein die direkte Stromzufuhr von der Batterie zu den Scheinwerfern sichert (ohne Umweg über den Schalter, der nur dieses Relais aus- und einschaltet). Das alles gibt es mit Einbauanleitungen im Fachhandel zu kaufen. Und eine Bohrmaschine für die Kabelführungslöcher brauchen Sie auch noch.

Nebelscheinwerfer

Im Gegensatz zu Zusatz-Fernscheinwerfern sollen Nebellampen möglichst tief montiert werden, denn nur so können sie den meist nicht ganz auf dem Boden aufliegenden Nebel »unterwandern«.
Während wir bei Zusatz-Fernscheinwerfern dringend runde Scheinwerfer empfehlen, sollten es bei den Nebelscheinwerfern für den Audi 80 rechteckige Lampen sein, denn für das breitgestreute Nebellicht sind rechteckige günstiger. Sie sollten aber größer als jene sein, die Audi NSU mit seinem kompletten Einbausatz anbietet. Nehmen Sie deshalb möglichst solche mit einer Lichtaustrittsöffnung von wenigstens 140 mm Breite für die Halogen-H 3-Lampe. Ferner muß sie für »hängenden Anbau« (Wasserablauf gegenüber dem Montagezapfen) oder zur Direktmontage an das Karosserieblech unter der Stoßstange eingerichtet sein.
Für Nebellampen ist sowohl weißes wie gelbes Licht erlaubt – die Wahl ist Geschmackssache, denn keine der beiden Farben ist der anderen bei dichtem Nebel unter- oder überlegen, behaupten die Wissenschaftler. Mit gelbem Nebellicht haben wir selbst jedoch ein angenehmeres Gefühl, nicht zuletzt, weil mit der gelben Lichtfarbe besser zu erkennen ist, ob versehentlich das Nebellicht bei klarem Wetter eingeschaltet ist.

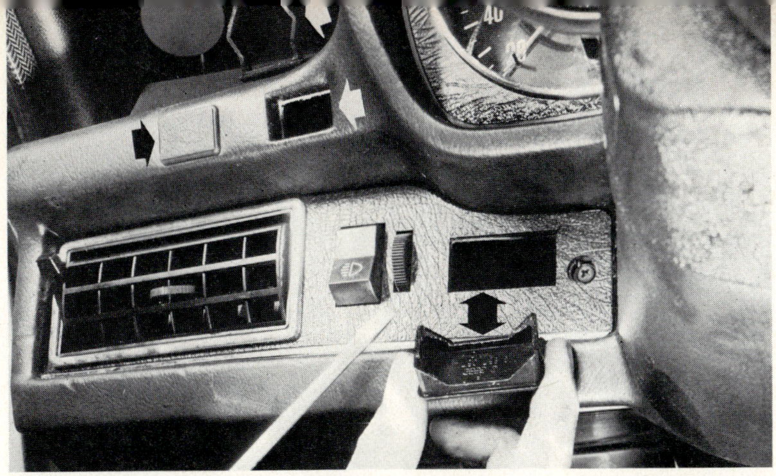

Wenn Sie sich an Ihrem Audi 80 Nebelscheinwerfer, eine Nebelschlußleuchte oder sonst ein elektrisches Zusatzgerät einbauen wollen, haben Sie mit der zugehörigen Schaltermontage kaum Probleme, denn bei den meisten Modellen ist im Armaturenbrett bereits Platz für zusätzliche Schalter vorgesehen. Man braucht nur mit einem feinen Schraubenzieher einen der Blinddeckel (oben auf dem Armaturenbrett abgelegt, oberer weißer Pfeil, und unten in der Hand gehalten) aus dem Armaturenbrett zu hebeln und nach entsprechender Verkabelung den passenden Schalter einzusetzen.

Ihr Audi 80 ist übrigens oft schon für den Einbau von Nebellampen vorgerüstet. Sie würden sich mit einem Einbausatz aus dem allgemeinen Zubehörhandel viel unnötige Arbeit machen. Deshalb erwerben Sie am besten bei Ihrem Audi-Händler den speziellen Einbausatz (Audi-Teile-Nr. 823 053 080). Sie erhalten damit 2 kurze Kabelsätze, die Nebelscheinwerfertaste, für die im Armaturenbrett bereits eine verdeckte Öffnung vorgestanzt ist und das Schaltrelais.

■ Hinter dem vorderen Querträger findet sich oft rechts und links schon je ein Mehrfachstecker, dessen braunes Massekabel zum Blinker führt. Der Stekker mit angeschlossenem weiß-gelbem Kabel ist unbelegt. Das braune Kabel abziehen und dessen Stecker mit dem kurzen braunen Kabelstecker des neu gekauften Nebellampenkabels verbinden. Den weiteren braunen Stekker in den Kabelstrang stecken, wo vorher das Blinker-Massekabel saß und den Stecker am weiß-gelben Kabel ebenfalls in die gleichfarbige Kabelstrangklemme stecken. (Bei neueren Audi 80 sind diese vorverlegten Kabel leider eingespart).

■ Nebellampenkabel durch Bohrung im Querträger neben den Blinker nach außen führen.

■ Nebellampen montieren (Bohrmaschine notwendig) und innen Kabel anschließen (braun an Masse, weiß-gelb an Glühlampenkabel).

■ Neu gekauftes Schaltrelais (gleicher Typ wie für Heckscheibenheizung) in die Relaisplatte (bei Audi 80 bis Herbst 75) ganz rechts nächst den Sicherungen einstecken und Sicherung (16 A) einsetzen.

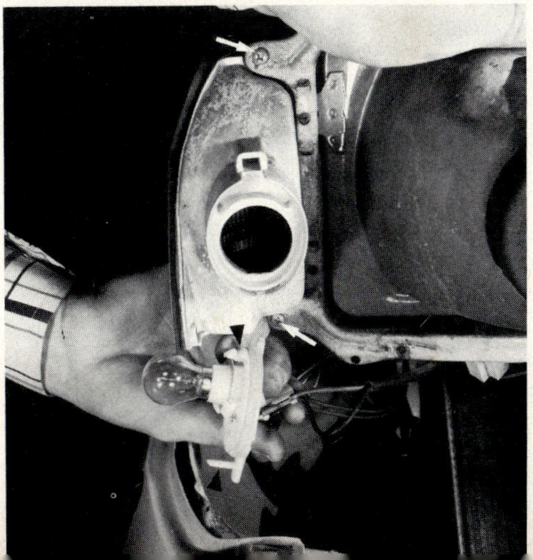

Bis zum Herbst 76 waren die vorderen Blinker außen in die Stoßstange eingebaut. Zum Glühlampenwechsel muß bei diesem Modell das vordere Abdeckglas mit einem Kreuzschlitzschraubenzieher demontiert werden.
Seit Einbau der Rechteckscheinwerfer sind die vorderen Blinker an diesen außen seitlich angebaut. Das Bild zeigt die Rückseite der Blinkerlampe am ausgebauten Scheinwerfer, die beiden kleinen weißen Pfeile zeigen auf die Befestigungsschrauben des Blinkers am Scheinwerferrand.
Zum Auswechseln einer Blinkerlampe ist der Ausbau des Scheinwerfers nicht notwendig, sondern es muß nur die Motorraumhaube geöffnet und von der Blinkerrückseite her die obere Kunststoffklemmzunge (schwarzer Dreieckpfeil oben) aufgedrückt und die Lampenhalterung aus der unteren Kunststoffkerbe (unterer schwarzer Dreieckpfeil) herausgehoben werden.
Zum Austausch die Blinkerlampe in ihre Fassung drücken, eine Vierteldrehung nach links und aus der Fassung ziehen. Einbau sinngemäß umgekehrt.

Eine defekte Heckleuchtenlampe wird vom Kofferraum her ausgetauscht. Es sind dazu lediglich die beiden Kunststoff-Rändelschrauben (Pfeile unten) an den beiden Gehäuseschrauben (Pfeile oben) abzudrehen und die Lampenträgerplatte abzunehmen. Im Lampenträger sitzen außen das Standlicht (1), die Blinkerlampe (2) und nach innen zu die Rückfahrleuchte (3) und das Bremslicht (4).
Soll die ganze Heckleuchte ausgebaut werden, weil beispielsweise das gebrochene Abdeckglas ausgetauscht werden muß, sind ebenfalls vom Kofferraum aus die 2 Sechskantmuttern (SW 8) oben und die 2 Sechskantschrauben oder Blechschrauben unten am Heckleuchtenrahmen zu lösen und das Abdeckglas mit Rahmen nach innen abzuziehen.
Das Bild zeigt die Heckleuchte in der Ausführung bis Juli 76.

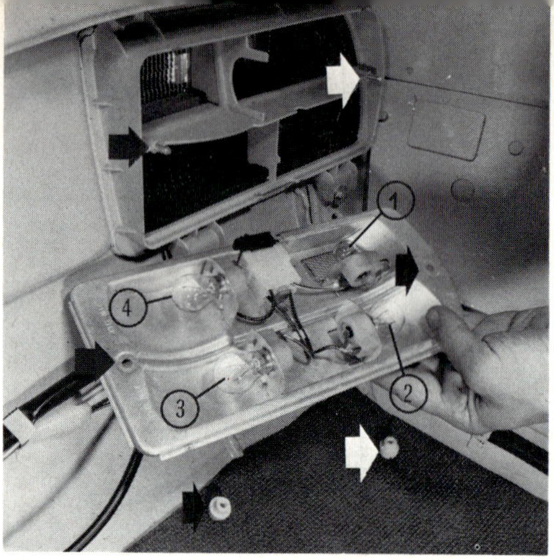

- Linke Abdeckung unter der Armaturenplatte abbauen. Dort baumelt ein unbenutzter Mehrfachstecker mit grün-blauen und grün-weißen Kabeln, der für den Nebelschalter bestimmt ist.
- Ausschnitt für Nebellampenschalter (Schiebetaste) im Armaturenbrett neben Lenksäulenverkleidung freilegen oder an entsprechender Markierung einschneiden.
- Schiebetaste in das Armaturenbrett einschieben und Mehrfachstecker rückseitig aufstecken.

Lampenwechsel
Blinkleuchten

Kugellampe 21 Watt, Sockel BA 15 s; Blinker links schwarz-weiße, Blinker rechts schwarz-grüne Kabel.
Den Ausfall einer einzelnen Blinkerlampe erkennt man am kurzen Aufblitzen der Blinker-Kontrollampe in kürzeren Zeitabständen. Andere Blinkerstörungen siehe Seite 157. Als Blinkerlampe darf nur die genannte 21-Watt-Lampe (nicht mit 10 oder 15 Watt, die es mit gleichem Sockel gibt) eingesetzt werden, denn das Blinker-Relais ist genau auf diese Belastung eingerichtet. Den Blinkerlampenaustausch zeigt das Bild auf der Vorseite unten.

Heckleuchte

Die hinteren Blinkleuchten sitzen oben außen unter dem gemeinsamen Heckleuchten-Abdeckglas, Kabelfarben und Sicherung der hinteren Blinkerlampen sind bereits im obigen Abschnitt beschrieben. Zum Austausch einer defekten Blinkerlampe (das gilt natürlich auch für Schlußlicht, Bremslicht und Rückfahrlicht) vom Kofferraum aus die Heckleuchte ausbauen.

Seit Herbst 76 wird eine neue Heckleuchte eingebaut. Die Glühlampen sind zwar mit gleicher Verwendung angeordnet wie bei der oben gezeigten früheren Heckleuchte, aber die Lampen sitzen jeweils weiter außen im Lampenträger.
Neu ist an diesem Modell, daß der Lampenträger (nur dieser!) rechts und links verwendet werden kann. Er ist so geschaltet, daß lediglich die Glühlampen bei Verwendung an der anderen Seite ausgetauscht werden müssen, damit immer Blinker und Schlußlicht außen an der Fahrzeugkante sitzen. Abdeckglas und Heckleuchtengehäuse können dagegen nur auf der für sie bestimmten Seite montiert werden.
Das Bild zeigt das Abnehmen des Lampenträgers vom Kofferraum aus. Dazu sind lediglich beidseitig die Kunststoffklammern (weiße Pfeile) zusammenzudrücken und der Lampenträger nach hinten abzunehmen.

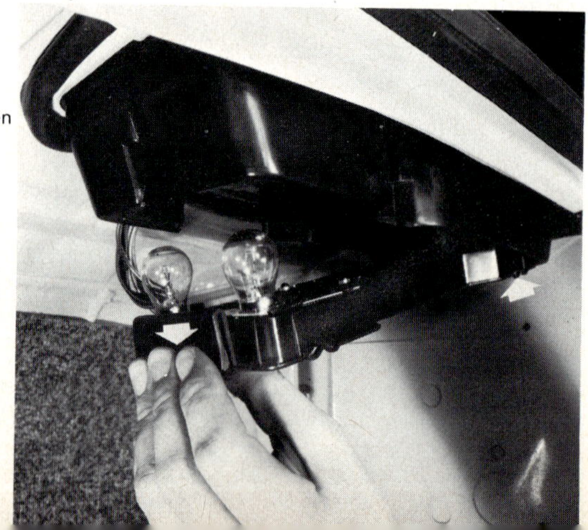

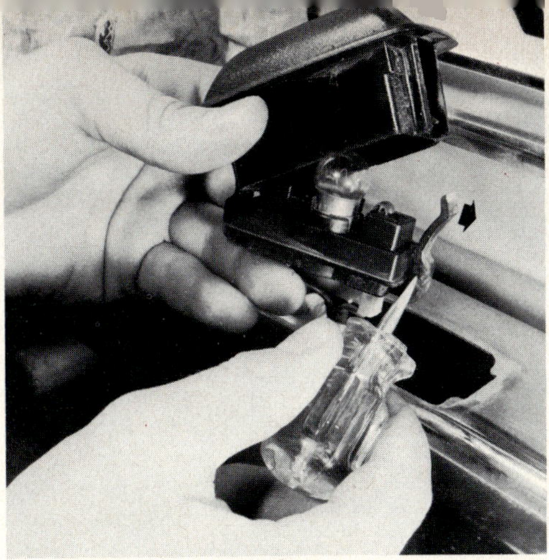

In die hintere Stoßstange wurden im Verlauf der Jahre 3 verschiedene Kennzeichenleuchten eingebaut. Hier das seit Herbst 75 eingebaute Modell mit Kugellämpchen. Zum Ausbau und Auswechseln einer defekten Glühlampe die hier gezeigte Leuchte von der Stoßstangenrückseite her aus der Stoßstange schieben, an der noch geschlossenen Leuchte einen Schraubenzieher am Fuß der Feder, wie gezeigt, ansetzen, Schraubenzieher etwas verdrehen, so daß sich die Feder in Pfeilrichtung aufbiegt und dabei Leuchtenoberteil abheben. Glühlämpchen in seine Fassung etwas eindrücken, dabei eine Vierteldrehung nach links und Lämpchen herausziehen. Neue Lampe einsetzen, mit Vierteldrehung rechts fixieren, Gehäuse zusammenbauen und in die Stoßstange einsetzen.
Die beiden früher gelieferten Kennzeichenleuchten sind im Text der nächsten Seite beschrieben.

Schlußleuchten

Kugellampe 5 Watt, Sockel BA 15 s. Schlußlicht rechts: Sicherung Nr. 13, grau-rotes Kabel; Schlußlicht links: Sicherung Nr. 14, grau-schwarzes Kabel. Das Schlußlicht ist am kleineren Glaskolben der Glühlampe (siehe Bild links oben) erkennbar.

Bremslicht

Kugellampe 21 Watt, Sockel BA 15 s. Sicherung Nr. 10 bzw. 6 von dort rot-schwarzes Kabel zum Bremslichtschalter (Bild Seite 153), von dort schwarz-rote Kabel zu den Bremslichtern.
Für die Bremslichter hat der Audi die gleichen Kugellampen wie für die Blinkleuchten, man sollte also stets Ersatz für eine dieser Lampen haben. Fällt jedoch unterwegs eine der sehr wichtigen Bremsleuchten aus und es steht keine Ersatzlampe zur Verfügung, dann sollten Sie die Sache nicht auf sich beruhen lassen, sondern aushilfsweise sofort die benachbarte Rückfahrscheinwerfer-Glühlampe in die Bremslichtfassung einsetzen.
Andere Störungen der Bremslichter siehe Seite 153.

Rückfahrscheinwerfer

Kugellampe 21 Watt, Sockel BA 15 s. Sicherung Nr. 5 bzw. 9, von dort hellblau-rotes Kabel zum Rückfahrlichtschalter (Bild links unten), von dort schwarze oder schwarz-grüne Kabel zu den Rückfahrscheinwerfern.
Da Rückfahrscheinwerfer amtlich nicht vorgeschrieben und unterwegs auch nicht so notwendig sind, hat man mit ihren 21-Watt-Lampen auf jeden Fall eine Reserve für die lebenswichtigen Brems- und Blinklichter, wenn man keinen Ersatzlampenkasten dabei hat.

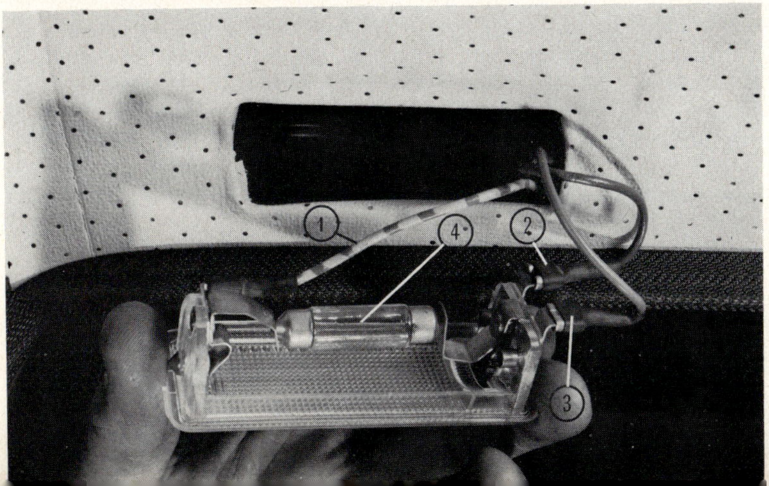

Wenn die Inenleuchte nicht brennen will, kann sowohl ein klemmender Türkontaktschalter als auch ein defektes Glühlämpchen (4) die Ursache sein. Der Ausbau ist im Abschnitt „Innenleuchte" beschrieben. Das graugrüne oder rote Kabel (1) bringt den Strom von einer stets stromführenden Sicherung. Den Stromkreis zum Aufleuchten des Soffittenlämpchens schließt entweder ein Türkontaktschalter über das braun-blaue Kabel (3) oder bei entsprechender Schaltstellung des Abdeckglases das braune Kabel (2) als Masseanschluß.

Brennt die Innenleuchte trotz richtiger Schalterstellung beim Öffnen einer Tür nicht sofort (das passiert nach einigen Jahren in aller Regel an der besonders oft geöffneten Fahrertür), muß der betreffende Kontaktschalter ausgebaut werden. Dessen Halteschraube (Pfeil) herausdrehen, den ganzen Schalter aus dem Türrahmen ziehen, reinigen (Schalter stellt Verbindung zur Masse her und läßt Lampe dadurch leuchten) und blank schaben. Der Kontaktstift muß sich leicht einfedern lassen und gut zurückfedern. Im Bedarfsfall leicht einölen.

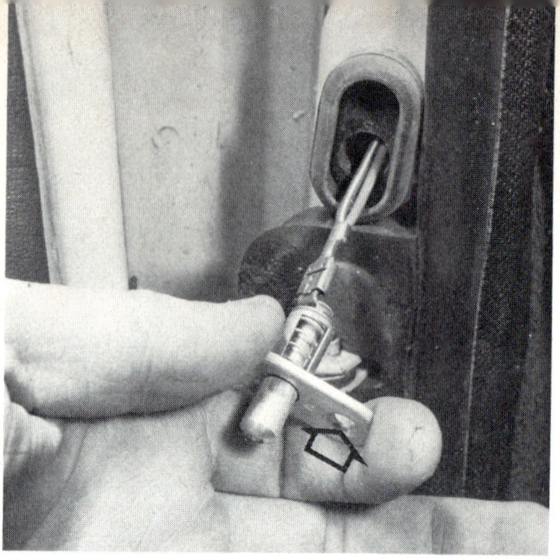

Kennzeichenleuchten

Soffiten- oder Kugellämpchen 5 Watt; Sicherung Nr. 13 bzw. 12; grau-rotes bzw. grau-grünes Kabel.

In die Oberseite der hinteren Stoßstange wurden im Verlauf der Modelljahre des Audi 80 drei verschiedene Arten von Kennzeichenleuchten eingebaut.

■ Die zuerst eingebauten Kennzeichenleuchten waren mit je 2 Kreuzschlitzschrauben in der Stoßstange befestigt und haben ein Soffittenlämpchen. Zum Ausbau die beiden Kreuzschlitzschrauben aus dem Abdeckglas herausdrehen, die Leuchte aus der Stoßstange heben, den Lampenträger etwas aus dem Lampengehäuse ziehen, die Soffittenlampe zwischen ihren beiden Kontaktzungen herausziehen und austauschen.

Dieses Modell ist nicht genügend wasserdicht, seine Innenteile korrodieren stark, bis die Lampe versagt. Deshalb bei Erkennen von Kondenswassertröpfchen hinter dem Abdeckglas Leuchte ausbauen, austrocknen, mit Isolierspray (Bild Seite 119) aussprühen und mit einem Streifen dauerelastischer Dichtmasse (z. B. Plastilin aus dem Spielwarenladen) wieder einbauen.

■ Das Nachfolgemodell ist in die Stoßstange eingeklemmt, muß seitlich vorsichtig mit einem Schraubenzieher herausgehebelt und von der Leuchtenrückseite her auseinander genommen werden. Dort zwei Klemmbügel etwas aufbiegen und den Lampensockel herausziehen.

■ Die seit Herbst 75 eingebaute Kennzeichenleuchte mit Kugellämpchen ist im Bild auf der Vorseite oben gezeigt und beschrieben.

Innenleuchte

Soffittenlampe 10 Watt, Sockel S 8,5. Von Sicherung Nr. 10 bzw. 7 graugrünes Kabel zur Soffittenlampe. Am Schalter ist ein braunes Kabel zur Masse und ein braun-blaues zu den Türkontaktschaltern angeschlossen.

Bei defektem Lämpchen komplette Innenleuchte mit flachem Löffelstiel (besser als Schraubenzieher, mit dem man sich leicht die Dachbespannung beschädigt) heraushebeln. Wenn das Lämpchen nicht brennen will, zuerst einmal mit der Prüflampe feststellen, ob am zumeist roten Kabel überhaupt Strom anliegt. Ein brennunwilliges Lämpchen kann übrigens auch seine Ursache in zu weit auseinander gebogenen Klemmzungen haben. Lämpchen herausziehen, Zungen zusammendrücken, Lämpchen wieder einsetzen und mehrmals drehen, damit sich die Berührungsstellen blank schleifen.

Brennt die Innenleuchte trotz richtiger Schalterstellung beim Öffnen einer Tür nicht sofort (das passiert nach einigen Jahren in aller Regel an der besonders oft geöffneten Fahrertür), muß der betreffende Türkontaktschalter, wie im Bild oben gezeigt, ausgebaut und gereinigt werden.

Mit freundlichen Grüßen

Auf verschiedene Weise kann der Autofahrer seiner verkehrsteilnehmenden Umwelt mitteilen, was er vorhat: Durch die tönende Hupe, die Lichthupe, die Blinker, die Warnblinkanlage und die Bremslichter.
Sehr höfliche Autofahrer merken nur zufällig, wenn ihr Signalhorn mal defekt ist – sie brauchen es gar nicht. Man sollte es mal probieren, es geht tatsächlich ohne Hupe, wenn man entsprechend aufmerksam und rücksichtsvoll fährt. Trotzdem muß die Hupe und ihre Sicherung in Ordnung sein.
Die Lichthupe ist amtlich nicht vorgeschrieben und sie hat auch nicht den Zweck, andere Autofahrer von der Fahrbahn oder Fußgänger vom Zebrastreifen zu scheuchen. Sie ist aber auch höflichen Autofahrern beim Überholen und nachts bei Annäherung an eine unübersichtliche Straßenkreuzung nützlich.
So sparsam man als kultivierter Autofahrer mit den beiden Hupen – Ton und Licht – umgehen sollte, so reichlich soll von den Blinkern Gebrauch gemacht werden, wenn man seine Richtung ändern oder zum Überholen seine Fahrbahn wechseln will.
Die Warnblinker dienen keineswegs dazu, das Parken »in der 2. Reihe« in einer verkehrsverstopften Straße zu ermöglichen – das kostet Bußgeld –, sondern zur Warnung vor ernsthafter Gefahr für andere Verkehrsteilnehmer.
Kein direkter Einfluß besteht auf das Aufleuchten der Bremslichter, sie werden beim Tritt auf das Bremspedal automatisch mit eingeschaltet.

Das Bremslicht

Täglich sollte man prüfen, ob die beiden Bremslichter funktionieren, es macht auch gar keine Mühe – die Garagenwand hinter dem Wagen muß an zwei Stellen besonders hell rot aufleuchten, wenn Sie das Bremspedal treten. Oder Sie haben bei einem Verkehrsstau vor der roten Ampel Langeweile: Treten Sie mal aufs Bremspedal und schauen Sie dabei im Rückspiegel, ob die Scheinwerferspiegel des Hintermannes die beiden Bremslichter reflektieren.

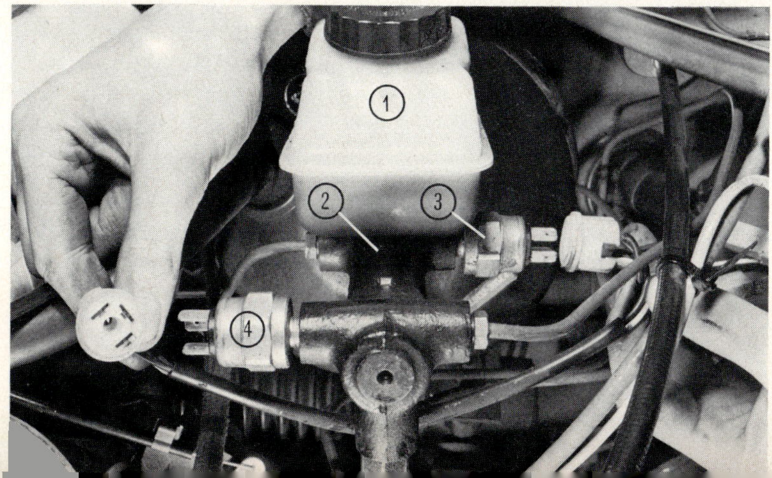

Im Motorraum hinten sitzt unter dem Bremsflüssigkeitsbehälter (1) seitlich am Hauptbremszylinder (2) ein Bremslichtschalter (3), der bei Flüssigkeitsdruck seine Kontakte schließt und damit die Bremslichter zum Aufleuchten bringt. Bei Fahrzeugen mit Automatik-Getriebe oder Sonderausstattung findet sich ein zweiter Bremslichtschalter (4), wodurch jeder der beiden Diagonal-Bremskreise einzeln erfaßt wird. Bei Versagen leuchtet die Bremswarnleuchte im Armaturenbrett auf.

Und eine ausgefallene Bremslicht-Glühbirne sollte sofort ersetzt werden. Sind beide Bremslichter ausgefallen, probeweise Innenleuchte einschalten. Brennt Sie auch nicht, ist die Sicherung defekt. Andernfalls kann es am Bremslichtschalter (Bild auf der Vor-Seite) liegen, wie im Bildtext beschrieben. Je nach Art der Bremsanlage sind ein oder zwei Bremslichtschalter am Hauptbremszylinder montiert. Je nachdem hat der Bremslichtschalter zwei oder drei Kontaktzungen und die jeweils passenden Kabelstecker. Bei dem Zweifachstecker ist es einerlei, welches Kabel an welche Schalterzunge kommt, denn der Bremslichtschalter ist nur ein einfacher Kontaktschließschalter. Beim Doppelsystem schließen die Dreifach-Kabelstecker Verwechslungen aus, sonst könnte bereits durch falsches Aufstecken der Kabelstecker der Stromkreis für die Bremslichter geschlossen werden. Am Doppelschaltersystem können also Zwei-Zungenschalter nicht montiert werden, wenn ein serienmäßiger Drei-Zungenschalter ausgetauscht werden muß. Das zusätzlich zu den bereits erwähnten rot-schwarzen (oder schwarz-roten) Bremslichtkabeln dort angeschlossene dritte Kabel (meist weiß mit feinem rotem Streifen) führt zum Zentralstecker der Computer-Diagnose. Im übrigen ist das Bremslicht des Audi 80 sehr zu loben, weil es auch bei ausgeschalteter Zündung (z. B. beim Abschleppen des Wagens) durch seine stets stromführende Klemme 30 d funktioniert.

Das Signalhorn

Wartungspunkt Nr. 21

Das Signalhorn (bei den aufwendigeren Modellen sind es deren zwei) zu prüfen, ist kein Problem und nicht nur eine Angelegenheit der 7500-km-Wartung. Ein gelegentlicher Druck auf die Hupentaste gibt Auskunft. Dazu muß allerdings die Zündung eingeschaltet sein, denn die zuständige Sicherung erhält nur Strom bei eingeschalteter Zündung. Von der Sicherungsklemme führt ein rot-weißes (rot-grünes) Kabel zur Hupentaste im Lenkrad, ab dort als schwarz-gelbes Kabel zum Signalhorn, wo an der anderen Kontaktklemme ein braunes Kabel den Masseanschluß herstellt.

Die Hupe will nicht

- Zuerst Sicherung Nr. 6 bzw. 11 prüfen.
- Ist die Sicherung in Ordnung, prüfen Sie mit einer Prüflampe am Signalhorn, ob das schwarz-gelbe Kabel Strom liefert, während ein Helfer die Hupentaste drückt.
- Kommt Strom, liegt's an der Hupe selbst oder ihrem braunen Masseanschluß. Kommt kein Strom, muß der Hupentastenschalter geprüft werden. Dazu ist eventuell das Lenkrad zu demontieren, wie auf den folgenden Seiten beschrieben.

Es hat keinen großen Sinn, ein defektes Signalhorn reparieren zu wollen, denn in der Regel haben ihm Wasser und Streusalz den Garaus gemacht. Kaufen Sie dann lieber ein neues – schon ab 18 DM zu haben –, oder holen Sie sich ein brauchbares vom Autofriedhof. Bei der Doppelanlage müssen Sie beim Ersatz eines Hornes allerdings darauf achten, daß beide zusammen einen »harmonischen Akkord« ertönen lassen – so verlangt es die Straßenverkehrs-Zulassungsordnung.

Fingerzeige: *Falls Ihnen das serienmäßige Horn an Ihrem Audi nicht laut genug erscheint oder defekt ist, dann stehen grundsätzlich zwei verschiedene Signalhorntypen zur Auswahl: Sogenannte Aufschlaghörner (das serienmäßige Signalhorn gehört dazu) und Fanfaren. Die Preßluft-Fanfaren erwecken dabei den Eindruck, daß sie viel lauter seien als das Aufschlaghorn. Das ist jedoch eine akustische Täuschung, denn die tellerförmigen*

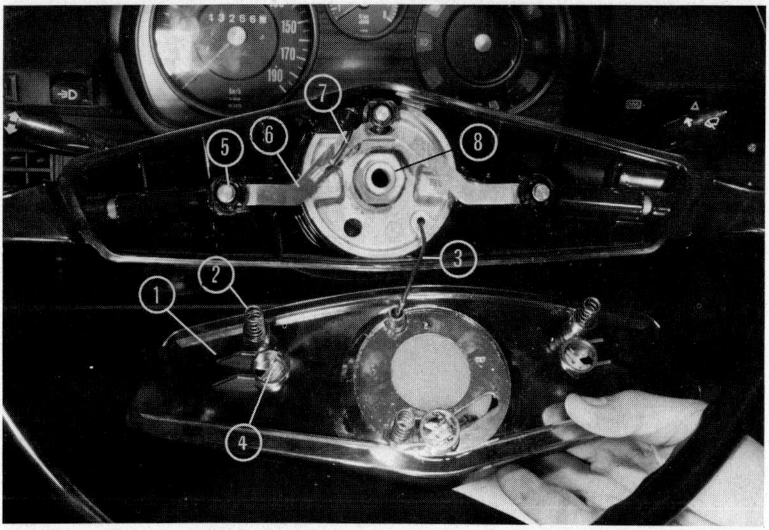

Zu vielerlei Arbeiten an der Elektrik und Armaturen muß das Lenkrad ausgebaut werden. Dazu muß als erstes die Signalhorntaste (1) mit kräftigem Ruck von Hand abgezogen werden. Auf der Rückseite der gepolsterten Taste ist ein Signalhornkabel (3) angesteckt, das seinen Strom in der Taste an die 3 Druckkontakte (4) in den Fanglöchern weitergibt. Beim Druck auf die Taste geben die 3 Spiralfedern (2) nach, so daß die Druckkontakte ihre Gegenkontakte (5) in der Lenkradspeiche berühren können. Diese sind über einen Metallbügel (6) mit dem zweiten Hupenkabel (7) verbunden. Als nächste Arbeit ist die Lenksäulenmutter (8) zu lösen.

Aufschlaghörner haben einen scheinwerferartig gerichteten Tonstrahl, der in Wirklichkeit viel stärker den in Schallrichtung befindlichen Verkehrslärm durchdringt als die laut erscheinenden Fanfaren. Denn deren Mangel ist es, daß sie rundum gleichmäßig ihren dadurch in Fahrtrichtung schwächeren Ton abstrahlen. Wirkungsvoller sind also bei schnellen Autobahnfahrten zweifellos die von Bosch und Hella als Starktonhörner angebotenen Aufschlaghörner, wobei es allerdings darauf ankommt, daß sie genau in Fahrtrichtung montiert sind.
Kaufen Sie mit einem solchen Satz Fanfaren oder Aufschlaghörnern unbedingt auch das zugehörige Schaltrelais (die Preisdifferenz beträgt keine 10 DM), denn alle Signalhörner geben ihre volle Lautstärke nur dann ab, wenn sie Batteriestrom ohne Spannungsverlust erhalten. Deshalb sollte der Hupenstrom nicht (wie bei der serienmäßigen Signalhornanlage) über den Hupentastenschalter laufen. Im Zubehörhandel werden fertige Einbausätze mit Relais, Kabelgarnituren und Einbauhinweisen angeboten.

Hupentaste prüfen

Hat die Störungssuche ergeben, daß wahrscheinlich die Hupentaste im Lenkrad nicht einwandfrei funktioniert, muß auf jeden Fall diese Hupentaste und unter Umständen auch das Lenkrad abgenommen werden. Vergeblich wird man zu Anfang nach Schrauben suchen, die dies ermöglichen. Diese Schrauben sitzen aber unter der gepolsterten Signalhornplatte in der Lenkradmitte. Diese Platte ist kräftig mit beiden Händen zu umfassen und mit einem Ruck aus ihren Haltestiften zu ziehen.
An der Rückseite der Signalhornplatte (Bild oben) ist ein Kabel angesteckt, das innerhalb der Taste leitende Verbindung zu den Kontakten in den 3 großen Fanglöchern der Taste hat. Beim Druck auf die eingebaute Taste geben die 3 Spiralfedern nach, so daß die Kontakte in den Fanglöchern die blanken Gegenkontakte in den Haltestiften der Taste im Lenkrad berühren, die ihrerseits über einen Metallbügel mit einem wegführenden Kabel verbunden sind. Zur Probe Kabelstecker an der Hupentaste abziehen und damit den Metallbügel im Lenkrad berühren – die Hupe muß tönen. Dann sind die Kontakte der Hupentaste korrodiert.
Tönt die Hupe nicht, muß das Lenkrad ausgebaut werden. Dazu ist allerdings

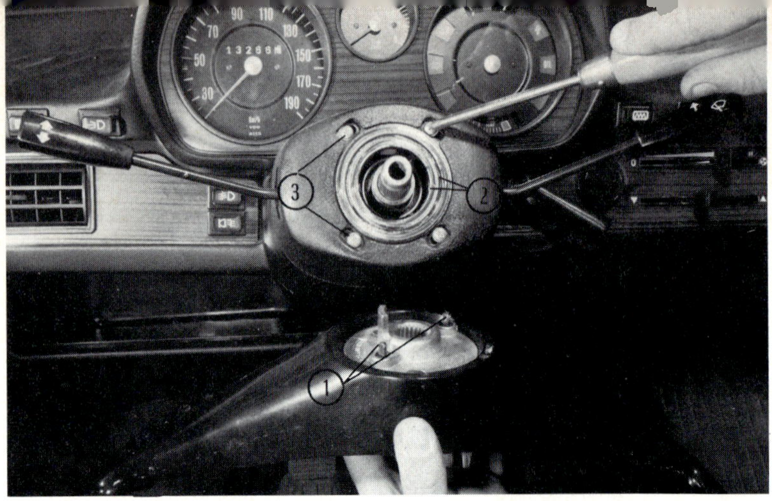

Nach Herausdrehen der Lenksäulenmutter wird das Lenkrad von der kerbverzahnten Lenksäule durch Ruckeln und Handballenschläge gegen die Lenkradspeichen abgezogen. Damit beim Wiedereinbau das Lenkrad bei Geradeausfahrt nicht schief sitzt, müssen vor der Demontage die Räder genau geradeaus zeigen und dürfen nicht mehr gedreht werden. An der Lenkradunterseite die beiden Kontaktstifte (1) für den Signalhornstrom, an der Lenksäule die beiden zugehörigen Schleifringe (2). Zum Ausbau der Hebelschalter die 4 Kreuzschlitzschrauben (3) lösen.

ein Sechskant-Steckschlüssel SW 27 erforderlich und man sollte diesen Lenkradausbau nur bei genügend Erfahrung vornehmen, denn schließlich ist es kein Vergnügen, wenn man unterwegs ein nachlässig montiertes Lenkrad freihändig in der Luft hält! Daran kann also das Leben hängen.

Vorher werden die Räder genau geradeaus gestellt, so daß die Lenkradspeichen genau waagrecht liegen. Andernfalls sitzt hinterher das kerbverzahnte Lenkrad schief auf der Lenksäule. Nun Lenksäulenmutter SW 27 mit dem Steckschlüssel (keinen Versuch mit einem Gabelschlüssel machen! Man vermurkst nur die Mutter und kann sie beim Wiedereinbau nicht fest genug anziehen) herausdrehen und das Lenkrad, ohne es seitlich zu verdrehen, mit Ruckelbewegungen und nachhelfenden Handballenschlägen unter die Lenkradspeichen von der Lenksäule abziehen.

Wie sich an der Unterseite des Lenkrades zeigt, sind die beiden Kabelstückchen dort mit je einem federnden Kontaktstift verbunden, der bei Lenkraddrehungen auf seinem eigenen Metallring schleift. Wenn bei eingeschalteter Zündung und bei einer Kurzschlußbrücke über die beiden Schleifringe jetzt die Hupe ertönt, liegt der Fehler in abgeschliffenen Kontaktstiften oder korrodierten Schleifringen, die geputzt und blank gerieben werden müssen.

Ist der Fehler immer noch nicht gefunden, ist auch die Schalterkappe, wie im Bild oben gezeigt, durch Lösen der 4 Kreuzschlitzschrauben zu demontieren. An den Rückseiten der Schleifringe sind in der Schalterkappe je ein Einfach-Stecker mit rot-weißem, rot-grünem oder schwarz-gelbem Kabel (bei zusätzlich zwischengebautem Schalt-Relais auch braune Kabel als Masseanschluß möglich) angeschlossen. Diese abziehen und eine Drahtbrücke zwischen ihnen herstellen. Jetzt müßte die Hupe aber endlich tönen. Tut sie immer noch nicht, liegt es an der Kabelzuführung, die man ab einer Klemme 30 oder 15 (bei eingeschalteter Zündung) mit einem langen Kabel vom Sicherungskasten her versuchsweise prüfen kann. Gibt es auch jetzt bei Kabelberührung noch keinen Hupenton, ist es die Kabelführung zur Hupe. Tönt sie aber, ist es die Kabelführung zur Sicherung. Übrigens: Hatten Sie dort die Sicherung schon vorher kontrolliert?

Blink- und Warnblinkanlage

Wartungspunkt Nr. 18

Zuerst die Funktionskontrolle: Drücken Sie, ohne die Zündung einzuschalten, auf die Warnblinktaste in der Armaturenbrettkante rechts vom Lenkrad – alle 4 Blinkerlampen, die rote Kontrollampe in der Schaltertaste und die grüne Blinker-Kontrollampe leuchten im gleichen Rhythmus auf. Schalten Sie dabei die Zündung ein, macht die grüne Blinkerkontrolle einen »Sprung« und

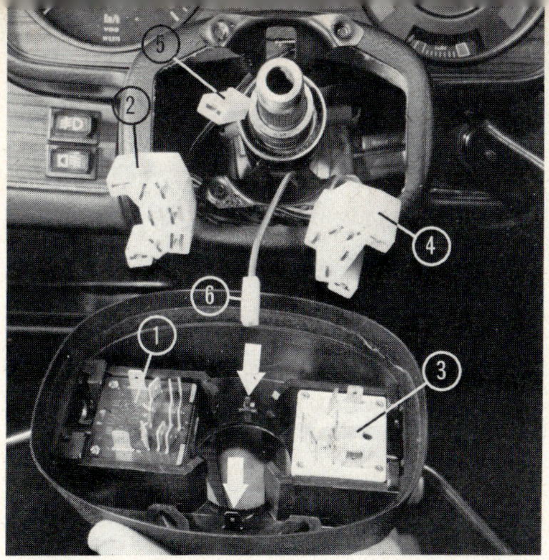

Die von der Lenksäule abgehobene Schalterkappe zeigt innen links den kombinierten Blinker- und Abblendschalter (1), darüber den zugehörigen Mehrfachstekker (2), rechts den kombinierten Scheibenwischer- und -wascherschalter (3) mit seinem Mehrfachkabelstecker (4). Die beiden Einfachkabelstecker (5, 6) mit den unverwechselbar breiten Steckkontakten sind in der Schalterkappe innen an die beiden Kontaktzungen (weiße Pfeile) der Hupenschleifringe angeschlossen. Das schwarz-gelbe Kabel liefert Strom an die Hupe, das rot-grüne Kabel bringt Strom von einer Sicherung, die bei eingeschalteter Zündung Strom führt.

leuchtet jetzt im Gegentakt zu den Blinkerlampen und der roten Schaltertastenlampe in deren Leuchtpausen auf. Die Stromschaltung muß sich also geändert haben. Nun die Blinkerüberprüfung, die nur bei eingeschalteter Zündung möglich ist – die jeweils eingeschaltete Blinkerseite und die grüne Blinkerkontrolle leuchten im Gegentakt, also abwechselnd auf.

Störungen

■ Wenn die Blinkerkontrolle in irgend einer Weise »stolpert« oder nur rhythmisch kurz aufblitzt, ist in der Regel eine Blinkerlampe defekt (Seite 150).
■ Bleibt die Blinkerei oder Warnblinkerei »stehen«, brennt also Dauerlicht statt Blinklicht, liegt der Fehler im Blink-Relais (Nr. 6 im Bild auf Seite 158), dessen Kontakte in diesem Fall vermutlich verschmort sind
■ Verändert sich der Blink-Rhythmus während der Einschaltung, z. B. bei höheren Motor-Drehzahlen, ist ebenfalls das Blink-Relais nicht in Ordnung.
■ Funktioniert zwar das Warnblinken, aber nicht das Richtungsblinken bei eingeschalteter Zündung, ist Sicherung Nr. 5 (ab Herbst 75 Nr. 8) defekt (zusätzlicher Beweis: Ölkontrolle brennt nicht beim Einschalten der Zündung, glimmt aber beim Warnblinken mit)
■ Funktioniert weder Warnblinker noch Richtungsblinker, brennt aber bei eingeschalteter Zündung und gedrücktem Blinkerhebel oder Warnblinkerschalter die grüne Kontrolle auf Dauerlicht, ist möglicherweise die Sicherung Nr. 7 defekt. Falls nicht, ist die Ursache entweder im Arbeitsstrom-Relais der Blinkanlage (Nr. 6 im Bild auf Seite 158) oder im Schaltstrom-Relais der Blinkanlage (Nr. 4 im Bild; ab Herbst 75 entfallen) zu suchen.
■ Funktioniert entweder das Warnblinken oder das Richtungsblinken nicht und brennt auch die grüne Blinkerkontrolle nicht auf Dauerlicht, ist der Fehler im betreffenden Schalter (siehe Seite 162) oder in der zugehörigen Verkabelung (gelöste Kabelklemme) zu suchen.
Die vorstehenden Beschreibungen deuten bereits an, daß das ganze Blinkanlagensystem unseres Audi 80 ein ziemlich schwer durchschaubares Netz von Kabeln, Schaltern und Relais ist. Das liegt daran, daß nach gesetzlicher Vorschrift die Warnblinkanlage bei aus- und bei eingeschalteter Zündung funktionieren muß, während das Richtungsblinken nur bei eingeschalteter Zündung funktionieren darf. Demgemäß erhalten die beiden Blinkanlagen ihren Schaltstrom aus 2 verschiedenen Quellen (bis Herbst 75 noch über das Schaltstrom-Relais) und das Arbeitsstrom-Relais setzt erst ein, wenn Blinkerhebel oder Warnblinktaste betätigt werden. Für beide Blinkanlagen läuft dabei der Schaltstrom über die Warnblinktaste.

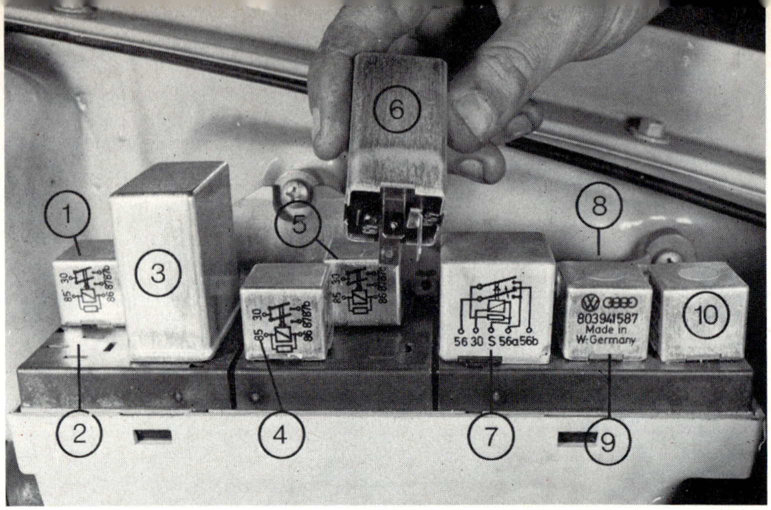

Auf der sogenannten »Zentral-Elektrik«, wie sie bis zum Herbst 74 eingebaut wurde, sind bis zu 10 verschiedene Schalt-Relais montiert. Beim Blick gegen die Relais-Seite sind es folgende Relais: 1 – für Nebelscheinwerfer; 2 – für Tropen-Klimaanlage (fehlt hier); 3 – für Intervall- und Schaltautomatik von Scheibenwischer und -wascher; 4 – für Wischer und Blinker; 5 – für Heckscheibenheizung; 6 – für Blinker und Warnblinker; 7 – für Hauptscheinwerfer; 8 – für Fern- und Abblendlicht bei 4-Scheinwerfer-System (hier nicht eingebaut); 9 – für Hauptlicht; 10 – für Kühler-Ventilator. Nähere Erläuterungen im Text der folgenden Seiten.

Fingerzeige: *Falls Sie nach der vorstehenden Störungsbeschreibung den Eindruck haben, daß das Schaltstrom-Relais (Nr. 4 im Bild oben) ausgefallen ist, haben Sie eventuell Ersatz durch das vollkommen gleichartige Schalt-Relais für Nebelscheinwerfer (Nr. 1 im Bild) oder für eine heizbare Heckscheibe (Nr. 5 im Bild). Beide sind nicht so wichtig wie das Richtungsblinken. Versuchen Sie es also mit einem Relais-Austausch.*
Fällt das Arbeitsstrom-Relais (Nr. 6 im Bild) der Blinkanlage aus, haben Sie zwar keinen »Ersatz« auf der Relais-Platte (dieses Relais sollte man aber als Ersatzstück auf Auslandsreisen mitnehmen), aber Sie können sich auch helfen: Relais herausziehen, wie im Bild oben gezeigt, und auf seiner Unterseite zwischen den Kontaktzungen 49 und 49 a mit einem kleinen Drahtstückchen oder einer Büroklammer eine Strombrücke herstellen (Klemme 31 darf nicht mitverbunden sein) und Relais wieder einsetzen. Beim Betätigen des Blinkerhebels haben Sie jetzt Blinkerdauerlicht und müssen dementsprechend mit dem Blinkerhebel den Blinker-Rhythmus imitieren. Das ist besser als heftiges Händefuchteln zum Autofenster hinaus als Blinker-Ersatz.

Die Lichthupe

Die Lichthupe des Audi 80 funktioniert bei jeder Zündschloßstellung, also auch bei stehendem Fahrzeug. Da muß, so viel wissen Sie jetzt, der Strom von einer stets stromführenden Klemme 30 kommen. So ist es auch und das Abblend-Relais (Nr. 7 im Bild oben) leitet Strom von seiner Klemme 30 direkt an seine Klemme 56 a (weiter Strom über die Sicherungen Nr. 3 und 4 zu den Fernlichtfäden der Scheinwerfer), wenn es vom Lichthupen-Abblendhebel den entsprechenden Schaltimpuls erhält. Das Hauptlichtrelais (Nr. 9 im Bild) wird dabei nicht in Anspruch genommen.
Da dieser Stromweg etwas anders als jener für das Fernlicht geführt ist, muß eine spezielle Störung der Lichthupe ihre Ursache im Abblend-Relais haben.

Die Nebelschlußleuchte

Die Nebelschlußleuchte, eine sehr empfehlenswerte Signaleinrichtung, muß nach amtlicher Vorschrift einen Mindestabstand von 10 cm (Außenrand zu Außenrand) zur linksseitigen Bremsleuchte haben, um Verwechslungen mit dieser zu vermeiden. Mit dem Einbau der breiteren Heckleuchte ab Herbst 76 reicht der Abstand auf der vorgeschriebenen linken Fahrzeughälfte nicht mehr (das Kennzeichen würde verdeckt), weshalb eine Nebelschlußleuchte am Audi 80 nur unter der Stoßstange links montiert werden darf.

Kanalarbeiter

Eine ganze Herde eifriger Heinzelmännchen bemühen sich in einem modernen Auto, dem Fahrer das Leben leicht zu machen. Sie kontrollieren dies und jenes und zeigen es mit bunten Lämpchen an. Sie wischen ihm auf Knopfdruck die Windschutzscheibe sauber – beim Audi mit besonders vielen Raffinessen –, fächeln ihm nach Wunsch kühle oder warme Luft zu, sagen ihm, wann er tanken muß, tauen ihm die Heckscheibe auf und helfen ihm beim Einschalten dieses oder jenes Stromverbrauchers. Beim Audi funktioniert das alles elektrisch. Mancher hätte da gerne noch mehr Apparaturen, etwa ein Ölthermometer, ein Amperemeter, einen Glatteiswarner, einen Höhenmesser, bis hin zum über 350.– DM teuren Speedpilot für Rallye-Fahrten, die einschlägige Industrie hat da allerhand erfunden. Davon läßt sich einiges bei etwas Geschick auch selbst einbauen. Das ist zum Beispiel bei den Zusatzgeräten von VDO der Fall, unter welchen viele speziell auf dieses oder jenes Automodell abgestimmt sind – man kann aus Listen also leicht feststellen, welches Gerätemodell sich im Audi 80 am besten montieren läßt – und man erhält ebenso von VDO Adolf Schindling AG, 6231 Schwalbach, Postfach 6140, auf Anforderung eine jeweils auf den Audi 80 zugeschnittene und leicht verständliche Einbauanleitung.
Anderen Autofahrern sind aber die vorhandenen Instrumente bereits zuviel und sie brauchen etwa am Audi 80 einige Monate, bis sie endlich wissen, wie man kalte oder warme Luft da oder dort hinblasen bzw. ganz abstellen kann. Oder sie schauen zu selten auf das Kombi-Instrument und wundern sich, wieso ihr Audi plötzlich mit leergefahrenem Tank stehenbleibt.

Die Schalt-Relais

Der Audi 80 hat je nach Baujahr und Ausstattung eine unterschiedliche Anzahl Schaltrelais. 1972 waren es bis zu 10, inzwischen ist ihre Zahl in der Standardausstattung auf 3 abgemagert. Weitere lassen sich aber beim Einbau zusätzlicher Stromverbraucher – z. B. Kompressor-Fanfaren oder Zusatz-Fernscheinwerfer – an die Sicherungsplatte anstecken.
Diese Hilfsarbeiter, die da in den Stromkanälen werkeln und die wir in den vorhergehenden Kapiteln schon einigemal erwähnt haben, sind sehr nützlich, aber sie verwirren oft den auto-elektrik-interessierten Heimwerker (manchmal auch den Mann in der Werkstatt), denn der Stromweg, an dem man bei einer Störung des betreffenden Stromverbrauchers entlangkontrollieren muß, ist nicht auf den ersten Blick erkennbar – er geht sozusagen um die Ecke. Daher hier eine Prinzip-Erläuterung, die für alle serienmäßigen und zusätzlichen Schalt-Relais im Audi gilt, vom Blink-Impuls-Relais (Nr. 6 im Bild links oben), Licht-Umschalt-(Abblend-)Relais (Nr. 7 im Bild) und Intervall-Relais der Wischer-Wascher-Automatik (Nr. 3 im Bild) abgesehen. Aber auch diese funktionieren ähnlich, sind jedoch mit zusätzlichen Fähigkeiten ausgestattet.
Ein Schalt-Relais ist immer dann zu empfehlen, wenn ein Stromverbraucher hohe Stromansprüche stellt. Leitet man seinen Strom auf langen Kabelwegen

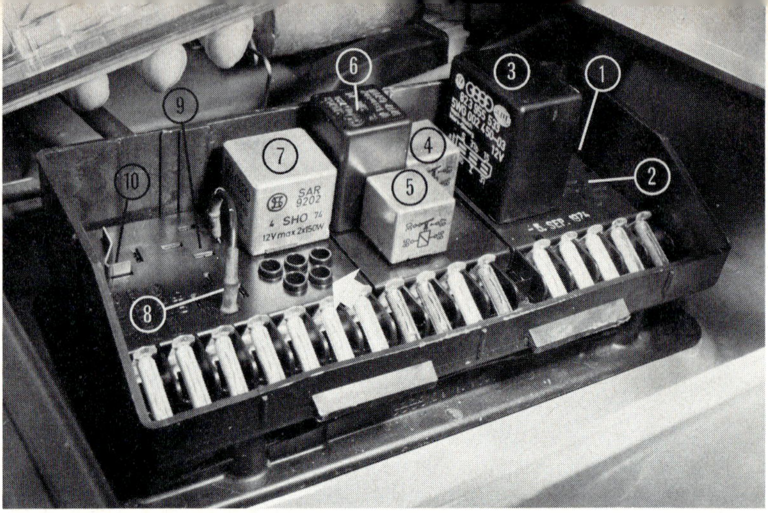

Erheblich abgemagert ist die Relaisplatte bei der ab Herbst 74 in den sogenannten Wasserfangkasten hinten unter der Motorhaube verlegten Zentral-Elektrik. Auch die Sicherung Nr. 12 ist nicht mehr vorgesehen. Die Relais Nr. 1 und 2 (siehe nebenstehende Tabelle) fehlen, da das Fahrzeug nicht entsprechend ausgestattet ist, die Relais Nr. 3 bis 7 sind vorhanden. Die Relais Nr. 8 und 9 sind bei diesem Fahrzeug mit 4 Scheinwerfern durch eine primitive Drahtbrücke (das funktioniert also auch) ersetzt und statt des Relais Nr. 10 hat man die Kühler-Ventilator-Schaltung mit einer einfachen Blechklammer überbrückt (wie wir es auf Seite 73 bei Ausfall des Schalt-Relais empfohlen haben). Die runden Hülsen (weißer Pfeil) vor Relais Nr. 7 sind ein besonderer Pfiff: Dort gehören, gleich griffbereit, einige Ersatz-Sicherungen hinein.
Ab August 75 sitzt die Sicherungs- und Relaisplatte im Fußraum des Fahrers unter dem Armaturenbrett. Sie hat 15 Sicherungen und Platz für nur 5 Relais (Bild Seite 120).

über den zugehörigen Schalter, gibt es nachteiligen Spannungsverlust und die Schalterkontakte werden durch den hohen Stromzufluß übermäßig beansprucht – sie korrodieren bald. So benutzt man den Schalter nur für den ganz geringen »Schaltstrom«, mit dem nicht direkt der Stromverbraucher, sondern dessen Relais eingeschaltet wird. In diesem Relais wird dabei mittels einer Magnetspule ein kräftiger Kontakt gegen Federdruck angezogen, wobei sich der Stromkreis für den »Arbeitsstrom« schließt. Diesen Arbeitsstrom hat man auf möglichst kurzem Wege direkt von der Batterie oder der Lichtmaschine (in der Regel von Klemme 30 oder 15) an das Relais herangeführt und leitet ihn von dort auch wieder auf möglichst kurzem Wege an den Stromverbraucher, wenn die Schaltkontakte geschlossen sind. Dementsprechend haben die Schalt-Relais in der Regel genormte Klemmenbezeichnungen.
Bei dem ganzen Problem muß man etwa an moderne Kraftwerke und dergleichen denken, in denen heute ja auch nicht mehr mit riesigen Zweihandschalthebeln der Strom ein- und ausgeschaltet werden muß, sondern ein winziges Knöpfchen und Schwachstrom in einer Schalttafel völlig ausreichen, um vermittels Relais die weit entfernte Hochspannungsturbine einzuschalten.
Die Normklemmenbezeichnungen sind an den Schalt-Relais gut markiert und zumeist ist außen auch noch eine Schaltskizze aufgeprägt oder aufgemalt. Ist ein Fehler in einem Schalt-Relais zu vermuten, kontrolliert man zuerst mit der Prüflampe, ob an der Klemme 30 Strom ankommt. Dazu Relais etwas aus der Relaisplatte ziehen, so daß man seitlich mit der Prüflampennadel antippen kann. Dann wäre bei Betätigung des zugehörigen Schalters zu prüfen, ob die Klemme 86 vom Schalter her »Schaltstrom« erhält, der wieder an der Klemme 85 »austreten«, also auch dort mit der Prüflampe erkennbar werden muß, denn im Audi 80 sind die Relais in der Regel mit Klemme 85 »gegen Masse geschaltet«, liegen also dort an der Minus-Klemme 31, die zum Minus-Pol der Batterie führt. Zuletzt müßte die Klemme 87, die der Klemme 30 »gegenüber liegt«, bei betätigtem Relais den »Arbeitsstrom« für den Stromverbraucher abgeben. Dieses Arbeitsprinzip ist übrigens auch an den im Bild oben erkennbaren Schaltskizzen auf einigen Relais erkennbar.
Wenn ein Relais keinen Strom abgibt, wissen Sie schon, wie man sich in der Not helfen kann: Büroklammer oder kurzes Drahtstückchen zwischen die Klemmen 30 und 87 und das Relais, so weit wie möglich, wieder einsetzen. Aber man muß achtgeben, daß bei dieser Kurzschlußbrücke weitere Kontakte nicht berührt werden, sonst spritzen Funken und Sicherungen fliegen heraus. Mit dieser Büroklammer erhält der Stromverbraucher Dauerstrom, man kann

ihn nicht mehr mit dem eigentlichen Schalter abschalten, sondern muß die Überbrückung am Relais beseitigen.

Relais-Tabelle

In den Schaltplänen zum Audi 80 sind die verschiedenen Schalt-Relais, welche serienmäßig oder auf Sonderwunsch oder als Sonderausstattung auf der Relaisplatte montiert oder wenigstens vorgesehen sind, anders gekennzeichnet als in den Betriebsanleitungen und auf den glasklaren Schutzdeckeln der Relais- und Sicherungsplatte. Wir haben sie deshalb in nachstehender Tabelle zusammengefaßt und mit unseren Bildern auf Seite 120, 158 und oben links verglichen und einige Stichworte zu ihrer Aufgabenstellung beigefügt.

Kennzeichnung im Bild	in der Betriebsanleitung	im Stromlaufplan	Bezeichnung	Bemerkungen
1	H	J 5	Nebelscheinwerfer	Vorgerüstet für Nebelscheinwerfer-Einbau
2	G	J 32	Klimaanlage	Vorgerüstet für Tropenausstattung
3	F oder M	J 11 bzw. J 31!	Intervall- und Waschautomatik	Für Scheibenwischer-Intervalle und Wisch-Automatik bei Wascherbetätigung
4	E	J 24	Wischer + Blinker	Schaltet Wischerstrom direkt Schaltet Blinkerstrom zum Blinker-Relais (Nr. 6)
5	J oder K	J 9	Heckscheibenheizung	Vorgerüstet für Heckscheibenheizung
6	D oder N	J 2	Blinker + Warnblinker	Gibt Blink-Impulse
7	C oder J	J	Abblend-Fernlicht + Lichthupe	Abblendumschaltung oder Lichthupenstrom
8	K	J 33	Fernlicht mit Abblendlicht	Für 4-Scheinwerfer-System, damit bei Fernlicht alle Lampen brennen (auch ohne Relais schaltbar)
9	B	J 25	Hauptlicht-Relais	Nur bei gesondertem Standlichtschalter, stellt Hauptlichtstrom ab
10	A	J 26	Kühler-Ventilator	Siehe Seite 71

Die Schalter

Schalter-beleuchtung

Je nach Modell und Ausstattung sind im Armaturenbrett mehrere Druck- oder Kipptastenschalter eingebaut. Einige dieser Schaltertasten werden bei eingeschalteter Zündung (bei anderer Schaltung auch erst bei Einschalten des Standlichtes) von innen durch ein kleines Glimmlicht beleuchtet, vor allem der Warnblinkschalter (Glimmlicht in manchen Ausführungen kaum zu sehen) und die eventuell vorhandenen Schalter für Nebelschlußleuchte und Heckscheibenheizung.

In den Schaltertasten sitzen winzige Röhrenlämpchen ohne Metallsockel mit 1,2 Watt Leistung nach der Norm W 2 × 4,6 d. An beiden Schaltern liegt je eine Klemme 15a, die bei eingeschalteter Zündung Strom erhält. Von dieser Klemme führt jeweils ein Stromweg, in den ein kleiner Widerstand eingebaut ist, zum Schalterlämpchen. Durch den Widerstand brennt das Lämpchen nicht hell, sondern glimmt still vor sich hin. Erst bei geschalteter Drucktaste erhält das Lämpchen volle Spannung und brennt hell. Bei dem Warnlichtschalter ist das rote Blinken Beweis, daß die Blinkerlampen im gleichen Rhythmus aufleuchten, bei dem Schalter der Nebelschlußleuchte ist das grüne Licht jedoch kein Beweis, daß die Nebelschlußleuchte auch tatsächlich brennt – man sieht das nur an dem rot angestrahlten Nebel hinter dem Wagenheck.

Schalterstörungen

Wartungspunkte Nr. 17 und 18

Im Laufe mehrerer Jahre können die Kontakte in den Schaltern korrodieren, was Spannungsabfall zur Folge hat. Wenn die Schalter nur einen Schaltstrom an ein Relais weitergeben, hat es weniger Bedeutung, weil die Korrosion schon sehr stark sein muß, bis das Relais auf den »gedämpften« Strom nicht mehr anspricht. Gibt der Schalter aber direkt Strom an einen Stromverbraucher ab, bewirkt Spannungsabfall verminderte Leistung dieses Verbrauchers. Wie in diesem Falle ein Spannungsabfall innerhalb eines Schalters festgestellt werden kann, ist auf Seite 119 beschrieben. Wie die Schalter bei einer Störung ausgebaut werden, ist in den Bildern auf diesen Seiten gezeigt.

Hebelschalter am Lenkrad

Ist eine Störung in einem der beiden Hebelschalter am Lenkrad zu vermuten, muß zur direkten Nachprüfung und zum eventuellen Austausch eines der beiden Schalter zuerst das Lenkrad ausgebaut werden, wie in den Bildern auf Seite 155 und 156 gezeigt. Wie im Bild auf Seite 157 oben zu sehen ist, stecken an den beiden Hebelschaltern Mehrfachstecker, die durch ihre Formgebung nicht miteinander verwechselt werden können.

Zur Prüfung der Hebelschalter auf Stromdurchgang in den verschiedenen Schaltpositionen nimmt man sich am besten die ganze ausgebaute Schalterhaube auf den Tisch, holt sich eine Autobatterie dazu, zieht je ein Kabel von Plus und Minus der Batterie, wobei am Ende des Minuskabels die Prüflampe angeschlossen werden muß. Dann wird das Plus-Kabel an die betreffende Stromeingangsklemme gelegt und entsprechend der Hebelstellung an der betreffenden Ausgangsklemme festgestellt, ob die Prüflampe brennt. Dazu bietet die nachstehende Tabelle mit den Klemmenbezeichnungen, die auch in die Schalter eingeprägt sind, Hilfestellung:

Blinker-Abblendhebel		Wischer-Wascherhebel	
Klemme	Strom	Klemme	Strom
H	von Klemme S Umschaltrelais für Abblenden + Lichthupe über Klemme 56 d	86	von Wascherpumpe über Klemme 86 i zum Einschalten der Pumpe
31	Masseanschluß zum Schließen des Stromkreises	31	Masseanschluß für Wascherpumpe
54	von Klemme 49 a Blinkimpuls-Relais als Blinkimpulse	J	Anschluß für Intervall-Relais Scheibenwischer
R	zur Blinkerseite rechts	53 a	Arbeitsstrom für Wischermotor von Sicherung Nr. 11
L	zur Blinkerseite links	53	zum Wischermotor 1. Geschwindigkeitsstufe
P	Parkstrom von Klemme 83 Zündschloß	53 b	zum Wischermotor 2. Geschwindigkeitsstufe
PR	Parklichter rechts	S	Endabschaltung Wischermotor
PL	Parklichter links		
Mögliche Stromdurchgänge: H – 31; 54 – R; 54 – L; P – PR; P – PL		Mögliche Stromdurchgänge: 86 – 31; S – 53; 53 a – 53; 53 a – 53 b; 53 a – J	

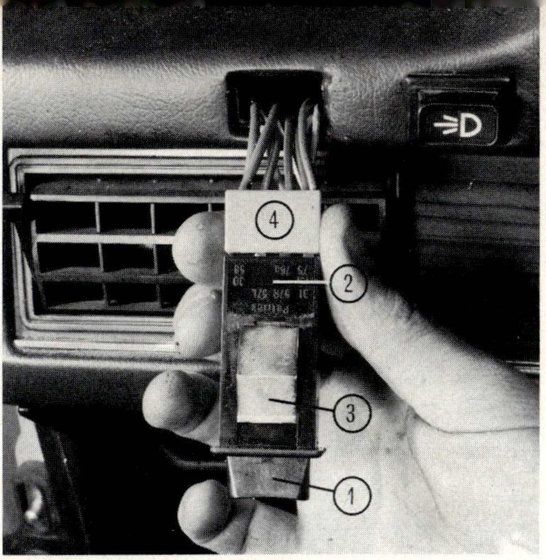

Es macht keine Schwierigkeiten, mit beidseitig angesetzten Fingernägeln oder einem flachen Blechstreifen (ohne scharfe Kanten) die Lichtschalter aus dem Armaturenbrett zu ziehen, denn sie werden nur von Blechfedern (3) im Armaturenbrettausschnitt gehalten. Vom Schaltergehäuse (2) läßt sich die Drucktaste (1) nach vorne abziehen, um erforderlichenfalls das innen sitzende Glimmlämpchen auszutauschen. Ebenso läßt sich der Mehrfachkabelstecker (4) mit wechselseitig ruckelnden Bewegungen abziehen. In das Schaltergehäuse sind oben die Normklemmenbezeichnungen (siehe Stromlaufplan in der hinteren Buchklappe) eingeprägt, um den jeweils „zuständigen“ Kontakt leichter feststellen zu können.

Fingerzeig: *Sollte es Ihnen gelegentlich passieren, daß Sie beim Lenkradkurbeln den Blinker- oder Wischerhebel unbeabsichtigt »mitnehmen« und dabei in Gang setzen, können Sie versuchen, den betreffenden Hebel vom Lenkrad etwas stärker abzubiegen. Bei diesem Biegeversuch das Hebelstück am Schalter gut festhalten, sonst wird leicht ein Stück aus dem Schalter herausgebrochen.*

Kombi-Instrument ausbauen

Wenn die im nachfolgenden Abschnitt beschriebene Prüfung der Kontroll-Instrumente ergeben hat, daß nur ein Kontrollämpchen ausgefallen ist, muß das Kombi-Instrument im Armaturenbrett ausgebaut werden, um an dessen Rückseite zu gelangen. Dazu:

- Abdeckung unter dem Armaturenbrett in der Mitte und links abbauen; Beschreibung Seite 125.
- Mit etwas »Bodenakrobatik« den Kopf unten hinter das Armaturenbrett bringen, um mit Hilfe von Handlampe und Taschenspiegel die Rückseite des Kombi-Instrumentes erkennen zu können
- Dicke Überwurfmutter der Tachowelle am Tachometer abschrauben
- Die an beiden Seiten des Kombi-Instrumentes weit herausragenden Spiralfedern mit Spitzzange oder Pinzette am Instrument aushängen
- Kombi-Instrument zum Lenkrad hin aus dem Armaturenbrett ziehen und den Mehrfachstecker (14 Kontaktstifte) abziehen.

Die Einzelteile des Kombi-Instruments zeigt die Abbildung auf der nächsten Seite.

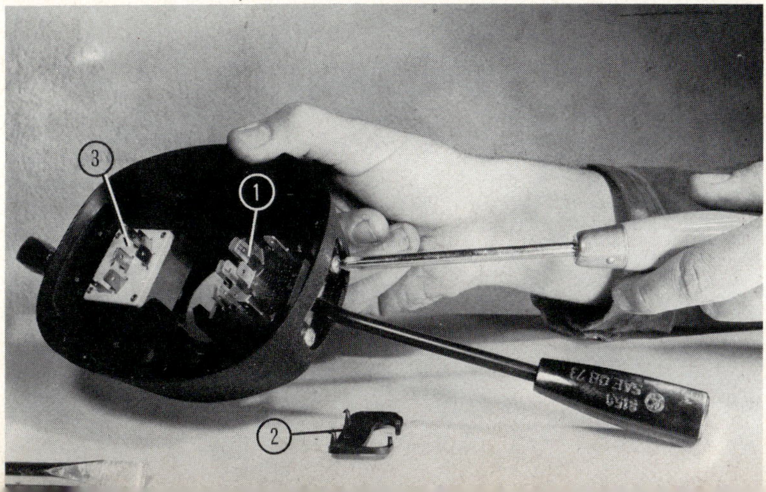

An der ausgebauten Lenkrad-Schalterkappe lassen sich der Blinker-Abblendschalter (1) oder der Wischer-Wascherschalter (3) jeweils nach Lösen von 2 Kreuzschlitzschrauben ausbauen, nachdem vorher vorsichtig (damit die feinen Kunststoffzapfen nicht abbrechen) die betreffende kleine Abdeckplatte um den entsprechenden Schalterhebel mit einem Schraubenzieher herausgehebelt wurde. Neben jeder Kontaktzunge der beiden Schalter ist die entsprechende Klemmenbezeichnung eingeprägt, so daß sich eine eventuelle Störungssuche wie im Text auf der linken Seite beschrieben systematisch durchführen läßt.

Kontrollampen im Armaturenbrett prüfen
Wartungspunkt Nr. 19

Die Lämpchen der Kontroll-Instrumente und der Instrumentenbeleuchtung sitzen in dunklen Kunststoffhülsen und haben keine äußerlich erkennbaren Kabelanschlüsse, denn der Strom wird ihnen über eine Kontaktplatte mit »gedruckten« Leitungen zugeführt. Das sind auf die Platte blank aufgetragene Metallstreifchen, die von außen nicht sichtbar sind.
Die Lampenhülsen haben außen einen kleinen Steg. Diesen mit zwei Fingern fassen, etwas eindrücken und danach mit einer Vierteldrehung die Lampenhülse mit dem Glühlämpchen (Glassockellämpchen W 2,1 × 9,5 d) herausziehen. Das defekte Lämpchen läßt sich leicht aus der Fassung ziehen und ersetzen.

Fingerzeig: *Wenn Ihnen die Kontrollampen zu wenig auffällig, weil zu dunkel erscheinen, können Sie es auch einmal mit 5-Wattlämpchen anstelle der serienmäßigen 3-Watt-Lämpchen mit gleichem Sockel W 2,1 x 9,5 d versuchen. Allerdings kann es dann nachts blenden. Ganz große Heimwerker basteln sich dann einen umschaltbaren Widerstand oder ein regelbares Potentiometer (wie für die Instrumentenbeleuchtung) in den Kabelweg.*

Kontroll-Instrumente prüfen
Wartungspunkt Nr. 20

Die Kontrolle ist sehr einfach: Zündschlüssel einschalten und sofort müssen die rote Ladekontrolle und die orangefarbene Öldruck-Kontrolle aufleuchten. Gleich danach muß sich der Zeiger der Kraftstoffanzeige bewegen und den Kraftstoffbestand im Tank melden. Die Nadel der Kühlmittel-Temperaturanzeige bewegt sich erst nach einiger Zeit, wenn der Motor betriebswarm zu werden beginnt. Die grüne Blinkerkontrolle blinkt erst bei Betätigung der Richtungs- oder Warnblinkanlage.

Zentralstecker des Kombi-Instruments

Alle Leitungen von und zu den Kontroll-Instrumenten sind in dem Kabelbündel des Zentralsteckers hinter dem Kombi-Instrument zusammengefaßt. Da man zur Fehlersuche beim Ausfall eines Kontroll-Instrumentes den „zuständigen" Kontaktstift dieses Zentralsteckers kennen muß, nachstehend die Aufstellung ihrer Aufgaben.
Wenn Sie das aufrecht auf dem Werktisch abgestellte Kombi-Instrument auf der Rückseite betrachten, sehen Sie links unten bis zu 14 Kontaktstifte. Damit keine falsche Verbindungen zustande kommen können, hat der Mehrfachstecker einen halbmondförmig abgeflachten Mittelstift und die Instrumenten-Rückseite die entsprechende Aussparung. Wenn die Abflachung des Bogens nach unten zeigt, beginnt die Numerierung der Kontaktstifte auf der Instrumenten-Rückseite senkrecht oben mit Nummer 1 und setzt sich linksherum –

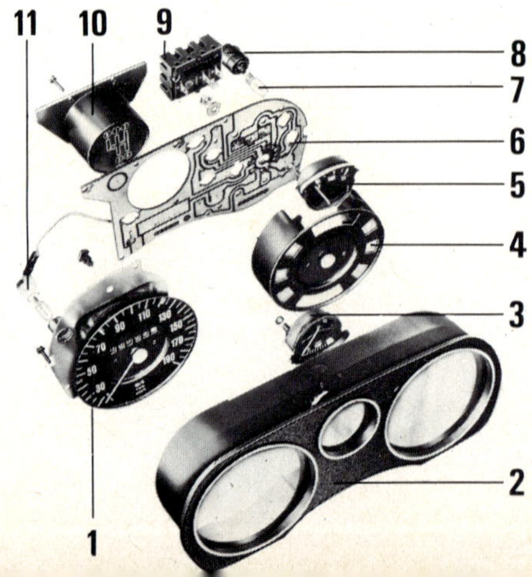

Das in seine Einzelteile zerlegte Kombi-Instrument: 1 — Tachometer, 2 — Instrumentengehäuse, 3 — Temperaturanzeige, 4 — Blende für Tank- (5) und Temperaturanzeige mit Kontrollampenfenstern, 6 — Kontaktplatte mit »gedruckter Schaltung«; 7 — Glassockellämpchen W 2,1 × 9,5 d; 8 — Lampenhülse, 9 — Spannungskonstanthalter, 10 — Blinddeckel, bei L-Ausstattung Zeituhr, 11 — Lampenfassung für Tachobeleuchtung.

also im Gegenuhrzeigersinn – fort. Die nachstehend angegebenen Kabelfarben gelten für den Mehrfachstecker, dessen Steckbuchsen entsprechend im Uhrzeigersinn, also rechtsherum, zu zählen sind. Dann bedeuten:

1 – schwarz-weiß-grünes Kabel von Klemme 49 a des Blink-Impuls-Relais über Sicherung Nr. 7 zur Blinkerkontrolle
2 – Masseanschluß (»Klemme 31«, braunes Kabel) für Instrumentenbeleuchtung, Zeituhr und Fernlichtkontrolle
3 – lila-schwarzes Kabel vom Geber der Kraftstoffanzeige
4 – schwarzes Kabel von Klemme 15 Zündschloß für Ladekontrolle
5 – blaues Kabel von Klemme D +/61 der Lichtmaschine für Ladekontrolle
6 – grünes oder blau-schwarzes Kabel vom Öldruckschalter am Motor zur Öldruckkontrolle
7 – frei, Stift fehlt in der Regel
8 – blau-rotes Kabel von Sicherung Nr. 5 über Klemme 15 a für Spannungskonstanthalter, Blinker-Kontrolle und Öldruck-Kontrolle (Plus-Strom bei eingeschalteter Zündung)
9 – blau-gelbes Kabel vom Thermoschalter im Motor zur Kühlwasser-Temperaturanzeige
10 – frei, Stift fehlt in der Regel
11 – grün-rotes Kabel ab Sicherung Nr. 10 über Klemme 30 d für Zeituhr (Plus-Strom)
12 – frei, Stift fehlt in der Regel, vorgesehen für Bremskreiskontrolle
13 – gelb-rotes Kabel von Sicherung Nr. 15 bzw. grau-blaues Kabel vom Lichtschalter für Instrumentenbeleuchtung (Plus-Strom)
14 – blau-weißes Kabel ab Sicherung Nr. 4, Klemme 56 a für Fernlichtkontrolle

Mit eigenem Kabel angeschlossen ist im Kombi-Instrument ein eventuell eingebauter Drehzahlmesser und zwar von Klemme 1 der Zündspule.

Spannungskonstanthalter

Gleich oberhalb des Zentralsteckers auf der Instrumenten-Rückseite sitzt ein kleines Kunststoffkästchen. Es ist der Spannungskonstanthalter, der die Aufgabe hat, eine stets gleiche Spannung an die Kraftstoffanzeige und an die Kühlertemperaturanzeige im Kombi-Instrument zu liefern, damit diese Anzeigegeräte auch bei unterschiedlicher Batteriespannung genau anzeigen. Ein falsch arbeitender Konstanthalter ist mit ziemlicher Sicherheit schuldig, wenn zu hohe Temperatur im Kühlsystem und zu wenig Kraftstoff im Tank angezeigt wird. Neue Konstanthalter sind in der Regel nur bei Vertragswerkstätten zu bekommen. Sie müssen (wenn geeignete Meßgeräte zur Hand sind) 10 Volt (Toleranz ± 0,5 Volt) auch bei unterschiedlicher Batteriespannung abgeben. Beim Austauschen sollten Sie unbedingt darauf achten, daß ein elektronischer Konstanthalter (Hersteller Stribel oder VDO) eingebaut wird, denn ein mechanisch wirkender (Hersteller Stribel) ist weniger genau und stört vor allem ein eingebautes Radio.

Blinker-Kontrolle

Es mag Sie vielleicht überraschen, daß die grüne Blinker-Kontrolle bei ausgeschalteter Zündung im gleichen Takt wie die Warnblinkanlage, bei eingeschalteter Zündung aber im Gegentakt zum Richtungsblinken und zum Warnblinken blitzt (siehe Seite 156). Nachdem Sie nun die Aufgaben der einzelnen Kontaktstifte am Zentralstecker (im vorletzten Abschnitt) kennen gelernt haben, ist die Sache schnell erklärt:

Die Blinker-Kontrolle ist einerseits an Klemme 49 a des Blink-Impuls-Relais (Zentralstecker-Stift Nr. 1) angeschlossen und empfängt von dort die Blink-

Impulse. Auf der anderen Seite hängt sie mit der Öldruck-Kontrolle an einer Klemme 15 a, die nur bei eingeschalteter Zündung Strom führt. Ist die Klemme aber abgeschaltet, wirkt sie als »Minus« und die Blinker-Kontrolle brennt bei ausgeschalteter Zündung zusammen mit dem Blink-Impuls. Kommt aber Strom bei eingeschalteter Zündung von Klemme 15 a, ereignet sich bei zweimal »Plus-Strom« nichts, aber in der Pause zwischen den Blink-Impulsen ist der Stromkreis über den dann toten (= Minus) Relaiskontakt geschlossen und die Blinkerkontrolle blitzt dementsprechend im Gegentakt.

Wie ein defektes Kontrollämpchen ausgetauscht wird, ist auf Seite 164 und eventuelle Störungen in der Warn- und Blinkanlage sind auf Seite 157 beschrieben.

Öldruck-Kontrolle

Die gelbe Öldruck-Kontrollampe liegt bei eingeschalteter Zündung (über Zentralsteckerstift Nr. 8) ständig an Strom. Sie brennt, wenn ihr Stromkreis durch den Öldruckschalter (über Steckerstift Nr. 6) bei fehlendem Öldruck zur Masse geschlossen ist. Steigt der Öldruck im Schmiersystem des Motors, öffnet der Kontakt im Öldruckschalter, der Stromkreis wird unterbrochen, die orangefarbene Kontrollampe verlischt.

Der Öldruck ist bei kaltem und daher zähem Motoröl höher, so daß die Lampe schon bei geringen Motordrehzahlen erlöscht. Beim Widerstarten eines im Hochsommer heißgefahrenen Motors mit dementsprechend dünnflüssigem Motoröl ist der Öldruck geringer und die Öldruckkontrollampe erlischt erst bei höheren Drehzahlen.

Brennt die Öldruck-Lampe während der Fahrt, so ist das ein Alarmzeichen. Natürlich kann es auch ganz harmlos sein, weil der Öldruckschalter defekt ist oder weil das hellblau-schwarze Kabel zwischen Kontrollampe und Druckschalter irgendwo Kurzschluß zur Masse hat. Aber in der Regel zeigt die Lampe, daß der notwendige Öldruck zur Schmierung aller Motorteile aus irgendeinem Grund nicht aufgebaut wird, manche Teile demnach ohne Schmierung laufen.

Es besteht beim gelegentlichen Aufleuchten auch diese Möglichkeit: Der Ölstand nähert sich der Minimum-Marke am Ölpeilstab. Zuerst tritt dieses Aufleuchten bei starkem Beschleunigen und scharfer Kurvenfahrt auf. Aber es ist bestimmt nicht ratsam, sorglos weiterzufahren. Zuerst soll deshalb beim Aufleuchten der Kontrollampe der Ölstand geprüft werden. Es ist auch möglich, daß das Motoröl aus irgendeinem Grund auf den letzten Kilometern Straße verteilt liegt, weil sich beispielsweise die Ölablaß-Schraube lockerte. Ebenso kann eine Schmierstelle defekt sein, so daß das Motoröl ohne Widerstand

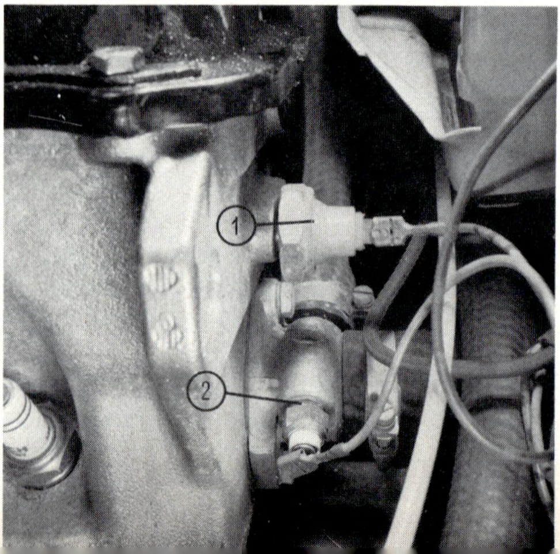

Am hinteren Ende des Motorblocks sitzen übereinander der Öldruckschalter (1; blaues Kabel) und der Thermofühler (2; blau-gelbes Kabel) des Kühlsystems.
Bei einigen Modellen ist der Öldruckschalter allerdings am Zwischenflansch des Ölfilters (Bild Seite 36) zu finden. Eine einfache Funktionsprobe bei gestörter Anzeige im Armaturenbrett: Angeschlossenes Kabel am Öldruckschalter bzw. Thermofühler abziehen und bei eingeschalteter Zündung gegen das blanke Metall des Motorblocks drücken.
Funktioniert jetzt die Anzeige, ist der betreffende Schalter (Öldruck bzw. Thermofühler) defekt.

aus dem defekten Lager läuft. Der Fehler kann auch an einer schadhaften Ölpumpe liegen, was allerdings ein seltener Fall wäre. Wenn sich der Fehler nicht unterwegs als harmlos herausstellt, ist ein Abschleppen zur nächsten Werkstatt unvermeidbar, falls kein Motorschaden riskiert werden soll.
Wenn beim Einschalten der Zündung die Öldruckkontrolle nicht aufleuchtet, muß man der Ursache nachgehen, denn die wichtige Öldruckkontrolle darf nicht fehlen. Es kann an einer defekten Sicherung Nr. 5 liegen, wenn gleichzeitig auch die Kraftstoffanzeige nicht funktioniert. Auch das Kontrollämpchen selbst kann durchgebrannt sein, wenn die Sicherung Nr. 5 in Ordnung ist, das ist aber ein seltener Fall. Ebenso kann die Störungsursache im Öldruckschalter liegen. Dessen Prüfung ist einfach: blau-schwarzes Kabel am Öldruckschalter (Bild links unten) abziehen und nun blankes Kabelende bei eingeschalteter Zündung an »Masse« drücken. Wenn Öldruckkontrolle jetzt brennt (durch Helfer beobachten lassen), sind Stromzufuhr, Lämpchen und Kabel in Ordnung, aber der Öldruckschalter ist defekt. Fahrt zur nächsten Werkstatt und Öldruckschalter auswechseln lassen.

Kraftstoffanzeige

Nach dem Einschalten der Zündung dauert es eine kleine Weile, bis der Zeiger der Kraftstoffanzeige seine endgültige Stellung eingenommen hat. Diese »Trägheit« ist beabsichtigt, damit während der Fahrt im Tank umherschwappender Kraftstoff den Zeiger nicht ständig wackeln läßt.
Das Anzeigegerät erhält seinen Strom bei eingeschalteter Zündung von Sicherung Nr. 5 über den bereits besprochenen Spannungskonstanthalter. Über Steckerstift Nr. 3 ist das Anzeigegerät mit dem »Geber« im Tank (Funktionsbeschreibung Seite 76) verbunden, wo der Stromkreis über einen Regelwiderstand am Geberarm zur Masse geschlossen wird und einen entsprechenden Zeigerausschlag bewirkt.
Eine stets falsche Kraftstoffanzeige kann mehrere Ursachen haben:
■ Spannungskonstanthalter nicht in Ordnung (Seite 164 und 165), Dann zeigt in der Regel auch die Temperaturanzeige des Kühlungskreislaufes falsch an: Zu hohe Temperatur zu wenig Kraftstoff
■ Defekt im Geber der Kraftstoffanzeige (Seite 76)
■ Defekt im Anzeigegerät selbst. Vielleicht läßt sich das durch Biegen des Geberarmes (Seite 76) ausgleichen. Andernfalls Gerät austauschen (lassen).

Temperaturanzeige

Die Temperaturanzeige des Kühlungskreislaufes erhält ihren »Plus-Strom« ebenfalls von Sicherung Nr. 5 über den Spannungskonstanthalter. Der auf der »Minus-Seite« des Anzeigegerätes angeschlossene Temperaturfühler (Bild links) wirkt je nach Temperatur des Kühlwassers im Motorblock als mehr oder weniger starker Widerstand.
Die Nadel der Temperaturanzeige soll bei warm gefahrenem Motor zwischen der Mitte der Anzeigeskala und dem Anfang des roten Feldes stehen. Klettert die Nadel in das rote Feld, ist das natürlich ein Alarmzeichen, das unbedingt beachtet werden muß. Folgende Ursachen sind möglich:
■ Keilriemen gerissen (siehe Seite 111)
■ Kühlerventilator schaltet nicht ein (Seite 72)
■ Wassermangel (siehe Seite 65)
■ Regel-Thermostat des Kühlungskreislaufes öffnet nicht oder nur ungenügend (siehe Seite 69)
■ Zündzeitpunkt falsch eingestellt (Spätzündung)
■ Motor muß sich wegen Überladung des Fahrzeugs oder aus sonstigen Gründen quälen

Es kann aber auch durchaus vorkommen, daß die Nadel ins rote Feld kletttert, aber weder Motor noch Kühler aus allen Poren dampfen, wie dies für einen »kochenden Kühler« typisch ist. Das kann seine Ursache entweder in einem defekten Temperaturgeber (selten) oder in einem defekten Spannungskonstanthalter (eher) haben, wie im betreffenden Abschnitt auf Seite 165 bereits erwähnt. Bevor man Ihnen in der Werkstatt das ganze Kühlsystem und den Motor auseinander nimmt (weil Sie den Fehler nicht entdecken konnten), sollte man es zuerst einmal mit einem anderen Konstanthalter im Kombi-Instrument versuchen. Denn auf zu hohe oder zu niedrige Spannung reagiert gerade dieses auf konstante Spannung geeichte Instrument »närrisch«.

Drehzahlmesser

Selbst wenn er nicht bereits im neu gekauften Fahrzeug eingebaut ist, läßt sich ein Drehzahlmesser ohne große Umstände nachträglich einbauen, denn es ist bereits alles darauf vorbereitet. In diesem Falle sollte man natürlich einen für das Kombi-Instrument passenden Drehzahlmesser – eventuell unter Verzicht auf die Zeituhr – wählen. Das notwendige Kabel zur Klemme 1 der Zündspule ist in der Regel bereits vorinstalliert, der Minus-Anschluß kommt an ein zur Masse führendes rein braunes Kabel und den Plus-Strom holt man sich an einer Klemme 15, z. B. von dem von der Sicherung Nr. 5 an den Zentralsteckerstift Nr. 8 führenden Kabel. Erwarten Sie aber nicht allzuviel von der Anzeigegenauigkeit eines kleinen Drehzahlmessers, ihm kommt es meist auf einige hundert U/min nicht an und den Tachometer eichen kann man mit solch einem Einbau-Instrument nicht.

Das Tachometer

Wartungspunk Nr. 22

Zwar wird das Tachometer nicht elektrisch betrieben, doch beruht die Wirkung des Geschwindigkeitsmessers auf einem ringförmigen Magneten, der durch die biegsame Antriebswelle Wirbelströme erzeugt, die ihrerseits wieder eine darüber gestülpte Metallglocke mit Zeiger mit sich zu ziehen versuchen, es erzeugt also seine eigene Betriebs-Elektrizität.

Die Tachometerwelle bedarf keiner besonderen Pflege. Ist sie gebrochen oder macht sie durch eine zitternde Tachonadel darauf aufmerksam, daß sie bereits einen Knick hat und bald brechen wird (Ursache für die zitternde Tachonadel kann aber auch eine verschlissene Antriebsschnecke am Getriebe sein), muß die Welle baldmöglichst ausgetauscht werden.

Am Tachometer ist bei Defekt nichts zu reparieren, es muß ausgetauscht werden.

Die Tachometerwelle ist oben am Anzeigegerät mit einer Überwurfmutter befestigt, die man meist nur mit einer Kombizange lösen kann. Am unteren

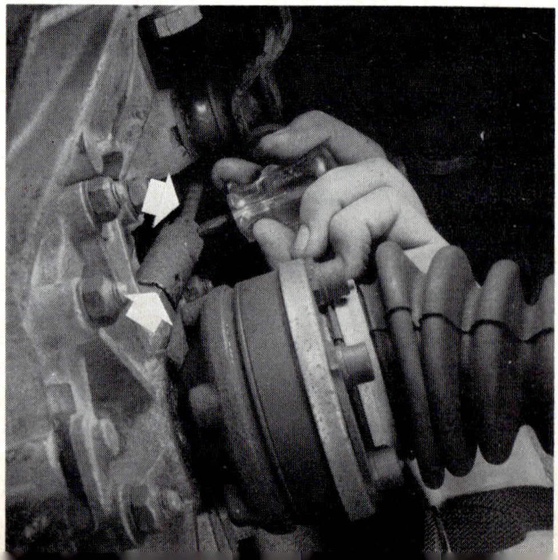

Blick von der Fahrzeugunterseite auf das linksseitige (in Fahrtrichtung) Antriebsgelenk am Getriebegehäuse. Dicht daneben am Getriebedeckel der Tachowellenantrieb (unterer weißer Pfeil). Die Tachowelle ist daran durch eine lange Überwurfmutter mit Riffelung und Kerben befestigt, die man, wie im Bild gezeigt (oberer weißer Pfeil), mit einem kurzen Schraubenzieher abdrehen kann, wenn die Tachowelle ausgetauscht werden muß.

Ende steckt die Tachometerwelle oberhalb des linksseitigen Antriebsgelenks im Getriebegehäuse. Die dort sitzende Überwurfmutter hat die Form einer Hülse, in die mehrere tiefe Kerben eingeschnitten sind. In diese steckt man einen kräftigen Schraubenzieher und dreht die Überwurfmutter ab. Beim Einbau einer neuen Welle sorgsam darauf achten, daß der Metallschlauch an keiner Stelle zu stark gebogen oder gar geknickt wird. Sie muß glatt und ohne Zwang durch ihre Gummitüllen geführt werden. Neue Tachowelle an ihren Anschlußstücken beim Einbau nicht einfetten, denn das Fett wird durch die Welle in den Tachometer gefördert und verklebt dort das Anzeigesystem.

Armaturenbrett ausbauen

Bei größeren Arbeiten im Bereich des Armaturenbrettes muß dessen ganze Verkleidung ausgebaut werden, was für die Instandsetzung oder den Austausch der Anzeigeinstrumente allein nicht notwendig ist. Dies geht so:

- Lenkrad und Schalterhaube der beiden Hebelschalter unter dem Lenkrad ausbauen (Bilder auf den Seiten 155–157).
- Abdeckung unter dem Armaturenbrett links, mitte, rechts und Handschuhkastendeckel demontieren (Beschreibung Seite 125)
- Heizluft- und Frischluftregulierung ausbauen (Seite 73)
- Frischluftschläuche zu den beidseitigen Frischluftdüsen an diesen hinter dem Armaturenbrett abziehen
- Überwurfmutter der Tachowelle am Tachometer mit Kombizange und von Hand abdrehen
- Zentralstecker an der Rückseite des Kombi-Instrumentes vorsichtig mit Hebelbewegungen abziehen.
- Vom sogenannten Wasserfangkasten aus – das ist die Mulde hinter der Motorraumspritzwand unter dem hinteren Ende der Motorhaube – rechts und links hinten ganz oben je eine Sechskantmutter SW 10 (am besten mit langem Rohrsteckschlüssel) abdrehen
- Vom Fahrzeug-Innenraum aus rechts und links an der Außenseite der Armaturenbrettverkleidung (Bild unten) je eine Kreuzschlitzschraube herausdrehen und ebenso an der Unterkante der Armaturenbrettverkleidung, wo je nach Modell eine oder mehrere Kreuzschlitz-Blechschrauben (z. B. am Handschuhfachschloß) sitzen
- Armaturenbrettverkleidung vorsichtig zurückziehen und dabei die am Armaturenbrett angeschlossen Kabelsteckverbindungen lösen.

Beim Einbau müssen Sie darauf achten, daß die großen Unterlegscheiben unter den Sechskantschrauben im Wasserfangkasten nicht vergessen werden, sonst kann Feuchtigkeit hinter das Armaturenbrett gelangen.

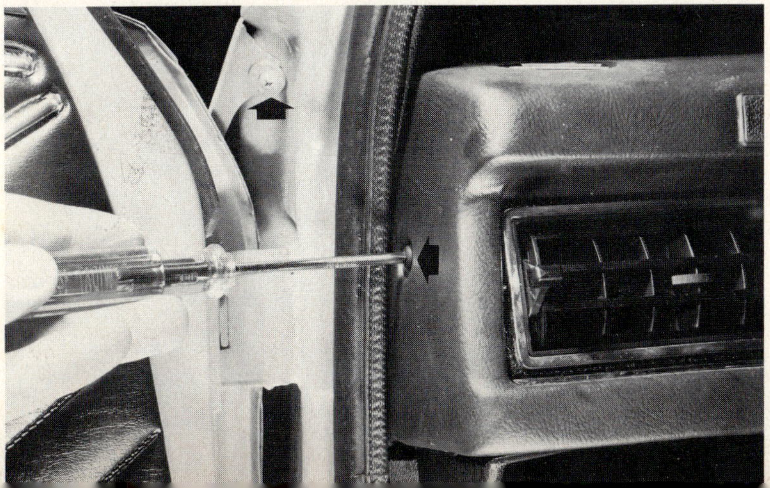

Soll das Armaturenbrett ausgebaut werden, sind nach der im Text oben beschriebenen Vorbereitung rechts und links außen je eine Kreuzschlitzschraube (Pfeil rechts; Schraubenzieher darauf angesetzt) herauszudrehen. Weitere Halteschrauben finden sich vorne vom Wasserfangkasten aus unter der Motorhaube und an der Unterkante des Armaturenbretts. Der schwarze Pfeil über dem Türscharnier zeigt auf die hintere obere Montageschraube des Vorderkotflügels.

An der hinteren Motorraumspritzwand sitzt neben der Zündspule der Wasservorratsbehälter der Scheibenwaschanlage mit der daran angesetzten Wascherpumpe. Links der abgezogene Zweifachkabelstecker der Stromzuführung und die Kontaktanschlüsse (Pfeil) des Pumpenmotors. Die kleinen Pfeile an den angeschlossenen Schlauchleitungen zeigen die vorgeschriebene Strömungsrichtung des Waschwassers an.
Was bei Störungen der Waschereinrichtung zu tun ist, beschreibt der untenstehende Text.

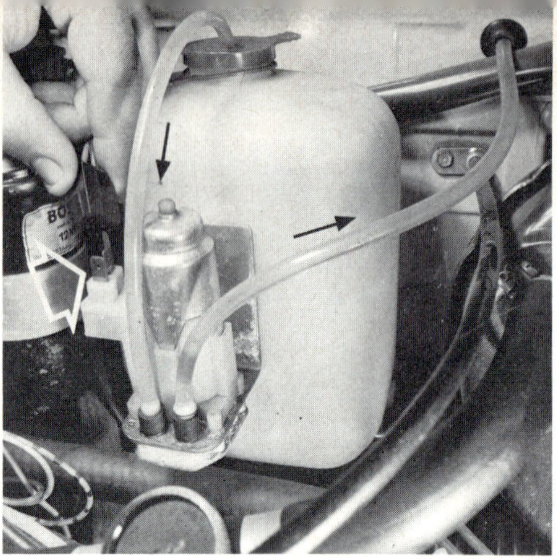

Scheibenwischer und -wascher

Wartungspunkte Nr. 2 und 28

Nur in ganz abgelegenen Gegenden kommt man heute noch mit reinem Leitungswasser im Wascherbehälter aus, denn es ist nicht nur Regenwasser und Ackererde, die uns auf die Windschutzscheibe geblasen wird, sondern mannigfaltige Abgasrückstände, Öldunst, Silikon aus Lackpflegemitteln usw. Das läßt sich mit sauberem Wasser allein nicht lösen und bei regnerischer Nachtfahrt hat man dann auf der Windschutzscheibe die sichtraubende Schlierenbildung. Da muß ein entsprechendes Lösungsmittel ins Waschwasser, das aber auch den Lack nicht angreifen darf. Es wird da vielerlei an Tankstellen, in Kaufhäusern und Geschäften angeboten, aber nicht alles taugt etwas.
Auch der an sich billige Brennspiritus schafft das nicht und ist für manche Lacke gefährlich, wenn die Sonne auf die Rückstände brennt. Am besten schnitt beim ADAC-Test der Wascher-Zusatz Pingo Ice cleaner ab und wir machten ebenfalls damit die besten Erfahrungen. Man erhält ihn vor allem an Tankstellen.
Nicht immer spritzt das Scheibenwaschwasser auf der Windschutzscheibe dorthin, wo man es haben will – entweder zu kurz oder über die Scheibenoberkante hinaus. Wie sich in diesem Falle die Scheibenwaschdüsen vor der Windschutzscheibe mit Hilfe einer feinen Stecknadel justieren lassen, ist im Bildtext unten beschrieben.

Scheibenwascherpumpe

Je nach Ausstattung des Fahrzeugs mit Intervall-, Waschautomatik oder keiner Automatik erhält die Wascherpumpe seitlich am Wascherbehälter auf unterschiedlichen Wegen Strom (in der Regel über Sicherung Nr. 12) durch

Wenn die Scheibenwascherdüse vor der Windschutzscheibe verstopft ist, liegt dies meist an unsauberem Wascherbehälter oder an Flockenbildung durch unterschiedliche Wascherzusätze. Die Wascherdüse muß dann mit einem ganz feinen Blumendraht (an der Düse rechts) von außen aufgebohrt werden. Spritzt das Waschwasesr in eine falsche Richtung, läßt sich der Kugelkopf mit der Düse durch eine hineingesteckte Nadel entsprechend verdrehen.

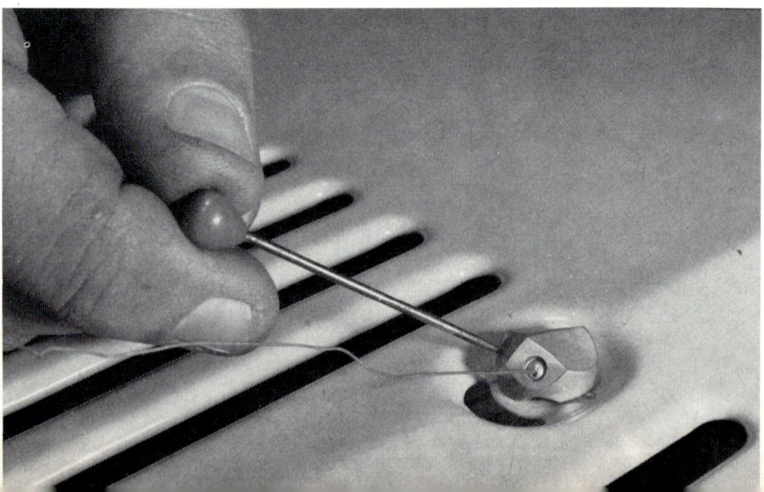

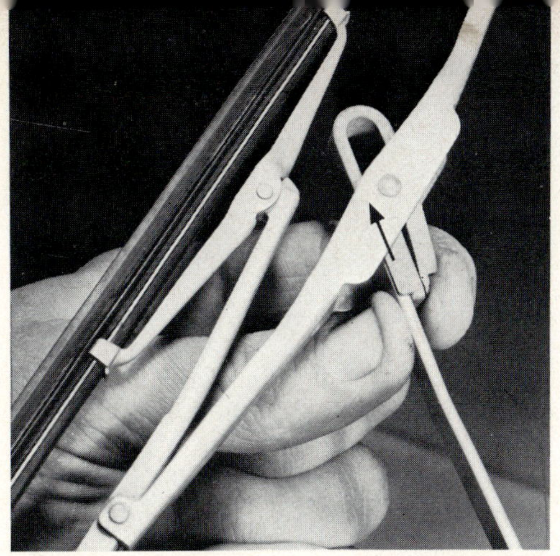

Zum Auswechseln verbrauchter Wischerblätter diese zusammen mit dem Wischerarm von der Windschutzscheibe abklappen, die Wischerblätter über den Wischerarm umkippen, die Arretierungsfeder (zwischen den Fingern gezeigt) zusammendrücken, bis ihre Nocke aus der Raste des Wischerarmes austritt und Wischerblatt entgegen der Pfeilrichtung aus dem Haltebogen des Wischerarmes aushängen. Dann durch den breiteren Austritt im Wischerblattbogen nach außen ziehen.
Der Einbau des neuen Wischerblattes erfolgt umgekehrt, wobei das Wischerblatt in der gezeigten Pfeilrichtung fest in den Armbogen geschoben werden muß.
Mindestens einmal im Jahr — besser alle halbes Jahr — soll das Wischerblatt vor dem Fahrersitz durch ein neues ersetzt werden, während das dort montierte vor den Beifahrersitz kommt. Versuche, die Gummilippen stattdessen mit Schleifpapier wieder anzuschärfen, haben keinen vernünftigen Erfolg.

ein schwarz-blaues oder grün-rotes Kabel. Ein von dort zum Wischer-Wascherhebel am Lenkrad führendes braun-weißes Kabel schließt den Stromkreis zur Masse, wenn der Wascherhebel angezogen wird.
Bei Störung zuerst prüfen, ob genügend Wasser im Behälter ist, dann hören, ob der Pumpenmotor arbeitet, natürlich bei eingeschalteter Zündung. Wenn nicht am Kontakt des schwarz-blauen bzw. grün-roten Kabels (nicht am braunweißen) mit der Prüflampe kontrollierbar, ob Strom anliegt (auch wenn Wascherhebel nicht gezogen ist). Notfalls Strom von einer stromführenden Klemme zuführen. Dann Kabelweg zum Wascherschalter (Seite 162) am Lenkrad überprüfen.

Scheibenwischerblätter

Die Wischerblätter erfordern Sorgfalt. Nur selten bringen sie ein wirklich einwandfreies Wischerfeld zustande. Dem kann man abhelfen, indem beispielsweise die Windschutzscheiben nach jeder Wagenwäsche sorgfältig mit dem Messingputzmittel Sidol tüchtig abgerieben werden, denn dieses uralte Mittel beseitigt alle schmierigen Rückstände einschließlich Silikon aus Lackpflegemitteln. Zum anderen sollte man sich auch etwa alle halbes Jahr ein neues Wischerblatt gönnen, denn seine scharfe Wischkante schleift sich mit der Zeit ab und der Wischergummi wird spröde.

Scheibenwischermotor

Mit dem Wischerschalter lassen sich die Wischerblätter in zwei verschiedenen Geschwindigkeiten in Gang setzen. Welche Norm-Klemmen jeweils dafür zuständig sind, ist in der Tabelle auf Seite 162 erklärt.

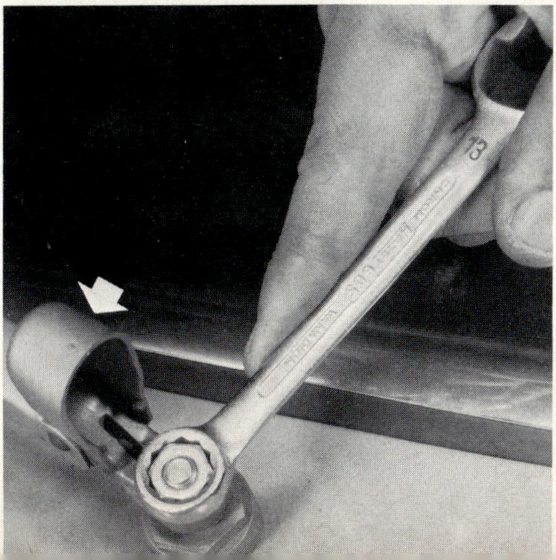

Der Scheibenwischerarm sitzt auf der kerbverzahnten Scheibenwischerwelle. Dadurch wird der Arm auf der Welle nicht verdreht, auch wenn die Befestigungsmutter (SW 13) sich gelockert haben sollte. Allenfalls kann sich die Welle am Wischergestänge selbst verdrehen. Zum Austausch des Wischerarmes die Schutzkappe (weißer Pfeil), wie im Bild gezeigt, hochklappen und die Befestigungsmutter lösen. Sehr oft wird sich jedoch der Wischerarm danach nicht ohne weiteres von der Wischerwelle ziehen lassen, weil die Kerbverzahnung korrodiert und „festgebacken" ist. In diesem Falle beidseitig dicht neben die Wischerwelle Lappenballen (zum Schutz des Karosserielacks) drücken und mit 2 gleichzeitig beidseitig angesetzten breiten Schraubenziehern den Wischerarm behutsam abhebeln.

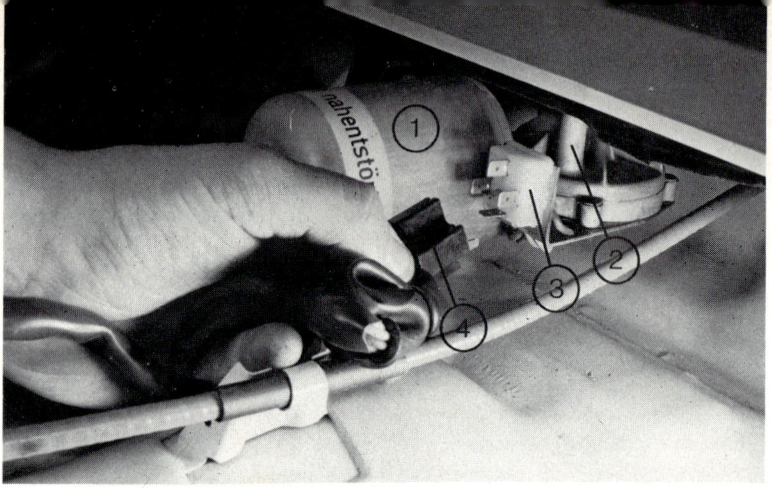

Der Scheibenwischermotor (1) sitzt im sogenannten Wasserfangkasten hinter dem Motorraum unter dem Windlaufblech vor der Windschutzscheibe. Hier ist der Mehrfachkabelstecker (4) vom Kontaktstecker (3) des Wischermotors abgezogen. Dahinter das Umsetzgetriebe, das die Motordrehungen in Hin- und Herbewegungen der Scheibenwischerarme über die Antriebswelle (2) verwandelt.

Etwas komplizierter ist der Stromweg der Scheibenwischer-Endabstellung, die dafür sorgt, daß die Wischer auch nach dem Abstellen des Wischermotors in ihre Ausgangsstellung zurück laufen. Dafür sind – etwas umständlich – 2 Sicherungen im Sicherungskasten zuständig:

Wird der Wischermotor abgestellt, schnappt ein Nebenschalter am Wischermotor zu, so daß von Sicherung Nr. 9 über eine Klemme 30 a Strom an 53 a am Wischermotor geleitet wird (diese Schaltung ist bei manchen Modellen auf eine Klemme 15 a statt 30 a verlegt, wenn die Wischer bei gleichzeitigem Ausschalten der Zündung nicht mehr zurücklaufen). Von der Klemme 53 a am Wischermotor wird der Strom aber erst noch über Sicherung Nr. 11 geschickt und gelangt von dort auf dem üblichen Weg über die Klemmen S und 53 des Wischerschalters an den Wischermotor, dessen Nebenschalter wieder aufschnappt und damit den Strom abschaltet, wenn die Wischer in ihre Endstellung gelaufen sind.

Das kann sich im Winter bei starkem Schneetreiben oder Eisregen aber auch zum Nachteil auswirken, wenn die Wischerblätter durch den dicken Schnee ihre Endstellung nicht erreichen. Dann liegt weiter Strom am Wischermotor. Weil dieser sich aber nicht mehr drehen kann, brennt er durch, wenn es nicht freundlicherweise vorher eine der beiden zuständigen Sicherungen tut (meist zu spät). Deshalb bei steckenbleibenden Wischerblättern anhalten, aussteigen, Wischerblätter von der Windschutzscheibe abheben und so in Endstellung laufen lassen.

Ist der Wischermotor aber doch durchgebrannt, muß er ausgebaut werden:

- Wischerarme demontieren, wie im Bild auf der Vorseite unten gezeigt und darunter sitzende Sechskantmutter lösen.
- Mehrfachkabelstecker am Wischermotor abziehen (Bild oben).
- Befestigungsschraube links am Wischermotor aus Karosserieblech drehen.
- Vollständigen Wischerrahmen mit Wischermotor und Wischerwellen nach unten aus dem »Wasserfangkasten« herausnehmen.
- Wischerantriebsstangen an ihren Gelenken auseinander hebeln und Wischermotor ausbauen.

Beim Einbau eines neuen Motors muß dieser zuvor an den Mehrfachstecker angeschlossen werden, mehrere Minuten laufen und ist dann auszuschalten. Dann bleibt die Motorwelle in der Wischerendstellung stehen, so daß der Kurbel-Hebel genau im rechten Winkel nach rechts aufgesetzt werden kann. Ansonst erfolgt der Einbau sinngemäß umgekehrt wie der Ausbau. Dabei sind die verschiedenen Gelenke der Wischeranlage mit Fett zu schmieren.

Trittfest

Die Kupplung sitzt zwischen Motor und Getriebe auf der Getriebe-Hauptwelle. Sie besteht aus dem Motorschwungrad, dem daran angeschraubten Kupplungsträger mit Kupplungsdruckplatte, der Kupplungsscheibe (Mitnehmerscheibe) und dem Ausrücklager. Die Kraft des Motors (genauer das Drehmoment) wird durch die Reibung zwischen der Mitnehmerscheibe und den Reibflächen von Druckplatte und Schwungrad übertragen.
Beim Auskuppeln betätigt das Kupplungspedal über den Kupplungsseilzug den Ausrückhebel (in Fahrtrichtung links am Getriebegehäuse). Dieser drückt mit der Ausrückwelle das Ausrücklager gegen die Segmente (tortenförmige Ausschnitte) der Membranfeder. Das Ausrücklager übernimmt die Federkraft, die Druckplatte wird entlastet und bei völlig durchgetretenem Pedal zurügezogen, so daß die Mitnehmerscheibe im Raum dazwischen frei umlaufen kann.

Kupplungs-Unarten

Obgleich die Kupplung ständig getreten wird, ist sie eines der anspruchslosesten Teile im Auto. Jedoch auch beim Treten kommt es auf das Wie an. Wer das Pedal nur bedient, wenn er wirklich schaltet, wird der Kupplung zu hoher Lebenserwartung verhelfen. Die anderen sind die »Kupplungsfahrer«: Sie mogeln sich vor dem Einbiegen in eine Straße oder vor dem Passieren einer Kreuzung um das Schalten herum, indem sie die Kupplung so lange treten, bis sie wieder Gas geben. Resultat: Die Kupplung kann dabei schleifen, das heißt, die Kupplungsflächen reiben unter Hitzeentwicklung aufeinander. Das gibt vorzeitigen Verschleiß.

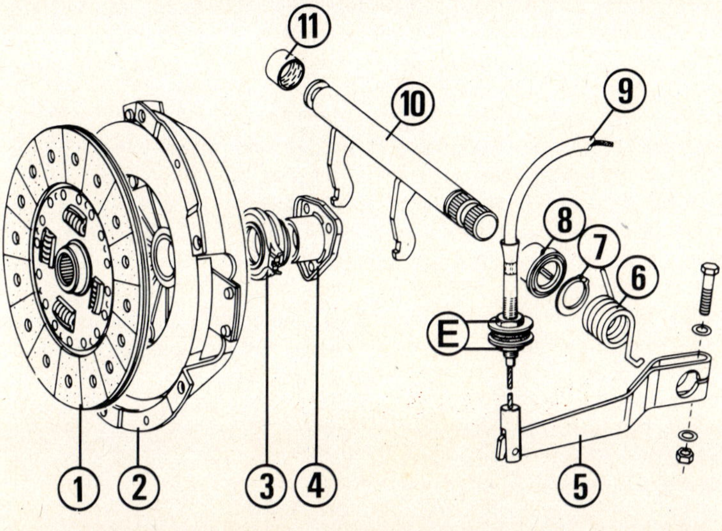

Zwischen Motor und Getriebe sitzt an der Schwungscheibe des Motors die Kupplung. Sie besteht aus Mitnehmerscheibe (1), Kupplungsdruckplatte (2) und dem Ausrücklager (3) mit Führungshülse (4). Beim Tritt auf das Kupplungspedal wird über den Kupplungsseilzug (9, mit den Einstellmuttern – E –) der Ausrückhebel (5) angezogen und die Ausrückwelle (10) drückt das Ausrücklager gegen die Membranfeder der Kupplungsdruckplatte. Die übrigen Zahlen bedeuten: 6 – Rückzugfeder, 7 – Sicherungsring, 8 – Führungsbuchse für Ausrückwelle, 11 – Lagerbuchse.

Rutschende Kupplung

Durchrutschen bedeutet, daß die Kupplung nicht mehr die volle Motorkraft übertragen kann, also nicht mehr einwandfrei verbindet. In schlimmen Fällen liegt die Ursache darin, daß durch Motoren- oder Getriebeöl die Reibflächen des Kupplungsbelages verschmutzt sind, oder daß durch übermäßige Hitzeentwicklung – z. B. durch häufige Rennstarts – der Belag verbrannt ist. Dann vermag auch die größte Anpreßkraft nicht genügend Reibung zum Übertragen des Drehmoments zu erzeugen. Aber auch eine sorgsam behandelte Kupplung kann durch allmählichen Veschleiß so abmagern, daß die Reibpartner einfach nichts mehr zu fassen bekommen – wo keine Anpreßkraft hinkommt, kann auch keine Reibungskraft erzeugt werden. In diesen Fällen wird man die Unarten der Kupplung meist erst bemerken, wenn beim Fahren im vierten Gang (in dem die dem Motor abverlangte Leistung am größten ist) der Motor bei Belastung »durchgeht«, d. h. auffallend schneller dreht, als es der Fahrgeschwindigkeit entspricht.
Da durch diese Gewöhnung größerer Schaden entstehen kann (Schwungscheibe und Druckplatte können durch die große Hitzeentwicklung Wärmerisse bekommen, was einen Ersatz unumgänglich macht) sollte man von Zeit zu Zeit die Kupplung prüfen. Eine einwandfreie Kupplung übersteht folgende rauhe Prüfmethode:
Handbremse anziehen, 3. Gang einlegen, langsam einkuppeln und Gas geben. Jetzt müßte der Motor abgewürgt werden. Dieser Test sollte nur gelegentlich und allenfalls zweimal hintereinander durchgeführt werden; sonst wird die Kupplung heiß und rutscht dann ohnehin durch. Besteht die Kupplung diese Prüfung nicht, hilft in einfacheren Fällen die Einstellung des zu gering gewordenen Kupplungsspiels (siehe Seite 176).

Kupplung trennt nicht

Wenn die Kupplung nicht richtig trennt, dann kratzt oder kracht es beim Schalten. Um festzustellen, daß es nicht am Getriebe liegt, müssen Sie die Probe mit einem nicht synchronisierten Gang machen. Das ist beim Audi nur der Rückwärtsgang. Lassen Sie den Motor laufen, kuppeln Sie ganz aus, warten Sie etwa eine Sekunde lang und legen Sie dann den Rückwärtsgang ein. Kratzt es, dann trennt die Kupplung nicht sauber. Ursache ist in schlimmeren Fällen eine durch Hitze verzogene Mitnehmerscheibe oder Kleben des Kupplungsbelages an der Schwungscheibe oder der Druckplatte.
Achten Sie auch darauf, daß der Weg des Kupplungspedals nicht durch zusätzlich eingelegte Fußmatten, Teppiche oder Isolierpappe reduziert wird. Das hat die gleichen Auswirkungen wie ein nicht völlig durchgetretenes Kupplungspedal: Die Mitnehmerscheibe läuft nicht völlig frei.

Beim Halten auskuppeln?

Mancher Fahrer hat die Angewohnheit, vor der roten Ampel mit durchgetretenem Kupplungspedal und eingelegtem 1. Gang zu warten. Dazu verleitet der durch die Membranfeder ermöglichte geringe Pedaldruck und die manchmal etwas hakelige Schaltung. Zwar entsteht kein direkter oder sofort meßbarer Schaden, aber das Auskuppeln beansprucht das Ausrücklager, was notwendigerweise Verschleiß ergibt.
Außerdem wird auch das Axial-Drucklager der Kurbelwelle, das den Druck der Kupplung in Längsrichtung aufnimmt (etwa 120 kp) abgenutzt, wodurch allmählich das Axialspiel der Kurbelwelle vergrößert wird. Das gibt den Pleueln mehr Spiel in der Motorlängsrichtung, wodurch die Kolben stärker gegen die Zylinderlaufbahnen gedrückt werden. Da die Kupplung im Stadtverkehr ohnehin stark beansprucht ist, sollten Sie sie wenigstens bei stehendem Wagen entlasten.

Die Kupplung wird durch einen Seilzug betätigt, der von der Karosseriestirnwand bis zum Kupplungshebel stark gebogen ist. Dadurch reibt der Zug in der Hülle und erhöht die für die Betätigung der Kupplung erforderliche Kraft. Zudem ändert die Bewegung des Kupplungshebels beim Auskuppeln den Austrittswinkel des Kupplungsseiles aus der Hülle, wodurch das Seil am getriebeseitigen Widerlager besonders beansprucht wird. Das kann mit der Zeit zum Durchscheuern des Seilzuges an dieser Stelle führen (deshalb gelegentlich schmieren; siehe Seite 45) und kann in ungünstigen Fällen schon nach 20 000 Kilometern passieren. Besonders im Winter ist es vorteilhaft, am Austritt des Zuges aus der Hülle einen Fettpfropfen gegen Spritzwasser zu haben.

Kupplungsgängigkeit prüfen

Wartungsarbeit Nr. 23

Fingerzeige: *Selbst mit gerissenem Kupplungsseilzug kann man noch ein nahes Ziel oder die Werkstatt erreichen. Das Herausnehmen eines Ganges ohne zu kuppeln ist leicht. Gas wegnehmen und bei langsam werdender Fahrt oder bei abgebremstem Wagen kurz vor dem Halt den Gang herausdrücken. Natürlich soll man bei einem Kupplungsdefekt versuchen, möglichst lang in dem Gang zu bleiben, der gerade eingelegt ist.*

Gangwechsel ohne zu kuppeln ist möglich, aber nicht einfach: Nach Gaswegnehmen und verlangsamter Fahrt Gang herausnehmen und dann etwas Gas geben, damit die Motordrehzahl erhöht wird. Nun drückt man den Schalthebel in Richtung des neuen Ganges. Wenn die Motordrehzahl richtig dosiert ist, rutscht der neue Gang hinein. Man darf aber nicht zu schnell sein.

Will man ohne Kupplung anfahren, muß man den ersten Gang einlegen und den Anlasser betätigen. Der Wagen ruckt an und setzt sich in Bewegung (der Motor muß natürlich warmgelaufen sein). Wer während der Fahrt nicht schalten will, fährt auf diese Weise im zweiten Gang an. Allerdings wird es der Anlasser am Berg kaum schaffen, den Wagen in Gang zu setzen.

Kupplungszug ersetzen

Ein gerissener Kupplungszug läßt sich in Eigenregie ersetzen. Er ist am Ausrückhebel und am Kupplungspedal mit Kunsstofösen eingehängt. Um diese aushängen zu können, löst man zuerst die Kupplungs-Einstellschrauben (SW 17), nimmt den Zug am Ausrückhebel und nach Demontage der unteren Armaturenbrettverkleidung (siehe Seite 124) am Kupplungspedal ab. Nun den Kupplungszug zum Motorraum herausziehen, nachdem der Gummistopfen oben in der Karosseriestirnwand durchgedrückt wurde. Neuen Zug in umgekehrter Reihenfolge einbauen und anschließend Kupplungsspiel einstellen (siehe nächsten Abschnitt).

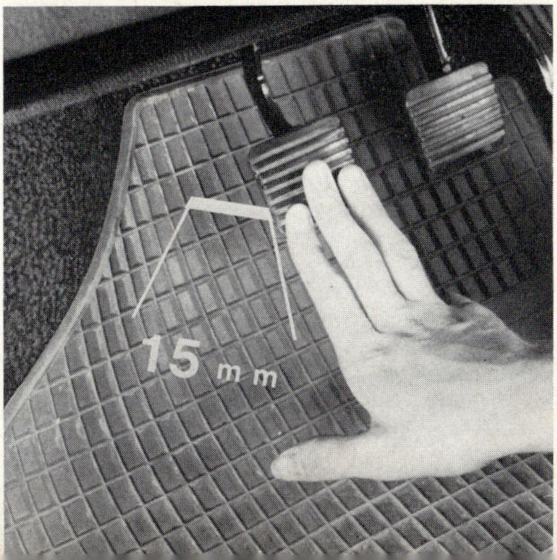

Das Kupplungsspiel (Leerweg am Kupplungspedal) soll 15 mm betragen. Zur Überprüfung nimmt man am besten einen Zollstock, der auf den Wagenboden gestellt und seitlich an das Kupplungspedal (Trittplatte) gelehnt wird. Genauer wird die Messung, wenn neben das Pedal ein Karton gehalten wird, auf dem ein gegen das Pedal gedrückter Bleistift den Pedalweg aufzeichnet, wobei ein »Zitterer« Anfang und Ende des Pedalspiels markiert.

Zum Nachstellen des Kupplungspedalspiels wird zuerst die untere Kontermutter SW 17 gelöst und danach die obere Mutter SW 17 (Pfeil) verdreht. Drehen im Uhrzeigersinn, rechts herum, verringert das Pedalspiel, Linksdrehung gegen den Uhrzeigersinn ergibt größeres Spiel. Sind die 15 mm Spiel am Pedal erreicht, wird die untere Mutter bis zum Widerlager geschraubt. Dann beide Muttern fest gegeneinander ziehen.

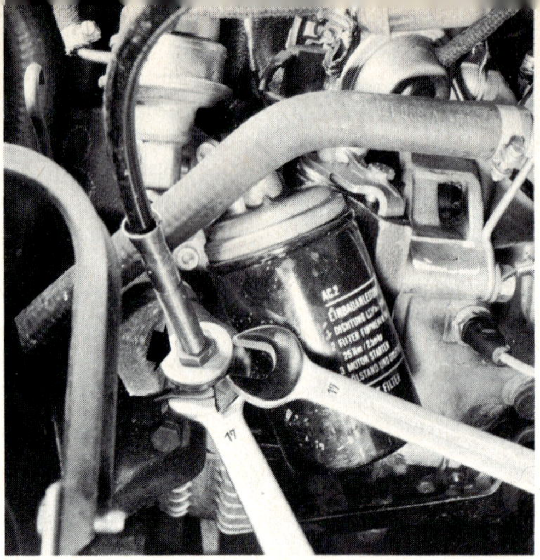

Kupplungsspiel prüfen

Pflegearbeit Nr. 53

Bevor wir das Nachstellen der Kupplung beschreiben, sei kurz dieses »Spiel« erläutert. Spiel bedeutet in diesem Zusammenhang Abstand innerhalb der Teile der Kupplungsübertragung bei nicht niedergedrücktem Pedal. Dieses Spiel muß groß genug sein, weil sonst das Ausrücklager der Kupplung ständig unter einem gewissen Druck steht, der den Verschleiß fördert. Im selben Maß, in dem das Ausrücklager durch die Kraft der Scheibenfeder belastet wird, wird aber die Anpreßkraft an der Kupplungsscheibe vermindert, so daß Gefahr besteht, daß die Kupplung durchrutscht. Andererseits geht etwas vom normalen Kupplungsweg verloren, wenn das Spiel zu groß ist, d. h. die Kupplung wird beim Niederdrücken des Pedals nicht ganz getrennt. Dann besteht Gefahr für das Getriebe und man hört jenes häßliche »Zähneputzen«, das sowieso beim Audi, vor allem beim Einlegen des Rückwärtsganges, eine Krankheit ist.
Die Kupplung ist so konstruiert, daß mit fortschreitender Abnützung des Kupplungsbelages das Spiel kleiner wird (umgekehrt wie bei der Bremse). Durch die verschleißende und dünner werdende Kupplungsscheibe wandert die federbelastete Druckplatte näher zum Schwungrad, wobei sie sich dem Ausrücklager nähert. Sobald sich die Federkraft auch über das Ausrücklager abstützt – also nicht mehr die volle Federkraft zum Anpressen der Kupplungsscheibe verfügbar ist, offenbart die Kupplung durch Rutschen ihre Arbeitsunfähigkeit.
Die Einstellung des Kupplungsspiels erfolgt in recht einfacher Weise. Die beiden Kontermuttern am Widerlager sind bei geöffneter Motorhaube vom linken Kotflügel aus bequem zu erreichen.
Zuerst prüft man das Kupplungsspiel. Dazu die Trittplatte des Kupplungspedals von Hand niederdrücken. Nach 15 mm Pedalweg darf erst größerer Widerstand fühlbar werden (Bild auf der Vorseite).
Ist das Spiel größer oder kleiner, muß die Kupplung nachgestellt werden. Dazu sind zwei Gabelschlüssel SW 17 erforderlich.

Neue Kupplungsbeläge

Ebenso wie die Bremsbeläge sind auch die aus ganz ähnlichem Material bestehenden Kupplungsbeläge dem Verschleiß unterworfen. Je nach Fahrweise – für »Kupplungsfahrer« recht bald! – kommt der Zeitpunkt, daß die Kupplung wegen Abnutzung nicht mehr nachgestellt werden kann. Dann ist der neue Kupplungsbelag fällig.
Die Kupplungsscheibe kann neu belegt werden, d. h. es wird nur der Reibbelag erneuert. Im allgemeinen wird aber gleich die ganze Mitnehmerscheibe

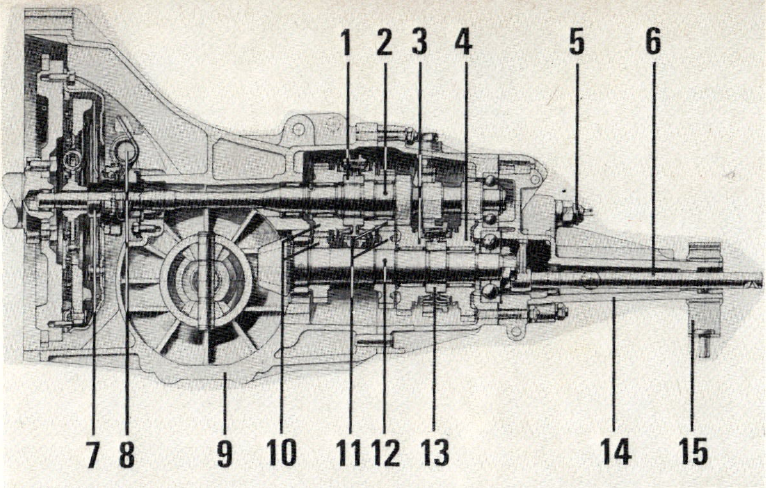

Diese Schnittzeichnung durch das Getriebe zeigt folgende Teile: 1 – Synchronkörper 3. und 4. Gang, 2 – Antriebswelle, 3 – Zahnrad 2. Gang, 4 – Zahnrad 1. Gang, 5 – Rückfahrlichtschalter, 6 – Innenschalthebel, 7 – Ausrücklager, 8 – Ausrückwelle, 9 – Getriebegehäuse, 10 – Zahnradpaar 4. Gang, 11 – Zahnradpaar 3. Gang, 12 – Triebling, 13 – Synchronkörper 1. und 2. Gang, 14 – Schaltgehäuse, 15 – Gummi-Metalllager.

ausgetauscht. Das empfiehlt sich ohnehin, weil die vier Dämpfungsfedern ermüdet sein können. Diese um die Nabe gruppierten Federn haben die Aufgabe, bei zu heftigem Einkuppeln dämpfend zwischen Motor und Getriebe zu wirken und die Torsionsschwingungen (Drehschwingungen der Kurbelwelle) nicht in das Getriebe weiterzuleiten. Der eventuell nötige Ausbau der Kupplung ist Werkstattsache, weil dazu das Getriebe ausgebaut werden muß.

Neue Kupplungsbeläge müssen sorgfältig eingefahren werden. Wegen ihrer rauhen Oberfläche liegen neue Beläge nicht gleich auf ihrer gesamten Reibfläche an. Die Beläge müssen sich erst den Gegenreibflächen anpassen. Dies soll durch sanftes und nicht etwa forciertes Einfahren geschehen, da sonst die Lebensdauer der Beläge verkürzt wird.

Störungsbeistand
Kupplung

Die Störung	– ihre Ursache	– ihre Abhilfe
A Kupplung rupft	1 Druckplatte oder Schwungscheibe riefig oder rissig	Nachschleifen oder auswechseln
	2 Kupplungsscheibe hat Schlag	Auswechseln
	3 Verschmierte Kupplungsscheibe	Auswechseln und Dichtungen überprüfen
B Kupplung trennt nicht	1 Zu großes Kupplungsspiel	Nachstellen
	2 Kupplungsscheibe hat Schlag	Auswechseln
	3 Beläge gerissen	Auswechseln
	4 Nabe auf Welle angerostet	Gängig machen oder auswechseln
	5 Kupplungsscheibe an Schwungrad angerostet	Gängig machen oder auswechseln
C Kupplung rutscht	1 Kupplungsspiel zu klein	Nachstellen
	2 Beläge abgenutzt	Mitnehmerscheibe austauschen
	3 Kupplungsscheibe verschmiert	Scheibe auswechseln Dichtung kontrollieren
	4 Kupplungsseil geht nicht zurück	Gängig machen oder Zug austauschen

Zahn um Zahn

Ein Wagen mit Verbrennungsmotor kommt ohne ein Getriebe nicht aus, weil die Leistung des Motors erst ab einer bestimmten Drehzahl wirksam wird. Die Drehzahlen von Motor und den Antriebsrädern müssen für die unterschiedlichen Fahrbedingungen (Beschleunigungen, Bergfahrt usw.) aufeinander abgestimmt werden. Außerdem ist die Durchzugskraft des Motors (sie wird durch das Drehmoment bestimmt) je nach Drehzahl verschieden. Diese Eigenart überbrückt das Getriebe. Die jeweils günstigste Übersetzungsstufe wählt der Fahrer beim Schaltgetriebe von Hand, die Getriebeautomatik dagegen selbsttätig in Abhängigkeit von der Stellung des Gaspedals.

Das Schaltgetriebe

Wartungspunkt Nr. 24

Die Kraft des Motors wird über die Kupplung und eine kurze Welle zum Schaltgetriebe geleitet. In diesem Wechselgetriebe greifen verschiedene Zahnradpaare ineinander, die zwischen Motor und den Antriebsrädern für die richtige Übersetzung sorgen. Der Fahrer bestimmt durch Einlegen des betreffenden Ganges, welche Zahnradpaare (Übersetzungen) gerade in Funktion sein sollen.

Das Audi-Getriebe besitzt – wie heutzutage bei fast allen Autos üblich – vier synchronisierte Vorwärtsgänge und einen geradverzahnten (nicht synchronisierten) Rückwärtsgang.

Synchronisierung bedeutet vereinfacht ausgedrückt, daß ein Zahnradpaar erst dann miteinander läuft, wenn beide Zahnräder gleich schnell (synchron) drehen. Mit je einem Zahnrad des betreffenden Ganges ist seitlich eine kleine konusförmige Reibungskupplung verbunden. Beim Schalten wird über einen Synchronring durch diese Synchronisierung das eine Zahnrad abgebremst (beim Heraufschalten) oder beschleunigt (beim Herunterschalten), bis Gleichlauf mit dem Zahnrad auf der anderen Getriebewelle erreicht ist. Für diese Drehzahlanpassung benötigt die Synchronisation einen Sekundenbruchteil, weshalb man – besonders bei kaltem Motor und noch steifem Getriebeöl – den Schalthebel nicht blitzschnell »durchreißen« sollte. Sonst werden die Synchronringe über Gebühr beansprucht und melden sich frühzeitig beim Schalten durch Kratzgeräusche.

Schaltschwierigkeiten

Manche Audi-Schaltungen neigen zum Haken. Das kann die Werkstatt durch Einstellen des Schalthebels oder der Schaltkulisse beheben. An letzterer liegt es, wenn der Schalthebel in Leerlaufstellung beim Drücken nach rechts (zum 3. und 4. Gang) und links (zum 1. und 2. Gang) hakt oder klemmt. Der Schalthebel sollte 5 bis 10 mm »Spiel« haben.

Fingerzeige: *Zwischengas ist nur sinnvoll, wenn beim Herunterschalten hohe Drehzahlen zu erwarten sind (Notfälle, sportliches Fahren), oder wenn bei kaltem und steifem Getriebeöl geschaltet wird. Allerdings gehört dazu*

Feingefühl, denn übertriebenes Zwischengas schadet meist mehr als keines. Weil das Synchronisieren auf Reibung beruht, sind fremde Ölzusätze für das Getriebeöl nicht angebracht. Diese Zusätze sollen die Reibung herabsetzen, was dem Prinzip der Synchronisation genau entgegenwirkt. Andererseits können durch Zusätze auch die Synchronringe verkleben, wodurch das Schalten ebenfalls behindert wird.
Der Schalthebel wird von einer Feder nach oben gedrückt. Wenn diese gebrochen und herausgesprungen ist, sind die Vorwärtsgänge blockiert, nur der Rückwärtsgang läßt sich leicht einlegen. Bis zur nächsten Werkstatt kann man sich helfen, wenn man den Schalthebel zum Einlegen der Vorwärtsgänge kräftig hochzieht.

Der Radantrieb

Vom Ausgleichsgetriebe (Differential) zweigen nach links und rechts die beiden Achsstummel mit Flanschen für die Antriebswellen der Vorderräder ab. Die daran angeschraubten Gelenkwellen übertragen die Antriebskraft auf die Räder, das innere Gelenk ermöglicht den Längenausgleich und das Beugen der Welle beim Einfedern des Fahrzeugs, das äußere erlaubt das Einschlagen der Vorderräder zum Lenken.
Mit den Gelenkwellen hat man beim Audi keine Probleme. Allerdings hängt ihre Lebensdauer von der Fahrweise ab. Durch Vollgasstarts mit eingeschlagenen Vorderrädern werden die Gelenke besonders stark beansprucht. Verschleiß kündigt sich durch Geräusche beim Lastwechsel (Gas geben und wegnehmen) und durch Vibrationen bei höheren Geschwindigkeiten an. Die Gelenkwellen erreichen eine Laufleistung von etwa 80 000 km.

Gelenkwelle ausbauen

Diese Arbeit kommt wegen des benötigten Drehmomentschlüssels nur für fortgeschrittene Eigenpfleger in Frage. Gelenkwellen gibt es im Austausch vom Audi-Ersatzteillager und von speziellen Reparaturwerken. Dabei ist zu beachten, daß die Antriebswellen je nach Modelljahr, je nach Ausstattung mit Schalt- oder Automatikgetriebe und je nach Fahrzeugseite in Länge und Ausführung (Rohr- oder Vollwellen) sehr unterschiedlich sind.
Zum Ausbau löst man die Sechskantmutter SW 26 in der Radnabe (der Audi bleibt dazu am Boden) und schraubt sie ab. Nun werden die Innensechskantschrauben am inneren Gelenk gelöst und die Gelenkwelle bei eingeschlagener Lenkung aus dem Radlagergehäuse gezogen. Soll die rechte Gelenkwelle ausgebaut werden, muß zuerst das Auspuffrohr vorn am Auspuffkrümmer und vom Befestigungsbügel am Getriebe abgeschraubt werden. Bei Fahrzeugen mit Getriebeautomatik ist zum Ausbau der

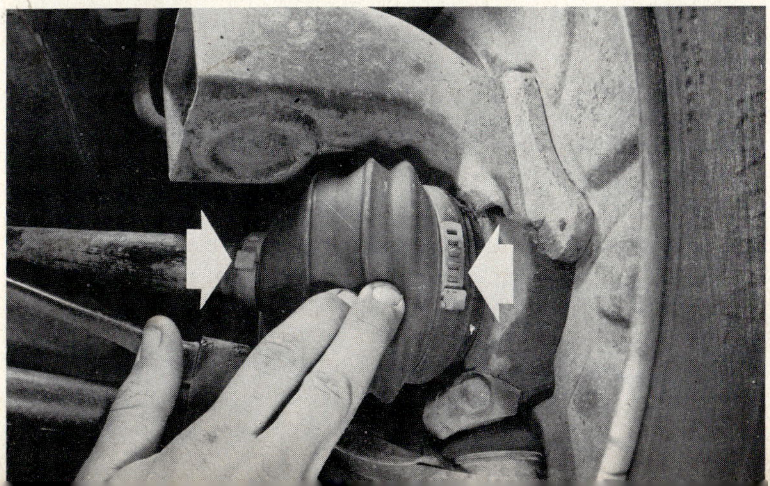

Die Gelenkwellenmanschetten müssen sauber und außen vollkommen fettfrei sein. Auch geringe Fettspuren sind ein Alarmzeichen, denn die Fettdauerschmierung wird ausgeschleudert, Schmutz und Feuchtigkeit dringen in die defekte Manschette ein. Das kostet, wenn man diesen Fall nachlässig behandelt, eine neue Gelenkwelle und das wird teuer. Auch leicht beschädigte Manschette darum baldmöglichst austauschen, auch wenn dazu mühselig die Gelenkwelle ausgebaut und zerlegt werden muß. Die weißen Pfeile deuten auf die beiden Schlauchbinder, die auf festen Sitz zu prüfen sind.

Den Aufbau der Vorderachse verdeutlicht diese Zeichnung:
1 – Spurstangenkopf,
2 – Spurstangen,
3 – Lenkgetriebe,
4 – Lenkungsdämpfer,
5 – Federteller oben,
6 – Schraubenfeder,
7 – Stoßdämpfer,
8 – Federbeinrohr mit Radlagergehäuse und Lenkhebel, 9 – Führungsgelenk,
10 – Gleichlaufgelenke, 11 – Aggregateträger, 12 – Stabilisator, 13 – Dreieckslenker.

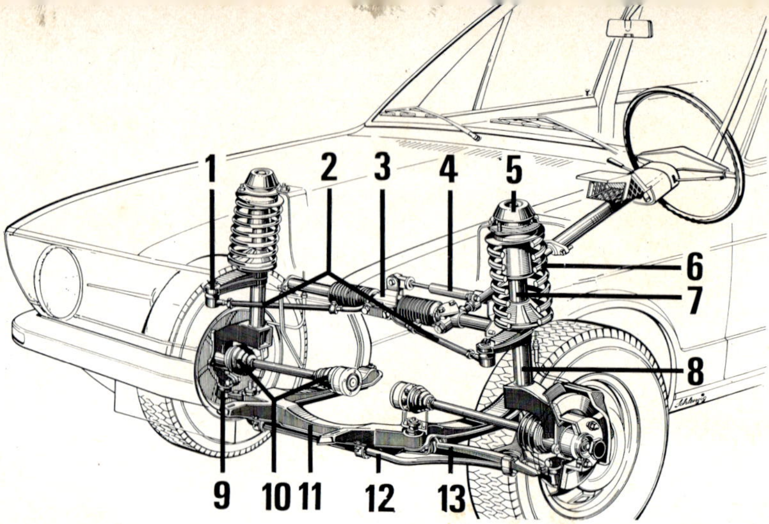

linken Welle das Führungsgelenk vom Querlenker abzuschrauben und das Schwenklager nach außen zu drücken. Zuvor markiert man die Einbaulage des Führungsgelenkes am Querlenker, sonst muß anschließend der Sturz eingestellt werden. Die Muttern am Führungsgelenk werden mit 6,5 kpm (65 Nm) angezogen. Innensechskantschrauben mit Federringen einschrauben (Drehmoment 3,5 kpm bzw. 35 Nm), Wagen ablassen und Sechskantmutter mit 19 kpm (190 Nm) festziehen.

Fingerzeig: *Eine bei höheren Geschwindigkeiten spürbare Unwucht im Vorderwagen muß nicht unbedingt auf die Gelenkwellen zurückzuführen sein. Bevor bei kleinen Kilometer-Laufzeiten eine »schadhafte« Gelenkwelle ausgetauscht wird, sollten die Achseinstellung genau vermessen und die Reifen neu gewuchtet werden.*

Manschetten der Antriebsgelenke auf Dichtheit prüfen

Pflegearbeit Nr. 50

Gummimanschetten schützen die Gelenke der Antriebswellen vor Feuchtigkeit und Schmutz. Die Manschetten enthalten je 90 cm^3 MoS_2-Schmierfett. Alle 15 000 km oder spätestens nach einem Jahr (sicherer ist die Kontrolle alle 7500 km bzw. 6 Monate) müssen die Manschetten und die Schlauchbinder auf festen Sitz geprüft werden. Das geht am besten auf einer Hebebühne, wo die Vorderräder eingeschlagen und gedreht werden können, damit man auch feinere Risse oder Sprödstellen in den Manschetten erkennt. Beim Fahren bauchen die Manschetten aus und durch Risse kann das Schmierfett verlorengehen. Ohne Schmiermittel schlagen die Gelenke bald aus, eindringendes Wasser fördert die Zerstörung zusätzlich. Von außen sichtbare Fettspuren sind also ein wichtiges Warnsignal.
Schadhafte Manschetten müssen umgehend ersetzt werden, siehe Bild auf der Vorderseite.

Unterdruckdose der Getriebeautomatik ersetzen

Wartungsdienst Nr. 66

Bei den bis August 75 gebauten Automatik-Audi wird die Stellung des Gaspedals dem automatischen Getriebe durch eine Unterdruckdose übermittelt. Da eine defekte Unterdruckdose erhebliche Schäden am Getriebe nach sich ziehen kann, soll die Dose alle 30 000 km ersetzt werden. Werkstattsache, da Einstellung nur mit Spezialwerkzeug möglich.
Seit September 75 haben die Automatik-Audi 80 ein geändertes automatisches Getriebe ohne Unterdruckdose. Siehe auch »Wartung des Automatic-Getriebes«, Seite 44.

Gute Führung

Wer einen Prospekt vom Audi 80 oder einen Testbericht über dieses Auto gelesen hat, fand dort sicher einen Hinweis auf den »negativen Lenkrollradius« des Audi. Diesen wichtigen Begriff wollen wir gleich zu Anfang mit den 3 Zeichnungen unten erläutern.
Mit dieser Auslegung der Lenkgeometrie erreicht man eine Selbststabilisierung des Wagens z. B. beim Bremsen. Während normalerweise ein Fahrzeug bei ungleichmäßig wirkenden Vorderradbremsen in Richtung des stärker gebremsten Rades zieht, wird diese Reaktion beim Audi 80 durch den negativen Lenkrollradius ins Gegenteil gewandelt. Der Audi lenkt selbsttätig gegen und behält so die Fahrtrichtung bei; sogar mit einem geplatzten Vorderreifen bleibt er spurstabil.

Die Vorderachse

Der Audi 80 hat – genau genommen – zwei Vorderachsen, denn jedes Rad wird separat für sich geführt. Wir können uns bei der Beschreibung daher auf eine Seite beschränken. Die untere Radführung übernimmt ein Dreieckslenker (Nr. 13 in der Zeichnung links), der mit Gummimetallagern am Aggregateträger (11) befestigt ist. Das Federbein (7) ist unten am Querlenker über ein Führungsgelenk (8) festgeschraubt, oben ist es mit der Karosserie verbunden. Das Federbein besteht aus einem langen Stoßdämpfer und einer darauf gesetzten Schraubenfeder (Nr. 6), die zwischen Federtellern gelagert ist. Die Bauweise mit Federbein-Vorderachsen fand in den letzten Jahren zunehmende Verbreitung.
Zur Vorderachse gehört noch der Stabilisator (Nr. 12), dessen Funktion einfach aber wirkungsvoll ist: Federn beide Räder gleichzeitig ein, dann macht die an beiden Enden zu Hebeln abgekröpfte Stabilisatorenwelle die Bewegung mit, ohne sich dagegen zu sperren. Bei Kurvenfahrt wird aber das kurveninnere Rad entlastet. Nun überträgt sich die Federwirkung dieser Radaufhängung über den Stabilisator auf die Radaufhängung der Kurvenaußenseite und unterstützt ihr Bemühen, dort die Federung zu verhärten. Der Stabilisator wirkt also lästiger Kurvenneigung entgegen.
Gelegentlich können die Befestigungspunkte des Stabilisators auf festen Sitz überprüft werden. Die Gummizwischenlagen können unter Umständen so verschleißen, daß Klappergeräusche entstehen.

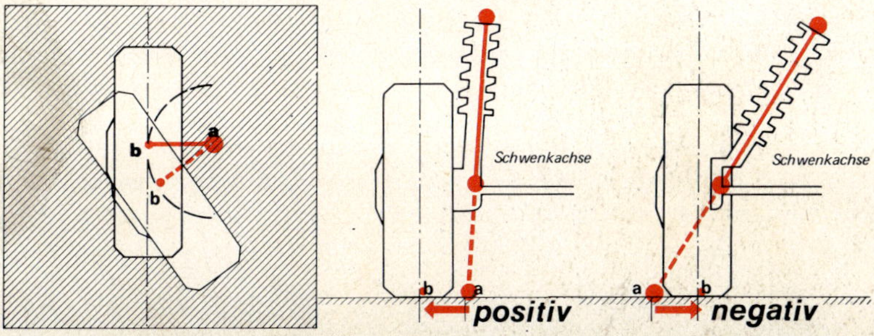

Beim Einschlagen beschreibt ein Vorderrad einen Kreisbogen um den Punkt „a“ (dort trifft die Verlängerung der Schwenkachse – in der mittleren und rechten Abbildung eingezeichnet – auf die Fahrbahn auf). Punkt „b“ bezeichnet die Mitte der Radauflagefläche; der Radius „a–b“ des Kreisbogens ist der Lenkrollradius. Dieser Lenkrollradius ist von der Lage der Schwenkachse abhängig: trifft die Schwenkachse innerhalb der Wagenspurweite (= Abstand von Reifenmitte zu Reifenmitte) auf die Fahrbahn, ist der Lenkrollradius positiv; beim negativen Lenkrollradius muß die Schwenkachse außerhalb der Spurweite auf den Boden treffen.

Der Blick von unten auf die Vorderachse zeigt: 1 – Spurstangenköpfe, 2, 8 – Befestigungsschrauben des Aggregateträgers (5), 3 – Motorlager rechts und links, 4 – Stabilisator, 6 – Gleichlaufgelenke, 7 – Dreieckslenker, 9 – Befestigungsbügel der Auspuffanlage am Getriebe.

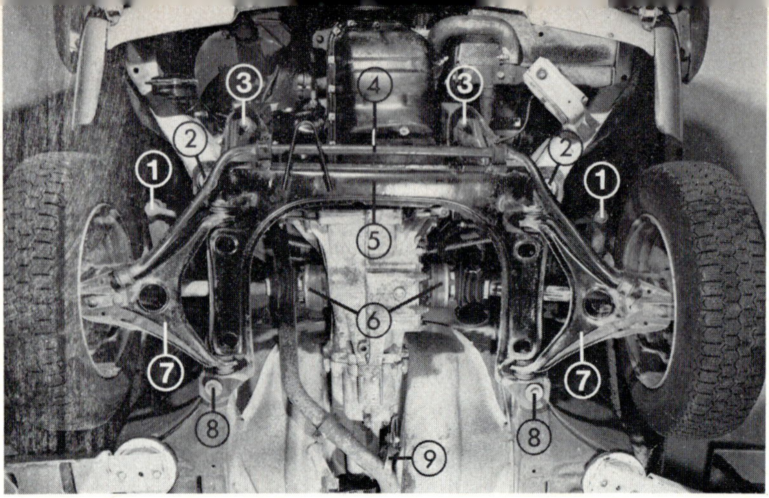

Staubkappen der Federbeinführungsgelenke prüfen

Schmierstellen gibt es an der Vorderachse keine. Die stählernen Kugelköpfe der Führungsgelenke sind nicht nur in umhüllende Kunststoffschalen, sondern auch in Fett gebettet. Damit Nässe und Schmutz nicht in die Gelenke eindringen können, sind sie mit Gummimanschetten verkapselt, die alle 15 000 km überprüft werden sollen. Eingedrungener Schmutz läßt die Lebensdauer der Führungsgelenke, die ein Autoleben aushalten sollen, rasch absinken; nachträgliches Abschmieren ist nicht möglich. Verschleiß der Kugelbolzen kündigt sich durch Quietschen an.

Spur und Sturz prüfen

Wartungspunkt Nr. 60

Durch den auf den Vorseiten beschriebenen »Negativen Lenkrollradius« des Audi 80 hat der allgemeine Begriff »Vorspur der Vorderräder« eine andere Bedeutung gewonnen – bei Fahrzeugen herkömmlicher Art werden die Vorderräder durch den Fahrwiderstand etwas auseinander gedrückt, so daß sie vorne auseinander zu laufen versuchen.

Durch den »Negativen Lenkrollradius« des frontgetriebenen Audi 80 sind die Verhältnisse wieder anders, so daß die Vorspur fast wegfällt und nur noch (positiv) $+ 0^\circ$ 10′ (10 Winkel-Minuten) beträgt. Durch die Einstelltoleranz von $\pm$ 10′ ist praktisch eine Vorspur von 0° bis $+ 0^\circ$ 20′ möglich. Das entspricht in der Meßpraxis einer Differenz von 0 bis 2 mm, zwischen den Felgenhörnern der Vorderräder vorne und hinten gemessen. Die Einstellkorrektur wird mit der linksseitigen Spurstange (nur diese ist verstellbar) vorgenommen. Aber das ist keine Heimwerkerarbeit, sondern man sollte sie einer guten Audi-Werkstatt überlassen, die vor und nach der eventuellen Korrektur die Einstell-Ergebnisse schnell und genau auf dem Computer-Diagnosestand nachprüfen kann.

Mit Sturz bezeichnet man eine leichte Schrägstellung der Vorderräder. Sie stehen unten näher zusammen als oben. Damit bewirkt man, daß die Räder nicht die Tendenz bekommen, von den Radlagerzapfen abzulaufen. Auch hier ist man wegen der Einstellgeräte auf Werkstatthilfe angewiesen.

Diese Wartungsarbeiten sollten Sie schon vor den vorgeschriebenen 15 000 km durchführen lassen, wenn Sie feststellen, daß ein oder beide Vorderreifen schräg abgefahren sind.

Die Hinterachse

Die Hinterräder des Audi 80 sind durch ein starres Achsrohr (Nr. 3 in der Zeichnung rechts) miteinander verbunden. Diese Starrachse (Vorteil: spurkonstante Hinterräder, günstig bei Nässe und Glätte) wird durch angeschweißte Längslenker (5) und eine diagonal verlaufende Querstrebe (2) geführt. In

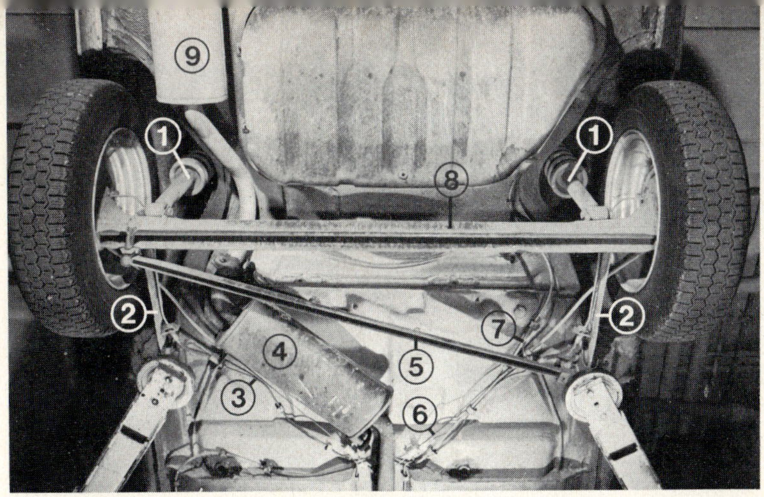

Das Audi-Heck aus der Frosch-Perspektive: 1 – Federbein, 2 – Längslenker, 3 – Bremsleitung zum linken Hinterrad, 4 – Hauptschalldämpfer, 5 – Querstrebe, 6 – Handbremsseil zum rechten Hinterrad, 7 – Kraftstoffleitung zur Benzinpumpe, 8 – Achsrohr, 9 – Nachschalldämpfer.

das U-förmige Achsrohr ist ein Torsionsrohr (4), das als Stabilisator wirkt, an beiden Enden des Achskörpers angeschweißt. Wenn beide Hinterräder verschieden stark einfedern, verdreht sich das Achsrohr mit dem Torsionsrohr und verringert die Seitenneigung des Fahrzeugs.
Für Federung und Stoßdämpfung sind – wie an der Vorderachse – Federbeine (Nr. 7) zuständig.

Fingerzeig: *Im Bereich der Hinterachse treten bisweilen Knack- oder Schlaggeräusche auf, wenn das Torsionsrohr im U-Profil des Achskörpers anliegt. In diesem Fall kann die Werkstatt einen Dämpfungsschlauch auf das Torsionsrohr aufziehen.*

Die Stoßdämpfer

Beim Durchfedern entstehen Schwingungen, die gedämpft werden müssen, sonst würde jedes Rad dauernd vom Boden hochhüpfen. Wenn die Räder nicht ständig Bodenkontakt haben, schwankt der Wagen auf der Straße wie ein Schiff im Sturm. Ohne intakte Stoßdämpfer geht es also nicht.
Die Dämpfung erfolgt durch Öl, das beim Ein- und Ausfedern im Stoßdämpfer durch kleine Ventile gepreßt wird.

Stoßdämpfer prüfen

Stoßdämpfer fallen gewöhnlich nicht schlagartig aus, sondern ihre Wirkung läßt allmählich nach, woran man sich als Fahrer unbemerkt gewöhnt. Regelmäßige Kontrolle ist daher ausgesprochen wichtig. Im Durchschnitt erreichen die Stoßdämpfer eine Lebensdauer von etwa 30 000–40 000 km. Es gibt

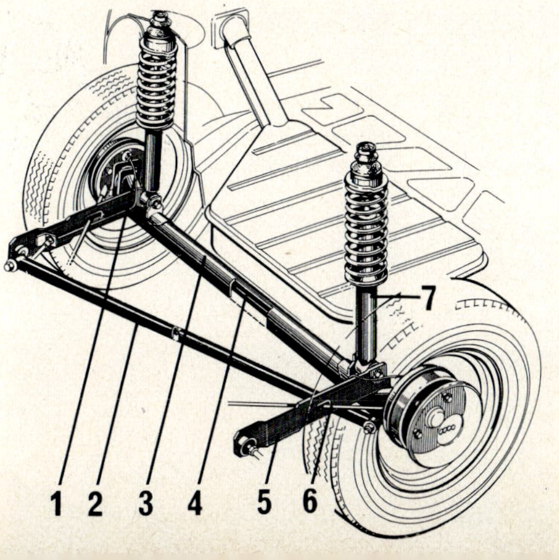

In dieser Zeichnung der Audi-80-Hinterachse bedeuten: 1 – Bremsleitung zum rechten Hinterrad, 2 – Querstrebe, 3 – Achsrohr, 4 – Torsionsrohr, 5 – Längslenker, 6 – Handbremsseil zum rechten Hinterrad, 7 – Federbein, das aus einem Stoßdämpfer mit darübergesetzter Schraubenfeder besteht.

Die unteren Schrauben der Federbeinbefestigung hinten sind bei hochgebocktem Audi gut zu erreichen, dafür aber meist ordentlich zusammengerostet. Zum Lösen dieser Schrauben SW 17 empfehlen sich unbedingt Ringschlüssel oder (wie hier rechts im Bild) eine Stecknuß, da man mit Gabelschlüsseln leicht abrutschen kann, was schnell blutende Fingerknöchel kostet. Beim Zusammenbau mit HSC-Paste (siehe Seite 23) behandelte Schrauben lassen sich dagegen bei der nächsten Zerlegung spielend leicht lösen.

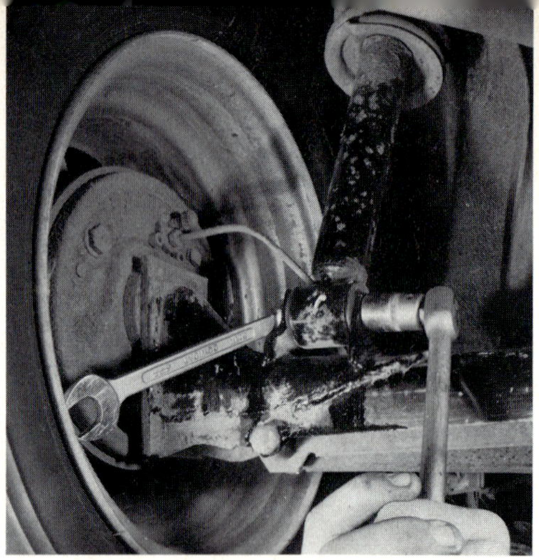

einige untrügliche Anzeichen für nachlassende Stoßdämpferwirkung, die man während der Fahrt und durch Sichtkontrollen feststellen kann:

- Flatternde Lenkung, weil die Räder keinen ständigen Fahrbahnkontakt haben.
- Nach Unebenheiten schwingt die Karosserie nach.
- »Schwammiges« Fahrverhalten in Kurven, wobei die kurveninneren Räder nicht stark genug auf den Boden gedrückt und die äußeren nicht genügend entlastet werden.
- Anstieg der (beim Audi 80 ohnehin geringen) Seitenwindempfindlichkeit.
- Springende Räder; das muß freilich ein neben- oder hinterherfahrender Beobachter feststellen.
- Vielfach unterbrochene Bremsspur bei Vollbremsung.
- Ungleichmäßige Abnutzung der Reifen und erhöhter Reifenverschleiß.
- Erhebliche Ölspuren außen am Stoßdämpfer. Geringe Leckverluste sind dagegen normal.

Stoßdämpfer ausbauen

Die Federbeine des Audi 80 müssen nicht komplett ersetzt werden, wenn die Dämpfwirkung nachläßt, sondern es wird nach Demontage des Federbeins nur der Stoßdämpfereinsatz ausgetauscht. Das kann jedoch nur eine Werkstatt fachgerecht durchführen, denn zum Zerlegen des Federbeins wird Spezialwerkzeug benötigt. Die Schraubenfeder steht im vorderen Federbein unter etwa vierfacher Vorspannung, so daß beim Lösen der Schrauben ohne Spannvorrichtung die Teile granatartig auseinanderfliegen.

In den meisten Werkstätten und selbst vielfach beim TÜV wird die Wirkung der Stoßdämpfer durch simples Wippen nacheinander an allen vier Ecken des Fahrzeugs „geprüft". Wenn die Schaukelbewegung nicht sofort gedämpft wird und der Wagen weiter wackelt, ist der Stoßdämpfer defekt. Damit läßt sich nur ein praktisch total unbrauchbarer Stoßdämpfer erkennen, aber eine wirkliche Prüfung ist das nicht. Eine sichere Diagnose bieten dagegen sogenannte Shocktester, über die der ADAC, manche TÜV-Stellen und wenige Spezialwerkstätten verfügen. Ohne umständlichen Ausbau der Stoßdämpfer bringen Taumelscheiben des Prüfstandes das Fahrzeug in Schwingungen, die auf einer Diagrammscheibe (weißer Pfeil) vom Gerät aufgezeichnet werden. Der Fachmann (hier vom ADAC) erkennt aus den aufgezeichneten Kurven die Brauchbarkeit der Stoßdämpfer.

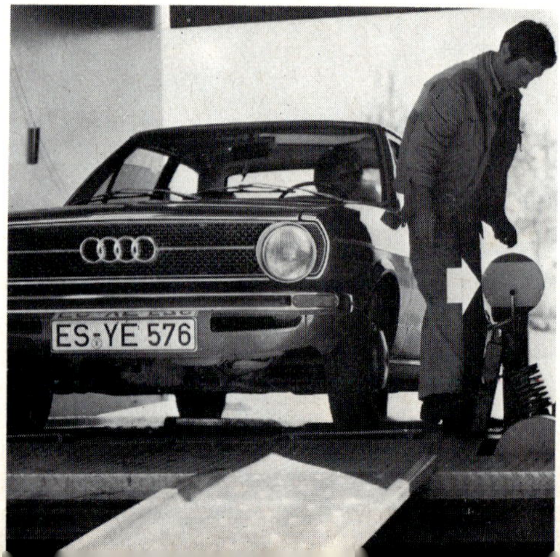

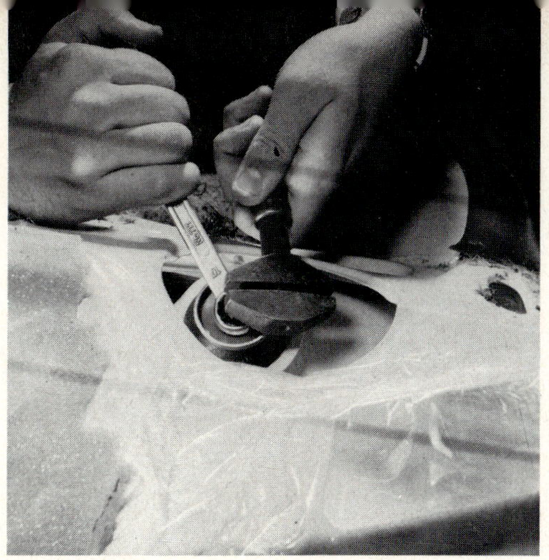

Zum Ausbau des hinteren Federbeins wird oben nur die Schraube SW 17 gelöst. Schwieriger ist die Zerlegung: dazu oben den beidseitig abgeflachten Schraubenbolzen gegenhalten (z. B. mit einem „Engländer", wie hier zur Demonstration im Bild gezeigt) und die darunter liegende Schlitzmutter lösen, dabei wird die nur geringfügig vorgespannte Hinterfeder entspannt. Reihenfolge der abzunehmenden Teile: Schlitzmutter, 1. Lagerring, Distanzrohr, 2. Lagerring, oberer Federteller, Ring, Sprengring, Anschlagpuffer. Zusammengebaut wird sinngemäß umgekehrt, die Schlitzmutter soll mit 1 bis 2 kpm (10–20 Nm) festgezogen werden.

Das Auswechseln der hinteren Federbeine ist zwar auch mit Heimwerkermitteln möglich, zum Zerlegen benötigt man jedoch einen Audi-Spezialschlüssel (Nr. 50-200). Für den Ausbau ist der Audi hinten hochzubocken und die Hinterräder werden abgenommen. Die hintere Sitzbank muß zusammen mit der Lehne ausgebaut werden (siehe Seite 217). Wenn Sie nun die Isoliermatte an der Trennwand vom Innenraum zum Kofferraum seitlich wegziehen, sehen Sie durch ein Schauloch die obere Stoßdämpferbefestigung mit einer Schutzkappe. Diese abnehmen und Befestigungsmutter SW 17 mit gekröpftem Ringschlüssel oder Stecknuß lösen und mit Scheibe und Gummi abnehmen. Der untere Haltebolzen läßt sich nach Behandlung mit Rostlöser mit zwei Ringschlüsseln SW 17 herausschrauben. Nun kann man das Federbein nach unten herausziehen.
Mit dem Spezialschlüssel werden die oberen Muttern gelöst und die Feder entspannt. Nachdem die Teile des Federbeins oben abgenommen wurden, läßt sich der Stoßdämpfereinsatz auswechseln.
Der neue Stoßdämpfer muß mit einem Schutzrohr eingebaut werden (auch wenn dieses Schutzrohr bislang fehlte), sonst kann der Dämpfer durch Wasser- oder Schmutzeinwirkung vorzeitig ausfallen.

Radlagerspiel prüfen

Wartungspunkt Nr. 57

Nur die Radlager in den nicht angetriebenen Rädern – also den Hinterrädern – sind einstellbar und sollen zusätzlich alle 45 000 km gereinigt und mit frischem Fett versehen werden. Im Gegensatz dazu sind die vorderen zweireihigen Kugellager auf Dauerschmierung eingerichtet und mit einer

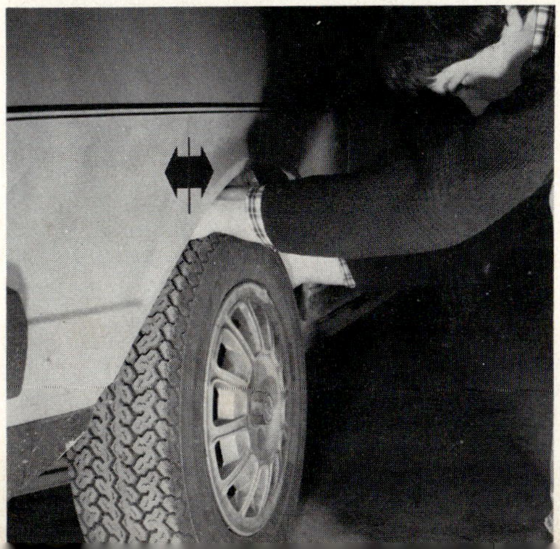

Das Radlagerspiel sollte mit auf dem Boden stehenden Rädern geprüft werden, bei angehobenen Rädern können die Kugellager in einer weniger verschlissenen Stelle der Kugelbahn laufen und nur geringes oder gar kein Spiel vortäuschen, während der TÜV-Prüfer beim nicht hochgebockten Audi übermäßiges Radlagerspiel feststellt. Zur Kontrolle das Rad oben fassen und kräftig quer zum Fahrzeug hin- und herrütteln, das Rad darf keine „Luft" haben. Falls doch, zusätzlich die Bremse treten lassen, zeigt sich immer noch Spiel, kann es auch an den Spurstangengelenken oder den Federbein-Führungsgelenken liegen. Für Reparaturen an all diesen Teilen, einschließlich der vorderen Radlager, ist nur die Werkstatt zuständig.

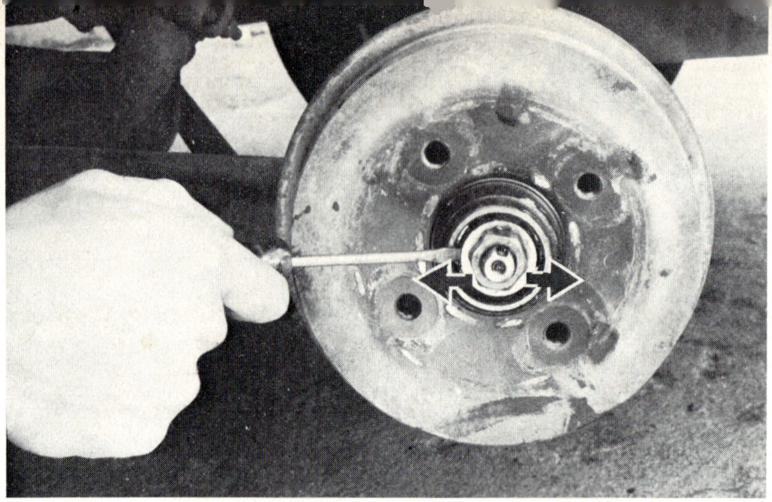

Das Spiel der hinteren Radlager läßt sich selbst einstellen: Wagen hochbocken und Rad abschrauben, Nabendeckel abnehmen, Splint geradebiegen und mit einem Seitenschneider herausziehen, Kronensicherung abnehmen, Sechskantmutter (SW 24) soweit festdrehen, daß sich die dahinter liegende Druckscheibe gerade noch verschieben läßt (Pfeile). Kronensicherung wieder aufsetzen, neuen Splint einstecken und zur Seite biegen und zum Schluß die Nabenkappe wieder aufsetzen.

festen Abdichtung versehen. An ihnen brauchen keinerlei Einstell- oder Wartungsarbeiten durchgeführt zu werden.
Die vorderen und hinteren Radlager dürfen jedoch kein zu großes Spiel aufweisen. Das läßt sich prüfen, indem man das fest am Boden stehende Rad oben faßt und quer zum Wagen zu bewegen versucht (vorseitiges Bild).

Radlagerspiel einstellen

Das Spiel der hinteren Radlager läßt sich selbst einstellen: Wagen hochbocken und Rad abnehmen. Mit einem Flachmeißel oder Schraubenzieher und vorsichtigen Hammerschlägen den Nabendeckel heraushebeln. Splint geradebiegen und mit einem Seitenschneider herausziehen, Kronensicherung abnehmen, Sechskantmutter (SW 24) soweit festdrehen, daß sich die dahinter liegende Druckscheibe mit einem Schraubenzieher gerade noch verschieben läßt (Bild oben). Kronensicherung aufdrücken, neuen Splint einstecken und zur Seite biegen. Beim Aufsetzen der Nabenkappe aufpassen, verbogene Kappen dichten schlecht ab.

Die Lenkung

Wenn man am Lenkrad dreht, schwenken die Vorderräder zur Seite. Diese Drehung in hin- und hergehende Bewegung zu verwandeln, ist Aufgabe der beim Audi verwendeten Zahnstangenlenkung. Das verlängerte Stück der Lenksäule (Lenkrohr) mit dem Lenkritzel reicht in das hinter dem Motorblock querliegende Gehäuse, worin sich eine gezahnte Stange – die Zahnstange – hin- und herbewegt, angetrieben vom Lenkritzel, das in die Zahnstangenzähne eingreift. Die Bewegungen der Zahnstange übertragen sich auf die beiden in der Mitte der Zahnstange angeschraubten Spurstangen, die mit ihren äußeren Enden mit den Lenkhebeln an den Federbeingehäusen befestigt sind. Bei den Audi 80 L, LS, GL und GT ist am Lenkgetriebe noch ein Lenkungsdämpfer angeschraubt, um Fahrbahnstöße vom Lenkrad fernzuhalten.

Lenkungsspiel prüfen

Wartungspunkt Nr. 27

Die recht leichtgängige Zahnstangenlenkung arbeitet von Anschlag zu Anschlag spielfrei. Um das Lenkungsspiel zu prüfen, kurbelt man das Seitenfenster herunter und stellt sich neben den Wagen. Dann greift man durchs Fenster, und während man das Lenkrad dreht, beobachtet man das linke Vorderrad, das sich sofort mitbewegen muß. Geschieht dies erst mit Verzögerung – Werkstatt aufsuchen!
Vor der Prüfung müssen die Räder genau geradeaus stehen. Dabei besonders auf die Felge achten. Denn die Reifen sind elastisch und können, be-

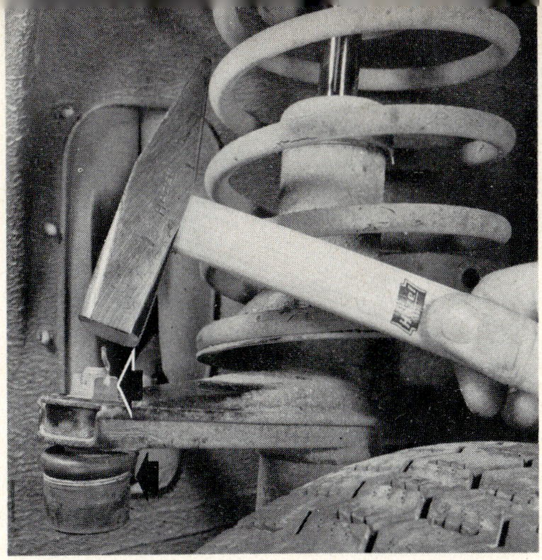

Die Spurstangengelenke, welche Spurstange und Schwenklagerhebel miteinander verbinden, sind zwar wartungsfrei, müssen aber regelmäßig auf Beschädigung der Manschette (unterer Pfeil) geprüft werden, sonst zerreibt dort eindringender Schmutz das Gelenk oder macht es schwergängig. Oben wird das Spurstangengelenk von einer Kronenmutter (oberer Pfeil) im Schwenklagerhebel gehalten. Diese Kronenmutter ist von einem quer durch den Gelenkzapfen gesteckten Splint gesichert, dessen Enden, wie hier gezeigt, nach der Montage sauber beigeklopft werden müssen.

sonders beim Drehen im Stand, zunächst einen Teil des Einschlags schlukken, ehe sie sich bewegen.
Zeigt das Lenkgetriebe Spiel oder gibt es beim Lenken Geräusche von sich, kann es in der Werkstatt nachgestellt werden.

Manschetten der Lenkzahnstange auf Dichtheit prüfen

Wartungsarbeit Nr. 45

Deutlich sind in der Zeichnung auf Seite 180 die Manschetten und das Lenkgetriebe sichtbar. Um im Motorraum an sie heranzukommen, ist allerdings etwas Gymnastik vonnöten. Kontrollieren Sie die Manschetten sehr sorgfältig auf rissige oder feuchte Stellen und die Schlauchbinder auf festen Sitz. Denn ein unscheinbarer Riß in einer Manschette kann eine vollständig neue Lenkung kosten. Die Manschetten enthalten eine Fettdauerfüllung, die durch eindringenden Schmutz und Feuchtigkeit in eine Art Schleifpaste verwandelt wird, der die genau ineinander eingepaßten Teile des Lenkgetriebes und der Zahnstange – besonders in der Geradeausstellung der Lenkung – nicht lange widerstehen. Wenn man die in der Geradeauslaufstellung sozusagen »schlapperig« gewordene Lenkung nachstellen will, klemmt sie beim Einschlagen der Räder und die Lenkung stellt sich nicht mehr selbstständig in Geradeausfahrt zurück. Spätestens vom TÜV wird der Einbau einer neuen Lenkung verlangt.
Selbstverständlich darf auch am eventuell eingebauten Lenkungsdämpfer keine Stoßdämpferflüssigkeit austreten.

Spurstangenköpfe und Staubkappen prüfen

Wartungspunkt Nr. 51

Die gelenkigen Verbindungen der Spurstangen sind an sich wartungsfrei, da die Gelenke eine Dauer-Fettfüllung besitzen. Durch Steinschlag oder andere mechanische Beschädigungen können jedoch die Gummikappen auf diesen Gelenken schadhaft geworden sein, so daß von außen Schmutz und Feuchtigkeit eindringen kann. Beschädigte Schutzkappen dürfen nur dann ersetzt werden, wenn mit Sicherheit kein Schmutz in das Gelenk eingedrungen ist. Andernfalls muß das Spurstangengelenk komplett ersetzt werden.
Ob die Spurstangenköpfe Spiel haben, prüft man, indem ein Helfer das Lenkrad zügig hin- und herdreht und man an den Spurstangenköpfen fühlt, ob diese »Luft« haben.

Gemischtes Doppel

In früheren Zeiten war es für den Autofahrer das Wichtigste, den Wagen in Gang zu bringen. Anders dagegen im heutigen dichten Verkehr, wo man sein Fahrzeug rechtzeitig wieder zum Halten bringen muß. Aber was geschieht eigentlich beim Tritt auf das Bremspedal?
Eine Verbindungsstange (Pfeil in der Zeichnung unten) preßt zwei hintereinander liegende Kolben in den Hauptbremszylinder nach vorne. Dadurch wird Bremsflüssigkeit zur Druckübertragung zu den Radbremszylindern gedrückt, und zwar getrennt für je ein Vorderrad und das gegenüberliegende Hinterrad (diagonal aufgeteilte Zweikreisbremse). In den Radbremszylindern treibt der Flüssigkeitsdruck einen Kolben heraus, womit die Bremsklötze gegen die Scheiben bzw. die Bremsbacken gegen die Trommeln gedrückt werden und durch die entstehende Reibung die Geschwindigkeit verringern.

Die Zweikreisbremse

Durch die Zweikreisbremse bleibt bei Ausfall eines Bremskreises (z. B. durch eine leckgeschlagene Bremsleitung) immer noch der zweite Bremskreis intakt und man kann den Wagen noch zum Halten bringen. Während jedoch bei den meisten Fahrzeugen die Aufteilung der Bremskreise in Vorder- und Hinterachse erfolgt, wurden beim Audi 80 die Bremskreise diagonal aufgeteilt. So bleiben bei Ausfall eines Bremskreises ein Vorderrad und das gegenüberliegende Hinterrad bremsfähig. Mit dem anderen ungebremsten

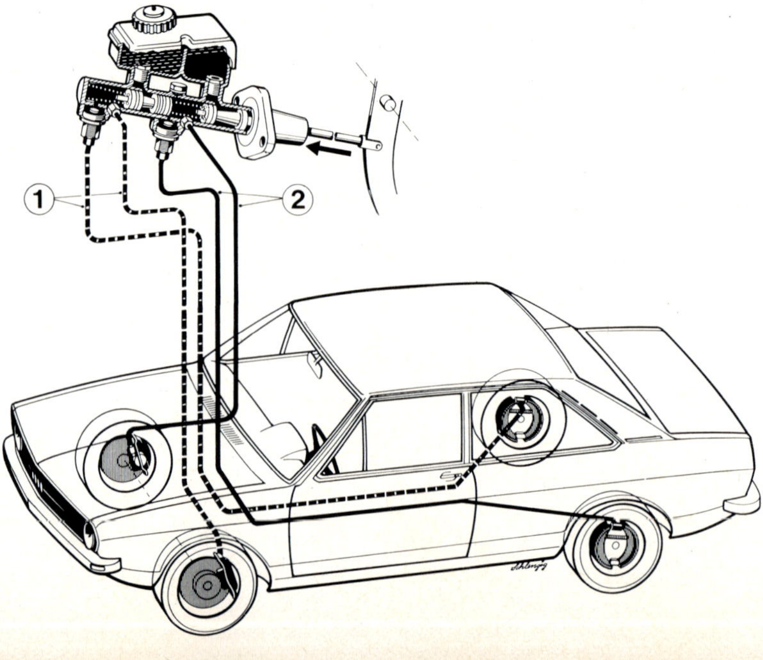

Am Hauptbremszylinder sitzt oben der zweigeteilte Bremsflüssigkeitsbehälter, unten sind insgesamt vier Bremsleitungen angeschlossen: vorn der Bremskreis 1 (gestrichelt gezeichnet) zur linken vorderen Scheibenbremse und zur rechten hinteren Trommelbremse; der 2. Bremskreis versorgt die rechte Scheibenbremse vorn und die linke Trommelbremse hinten.

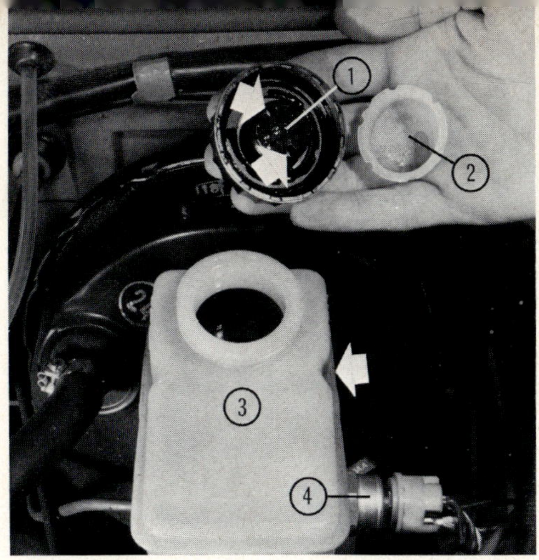

Der in zwei Kammern geteilte (weißer Pfeil unten) Bremsflüssigkeitsbehälter (3) beweist, daß Ihr Audi 80 eine Zweikreis-Bremsanlage hat. Trotzdem reicht eine einzige Einfüllöffnung aus, in der ein feines Haarsieb (2) sitzt, das stets peinlich sauber gehalten sein muß. Sie ist von einem Schraubdeckel (1) mit zwei feinen Belüftungslöchern (obere weiße Pfeile) verschlossen. Jeder Nachfüllbedarf sollte Anlaß zu einer peinlich genauen Überprüfung aller Bremsleitungen und Bremszylinder an den Rädern auf Undichtigkeit sein. Eventuelle Mängel muß die Werkstatt alsbald beheben, denn Arbeiten an der Bremsanlage gehören aus Gründen der Verkehrssicherheit in die Hand des Fachmannes. Zur Kontrolle des Bremsflüssigkeitsstandes muß der Schraubdeckel nicht geöffnet werden, denn der Flüssigkeitsstand läßt sich am durchscheinenden Behälter von außen erkennen. Wenn er in beiden Kammern zwischen den seitlich eingeprägten Markierungen „Min" und „Max" steht, ist alles in Ordnung. Außerdem: 4 – Bremslichtschalter (siehe Seite 153).

Vorderrad kann man noch lenken (bei blockierten Vorderrädern geht das nicht) und das ungebremste Hinterrad auf der anderen Fahrzeugseite hält das Audi-Heck in der Spur.

Bremsen prüfen

Wartungspunkt Nr. 25

Nicht nur der Motor muß gut eingefahren sein, sondern auch die Bremsen. Bremsscheibe bzw. Bremstrommel und Bremsbelag müssen sich aneinander »gewöhnen« und ihre gemeinsame Oberfläche, auf der sie sich berühren, muß möglichst groß sein. »Trägt« der Belag nur auf wenigen Quadratzentimetern, ist die Bremswirkung schlecht.
Ungleichmäßiges Ziehen der Bremsen deutet zumindest auf verschlissene Beläge, wenn nicht auf undichte Bremsleitungen, klemmende Bremskolben oder schwergängigen Schwimmsattel hin. Im übrigen darf sich der Bremspedalweg auch nach mehrmals hintereinander erfolgtem Bremsen nicht verringern (siehe auch Abschnitt »Altersschwächen« auf Seite 16).

Bremsflüssigkeitsstand kontrollieren

Pflegearbeit Nr. 3

Im Motorraum sitzt links an der Abschlußwand zum Innenraum der Bremsflüssigkeitsbehälter, der zur schnellen Kontrolle durchscheinend weiß ist. Der Vorratsbehälter ist in zwei Kammern aufgeteilt und diese versorgen die Bremsanlage mit der notwendigen hydraulischen Flüssigkeit, so daß bei Ausfall eines Bremskreises genügend Flüssigkeit für den noch intakten Bremskreis zur Verfügung steht.
Die Kontrolle des Bremsflüssigkeitsstandes ist im Bildtext oben beschrieben. Der Flüssigkeitsstand sinkt auch bei völlig dichter Bremsanlage mit zunehmender Kilometerleistung. Das hat folgenden Grund: Die im Durchmesser verhältnismäßig großen Kolben der Scheibenbrems-Radzylinder treten entsprechend dem Belagverschleiß weiter heraus und mehr Flüssigkeit fließt nach. Ein gewisses Absinken der Bremsflüssigkeit ist also nicht unbedingt alarmierend.
Zum Einsetzen neuer Scheibenbremsbeläge müssen übrigens die Kolben in den Bremssätteln zurückgedrückt werden, wodurch der Flüssigkeitsstand wieder ansteigt. Wurde inzwischen zu viel nachgefüllt, würde der Behälter auch bei aufgeschraubtem Deckel überlaufen, da sich im Deckel ein Entlüftungsloch befindet (es ermöglicht die notwendigen Schwankungen des Flüssigkeitsspiegels). Zum Nachfüllen darf nur Original-Bremsflüssigkeit (neuerdings hell bis bernsteinfarben) verwendet werden mit der Spezifikation DOT 3 oder DOT 4. Sie ist klimafest, verhindert Korrosion, hat einen hohen Siedepunkt und besitzt Schmierkraft – kurz, sie läßt sich durch nichts ande-

res ersetzen. Es wäre völlig falsch, ersatzweise etwa Öl zu nehmen (wenngleich man früher irrigerweise von einer »Öldruckbremse« sprach), denn Öl zersetzt die Gummidichtungen in den Bremszylindern.

Bremsflüssigkeit hat aber auch schlechte Eigenschaften: Sie greift den Autolack an, deshalb beim Hantieren aufpassen und außerdem ist sie stark wasseranziehend – hygroskopisch, wie der Fachmann sagt – wodurch ihr Siedepunkt sinkt. Bei starker Beanspruchung der Bremsen kann es zu Dampfblasenbildung in den Leitungen kommen – ein Bremskreis fällt dann ganz aus. Deshalb soll die Bremsflüssigkeit jedes zweite Frühjahr erneuert werden (siehe Seite 196).

Bremsanlage auf Dichtheit und Beschädigungen prüfen

Wartungspunkt Nr. 48

Die Kontrolle der Bremsanlage sieht zunächst vor, daß sämtliche Leitungen und Anschlüsse auf Undichtigkeit überprüft werden. Verfolgen Sie bei trokkener Wagenunterseite (Auto hochbocken oder auf eine Grube fahren) den Verlauf der Bremsschläuche: Sie dürfen weder feucht noch aufgequollen sein. Die Bremsleitungen dürfen keine Rostspuren aufweisen. Falls doch – auswechseln lassen. Geknickte oder plattgedrückte Bremsleitungen sind ebenso zu ersetzen wie Bremsschläuche mit Scheuerstellen. Achten Sie auch besonders auf Anschluß- und Verbindungsstellen. Bremsflüssigkeit kriecht auch unter den Schmutz. Schwarzer Schmutz deutet auf Undichtigkeit hin, auch feuchtdunkle Stellen am Scheibenbremssattel (vorn) oder an einer Bremstrommel (hinten). Radbremszylinder undicht? Sind Staubkappen auf allen Entlüftungsventilen (auf Radinnenseiten und an Bremssätteln)?

Bremsschläuche vertragen kein Benzin, Petroleum, Dieselkraftstoff oder Fett. Sie dürfen auch nicht lackiert werden. Weil Einsprühöl natürlich Öl enthält, sollte es von den Bremsschläuchen ferngehalten werden. Das bedeutet praktisch: Wagenunterseite nicht mit Öl einsprühen lassen. Unterbodenschutzwachse dagegen sind ungefährlich.

Bremsdruckprobe: Bremspedal etwa eine Minute niedergedrückt halten. Gibt es dabei nach, liegt eine Undichtigkeit vor.

Die Scheibenbremse

Der Audi 80 besitzt an der Vorderachse sogenannte Schwimmsattelbremsen. Das bedeutet, daß der Bremssattel beweglich (»schwimmend«) angeordnet ist. Der Kolben drückt den inneren Belag gegen die Bremsscheibe und der Gegendruck auf den Zylinderboden zieht den Schwimmrahmen mit dem anderen Belag gegen die Bremsscheibe. Der rundum am Kolben anliegende Dichtring zieht diesen bei gelöster Bremse wieder zurück. Den Verschleiß der Bremsbeläge berücksichtigt ein automatischer Spielausgleich.

Belagstärke der Scheibenbremsen prüfen

Wartungspunkt Nr. 12

Da sich die Beläge der hinteren Trommelbremsen nur langsam abnutzen, nimmt das Spiel des Bremspedals mit steigendem Kilometerstand nur ganz wenig zu. Das darf aber nicht darüber hinwegtäuschen, daß sich die Beläge vorn an den Scheibenbremsen relativ rasch abnutzen – bei sehr scharfer Fahrweise nach rund 8000 km! Wer sich um die Wartung seines Audi selbst kümmert, muß vor allem auf die vorderen Scheibenbremsbeläge ein wachsames Auge haben.

Die Audi-Werkstatt kann die Belagstärke mit einer Lehre bei angebauten Rädern prüfen, als Eigenpfleger muß man in Ermangelung dieses Spezialwerkzeugs die Vorderräder abbauen. Lenkung einschlagen, daß der Bremssattel gut zugänglich ist, dann läßt sich ohne Herausnehmen der Beläge die im Bild rechts gezeigte »Groschenkontrolle« durchführen. Neue Bremsbeläge sind bei den Audi-Modellen mit 55, 75 und 85 PS 10 mm stark, beim GT mit

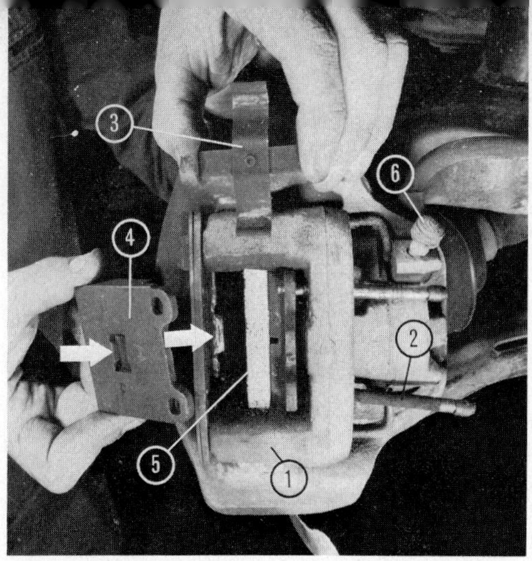

Auf diesem Bild sind die beiden Haltestifte (2) seitlich herausgetrieben und halten nur noch den rechtsseitigen Bremsbelag. Links ist der Bremsbelag (4) herausgenommen und man erkennt in seiner Grundplatte deutlich die Ausbuchtung (weißer Pfeil links), welche innerhalb des Schwimmrahmensattels (1) in die entsprechende Nocke (weißer Pfeil rechts) eingreift. Der Bremsbelag muß also ganz präzise sitzen, bevor die kreuzförmige Spreizfeder (3) aufgelegt und die Haltestifte eingeschlagen werden. In der Mitte ist die Bremsscheibe (5) erkennbar, rechts oben die Schutzkappe (6) des Entlüftungsventils (Bremse entlüften, Seite 195).
Beim Einbau neuer Bremsbeläge muß zunächst der außenseitige eingeschoben und sauber in die Nocke eingesetzt werden, danach erst den innenseitigen (ohne Nocke) einschieben – umgekehrt geht es bei den dicken neuen Belägen nicht.

100 PS und bei Automatik-Fahrzeugen dagegen 14 mm dick.

Bremsscheiben nacharbeiten

Nicht nur die Bremsbeläge der Scheibenbremsen verschleißen, auch die Bremsscheiben selbst werden mit der Zeit dünner, können aber bei sanftem Bremsgebrauch durchaus 100 000 km aushalten. Schneller geht's jedoch, wenn die Bremsbeläge nicht rechtzeitig getauscht wurden und die Bremsbelagträger Riefen in die Scheibe gezogen haben. Neue Bremsscheiben muß das nicht gleich kosten, wenn sie noch abgeschliffen werden können. Das ist aber nur erlaubt, wenn sie durch Verschleiß und Schliff noch keine 2 mm ihrer Neustärke (1 mm pro Scheibenseite) verlieren.

Scheibenbremsbeläge erneuern

Der Austausch der vorderen Bremsbeläge ist – verantwortungsvolles Arbeiten vorausgesetzt – ohne Schwierigkeiten möglich.
Hinten im Bremssattel befindet sich eine viereckige Öffnung, die bei abgenommenem Rad und eingeschlagener Lenkung gut sichtbar ist. Darin sieht man rechts und links die Bremsbeläge und in der Mitte von der Spreizfeder teilweise verdeckt die Bremsscheibe. Damit die Beläge während der Fahrt nicht herausrutschen, sind sie durch die Spreizfeder und zwei Haltestifte gesichert. Die Haltestifte werden beim Audi 80 GT und bei Automatik-Fahrzeugen zusätzlich von einer Klemmfeder arretiert, die gegebenenfalls zuerst herausgezogen werden muß, bevor man die Haltestifte mit einem Durchschläger (oder einem entsprechend starken Zimmermannsnagel) und mit

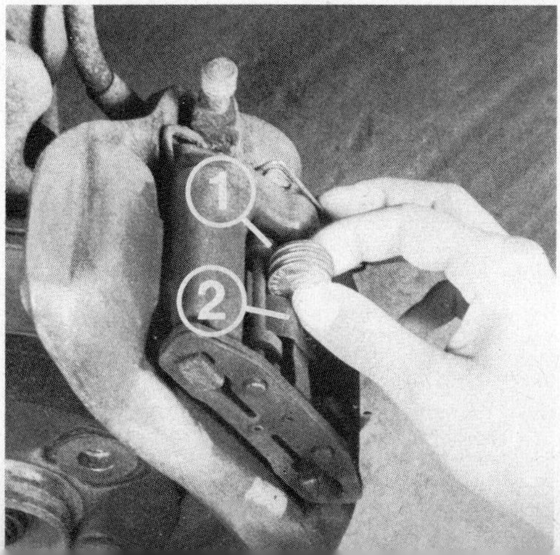

Neue Bremsbeläge sind bei den 55-, 75- und 85-PS-Audi 10 mm stark, beim GT und den Automatik-Audi dagegen 14 mm dick (jeweils ohne Belagträgerplatte gemessen). Die Mindeststärke muß in beiden Fällen noch 2 mm betragen, dann paßt zwischen den Belagträger (1) und die Kreuzfeder (2) gerade noch ein Zehnpfennigstück. Spätestens bei diesem Abnutzungsgrad auch nur eines Belages müssen alle vier Bremsbeläge an den Vorderrädern erneuert werden. Keinesfalls darf das Metall der Belagträgerplatte mit der Bremsscheibe in Berührung kommen. Durch die Hitzeentwicklung beim Bremsen könnten Platte und Scheibe miteinander verschweißen, was zum Blockieren des Rades führt. Ganz sicher fräst der Belagträger Rillen jedoch in die Bremsscheibe, die dann entweder plangeschliffen oder in schlimmeren Fällen ersetzt werden muß.

einem Hammer von außen nach innen (Haltestifte ohne Klemmfeder) bzw. von innen nach außen (Haltestifte mit Klemmfeder) herausschlägt; die Spreizfeder wird herausgenommen. Die Kraft der Spreizfeder sowie der Klemmhülsen an den Haltestiften erlahmt mit der Zeit, sie werden deshalb beim Belagtausch ebenfalls ausgewechselt.

Die Bremsbeläge lassen sich am besten herausnehmen, wenn man mit einem Schraubenzieher zuerst abwechselnd durch die Ösen des inneren Belagträgers fährt und – die Schraubenzieherklinge auf den Bremssattel gestützt – den Belag heraushebelt. Den äußeren Belag nimmt man auf die gleiche Weise heraus, nur muß zusätzlich der bewegliche Schwimmrahmen nach außen gedrückt werden, da eine Nase im Bremssattel und eine entsprechende Ausbuchtung im Belagträger den Belag in seiner Stellung hält (Bild Vorseite oben). Die Nut in der Mitte des Bremsbelags soll übrigens Staub und Belagabrieb aufnehmen.

Bevor die neuen Beläge eingesetzt werden können, muß der Kolben im Bremszylinder zurückgedrückt werden, weil er entsprechend den dünner werdenden Belägen aus dem Zylinder herausgewandert ist. Die Werkstatt macht das mit einer Kolbenrücksetzvorrichtung, man kann sich aber auch helfen, indem man mit einem breiten Schraubenzieher den Kolben vorsichtig wieder hineindrückt. Beim Zurückdrücken des Bremskolbens wird zugleich die Bremsflüssigkeit durch die Leitungen in den Vorratsbehälter zurückgedrückt. Beobachten Sie zwischendurch, ob der Behälter nicht überläuft.

Die Beläge müssen sich in ihren Führungen leicht bewegen lassen. Eventuell ist der Führungsschacht mit Spiritus (kein Öl oder Benzin) und einem Lappen zu reinigen. Nachdem die neuen Beläge eingesetzt sind (zuerst den äußeren, dabei den Schwimmsattel wieder nach außen drücken), setzt man einen Haltestift von innen (Haltestifte ohne Klemmfeder) bzw. von außen (Haltestifte mit Klemmfeder) ein, dann die Spreizfeder und den anderen Haltestift. Mit einem Hammer treibt man die Stifte vollends in die Bohrungen.

Als wichtige Maßnahme nach dem Einsetzen von Bremsbelägen ist noch bei stehendem Wagen das Bremspedal niederzudrücken. Somit kommen die Beläge zum Anliegen an die Scheibe, und erst jetzt ist Bremswirkung vorhanden. Während der nächsten Fahrt kann es schon zu spät sein, wenn man bremsen muß und dazu zwei- oder dreimal auf die Bremse zu treten hat.

Mit neuen Bremsbelägen sollen auf den ersten 200 km keine Gewaltbremsungen durchgeführt werden, sie müssen sich erst einarbeiten, sie müssen eingefahren werden. Sonst wird die Lebensdauer der Beläge verkürzt.

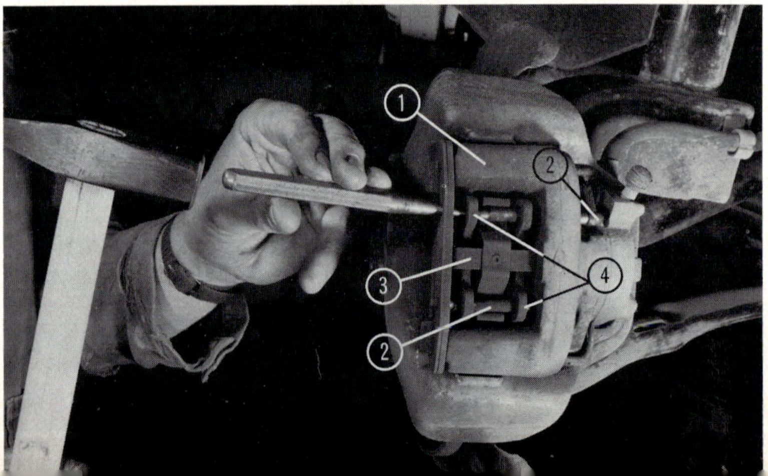

Zum Auswechseln der Scheibenbremsbeläge müssen zuerst die im sogenannten Schwimmrahmensattel (1) quer eingesetzten Haltestifte (2) mit einem Durchtreiber, wie hier gezeigt, herausgeklopft werden. Diese Haltestifte sind an ihrem Ende entweder mit Spannhülsen (wie hier) oder durch eine Klemmfeder gesichert. Danach läßt sich die kreuzförmige Spreizfeder (3) herausnehmen. Zuletzt werden die Bremsbeläge an ihren Halteösen (4) aus dem Bremsschacht gezogen, wobei zum Herausziehen des äußeren Bremsbelages der Schwimmsattel (1) nach außen gedrückt werden muß, weil dieser Bremsbelag von einer besonderen Nocke (siehe Bild auf der Vorderseite) gehalten wird.

Fingerzeig: *Scheibenbremsen neigen eher zum Quietschen als Trommelbremsen. Beim Audi 80 ist diese Quietscherei aber teilweise erheblich. Die Geräusche werden beim Bremsvorgang durch die Reibung zwischen der rotierenden Bremsscheibe und dem feststehenden Bremsbelag ausgelöst. Seit Mai 1974 werden deshalb ab Werk Bremsbeläge eingebaut, deren Trägerplatten an der Rückseite eine schwingungsdämpfende Kunststoffschicht aufweisen. Es gibt auch hitzebeständige Spezialpasten (z. B. »Plastilube PL Brems«; im Ersatzteillager erhältlich), mit denen die Stirnseiten der Bremskolben und die Rückseiten der Belagträger nach gründlicher Reinigung eingerieben werden.*

Spiel und Leerweg des Bremspedals prüfen

Wartungspunkt Nr. 54

Der Leerweg des Bremspedals soll 4 bis 7 mm betragen. Ist er größer, müssen entweder die hinteren Trommelbremsen nachgestellt werden (siehe unten) oder es liegt an zu großem Lüftspiel zwischen Scheibe und Belägen, was die Werkstatt mit einer Fühlerblattlehre prüft. Das Lüftspiel soll 0,1 bis 0,2 mm betragen. Ist das Lüftspiel zu groß, so liegt das meist an einem Verkleben des Kolbens am Dichtring. Bei Verschleiß rutscht der Kolben nicht mehr durch den Ring hindurch, er spannt ihn und wird nach dem Bremsen zu weit zurückgezogen. Abhilfe schafft u. U. der Ausbau des Bremsbelages und das Einschieben eines mindestens 6 mm dicken Holzbrettes entsprechender Form. Durch mehrmaliges kräftiges Betätigen des Bremspedals wird der Kolben gelöst und gängig. Die Kolben werden mit der Rücksetzzange wieder zurückgedrückt und der Vorgang wiederholt. Zuletzt Belag wieder einbauen.

Bremsbacken der Hinterräder einstellen

An den Hinterrädern findet man beim Audi 80 Trommelbremsen, die sich durch geringe Anfälligkeit gegen Verschmutzung und Nässe und relativ lange Belaglebensdauer auszeichnen. Allerdings stellen sich die Audi-Trommelbremsen nicht selbsttätig nach (das gibt es nur bei den nach Schweden gelieferten Fahrzeugen). Wenn Sie eines Tages das Gefühl haben, Sie müssen das Bremspedal weiter durchtreten, liegt es meist an fortgeschrittenem Belagverschleiß. Die Bremsbacken brauchen einen längeren Weg, bis sie an den Trommeln anliegen.
Der Audi wird gegen Wegrollen gesichert und hinten hochgebockt, die Handbremse muß vollständig gelöst sein. Die beiden Nachstellexzenter (SW 17) pro Rad sitzen vorn und hinten in den Bremsankerplatten oben. Vor der Einstellung noch einige Male kräftig auf das Bremspedal treten, damit sich die Backen in ihren Trommeln zentrieren und bei Fahrzeugen mit Brems-

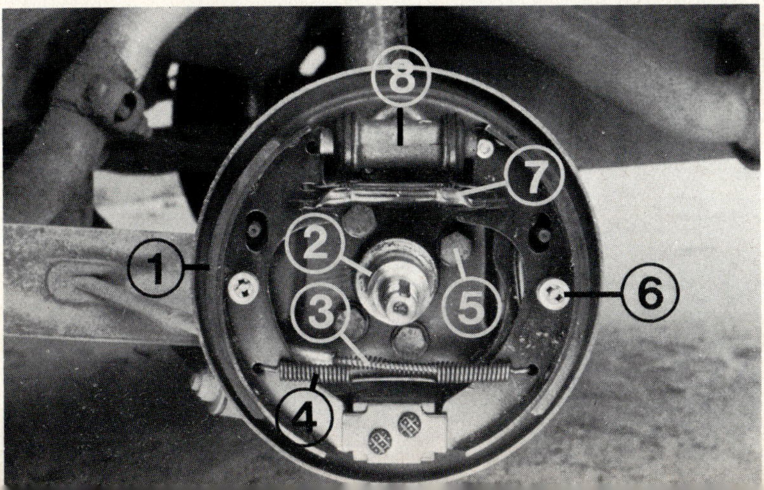

Nachdem die Bremstrommel abgenommen wurde, erkennt man: 1 – Bremsbacke mit Bremsbelag, 2 – Achszapfen, 3 – Handbrems-Seilzug, 4 – Rückzugfeder, 5 – Befestigungsschraube des Bremsträgers am Achszapfen, 6 – Haltefeder, 7 – Druckstange, 8 – Radbremszylinder.

Zum Einstellen der Hinterradbremsen brauchen Sie einen hochgekröpften Ringschlüssel SW 17 oder – besser – eine Stecknuß; der Audi muß hinten hochgebockt sein. Drehen des Schlüssels nach unten preßt die Bremsbacken an die Trommel, nach oben wird die Bremsbacke gelockert.

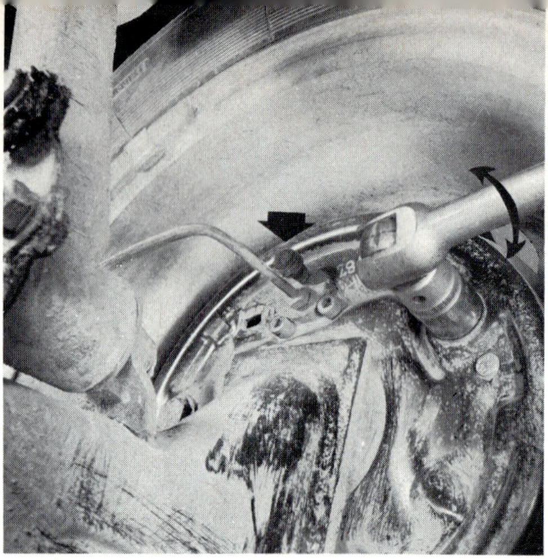

kraftregler (Audi 80 mit Automatik, sowie alle ab 85 PS) den Hebel am Regler (siehe Bild auf Seite 197) einmal kräftig von Hand in Richtung Hinterachse drücken, sonst könnte durch eventuell noch vorhandenen Restdruck im Bremssystem ein Bremsbelag schon ohne Nachstellen an der Trommel schleifen. Jetzt mit einem hochgekröpften Ringschlüssel oder einer Stecknuß SW 17 die Sechskantköpfe der Nachstellexzenter nach unten drehen, bis sich das Rad nicht mehr von Hand drehen läßt (Beläge liegen an der Trommel an). Anschließend die Exzenter wieder zurückdrehen, bis sich das Rad gerade frei bewegen läßt (auf Schleifgeräusche achten). Nach dem Einstellen der Bremsen Pedal wieder ein paarmal kräftig treten.

Belagstärke der Trommelbremse prüfen

Wartungspunkt Nr. 49

Fortgeschrittener Belagverschleiß setzt dem Nachstellen ein Ende. Die Stärke der hinteren Bremsbeläge läßt sich seit Juni 1973 recht einfach kontrollieren, wenn man an der Bremsträgerplatte unterhalb des Handbremsseils den Verschlußstopfen abzieht – dadurch wird ein Schauloch frei. Bei den älteren Audi 80 muß zur Belagkontrolle die Bremstrommel abgenommen werden (siehe nächsten Abschnitt). Die Beläge sollen ersetzt werden, wenn sie nur noch 2,5 mm stark sind (neue Beläge sind etwa 5 mm dick). Bei normaler Beanspruchung halten die Trommelbremsbeläge mindestens 30 000 km.

Trommelbremsbeläge ersetzen

Der Bremsbelag ist auf die Bremsbacken festgenietet; man wird also den eventuell notwendigen Belagwechsel der Werkstatt überlassen, wenn man nicht über das entsprechende Werkzeug verfügt. Es gibt allerdings auch Austausch-Bremsbacken, was die Arbeit wesentlich vereinfacht.

Zur Abnahme einer Bremstrommel zuerst das betreffende Rad abschrauben und die Bremsbacken zurückstellen. Mit vorsichtigen Hammerschlägen und einem Flachmeißel oder Schraubenzieher Nabendeckel abhebeln, Sicherungssplint herausziehen, Kronensicherung abnehmen, Sechskantmutter SW 24 losschrauben, Bremstrommel mit Radlager und Druckscheibe abziehen. Untere Haltefeder an der in Fahrtrichtung vorderen Öse aushängen, seitliche Befestigungsfedern, Bremsbacken und Handbremsseil aushängen. Das Handbremsseil läßt sich aus dem Hebel der hinteren Bremsbacke aushängen, wenn mit einer Spitzzange die Feder am Handbremsseil zurückgedrückt wird (wo diese Teile sitzen, zeigt das Bild auf der Vorseite). Der Einbau erfolgt in umgekehrter Reihenfolge, zum Schluß wird das Radlagerspiel eingestellt (siehe Seite 186).

Die Handbremse

Wartungspunkt Nr. 26

Wenn Sie den Handbremshebel ziehen, werden die Bremsseile zu den Hinterrädern gespannt – so funktioniert das bei den meisten Autos. In der Trommel wird der Bremshebel der sogenannten Primärbacke angezogen und drückt über eine Verbindungsstange beide Bremsbacken nach außen – das Hinterrad ist arretiert.

Leerweg des Handbremshebels kontrollieren

Wartungspunkt Nr. 55

Die Wirkung der Handbremse soll bereits nach einer Raste beginnen. Bei eingerastetem zweitem Zahn sollten die Hinterräder blockiert sein. Stimmt diese Einstellung nicht, muß die Handbremse nachgestellt werden, wozu allerdings zuvor die Fußbremse einzustellen ist.
Der Audi wird hinten so hochgebockt, daß beide Räder frei hängen. Von unten sehen Sie deutlich die schräg zur Mitte laufenden Bremsseile und den Ausgleichsbügel in der Mitte. Handbremshebel zwei Rasten hochziehen und Sechskantschraube SW 10 am Ausgleichsbügel so weit festziehen, bis sich beide Räder nicht mehr von Hand drehen lassen. Nun die Handbremse mehrmals lösen und festziehen und anschließend bei gelöstem Hebel kontrollieren, ob beide Räder vollkommen frei laufen, sonst muß die Mutter wieder etwas zurückgedreht werden. Gelegentlich ist der Handbremsausgleich für einen Tropfen Öl dankbar (siehe Seite 46).

Bremsanlage entlüften

Wenn sich das Bremspedal zu tief durchtreten läßt, ist Luft in der Bremsleitung (falls die Beläge nicht am Ende sind). Man kann die Luft leicht feststellen, wenn das Pedal beim Betätigen federt oder wenn die richtige Bremswirkung sich erst nach einigem »Pumpen« des Pedals einstellt. Dann muß die Anlage so bald wie möglich entlüftet werden. Vor dem Entlüften ist zuerst zu kontrollieren, ob der Behälter für die Bremsflüssigkeit im Motorraum vorn links richtig gefüllt ist.
Nun zum Entlüften. Durch diese Maßnahme soll, wie schon der Name verrät, die Luft wieder aus der Bremsanlage herausgebracht werden. Ein zweiter Mann drückt mit dem Bremspedal pumpenderweise die Flüssigkeit aus den Leitungen, und zwar so lange, bis sie keine Luftbläschen mehr mit sich bringt. Die Reihenfolge beim Entlüften lautet: Rechtes Hinterrad, linkes Hinterrad, rechtes Vorderrad, linkes Vorderrad.
Dann sieht der Gang der Handlung folgendermaßen aus: Schutzkappen von den Entlüfterventilen abnehmen, Ventile mit einem Lappen von Schmutz säubern, Schlauch über den Ventilnippel schieben, anderes Schlauchende in ein bereits teilweise mit Bremsflüssigkeit gefülltes Glasgefäß (altes Marmeladenglas oder kleinere Flasche) stecken, der Schlauch muß unter dem

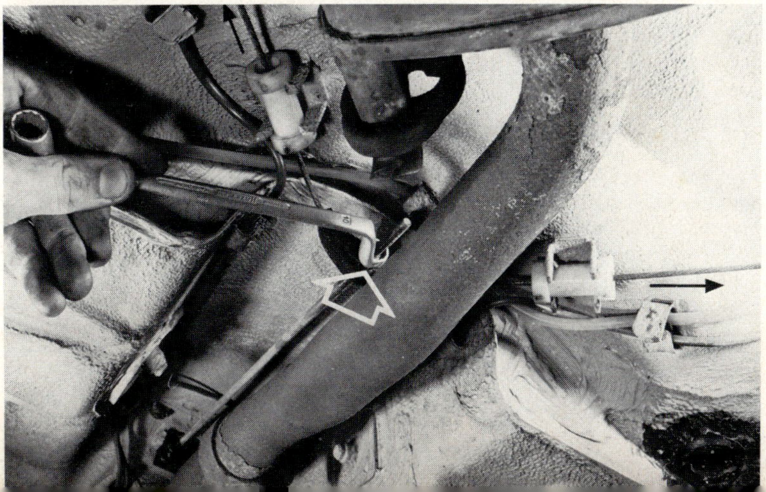

Der Ringschlüssel SW 10 (Pfeil) ist hier am bogenförmigen Ausgleichsstück für das Handbremsseil angesetzt, das rechts und links durch Kunststofftüllen zu den Hinterrädern läuft. Durch Rechtsdrehen der Nachstellmutter verringert sich der Leerweg des Handbremshebels, durch Drehung entgegen dem Uhrzeigersinn wird er größer. Die schwarzen Richtungspfeile am Handbremsseil deuten in Richtung der Hinterräder.

So wird die Bremsanlage entlüftet: Schutzkappen von den Entlüfterventilen abnehmen, Ventile mit einem Lappen von Schmutz säubern, Schlauch über den Ventilnippel schieben, anderes Schlauchende in ein bereits teilweise mit Bremsflüssigkeit gefülltes Glasgefäß (altes Marmeladenglas oder kleinere Flasche) stecken; der Schlauch muß unter dem Flüssigkeitsspiegel liegen, damit beim »Pedalpumpen« keine Luft in die Leitung zurückgesaugt wird. Mit Gabelschlüssel SW 7 das Entlüfterventil etwa eine halbe Umdrehung öffnen – auf Zuruf des Mannes am Rad fängt der Helfer mit dem Bremspedal zu pumpen an (schnell treten, langsam zurückkommen lassen). Treten mit der herausgepumpten Flüssigkeit keine Luftblasen heraus, hält der Helfer das Bremspedal in seiner tiefsten Stellung und das Entlüfterventil wird wieder geschlossen. Schlauch abziehen und die gesäuberte Staubkappe aufsetzen.

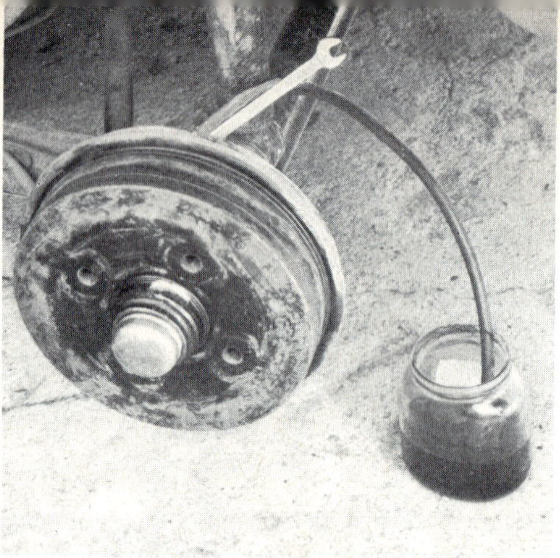

Flüssigkeitsspiegel liegen, damit beim »Pedalpumpen« keine Luft in die Leitung zurückgesaugt wird. Mit Gabelschlüssel SW 7 das Entlüfterventil etwa eine halbe Umdrehung öffnen – auf Zuruf des Mannes am Rad fängt der Helfer mit dem Bremspedal zu pumpen an (schnell treten, langsam zurückkommen lassen). Treten mit der herausgepumpten Flüssigkeit keine Luftblasen heraus, hält der Helfer das Bremspedal in seiner tiefsten Stellung und das Entlüfterventil wird wieder geschlossen. Schlauch abziehen und die gesäuberte Staubkappe aufsetzen.

Bei den vorderen Scheibenbremsen empfiehlt es sich, erst mit dem Bremspedal durch Pumpen Druck zu erzeugen. Dann das Entlüfterventil öffnen – das Pedal geht nach unten. Pedal getreten halten, Ventil schließen und Bremspedal wieder hochkommen lassen.

Bremsflüssigkeit wechseln

Wartungspunkt Nr. 68

Wegen der bereits beschriebenen wasseranziehenden Wirkung der Bremsflüssigkeit schreibt VW/Audi jedes zweite Frühjahr einen Wechsel vor. Das macht die Werkstatt mit einem Entlüftungsgerät; ohne dieses geht man ähnlich wie beim im vorigen Abschnitt erklärten Entlüften vor. Sämtliche Entlüftungsventile werden geöffnet und man pumpt so lange mit dem Bremspedal, bis keine Flüssigkeit mehr austritt. Dann neu befüllen und entlüften.

Bremskraftverstärker prüfen

Serienmäßig besitzen die Audi 80 GL und GT sowie die Automatik-Modelle einen Bremskraftverstärker – seit Mai 1975 gibt es ihn für alle Modelle serienmäßig –, der die erforderliche Pedalkraft verringert.

Bei stehendem Motor liefert der Servo keine (zusätzliche) Bremskraft, deshalb muß man z. B. beim Abschleppen kräftiger aufs Bremspedal treten.

Der Bremskraftverstärker ist wartungsfrei. Seine Funktion kann man prüfen, wenn man bei stehendem Motor mehrmals kräftig auf das Bremspedal tritt, um den Unterdruck im Gerät abzubauen. Dann hält man das Pedal kräftig gedrückt und läßt den Motor an. Das Bremspedal muß unter dem Fuß spürbar nachgeben.

Die Werkstatt tauscht ein defektes Servogerät aus, es wird nicht mehr repariert. Eigenhändiger Austausch ist nicht zu empfehlen.

Bremskraftregler prüfen

Wartungspunkt Nr. 69

Für die beiden Hinterräder besitzen die Audi 80 LS Automatik sowie die GL und GT einen Bremskraftregler, der rechts über der Hinterachse sitzt. Ab einem bestimmten Druck in den beiden hinteren Bremsleitungen bewirkt er, daß die Bremskraft an den Hinterrädern weniger ansteigt als an den Vorder-

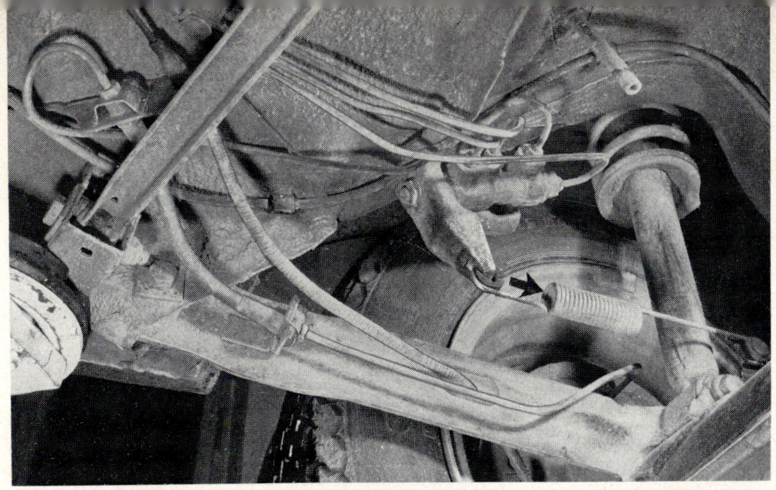

Wenn Sie einen Blick auf das rechte Hinterrad Ihres hochgebockten Audi 80 LS Automatik, GL oder GT werfen, sehen Sie den Bremskraftregler mit seinen vier zu- und wegführenden Bremsleitungen für die beiden Bremskreise. Da das rechte Hinterrad wegen möglicherweise noch vorhandenen Restdrucks im Bremssystem schleifen kann, muß vor der Einstellung der rechten Hinterradbremse der Hebel am Bremskraftregler einmal kräftig in Richtung Hinterachse gedrückt werden (durch Pfeil angedeutet).

rädern. Beim Bremsen – wobei die Achslast an der Hinterachse vermindert wird – vermeidet man so ein vorzeitiges Blockieren der Hinterräder.
Eine schnelle Funktionsprüfung läßt sich folgendermaßen durchführen (Wagen hinten aufbocken): Während ein Mann kurz kräftig auf das Bremspedal tritt, fühlt ein zweiter am Regler, ob sich die Kolben im Regler verschieben. Beim Loslassen des Pedals muß im Bremskraftregler ein leichter Schlag spürbar sein. Exakte Druckprüfung in der Werkstatt alle zwei Jahre.

Störungsbeistand
Bremsen

Die Störung	– ihre Ursache	– ihre Abhilfe
A Bremsen ziehen einseitig (erkennbar an ungleichen Bremsspuren)	1 Reifendruck ungleichmäßig	Korrigieren bei kalten Reifen
	2 Bereifung ungleichmäßig abgenutzt	Reifen so untereinander auswechseln, daß auf jede Achse gleichmäßig abgenutzte Reifen kommen
	3 Verschmierte Beläge	Beläge erneuern, jeweils bei beiden Rädern einer Achse
	4 Bremssattel oder Bremstrommel verschmutzt oder verrostet	Säubern und gängig machen
	5 Unrunde Bremstrommeln	Trommeln ausdrehen
	6 Kolben im Bremssattelzylinder verdreht	Kolbenstellung berichtigen
B Bremsen quietschen	1 Staub und Schmutz an Scheibenbremsen oder in der Trommel	Mit Preßluft aufblasen und mit Bürste säubern
	2 Resonanzgeräusch zwischen Belägen und Bremsscheibe	Bremssattel und Belagrückseite mit »Plastiktube PL Brems« bestreichen
	3 Federn der Bremsbeläge gebrochen	Federn ersetzen
	4 Bremsscheibe hat Schlag	Erneuern
	5 Beläge abgenutzt	Beläge erneuern
	6 Beläge durch übermäßige Erhitzung verzogen	Beläge erneuern
	7 Kolben im Bremssattelzylinder verdreht	Kolbenstellung berichtigen

Die Störung	– ihre Ursache	– ihre Abhilfe
C Pedalweg zu groß	1 Beläge abgenutzt	Beläge erneuern
	2 Bremsscheibe hat Schlag	Auswechseln
D Pedalweg zu groß und federndes Durchtreten	1 Luft in Bremsanlage, evtl. Bremsflüssigkeit im Vorratsbehälter zu tief abgesunken	Bremsen entlüften evtl. Vorratsbehälter auffüllen
	2 Beschädigte Manschette im Trommelbremszylinder	Auswechseln
	3 Undichtigkeit	Gesamtes System kontrollieren
E Pedalweg zu groß, trotz Entlüftung	Schadhafte Gummidichtungen oder Bremsschläuche	Beides auswechseln
F Pedal läßt sich ganz durchtreten, Bremswirkung läßt nach	1 Undichtigkeit in der Leitung	Anschlüsse kontrollieren, evtl. Leitung auswechseln
	2 Beschädigte Manschette im Haupt- oder Radbremszylinder	Manschette auswechseln (Werkstatt)
G Schlechte Bremswirkung trotz hohem Fußdruck	1 Bremskraftverstärker defekt	Werkstatt
	2 Beläge in Trommelbremse verölt oder abgenutzt	Beläge erneuern
H Bremse zieht von selbst	1 Ausgleichsbohrung im Hauptzylinder verstopft	Hauptbremszylinder überholen lassen
	2 Gequollene Manschetten	Bremsanlage durchspülen, Manschetten auswechseln
I Bremsen schütteln	1 Bremsscheibe hat Schlag	Bremsscheibe zentrieren (Werkstatt)
	2 Bremstrommel unrund oder exzentrisch	Trommel ausdrehen oder auswechseln
	3 Trommelbremsbeläge liegen ungleich an	Rundschleifen lassen

Fingerzeig: *Bei Fahrzeugen, die sehr viel im Winter auf gestreuten Straßen gefahren werden, tritt zuweilen ein Bremsenfehler besonderer Art auf: Unter dem Einfluß von Feuchtigkeit und Salz quellen die Bremsbeläge, korrodieren die beweglichen Teile. Der Fehler äußert sich in ungleichmäßig ziehenden Bremsen, in Geräuschen beim Bremsen, in nicht mehr lösenden Bremsen, die also auch bei losgelassenem Pedal schleifen. Abhilfe bringt nur die Demontage der betreffenden Teile und Reinigen.*

Profiliertes

Die Reifen eines Autos gehören zu den typischen Verschleißteilen, man kann ihre Lebensdauer aber durch seine Fahrweise beinflussen. Wann ein Reifen abgenutzt ist, hat man hierzulande amtlicherseits festgelegt: Die Profiltiefe muß auf der gesamten Lauffläche noch 1 mm betragen. Das ist der unterste zulässige Wert, wobei das Profil auf nasser Fahrbahn manchmal schon nicht mehr genügend Wasser ableiten kann. Dann schwimmt der Reifen auf der Wasseroberfläche auf (Aquaplaning) und das Fahrzeug kann nicht mehr gelenkt oder gebremst werden. Der Erwerb neuer »Schuhe« für den Audi darf also nicht auf die lange Bank geschoben werden, wenn sich die Profiltiefe dem erwähnten Millimeter nähert.

Die Reifengrößen

Mit dem 55-PS-Motor erhielt der Audi 80 bis Mai 1975 Diagonalreifen der Größe 6.15/155–13, die folgenden 55-, 75- und 85-PS-Versionen rollen auf der Reifengröße 155 SR 13, die 85-PS-Modelle ab August 76 und die GT-Modelle mit 100 und 110 PS besitzen die Reifengröße 175/70 SR 13, die gegen Aufpreis auch für andere Modelle geliefert wird. Welche Reifengrößen für Ihren Audi 80 in Frage kommen, steht in Ihren Fahrzeugpapieren. Was sonst noch erlaubt ist, finden Sie im Abschnitt »Neue Reifen kaufen« auf Seite 205, aber braucht zum Teil die Genehmigung des TÜV (sicherheitshalber vor dem Reifenkauf dort fragen!).

Was bedeutet die Reifenbezeichnung?

Nach international gültigen Regeln wird die Reifengröße in Millimetern oder gemischt in englischen Zoll und Millimetern angegeben. Die erste Zahl bezeichnet die Reifenbreite, dementsprechend ist der Reifen 155 – 13 in unbelastetem Zustand 155 mm breit. Diese spezielle Größenangabe findet man aber zumeist als Reifen 6.15/155 – 13, wobei die Zahl »6.15« die gleiche Reifenbreite in Zoll bedeutet, wodurch diese gemischte Breitenangabe den Reifen als sogenannten »Super-Niederquerschnitt-Reifen« mit einem Verhältnis von Höhe zu Breite wie 82 : 100 kennzeichnet. Normale Diagonalreifen haben ein Höhen-Breitenverhältnis wie 95 : 100.
Ganz etwas anderes bedeuten die beiden Zahlen vor und hinter dem Schrägstrich bei dem Reifen 175/70 SR 13. Hier kennzeichnet die Zahl 175 ebenfalls die Reifenbreite in Millimetern, aber die Zahl 70 sagt aus, daß bei diesem Reifen das Verhältnis Höhe zu Breite nur 70 : 100 beträgt. Diese »70er«-Reifen haben eine größere »Aufstandsfläche«, sie stehen praktisch mit mehr Gummi auf der Straße, was im Sommer die Straßenlage erheblich verbessert.
Die letzte Zahl in der Größenangabe gibt den Innendurchmesser des Reifens an und zugleich den Durchmesser der dazu passenden Felge. Demnach hat der Reifen 155 SR 13 einen Innendurchmesser von 13 Zoll oder 330,2 mm, und die zugehörige Felge hat an der Auflage für den Reifenwulst ebenfalls 330,2 mm Durchmesser.

Die Reifenbauart

Aus der Reifenbezeichnung läßt sich auch deren Bauart erkennen. Herkömmliche Diagonalreifen tragen zwischen den beiden Größenbezeichnungen einen Bindestrich (155 – 13) und sind für Geschwindigkeiten bis 150 km/h zugelassen.
Gürtelreifen – sie werden auch Radialreifen genannt – erkennt man an der Bezeichnung »R« (= Radial). Das »S« kennzeichnet den zulässigen Geschwindigkeitsbereich, der Reifen darf bis 180 km/h gefahren werden. Daneben gibt es noch »H«-Reifen (bis 210 km/h) und »V«-Reifen (über 210 km/h), die aber wesentlich teurer sind und am Audi 80 keine Vorteile bieten. Bei Diagonalreifen findet man schließlich noch die Ply-Rating-Zahl angegeben (155 – 13/4 PR), welche die zulässige Belastbarkeit des Reifens erkennen läßt. Reifen mit höherer Belastbarkeit sind am Audi 80 nicht erforderlich. Gürtelreifen sind grundsätzlich für höhere Belastungen zugelassen.
Bei Diagonalreifen besteht die Karkasse – so nennt der Fachmann den Unterbau – aus verschiedenen Gewebeeinlagen, deren Fäden, sich kreuzend, diagonal zur Reifenachse übereinander liegen.
Gürtelreifen besitzen einen Unterbau aus Stahl- und Textilfäden, die an der Reifenwand radial und unter der Lauffläche quer zur Fahrtrichtung verlaufen. Man erhält dadurch eine hohe Elastizität der Reifenflanke, was für die Eigenfederung des Reifens von Bedeutung ist. Von den radial verlaufenden Fäden stammt auch der Name Radialreifen. Da aber die Lauffläche steif und formbeständig sein soll, legt man um den Reifen einen starken Gürtel aus diagonal verlegten Gewebefäden. Je nach dem Material, aus welchem dieses Gewebe besteht, unterscheidet man Stahl- und Textil-Gürtelreifen. Erstere besitzen einen Gürtel aus zwei Lagen Stahlcord, Textil-Gürtelreifen weisen gewöhnlich vier Lagen Nyloncord auf.
Stahl-Gürtelreifen sind bekannt für ihre hohen Laufleistungen; die durch den Stahlcord-Gürtel versteifte Lauffläche walkt und arbeitet nur wenig, wodurch die Reifenerwärmung und damit der Gummiabrieb gering bleibt.

Die Felgen

Die Serienfelgen haben beim Audi 80 die Bezeichnung 4½ J x 13, auf Wunsch, in Verbindung mit den breiten Reifen 175/70 SR 13 und bei allen Modellen ab August 1977 gibt es Felgen der Größe 5 J x 13. Die Felgenbezeichnungen bedeuten:

4½, 5	=	Felgenmaulweite in Zoll, an der Felgenhornbasis quer zur Laufrichtung des Rades gemessen
J	=	Formung des Felgenhorns nach Norm-Vorschrift
x	=	Zeichen für Tiefbettfelge
13	=	Felgendurchmesser von Wulst zu Wulst, in Zoll gemessen

Hier haben wir es ebenfalls mit Norm-Bezeichnungen zu tun, jedoch nur die für die Reifengröße wichtigen Felgenabmessungen, nicht aber die Art der Felgenbefestigung betreffend. So differieren die Anzahl der Radmuttern oder die sogenannte »Schüsseltiefe« der Felge (für Audi 80 serienmäßig 45 mm) von Automarke zu Automarke.
Die für die Montage von schlauchlosen Gürtelreifen erforderlichen »Hump«-Felgen besitzt der Audi 80 seit Serienbeginn.

Fingerzeige: *Als Sonderausstattung werden für den Audi 80 ab Werk Leichtmetallräder angeboten. Für die Felgen müssen längere Radschrauben verwendet werden als für die normalen Stahlräder. Leichtmetallfelgen haben zur Unterscheidung Radschrauben mit halbrunden Köpfen bzw. große ebene Einbuchtungen in den Schraubenköpfen, bei den Stahlrädern sind die*

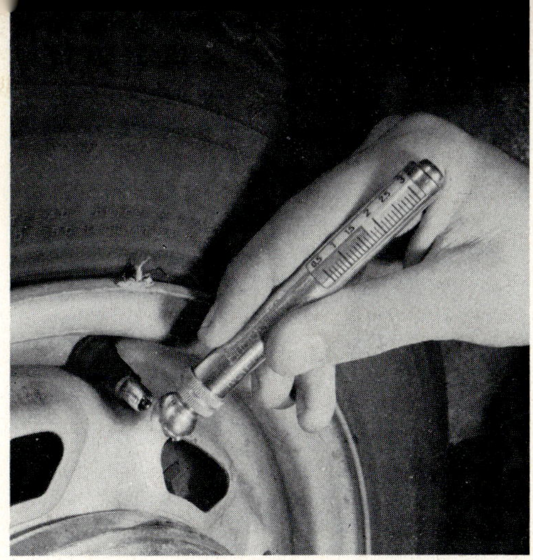

Es gibt heute mehrere Gründe, sich einen Luftdruckprüfer selbst anzuschaffen: Die an vielen Tankstellen üblich gewordene Selbstbedienung läßt auch das früher gebräuchliche Luftdruckprüfen meist entfallen. Außerdem kann sich im Reifen schon nach wenigen Kilometern zügiger Fahrt durch die Reibungserwärmung der Luftdruck um 0,2 bis 0,4 atü (bar) erhöhen. Dann wird die Messung an der Tankstelle sowieso ungenau, denn der Reifendruck soll am kalten Reifen gemessen werden. Die Reifendruckerhöhung durch Erwärmung ist von den Reifenherstellern schon einkalkuliert. Richtiger ist deshalb die eigene Luftdruckprüfung, etwa alle ein bis zwei Wochen, vor Antritt einer Fahrt. Fehlt es am Luftdruck, kann man immer noch an der Tankstelle Luft „nachtanken" und bei dieser Gelegenheit die Meßgenauigkeit des eigenen Luftdruckprüfers mit dem größeren Stationsgerät vergleichen (die aber auch nicht immer genau anzeigen).

Schraubenköpfe flach bzw. mit kleinen halbkugeligen Einbuchtungen und einem seitlichen Markierungspunkt.
Wer nachträglich seinen Audi mit den Leichtmetallfelgen ausrüstet, muß also unbedingt auch die längeren Radschrauben dazukaufen, sonst haben die Felgen keinen ausreichenden Halt. Andererseits dürfen Stahlfelgen nicht mit den längeren Radschrauben befestigt werden; sie beschädigen die Hinterradbremse.

Reifendruck prüfen

Pflegearbeit Nr. 16

Die Tragfähigkeit eines Reifens ist von seinem Reifendruck abhängig. Bei geringerem Luftdruck sinkt die (mit der Ply-Rating-Zahl ausgedrückte) Tragfähigkeit. Natürlich wird man nicht gleich auf den Felgenkanten bei zu niedrigem Reifendruck fahren, aber der Wagen liegt erstens schwammig und unsicher auf der Straße und zweitens geht zu geringer Luftdruck erheblich zu Lasten der Lebensdauer eines Reifens.
Als günstigste Kombination zwischen guter Straßenlage, angenehmem Fahrkomfort und langer Lebensdauer hat Audi NSU die nachstehenden Luftdruck-Empfehlungen ab August 76 (auch rückwirkend) gegeben.

Reifengröße	Zuladung	Sommerreifen		Winterreifen		Reserverad
		vorn	hinten	vorn	hinten	
155 SR 13	halb	1,7	1,7	1,9	1,9	
	voll	1,8	2,2	2,0	2,4	2,3
175/70 SR 13	halb	1,6	1,6	1,8	1,8	2,2
	voll	1,8	2,0	2,0	2,2	

Die Belastung des Wagens und die bei individueller Fahrweise erreichte Geschwindigkeit geben zudem Ausschlag auf die Reifendruck-Vorschriften. Man wird also bei der Rücksitz- und Kofferraum-»Ausnutzung« abwägen müssen, ob der Reifendruck zu erhöhen ist. Nun soll man natürlich nicht dauernd von einer Tankstelle zur anderen pendeln, um fortwährend dort die Luftpumpe zu strapazieren, sondern man wird sich nach der hauptsächlichen Inanspruchnahme richten, wobei es kein Fehler ist, wenn stets der höhere Luftdruck gewählt wird.
Bei sportlicher Fahrweise oder Autobahnfahrt ist es ohnehin ratsamer, den Druck bei allen Reifen um 0,2 bis 0,3 atü zu erhöhen, da sich dann die ver-

stärkte Beanspruchung nicht so sehr auf die Lebensdauer der Reifen auswirkt. Ständig mit zu wenig Druck aufgepumpte Reifen halten nicht lange. Die Autofirmen raten gewöhnlich zu Reifendrücken, die für die entsprechenden Reifen gerade noch vertretbar sind. Dies geschieht aus Gründen des Fahrkomforts. Was man am Fahrwerk als Kompromiß zwischen Fahreigenschaften und Komfort für die Insassen entwickelt, geht meistens zu Lasten der Reifen – die man ja immer wieder neu anschaffen kann. Höherer Luftdruck hilft also, die Lebensdauer der Reifen zu verlängern, auch wenn man damit etwas unkomfortabler fährt als mit »weicheren« Reifen.

Luftdruck bei kalten Reifen messen

Wenn kein besonderer Verdacht auf mangelnden Luftdruck besteht, muß die Messung keinesfalls jeden Tag vorgenommen werden. Es genügt alle ein bis zwei Wochen, denn auch ein schlauchloser Reifen darf in sechs bis acht Wochen nur 0,1 atü verlieren. Schnellerer Druckverlust deutet auf einen Defekt hin. Das zu häufige Luftdruckprüfen an den Tankstellen hat sogar auf die Dauer einen Nachteil. Bei dieser Tankstellenprüfung wird nämlich jedesmal zuerst ein kleiner Luftstoß in den Reifen gegeben. Dadurch wird zwangsläufig Kondenswasserdunst, Schmutznebel und Öldunst aus dem Gerät durch das Reifenventil gepreßt, wodurch auf die Dauer die Ventilnadel eine Schmutzkruste erhält und ihre Dichtfähigkeit nachläßt.

Reifenzustand prüfen

Pflegearbeit Nr. 15

Mit einem eigenen Luftdruckmesser sichern Sie stets gleichbleibende Meßgenauigkeit. Wenn Sie bei der regelmäßigen Prüfung Druckverlust an einem Reifen feststellen, müssen Sie sich ihn etwas genauer anschauen. Entweder kann das Ventil undicht geworden sein oder in der Reifendecke sitzt eine Glasscherbe oder ein Nagel, wodurch ein kleines Loch entstanden ist. Jedenfalls muß der Ursache des Druckverlustes nachgespürt werden, es hilft nichts, einfach Luft nachzupumpen. Wenn nämlich darauf nicht geachtet wird, kann die Instandsetzung eines Reifens nach einer Dauerschädigung unmöglich werden. Das würde dann einen neuen Reifen kosten.

Es kann auch nichts schaden, öfter als im Pflegeplan vorgeschrieben, nach dem äußeren Zustand der Reifen zu sehen. Die beste Möglichkeit ergibt sich, wenn der Wagen in der Tankstelle zum Ölwechsel oder zu einer Unterwagenwäsche hochgebockt wird. Bei dieser Gelegenheit bohrt man mit einem kleinen Schraubenzieher Fremdkörper aus der Reifendecke und prüft nach, ob sie bereits ernsthaften Schaden gestiftet haben. Im Vordergrund der Reifenprüfung steht natürlich die Beobachtung der Reifenabnutzung. Sie können sehr zufrieden sein, wenn jeweils die Reifen einer Achse über den gesamten Reifenumfang und über die gesamte Profilbreite gleichmäßig abgenutzt sind. Zeigt sich jedoch einseitige Abnutzung oder hat das Profil wellige Vertiefungen in regelmäßigen Abständen, dann ist am Fahrgestell oder am Rad selbst etwas faul.

In diesem Falle sollten Sie aber einen wirklichen Fachmann zu Rate ziehen, denn nur dieser kann durch die Art der ungleichen Reifenabnutzung erkennen, ob es sich um zu viel oder zu wenig Luftdruck, um unausgewuchtete Räder, um unwirksame Stoßdämpfer, um ausgeschlagene Gelenke, um Fehler in Spur oder Radsturz als Ursache handelt. Alle diese zahlreichen Fehlerquellen hinterlassen nämlich ihre individuellen Spuren auf dem Reifenprofil. Unter Umständen müssen dann die Räder abgenommen und neu ausgewuchtet werden oder die betreffende Achse ist zu vermessen. Das sind jedoch Arbeiten, die Ihnen auch mit guten Heimpfleger-Hilfsmitteln nicht möglich sein werden.

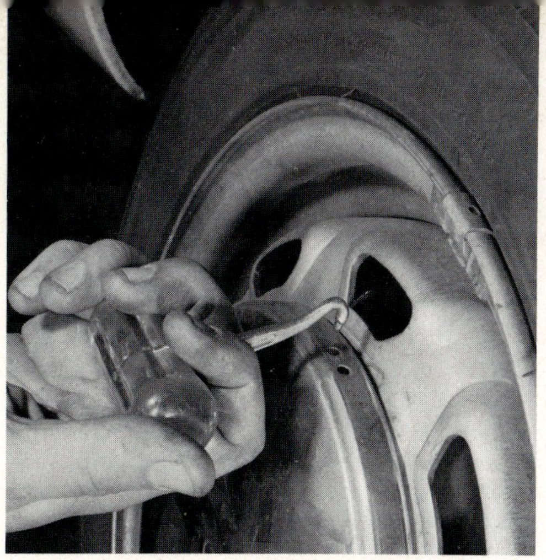

Bei einigen Modellen des Audi 80 sitzt außen auf der Felge ein verchromter Radzierdeckel, der zum Radwechsel abgezogen werden muß. Man sollte nicht versuchen, ihn mit einem Schraubenzieher abzuhebeln, denn es gibt Kratzer und Beulen im Zierdeckel und Kratzer auf der Felge. Besser ist das hier gezeigte griffgünstige Werkzeug, dessen Nase sich in eines der Wasserablauflöcher des Zierdeckels einhaken läßt, so daß man den Deckel mit einem kräftigen Ruck abziehen kann.

Räder austauschen?

Die wesentlich stärker beanspruchten Vorderräder sind beim Audi 80 früher verschlissen. Man kann deshalb die Räder jeweils einer Seite austauschen. also unter Beibehaltung ihrer bisherigen Laufrichtung. Es ist umstritten, ob der Tausch sinnvoll ist; für die Empfehlung spricht, daß der Reifenabrieb gleichmäßiger erfolgt, allerdings müssen bei Ersatz vier – bei Einbeziehung des Reserverades drei – neue Reifen gekauft werden. Bei Wechsel in kurzen Kilometerabständen können Fehler der Lenkung, Radaufhängung, Stoßdämpfer, Gelenke usw. ihre Spuren nicht deutlich genug am Reifenprofil hinterlassen. Eine Laufstrecke von 10 000 bis 15 000 Kilometern genügt allerdings in jedem Fall, derartige Fehler erkennen zu lassen.

Fingerzeige: *Zur pfleglichen Behandlung der Reifen gehört es, daß deren Ventile stets durch Kappen verschlossen sind. Sonst setzt sich dort Schmutz an, der beim nächsten Luftgeben zwischen Ventilnadel und Ventilwand geklemmt wird und zur Undichtigkeit führt.*
Auch die Felgen erwarten gelegentlich einen prüfenden Blick. Anfahren an große Steine oder Bordkanten kann zu Beschädigungen am Felgenhorn (und an der Radaufhängung!) führen. Dadurch wird der schlauchlose Reifen unter Umständen undicht. Als Gegenmaßnahme kann man einen passenden Schlauch (1330 für die Reifengrößen 6.15/155–13, 155 SR 13 und 175/70 SR 13) einmontieren. Allerdings muß dafür gesorgt werden, daß beim Aufpumpen die unter der Reifendecke eingesperrte Luft entweichen kann, sonst können »Luftkissen« zwischen Schlauch und Decke zum Walken des Reifens und Erhitzen bis zum Reifenplatzer führen.
Entlüftet werden schlauchlose Reifen durch eine besondere Entlüftungsscheibe um das verschraubte Metall-Schlauchventil, die vor dem Einlegen des Schlauches bis zum Ventilfuß aufgeschraubt werden muß. Beim Schlauchkauf darauf achten!

Radschrauben auf festen Sitz prüfen
Pflegearbeit Nr. 56

Als besonderer Wartungspunkt ist die Prüfung der Radschrauben auf festen Sitz vorgesehen. Diese Kontrolle ist aber kurze Zeit nach einem Radwechsel wichtiger, auch wenn er von einer Werkstatt durchgeführt wurde. Nach 15 000 km Fahrt wird man eher Mühe haben, die Schrauben zu lösen.

Der Radwechsel

Die Generation heutiger Autofahrer bleibt weitgehend von Reifenpannen verschont. »Plattfüße« haben Seltenheitswert bekommen. Deshalb ist der Umgang mit dem Wagenheber schon oft unbekannt, und festgerostete Radschrauben bereiten manchem Automobilisten unüberwindliche Schwierigkeiten. Trotzdem muß man, um einen vielleicht guten Reifen nicht vollständig zu ruinieren, den Versuch zum Wechseln wagen. Schon nach wenigen hundert Metern Fahrt ist nämlich das Gewebe so verwalkt, daß jede Reparatur des Reifens unmöglich wird. Zur Vorbereitung auf diesen Ernstfall sollten Sie gelegentlich einer gründlichen Fahrzeugreinigung einmal eine Art Notstandsübung mit dem Wagenheber und Radmutterschlüssel vornehmen. Prüfen Sie vor allem öfter, ob Ihr Wagenheber noch leichtgängig ist. Der Radwechsel:

- Handbremse festziehen
- Räder der anderen Wagenseite mit Steinen oder Holz blockieren
- Radkappe abziehen, siehe Bild auf der Vorseite
- Radschrauben (SW 17) um eine Umdrehung lockern
- Wagenheber an den auf Seite 28 bezeichneten Punkten vorn oder hinten in den Blechfalz am Unterholm einsetzen und Ersatzrad bereitlegen
- Fahrzeug hochkurbeln
- die vier Radschrauben herausdrehen und in der Radkappe ablegen
- Rad abnehmen und Ersatzrad aufstecken
- Radschrauben (Vorsicht beim Wechsel von einem Leichtmetallrad auf ein Stahlrad, siehe Fingerzeig Seite 201) eindrehen und über Kreuz gleichmäßig leicht anziehen, dabei das Rad hin- und herbewegen, damit es sich einwandfrei auf der Radnabe zentriert
- Wagen ablassen
- Radschrauben über Kreuz fest anziehen und Radkappe mit Handballenschlag andrücken
- defektes Rad und Wagenheber verstauen.

Wenn man auf das Gewinde der Radschrauben HSC-Paste (Seite 24) aufträgt, bevor man die Radmuttern aufschraubt, sind Kraftanstrengungen bei späteren Radwechseln nicht mehr nötig.

Reifen-Reparatur

Ein defekter Reifen sollte möglichst bald repariert werden, sonst läuft man Gefahr, bei einem zweiten Plattfuß kein Ersatzrad zu haben. Allerdings kann man in schlauchlose Stahlgürtelreifen nicht einfach einen Reparaturstopfen einsetzen, wie dies bei Diagonalreifen oder Textilgürtelreifen (z. B. mit »Tip Top super sealastic«) ohne weiteres möglich ist. Die Drahtfäden des Stahlgürtels würden den Stopfen anschließend beim Fahren zerscheuern.

Ist das Loch in der Lauffläche (Seitenwandreparaturen sind ohnehin nicht sinnvoll) nicht größer als 5 bis 6 mm, kann man sich mit einem einfachen Flickzeug zur Reparatur von Autoschläuchen behelfen (vor allem bei Aus-

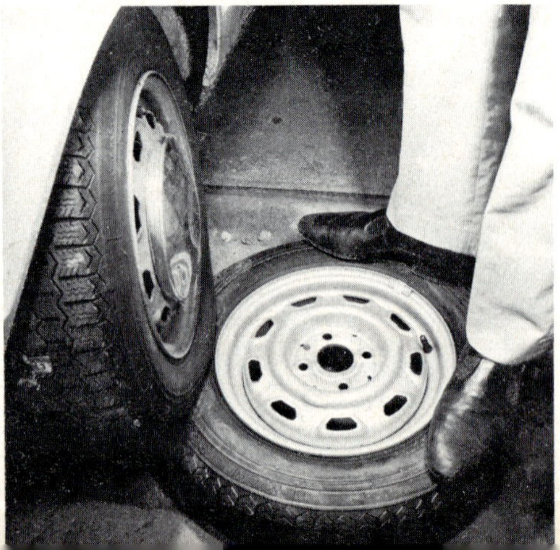

Läßt sich der Wulst eines defekten oder auszutauschenden Reifens gar nicht vom Felgenhorn lösen, weil er dort „festgebacken" ist, bedarf es dieser Roßkur: Man fährt mit einem Hinterrad seines Audi „tangential" über die Reifendecke, aber erstens nicht dort, wo das Ventil sitzt und zweitens nur so knapp, daß die Außenkante des Hinterradreifens sich nicht auf der liegenden Felge abstützt. Das Gewicht des Wagens wird den Reifen von der Felge zwingen.

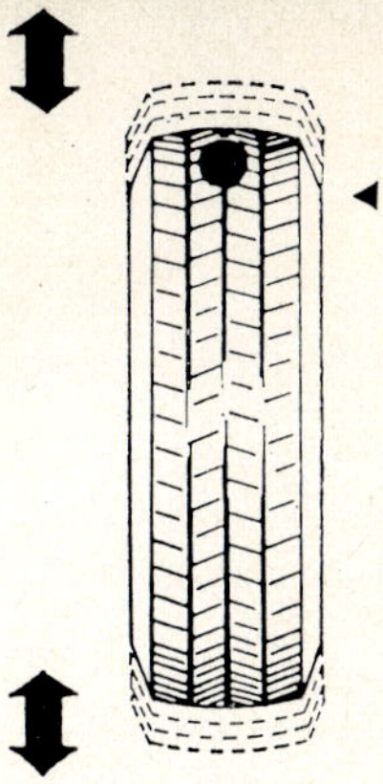

Unsere Skizze erläutert die Auswirkungen der Unwucht:
Die **statische** Unwucht erkennt man, wenn ein freihängendes, drehendes Rad immer mit der gleichen Stelle zu Boden sinkt und sich allmählich auspendelt. Folge: Das Rad hüpft während der Fahrt.

Die **dynamische** Unwucht ist durch Auspendeln des Rades nicht zu erkennen, denn sie liegt irgendwie schräg zur Radachse, so daß das schnellaufende Rad flattert und wackelt. Unausgewuchtete Räder führen zu schnellem Reifenverschleiß, unruhiger Lenkung und vorzeitiger Abnutzung der Radlager.

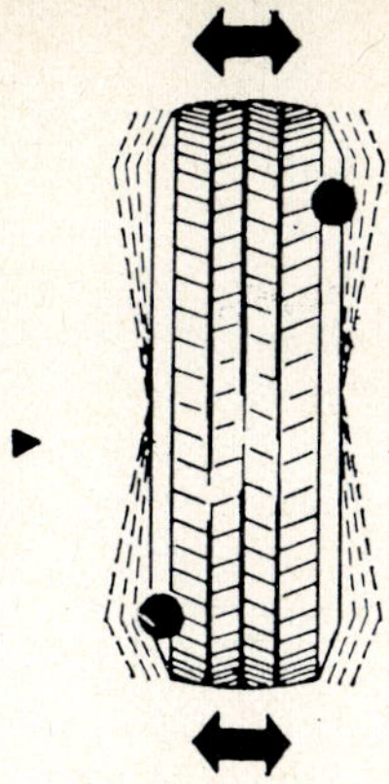

einsetzen. Diese Reparatur hält Tausende von Kilometern. Zu Hause muß man dann den Reifen vom Fachmann instandsetzen (vulkanisieren) lassen, entsprechende Reparatursätze zum Selbermachen gibt es leider nicht.

Räder auswuchten

Wir haben bereits erwähnt, daß der Audi 80 wegen der Federbein-Vorderachse empfindlich auf unwuchtige Vorderräder reagiert. Das heißt, man spürt Vibrationen im Lenkrad oder Schütteln im Vorderwagen; beides tritt bei bestimmten Geschwindigkeiten besonders stark auf. Die Ursache liegt an ungleichmäßiger Gewichtsverteilung am Rad, wie unsere Skizze erläutert.
Unwucht-Vibrationen im Lenkrad machen sich gelegentlich schon am neuen Fahrzeug bemerkbar. Reklamieren Sie diesen Mangel und lassen Sie sich nicht vertrösten, das werde mit der Zeit von selbst verschwinden. Das verschwindet nicht, sondern wird schlimmer – nach Ablauf der Garantiezeit!
Die Audi-Werkstatt wird es vielleicht auch nicht selbst schaffen, denn manchmal machen Gürtelreifen beim Auswuchten erhebliche Schwierigkeiten. Entweder muß der fehlerhafte Reifen dann ausgetauscht werden oder man geht zu einem wirklich guten Reifendienst, wo Felge und Reifen jeweils genau auf Höhen- oder Seitenschlag vermessen werden. Dann wird der Reifen so lange auf der Felge gedreht, bis sich Höhen- und Seitenschlag von Felge und Reifen möglichst ausgleichen.
Auch nach jeder Reifenreparatur muß das betreffende Rad neu ausgewuchtet werden.

Neue Reifen kaufen

Was ist erlaubt?

Es kommt nicht von heute auf morgen, daß Ihr Audi neues »Schuhwerk« braucht. Es sei denn, ein Reifen ist plötzlich geplatzt oder durch sonst ein ungewöhnliches Ereignis unbrauchbar geworden. Normalerweise bemerkt man nur von Monat zu Monat, wie sich die Profiltiefe des Reifens der amtlich noch zugelassenen 1-mm-Mindestgrenze nähert. Sie haben also Zeit, sich die Wahl der neuen Reifen sorgsam zu überlegen.
Die veralteten Diagonal-Reifen 6.15/155 – 13, mit denen die 55-PS-Audi 80 serienmäßig bis Mai 75 ausgestattet waren, dürfen nur an diesem Modell wieder montiert werden. Aber das ist nicht zu empfehlen, denn die moderneren Radialreifen mit Stahlgürtelkarkasse der austauschbaren Größe 155 SR 13 halten nicht nur wesentlich länger, sondern sie geben Ihrem Audi 80 auch erheblich bessere Fahreigenschaften und ersparen im Winter zumeist den Kauf teurer M+S-Reifen.
Falls Sie deshalb von den Diagonal-Reifen 6.15/155 – 13 auf die Radialreifen 155 SR 13 übergehen wollen, sollten Sie die Räder so oft untereinander austauschen, bis alle 4 Reifen gleichzeitig ausgewechselt werden müs-

sen, sonst bekommt der Audi eine unzulässige »Mischbereifung«. War Ihr Audi 80 serienmäßig schon mit Radial-Reifen 155 SR 13 oder 175/70 SR 13 ausgestattet, kommen nur wieder Radialreifen in Frage.

Speziell für den Sommer: »70er« Reifen

Glauben Sie, daß Sie entsprechend den Winterverhältnissen Ihres Fahrgebietes für den Winter besondere Winterreifen brauchen (siehe Seite 221), sollten Sie möglichst die schmalere Reifengröße 155 SR 13 wählen, wenn sie in Ihrem Kraftfahrzeugschein vermerkt ist. Denn die schmaleren Reifen mit Grob-Profil haben im Schnee bessere Antriebs- und Bremseigenschaften.

Dann können Sie andrerseits für den Sommer die besonders breit aufliegenden »70er« nehmen, die auf Schnee und Eis dagegen leichter »Schlitten fahren«. Generell erlaubt sind für den Audi 80 die Reifengrößen 165/70 SR 13 auf Felge 5 J x 13 und die Reifengröße 175/70 SR 13 auf Felge 4½ x 13 und 5 J x 13. Dazu brauchen Sie keine neue Betriebserlaubnis vom TÜV.

Aber nun wird es ein bißchen närrisch, denn die folgenden Umrüstungen müssen dem TÜV vorgeführt und mit einer neuen Betriebserlaubnis genehmigt werden, obgleich sie fast genauso wie die erlaubten Bereifungen lauten:

- Haben Sie nur schmale Felgen 4½ J x 13, dann braucht die Kombination mit dem Reifen 175/70 SR 13 einer besonderen Erlaubnis (auf Felge 5 J x 13 dürfen Sie diesen Reifen ohne besondere Erlaubnis montieren und ebenfalls der dickere Reifen 175/70 SR 13 auf die schmalere Felge 4½ J x 13!)
- Den Reifen 175/70 SR dürfen Sie auch auf eine breitere Felge 5½ J x 13 mit der besonderen Einpreßtiefe von nur 38 mm montieren, aber auch nur mit neuer Betriebserlaubnis.
- Ganz breit liegt der Reifen 185/70 SR 13 auf der Fahrbahn, der nur mit der Felge 5 J x 13 montiert werden darf und auch eine neue Betriebserlaubnis vom TÜV braucht.

Soll sich da einer durchfinden! Der TÜV muß nämlich prüfen, ob die Reifen nicht über die Kotflügel hinausragen und bei jedem Lenkeinschlag auch ausreichenden Freigang haben, wofür z. B. Kotflügelverbreiterungen vorgeschrieben werden können.

Fingerzeige: *Die Reifenmarken Michelin, Veith-Pirelli, Dunlop, Continental, Goodyear und Phoenix sind hierzulande gut bekannt und ihre Reifen haben einen hohen Qualitätsstandard. Daneben werden aber auch in Kauf- und Versandhäusern, in Discountläden und Supermärkten Reifen weniger bekannter Marken aus dem Ausland zu erheblich niedrigeren Preisen angeboten. Was taugen Sie? Die Zeitschrift »mot« hat einen Test mit einigen der Billigreifen unternommen und dabei ermittelt, daß beispielsweise der Reifen »Peer Steel« vom Versandhaus Neckermann (er wird von Goodyear hergestellt) und der Reifen »Turbosteel« der englischen Reifenfirma Avon einem einwandfreien deutschen Markenreifen nicht nachstehen.*

Weniger befriedigten Reifen aus dem Ostblock, wie Barum (Tschechoslowakei), Pneumant (DDR) und Victoria (Rumänien), obwohl diese Reifen bei anspruchsloser Fahrweise auch durchaus brauchbar sind.

Schick in Schale

Der Meinung, die Karosserie eines Autos habe vor allem den Zweck, die Insassen vor Regen, Wind und anderem Ungemach zu schützen, allenfalls noch diverse Chromleisten festzuhalten und das renommierte Markenzeichen zu zeigen, müssen wir heftig widersprechen. Denn der Aufbau des Wagens muß nicht nur sich selbst, sondern das ganze Fahrzeug zusammenhalten, auch wenn das dazu verwendete Blech so dünn ist, daß es sich unschwer mit nackter Hand einbeulen läßt (0,6 bis 1,5 mm). Es handelt sich um eine verwindungssteife selbsttragende Ganzstahl-Karosserie mit verschweißter Rahmenbodenanlage.

Was ist demontierbar?

Da ist es bei dieser kompakten Bauweise immerhin zu loben, daß am Audi die Kotflügel vorne demontierbar sind. Das ist heute bei selbsttragenden Karosserien keineswegs allgemein üblich und macht die Folgen des Zusammentreffens dieser Kotflügel mit harten Gegenständen gleich recht kostspielig, wenn sich der Schaden nicht durch Ausbeulen und Spachteln beseitigen läßt.
Weiterhin lassen sich die Stoßstangen, die Türen, die Hauben, die Fenster und der Chromzierat an der Audi-Karosserie ohne Schweißapparat austauschen. Da diese demontierbaren Teile aber nur selten allein beschädigt werden, sondern bei einem Zusammenstoß zumeist auch die benachbarten Blechteile etwas abbekommen (was oft nicht ohne weiteres erkennbar, sondern erst nach genauem Vermessen festzustellen ist), lohnen sich Heimwerker-Klempnerarbeiten an der Karosserie zumeist nur nach leichten Schadensfällen. Der fachkundige Mann aus der Werkstatt muß sich dann mit seinen Spezial-Werkzeugen und Spezial-Meßgeräten der Sache annehmen. Das ist bei unserem Audi 80 auch notwendig, wenn die hinteren Kotflügel beschädigt sind, denn sie sind angeschweißt und nur mit Blechschere oder Trennscheibe zu demontieren. Bei leichteren Blechschäden oder Blechdurchrostungen kann man sich als Heimwerker aber auch mit modernem Polyesterharz zum Beulenausgleich oder Schließen von Blechlöchern selbst helfen. Wie das gemacht wird, ist im Sonderband »Die Karosserie« (Band 45) dieser Buchreihe beschrieben.

Klappergeräusche

Klappergeräusche, die eine schreckliche Blechmusik sind, genügen bereits, um die Aufmerksamkeit auf das Autogehäuse zu lenken. Die Haubendeckel oder Türen können daran schuld sein. Sehr oft ist es ein locker hängendes Kabel, das während der Fahrt irgendwo gegen das Autoblech klappert. Wenn also ein solches Störgeräusch auftritt, zuerst einmal alle Kabel abtasten, die in der Geräuschgegend in Frage kommen können und alle lockeren Kabel wieder in die Kabelschellen drücken oder mit Tesafilm an anderen, festen Kabeln anhängen.

Natürlich kann auch eine lose Schraube in irgendeinen Karosseriehohlraum gerutscht sein und dort umherrasseln. Zwei Abhilfemöglichkeiten gibt es: Entweder ersäuft man die rasselnde Schraube mit einem Schwapp Hohlraumkonservierungsmittel (darin klebt sie sich fest), wenn man ihren Aufenthaltsort unzweideutig lokalisiert hat, oben am betreffenden Hohlraum eine Einfüllmöglichkeit besteht und man sich genau vergewissert hat, wo die Hohlraumkonservierung sonst noch hinlaufen kann (wenn sie z. B. Wasserablauflöcher verstopft, dann ist das nichts). Oder man befestigt einen kleinen Magnet irgendwie an einem Draht und fischt mit dieser Angel nach dem rasselnden Kobold.
Offen gestanden, diese Suchereien sind zumeist Geduldsspielchen, die starke Nerven erfordern. Denn durch Geräuschübertragung innerhalb der Karosserie kann der Klopfgeist ganz woanders sitzen, wo man ihn gar nicht vermutet. Wer noch stärkere Nerven hat, läßt es klappern.
Auch Quietschgeräusche sind nicht jedermanns Ohren angenehm. Sie sind ebenfalls zumeist nicht leicht zu finden. Vorbeugend oder versuchsweise hilft es, alle in der Störgegend erreichbaren gegeneinander scheuernden Teile mit Glyzerin einzureiben oder zu beträufeln. Öl ist in diesem Falle nicht ratsam, denn sehr oft sind Gummi- oder Kunststoffteile an der Quietscherei beteiligt, denen eine Öldusche gar nicht bekommen würde.

Die Motorhaube

Bei geschlossener Motorhaube muß der Abstand zu den beiden Kotflügeln und zu dem hinteren Windlauf vor der Windschutzscheibe rundum annähernd gleich sein. Sitzt die Haube schief, müssen die Sechskantschrauben an den beiden Haubenscharnieren beidseitig am hinteren Ende der Motorhaube etwas gelockert werden, so daß sich der Haubendeckel entsprechend verschieben läßt. Anschließend Schrauben an den Haubenscharnieren wieder gut anziehen. Unter der Haubenvorderkante sitzt beidseitig je ein Gummipuffer, der bei geschlossenem Haubendeckel fest gegen den Karosseriesteg drücken muß, sonst klappert die Haube natürlich. Da sich diese Gummipuffer am Audi 80 nicht verstellen lassen, muß man im Bedarfsfall ein flaches Stückchen Schaumstoff (z. B. ein ganz kurzes Streifchen Tesamoll) in die beiden Auflagepfannen für diese Gummipuffer kleben, wenn ansonsten die Motorhaube flächenglatt rechts und links zu den Kotflügeln anschließt. Steht die Haube jedoch etwas höher, ist sie durch Tieferstellung der beiden Haubenschlösser zu justieren.

Fingerzeige: *Wenn durch irgend einen Umstand der sogenannte »Fanghaken« vorne in der Mitte unter der Motorhaubenkante weggebrochen ist, dann warten Sie mit dem Einbau eines neuen Hakens nicht lange, denn dieses unscheinbare Blechstück kann schweren Schaden verhüten. Fehlt der Haken und halten bei einem harten Rütteln des Wagens – ein unvermutetes Schlagloch oder ein verwahrloster Schienenübergang – die Haubenschlösser die Haube nicht, fliegt sie in der Regel hoch und Ihnen vor die Windschutzscheibe. Blitzartig ist die Sicht weg, die Haube kaputt und meist auch noch die Dachvorderkante nebst Windschutzscheibe, wenn durch die Blindheit und den Schrecken des Fahrers nichts Schlimmeres passiert. Nur das zu verhindern, ist der Zweck des Fanghakens.*

Seilzug gerissen

Der Seilzug der Motorhaube kann eines Tages reißen. Was tun, wenn Sie »unter die Haube« wollen? Fahren Sie zur nächsten Tankstelle oder Werkstatt und lassen Sie Ihren Audi auf den Wagenheber nehmen. Dann kann

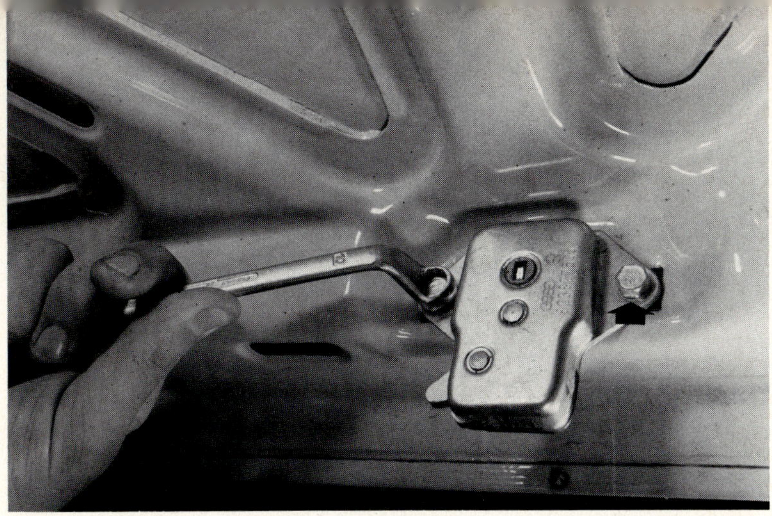

Wenn die geschlossene Kofferraumhaube nicht einwandfrei abdichtet (Klappergeräusche, Staub und Feuchtigkeit im Kofferraum) oder sich nur mit kräftigem Druck schließen läßt, kann durch leichtes Verstellen des Kofferraumhaubenschlosses in den Langlöchern des Haubenbleches Abhilfe geschaffen werden. Dazu die beiden Halteschrauben (SW 10), wie im Bild gezeigt, etwas lokkern, das Haubenschloß entsprechend nach oben oder unten verschieben und wieder festschrauben.

man von unten dicht hinter dem Frontgrill vorbei zu der dünnen Zugstange zwischen den beiden Haubenschlössern durchgreifen und mit einer Kombizange mit kräftigem Ruck die beiden Haubenschlösser aufziehen.
Der Haubenseilzug ist unter der Innenkante des linksseitigen vorderen Kotflügels montiert und führt knapp unter der Auflagenkante der Motorhaube in den Fahrer-Fußraum. Ein Austausch ist kein Problem.

Die Kofferraumhaube

Für den sauberen Sitz der Kofferraumhaube gilt sinngemäß dasselbe wie für die Motorhaube. Wie das Kofferraumhaubenschloß zum staub- und wasserdichten Sitz, bzw. bei schwergängigem Schließen versetzt werden kann, zeigt das Bild oben. Bei allgemeiner Schwergängigkeit der Kofferraumhaube sind einige Sprüher Öl auf die Haubenscharniere sehr von Nutzen.
Wenn in den Kofferraum Staub oder Regenfeuchtigkeit eindringt, obgleich die Kofferraumhaube rundum flächenglatt in ihrem Ausschnitt sitzt, müssen Sie einmal die Gummiumrandung dieses Ausschnitts genau unter die Lupe nehmen: Der Gummi kann mit den Jahren spröde geworden sein und schließt nicht mehr elastisch. Oder die Gummiumrandung ist eingerissen, weil im Winter die zugefrorene Haube mit Gewalt aufgezerrt werden mußte. (Vorbeugend hilft hier regelmäßiges Einreiben mit Glyzerin oder einem Spezialpflegemittel, wie z. B. 1z-Gummipfleger oder »Türgummi-Winterschutz« von Pingo.) Die schadhafte Gummiumrandung mit allen Kleberesten entfernen und eine neue Umrandung mit Profilgummi-Kleber (z. B. Terokal-Kleber 2444 oder Bostik 512) einbauen. Darauf achten, daß die Gummiumrandung rundum genau gleichmäßig hoch sitzt.
Die beiden starken Zugfedern hinter den Scharnieren sollen das Gewicht der Kofferraumhaube ausgleichen. Werden die Zugfedern mit der Zeit etwas müde, müssen sie mit ihren unteren Einhängehaken um ein Loch nach unten versetzt werden.

Fingerzeig: *Ist Ihr Audi 80 wirklich regendicht? Falls Sie vor Ablauf der Garantiefrist keine entsprechenden Erfahrungen mangels Platzregen machen konnten, fahren Sie am besten einmal durch eine automatische Waschstraße, bei der auch die Wagenunterseite bespritzt wird. Öffnen Sie anschließend alle Türen und die Kofferraumhaube und prüfen Sie sorgfältig das Innere Ihres Audi. Irgendwo Wasser eingedrungen? Reklamieren Sie mit Nachdruck diesen Mangel bei Ihrer Audi-Werkstatt, bevor Sie im nächsten Herbst mit den Füßen im Wasser stehen.*

Falls die gleiche Motor- oder Kofferraumhaube nach einem notwendigen Ausbau wieder eingebaut werden soll, sparen Sie sich viel Arbeit, wenn Sie vor dem Ausbau die genaue Lage des Haubendeckels an den Scharnieren mit dünnen Strichen markieren, denn die Scharnierschrauben sitzen in ovalen Löchern des Haubenbleches, so daß sich dieses zur genauen Einpassung in den Karosserieausschnitt unterschiedlich festschrauben läßt. Dieses mühselige Justieren ist bei genauer Markierung hinterher zumeist nicht mehr notwendig.
An der Motorhaube darf beim Einbau das auch auf diesem Bild sichtbare breite kupferne „Masseband" nicht vergessen werden. Es hilft durch „Erdung" der Motorhaube mit, daß die von der Zündanlage ausstrahlenden „Funkwellen" vom eingebauten Radio abgeschirmt werden.

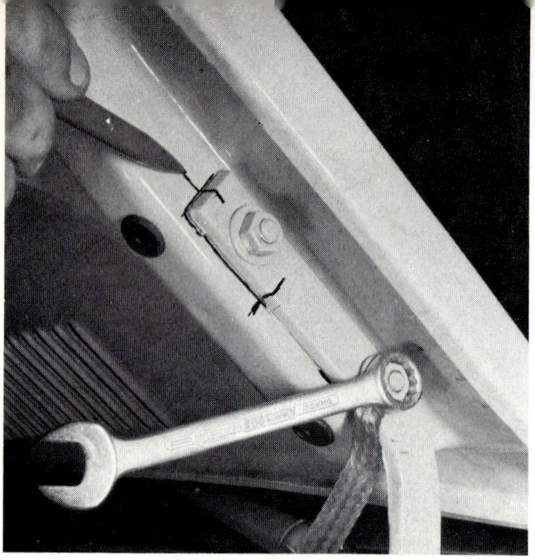

Demontierbare Teile austauschen

Motor- und Kofferraumhaube

Wollen Sie Motor- oder Kofferraumhaube ausbauen, brauchen Sie vor allem einen Helfer zum Halten, denn nach dem Lösen der Haube auf der einen Seite zerkratzt man sich leicht die Karosserie, wenn kein Helfer das lose Teil anhebt. An Werkzeug wird lediglich ein Schraubenschlüssel SW 13 für die Motorhaube bzw. SW 10 für die Kofferraumhaube benötigt, denn zum Ausbau sind lediglich je 2 Sechskantschrauben an den Haubenscharnieren zu lösen.

Zierleisten auswechseln

Die Zierleisten sind mit besonderen Kunststoffclips im Karosserieblech befestigt. Sie lassen sich, wie das Bild unten zeigt, mit einem lappenumwickelten Schraubenzieher abhebeln.

Stoßstangen austauschen

Zum Ausbau oder Austausch der vorderen Stoßstangen werden zuerst entweder die darin sitzenden Blinkleuchten demontiert (Seite 149) oder zumindest deren rückseitige Kabelverbindungen gelöst. Danach ist die obere Pappabdeckung zwischen Kühler und oberem vorderem Querblech abzunehmen (Gummiband auf der einen Seite oben aushängen und Pappe nach der anderen Seite aus der Blechklammer schieben), damit man vor dem Kühler die seitlich im Längsholm sitzende Sechskantschraube (SW 17) erreicht und mit Rohr- oder Steckschlüssel herausdrehen kann. Die gleiche Schraube sitzt auch an gleicher Stelle auf der anderen Fahrzeugseite am vorderen Ende des Längsholms und ist ebenfalls vom Motorraum aus zu erreichen. Bei den älteren Stoßstangenausführungen, die in einem Stück um die Seitenkanten

Mit einem lappenumwickelten (Schutz gegen Kratzer!) Schraubenzieher lassen sich die seitlichen Zierleisten von ihren Halteclips hebeln. Noch besser ist ein flacher Brieföffner aus bruchfestem Kunststoff, da man mit diesem noch besser Lackkratzer vermeiden kann. Diese Arbeit muß behutsam ausgeführt werden, sonst knicken die dünnen Zierleisten um. Deshalb drückt man, wenn ein Stück Zierleiste gelöst ist, mit der anderen Hand gegen das abstehende Ende zur Karosserie hin, damit dieses Ende nicht vom Schraubenzieher noch weiter abgebogen wird, sondern der nächste Clip nachgibt.
Zum Anbau werden die Zierleisten auf die vorher eingesetzten Kunststoffclips aufgesetzt und mit vorsichtigen Handballenschlägen aufgedrückt. Man kann sie auch der Länge nach auf die Halteclips schieben, muß aber darauf achten, daß dabei die Zierleistenkanten keine Kratzer in den Lack ziehen.

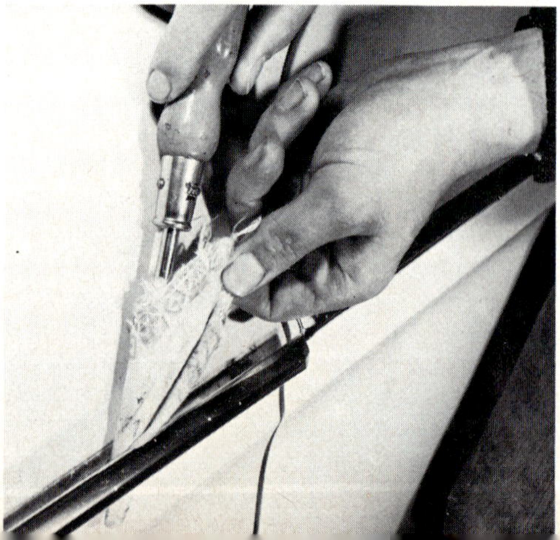

der Karosserie herumgezogen sind, sitzt jeweils noch eine Sechskantschraube mit einem Haltewinkel in der Karosserieseitenwand innerhalb der Stoßstangenschweifung. Diese beidseitigen Schrauben lassen sich am besten von der Fahrzeugunterseite her erreichen.
Beim Montieren der Stoßstangen sollte man nicht ohne Helfer arbeiten, damit die gelösten Stoßstangenenden bei einer unwillkürlichen Bewegung nicht den Lack zerkratzen .
Vor dem Ausbau der hinteren Stoßstange muß am Audi 80 die Kennzeichenleuchte ausgebaut und deren Verkabelung abgezogen werden. Danach sind beidseitig unterhalb der Heckleuchte vom Kofferraum aus je eine Sechskantmutter (SW 13) und bei der älteren Ausführung noch in der Karosserieseitenwand je eine Schraube innerhalb der Stoßstangenschweifung heraus zu drehen. Die hintere Stoßstange ist also nur auf dem dünnen Karosserieblech verschraubt und keineswegs geeignet zur Befestigung eines Abschleppseiles oder einer Abschleppstange.

Vorderkotflügel ersetzen

Gebraucht werden Schraubenschlüssel SW 10 (am besten Steckschlüssel), starker Kreuzschlitzschraubenzieher, breiter Schraubenzieher (zum Abhebeln der Zierleisten).

■ Stoßstange vorne ausbauen (im vorhergehenden Abschnitt beschrieben).

■ Zierleiste unterhalb des Türeinstiegs abhebeln.

■ Rund um den vorderen Kotflügel bei geöffneter Motorhaube 13 Sechskant-Blechschrauben herausdrehen, davon sitzen 7 auf der Motorhaubenablagekante, die restlichen sitzen innen im Kotflügel vorne zum Querblech und hinten am vorderen Türpfosten.

■ Bei geöffneter Tür oberhalb des oberen Türscharniers Kreuzschlitzschraube (siehe Bild Seite 45) herausdrehen.

Vor dem Anbau die Verschraubungs- und Stoßkanten des Vorderkotflügels sorgsam entrosten, mit Unterbodenschutz dick einstreichen und beim Anschrauben darauf sehen, daß die Zwischenräume zwischen den gegeneinander liegenden Blechstegen feuchtigkeitsfest mit Unterbodenschutz abgedichtet sind.

Fingerzeige: *Bei manchen Fahrzeugen drückt sich Schmutz bei feuchtem Wetter zwischen der Türvorderkante und dem Vorderkotflügel gegen die Leisten des Türeinstiegs, so daß man sich bei Aus- und Einstieg leicht die Hosenbeine schmutzig macht. Abhilfe: Gegen die untere vordere Türkante am Außenblech etwas Tesamoll (wie man es zum Abdichten zugiger Fenster benutzt) kleben, um diesen Spalt abzudichten. Dagegen die hintere Unterkante des Vorderkotflügels, durch die der Schmutz hauptsächlich eindringt, nicht mit Schaumstoff oder einem Lappen ausstopfen, da diese Materialien Wasser aufsaugen und ein böses Rostnest dort entstehen kann.*
Nutzt das nichts und liegt es an einem zu breiten unteren Türspalt, kann nachträglich auf die untere Blechkante der Tür eine spezielle Gummidichtung montiert werden, die es vom Ersatzteillager der Vertragswerkstatt als Meterware gibt.

Arbeiten an den Türen

Türverkleidung ausbauen

Für viele Arbeiten an den Türen muß zuerst die Innenverkleidung abgenommen werden, so bei Instandsetzungen am Türschloß, am Fensterkurbelmechanismus oder zum Ausbau der gesamten Tür.

■ Fensterkurbel und Armstütze abbauen, wie im Bild auf der folgenden Seite gezeigt.

Die 4 Kreuzschlitzschraubenzieher sind auf jene 4 Blechschrauben gerichtet, die zum „Abgarnieren“ der Tür-Innenverkleidung herausgedreht werden müssen, um Armstütze, Türöffnerschale und Fensterkurbel abnehmen zu können. Bei der Fensterkurbel muß zuerst mit einem feinen Schraubenzieher, wie hier bereits geschehen, die Kunststoffabdeckung über dem Kurbelarm abgehebelt und beiseite gedrückt werden, um die in der Kurbelwelle sitzende Kreuzschlitzschraube erreichen zu können.

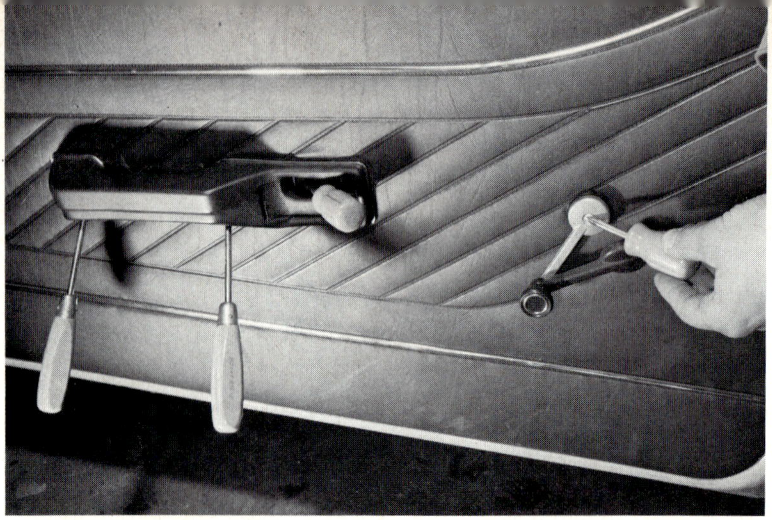

■ Sicherungsknopf des Türschlosses herausziehen und Knopf von seinem Schraubengewinde abdrehen.

■ Türverkleidung mit lappengeschütztem Schraubenzieher (Schutz gegen Kratzer im Lack des Türrandes) abhebeln, wie im Bild unten gezeigt.

■ Zu eventuellen weiteren Arbeiten im Türkasten die betreffende Plastik-Schutzfolie abziehen.

Beim Einbau dürfen diese Schutzfolien auf keinen Fall vergessen werden. Die Blechklips, die rundum die Türverkleidung im Türkastenblech festhalten, müssen beim Montieren der Türverkleidung genau auf ihre jeweiligen Bohrlöcher angesetzt und mit einem Handballenschlag eingedrückt werden. Bei ungenauem Ansetzen und schiefem Schlag werden sie zerdrückt und müssen ersetzt werden. Ist das nicht mehr möglich, sucht man nach einer passenden Kreuzschlitz-Blechschraube (damit es ordentlich aussieht, mit verchromtem Kopf), die durch die Türverkleidung an der betreffenden Stelle (Loch vorbohren) in das Bohrloch des Türblechs eingedreht wird.

Türen ausbauen

Zum vollständigen Ausbau der Türen muß die Innenverkleidung abgenommen werden. Der Ausbau selbst:

■ Am Halteband der Tür, das das weite Auffliegen der Tür verhindern muß (als »Türfeststeller« bezeichnet), die oben etwas vernietete Spannhülse nach unten heraustreiben.

■ Im Türkasten vorne mit Rohrsteckschlüssel die Tür von den Scharnieren losschrauben und abnehmen.

Beim Ausbau der Tür-Innenverkleidung („Garnierung“ nennt sie der Fachmann) ist zu beachten, daß diese mit Spreizklammern im Türkasten befestigt ist. Damit sie beim Ablösen nicht geknickt und auch der benachbarte Lack nicht beschädigt wird, muß mit lappenunterlegtem breitem Schraubenzieher die Türverkleidung Stück um Stück abgehebelt werden, wobei die zwischengeschobene Hand behutsam nachhelfen muß, um alle Knicke zu vermeiden.

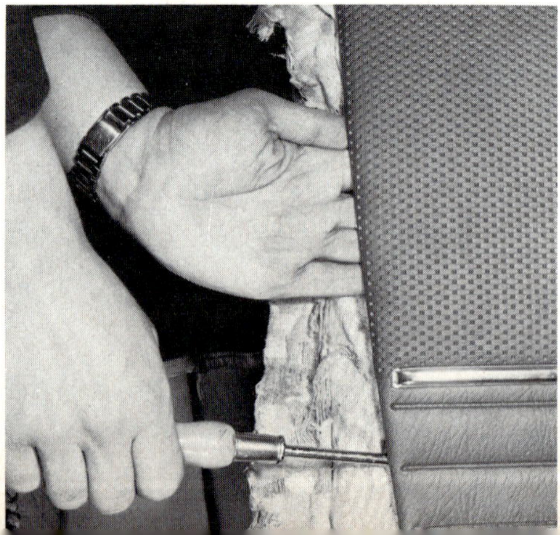

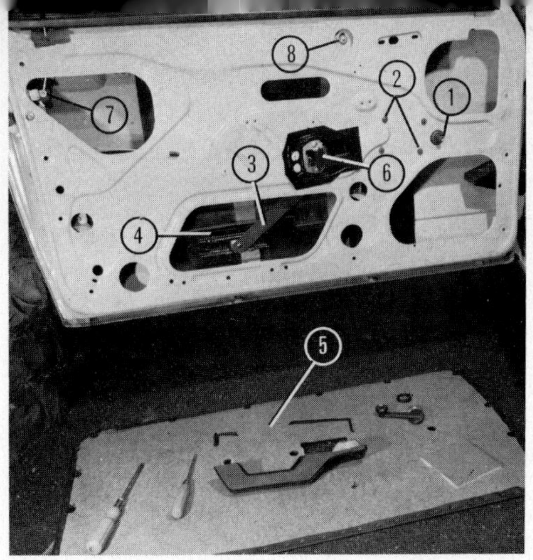

Die Tür mit der davor abgelegten Garnierung (5). Es bedeuten: 1 – Fensterkurbelzapfen; 2 – Halteschrauben des innen sitzenden Fensterhebermechanismus; 3 – Fensterheberarm; 4 – Fensterhebeschiene; 6 – Türöffnerhebel; 7 – Türschloß mit angehängtem Schloßsicherungsknopf; 8 – Befestigungsschraube des Fenster-Mittelstegs (zum Ausbau des Dreieckfensters). Auf dem Bild fehlt die auf den Türkasten geklebte durchsichtige Plastikfolie. Sie darf beim Zusammenbau auf keinen Fall vergessen werden, sonst dringt Wasser aus dem Fensterschacht auf die Pappe-Rückseite der Garnierung und zerstört diese. Die Unterkanten der Folien müssen in den Ausschnitten des Türkastens nach innen hängen, damit die Feuchtigkeit in den Türkasten abläuft.

Tür einbauen und einpassen

Beim Einbau einer Tür muß der Wagen mit den Rädern auf dem Boden stehen. An einem aufgebockten Wagen könnte sich dagegen die Karosserie etwas verwinden, so daß die Justierung der Tür nachher nicht stimmt. Wird eine neue Tür eingebaut, muß vorher der runde Schließbolzen des Türschlosses am hinteren Türpfosten mit der selten benutzten SW 15 gelockert werden, damit die Tür gut eingepaßt werden kann. Beim Wiedereinbau der vorher ausgebauten Tür ist das nicht notwendig, wenn die Tür an der Hinterkante einwandfrei im Türausschnitt saß.

■ Zuerst die Tür an ihren Scharnieren leicht festschrauben, so daß Verschieben nach allen Richtungen noch möglich ist.

■ Tür in den Türausschnitt drücken und so justieren, daß das Türblech flächenglatt mit dem benachbarten Karosserieblech abschließt und rundum mit einem gleichmäßig breiten Spalt in ihrem Ausschnitt liegt. Sie muß dabei auch rundum gleichmäßig an der Gummidichtung anliegen (vom Wageninnern aus zu prüfen).

■ Bei richtigem Sitz an der Türvorderkante Scharnierschrauben festziehen.

■ Tür nun mit außen im Türgriff gezogener Öffnertaste leicht angehoben in Schließbolzen im hinteren Türpfosten einrasten lassen, Öffnertaste loslassen, wieder anziehen und Tür wieder leicht angehoben öffnen.

■ Schließbolzen im hinteren Türpfosten fest anziehen.

■ Einwandfreien Sitz der Tür rundum nochmals nachprüfen.

■ Türfeststeller zusammenfügen, Hohlstift in beide Spannbandhälften treiben und leicht aufnieten.

■ Plastik-Schutzfolien ankleben und Türverkleidung wieder anbauen.

Türschloß justieren

Klappergeräusche an den Türen können sehr verschiedene Ursachen haben. Vielleicht ist ein Teil des Fensterkurbeltriebs lose – das läßt sich zumeist durch verschiedene Fensterstellungen während der Fahrt genauer ermitteln. Manchmal ist aber auch das Türschloß an den Klappergeräuschen schuld, weil sich der Schließbolzen auf dem hinteren Türpfosten gelockert hat oder verschlissen ist. Er muß dann, wie zu Beginn des vorhergehenden Absatzes beschrieben, mit einem Schraubenschlüssel SW 15 etwas gelockert werden, damit er sich in seinem Langloch entsprechend verschieben läßt. Tür in den leicht festgezogenen, aber noch bewegbaren Schließbolzen eindrücken, durch Drücken, Ziehen oder Heben des Türaußengriffes in die richtige Lage bringen und die Tür vorsichtig aus dem Schließbolzen »herausheben« und diesen daraufhin fest anziehen. Zuletzt Sitz der Tür nochmals nachprüfen.

Türschloß ausbauen

Das Türschloß besteht insgesamt aus 2 Teilen, dem außen liegenden Türaußengriff mit Schließzylinder und dem innen sitzenden eigentlichen Türschloß mit Sicherungsknopf und Innen-Öffnerhebel. Im Laufe der Fahrzeugproduktion wurde der sogenannte »Mitnehmer« zwischen Türaußengriff und Schloß, der das Öffnen des Schließmechanismus vom Türgriff auf das Schloß zu übertragen hat, etwas geändert. Beim Austausch eines der beiden Teile, Türgriff oder Schloß, müssen Sie also prüfen, ob das defekte Teil in der älteren oder neueren Ausführung vorliegt. Da die Ersatzteile nur noch in der neuen Ausführung geliefert werden, muß erforderlichenfalls der Mitnehmermechanismus vom alten Teil abgeschraubt und am neuen Teil montiert werden.

Zum Ausbau des Türschlosses braucht man einen kräftigen Kreuzschlitzschraubenzieher.

Seit etwa Oktober 1976 lassen sich die Türschlösser ohne Abnahme der Türverkleidung ausbauen: Türschloß verriegeln (mit Schlüssel oder Sicherungsknopf). 2 Inbusschrauben lösen und Schloß etwa 10 bis 12 mm herausziehen. Oben sehen Sie den Sicherungshebel; am unteren Fernbetätigungshebel ist die Verbindungsstange zum inneren Öffnerhebel eingehängt. Durch die untere Öffnung im Türschloß steckt man einen Querschlitzschraubenzieher und blockiert den Fernbetätigungshebel in herausgezogener Stellung, dann läßt sich die Verbindungsstange aushängen. Der obere Sicherungshebel braucht nur aus der Hülse herausgezogen zu werden. Zum Einbau muß die Schloßfalle geschlossen sein (wie im Bild unten gezeigt) und mit dem geraden oder dem leicht gebogenen Sicherungshebel verriegelt werden. Den Fernbetätigungshebel arretiert man wieder mit einem Schraubenzieher. Erst den geraden oberen Hebel in die Sicherungshülse einstecken, dann die Verbindungsstange in den Fernbetätigungshebel unten einhängen. Schraubenzieher aus dem Schloß herausziehen und Schloß festschrauben.

Soll der Schließzylinder aus dem Türgriff ausgebaut werden, muß der Schlüssel in den Schließzylinder eingesteckt werden (wenn er nicht schon abgebrochen drin steckt und dies der Ausbauanlaß ist), damit beim Herausziehen des Zylinders nicht die Schließplatten und Federn herausfallen. Zum Ausbau ist lediglich die Schlitzschraube am hinteren Ende des Schließzylinders herauszudrehen und nach Abnahme der darunter gehaltenen Wellscheibe, Excenter und Drehfeder (auf deren Lage für den Wiedereinbau genau zu achten ist) der Schließzylinder nach der Türgriffvorderseite herauszuziehen.

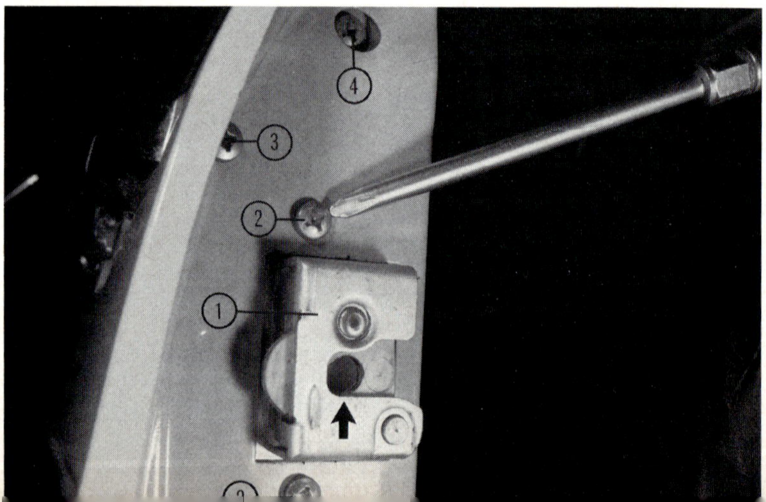

Wenn das Türschloß (1) abgebaut werden soll, sind dazu die beiden Kreuzschlitzschrauben (2) und eine weitere an der Türkasten-Innenkante herauszudrehen. Nach Lösen der Kreuzschlitzschraube (3) läßt sich der Türaußengriff mit leichtem Schub nach vorne abnehmen. Danach kann das eigentliche Türschloß nach Aushängen der Türsicherung und des Betätigungsgestänges nach innen aus dem Türkasten gezogen werden. Am Schloß ist hier die Türfalle geschlossen (wie sonst nur bei geschlossener Tür). Die obere Kreuzschlitzschraube (4) hält die hintere Fensterführungsschiene oben.

Beim Zusammenbau müssen die gleitenden Teile des Schlosses mit einem weichen, wasserabstoßenden Fett sparsam eingerieben werden. Öl ist dazu weniger brauchbar, die Werkstatt benutzt dazu (oder soll es wenigstens) ein gelöstes Spezialfett, dessen Lösungsmittel verdunstet und einen feinen Fettfilm zurückläßt. Das gibt es auch als Fettspray und ist das beste.

Türfenster ausbauen

■ Vor dem Ausbau der Fensterscheiben Türverkleidung abnehmen.
■ Sicherungsknopf der Türverriegelung innen abdrehen.
■ Abdichtungsleiste des Fensterschachtes innen über Zugstange der Türverriegelung anheben und nach hinten abziehen.
■ Fensterscheibe absenken, am Fensterheberkurbeltrieb (Nr. 2 im Bild Seite 213) 4 Sechskantschrauben herausdrehen und Gleitstück am Ende des Fensterheberarmes aus der Fensterheberschiene (Nr. 4 im Bild) mit Fensterheber herausziehen. Dabei Unterkante der Fensterscheibe abstützen (z. B. mit Holzstück), damit die Scheibe nicht in den Türschacht fällt.
■ Elastische Fensterführung aus der vorderen Fensterführungsschiene herausziehen.
■ Befestigungsschrauben der Fensterführungsschiene im Türkasten und oben am Fensterrahmen lösen und schräg nach unten in den Türkasten schieben.
■ Dreiecksfenster etwas nach hinten aus seiner Führung ziehen und seitlich aus dem Fensterrahmen nehmen.
■ Zierleiste außen oben am Fensterschacht mit lappenumwickeltem Schraubenzieher behutsam von den Halteklips abhebeln.
■ Halteklips der Zierleiste (Halteklips schwarz im Fensterbereich, Halteklips weiß im Dreieckfensterbereich; beim Einbau nicht verwechseln, da unterschiedlich lang) außen um 90° verdrehen und herausziehen und außen sitzende Fensterschachtabdichtung abnehmen.
■ Fensterscheibe hochheben, nach innen abwinkeln und aus dem Fensterschacht ziehen.

Bei der viertürigen Limousine ist die Türscheibe zusätzlich von einem Seilzug geführt, der vor dem Ausbau an der Fensterheberschiene ausgehängt werden muß. An den hinteren Türen erfolgt die Fensterbewegung durch einen über Rollen geführten Seilzug. Beim Zusammenbau auf richtige Seillage in den Führungsrollen achten.

Fenster austauschen

Abgesehen vom Austausch der Türfenster möchten wir vor dem Einsetzen neuer Scheiben, also Windschutzscheibe und Heckscheibe, warnen. Erstens brechen bei ungeschickter Handhabung die Scheiben leicht. Wenn dagegen dem Mann in der Werkstatt beim Einsetzen eine Windschutzscheibe bricht, war es seine Schuld. Zweitens muß nach dem Einbau jeder Scheibe mit einer besonderen Druckpresse Dichtungsmasse zwischen die Gummifassung der Scheibe und den Karosserierand gedrückt werden.

Aber ein »Schnellausbau-Trick«, wenn man eiligst einen Notausstieg braucht, soll nicht verschwiegen werden: In die Mitte der Vordersitze (für die Frontscheibe) setzen, die Füße gegen die Frontscheibe stemmen (nicht dagegen treten, dadurch bricht die Scheibe) und mit kräftigem Druck die Scheibe nach außen schieben. Das geht, weil die Glasscheibe kleiner als der Fensterausschnitt in der Karosserie ist und nur von ihrem Profilgummi gehalten wird. Das gleiche Verfahren wendet auch die Werkstatt zum Ausbau der Front- und der Heckscheibe (für die alles sinngemäß gilt) an. Die Scheibe bleibt – wird sie außen aufgefangen – dabei ganz.

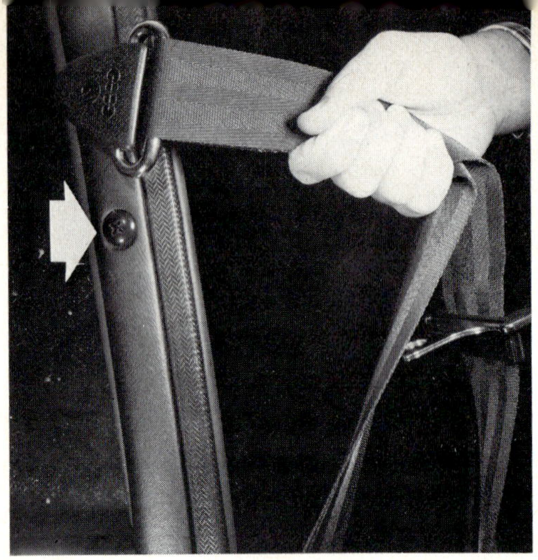

Wenn Sie das Gefühl haben, daß Sie der eingebaute Gurt am Hals „stranguliert“ oder, im Gegenteil, die außenseitige Schulter nach unten gezogen wird, dann ist der Befestigungspunkt im Türholm für Ihre Körpergröße falsch gewählt. Deshalb gibt es im Türholm 2 Festpunkte (auf den unteren zeigt der weiße Pfeil, der Gurt ist im oberen montiert) zur Auswahl. Die Ummontage ist einfach.
Bei den Audi 80 bis zum Herbst 77 sind die inneren Sicherheistgurtbefestigungen unten am Boden-Tunnel verschraubt, ab Herbst 77 an den Vordersitzgestellen montiert. Dadurch liegen die Gurte, unabhängig von der Vordersitzeinstellung, körpergerechter.

Arbeiten im Innenraum

Wer viel im Auto unterwegs ist, möchte darin so adrett und angenehm wie zu Hause in seiner Wohnstube sitzen. Da kommt es vor allem auf die Sauberkeit an. Deshalb gehört es zu jeder Wagenwäsche, daß etwa eingelegte Fußmatten herausgenommen, abgewaschen oder ausgeklopft werden. Die eigentliche Bodenmatte des Audi 80, der Bodenteppich, wird am besten staubgesaugt, Da der Bodenteppich in den Audi 80 eingeklebt ist, wird eine Naßwäsche bei starker Verschmutzung problematisch. Besonders schlimm ist es, wenn man den Winter über salzvermischten Schneematsch mit den Schuhen in den Audi getragen hat, denn das zurückbleibende Salz zieht immer wieder Wasser an. Vorbeugend sind dazu waffelgemusterte Gummimatten, die den Schmutz und das Wasser auffangen, sehr praktisch. Wenn sich aber salzdurchmischte Dauerfeuchtigkeit im Bodenteppich sammelt, muß er herausgezogen (dazu Halteleisten am Türeinstieg abbauen) und nach gründlicher Reinigung und Trocknung wieder sparsam eingeklebt werden, nachdem Roststellen im Bodenblech blank geschliffen und mit Rostschutzfarbe überstrichen wurden.

Dachverkleidung instandsetzen

Die innere Dachverkleidung wird als »Himmel« bezeichnet. Daß dieser himmlische Plastikstoff nicht mit Benzin, sondern nur mit speziellem Plastikreiniger gereinigt werden darf, sei warnend erwähnt. Aber auch sonst sollte dieser irdische Himmel einem Heimwerker heilig sein. Es gelingt nämlich nach unseren Erfahrungen nur dem versierten Fachmann, einen neuen Himmel so einzubauen, daß er weder Falten schlägt, noch eines Tages den Insassen auf die Köpfe fällt. Also: Werkstattsache oder Autopolsterei aufsuchen.

Bei der neuen Vordersitzausführung mit „Dreibock“ ist zwecks Sitzausbau dieser bis auf die zweitletzte Raste durch Zug am Verstelhebel (Pfeil rechts) zurückzuschieben. Dann wird von vorne ein kräftiger Schraubenzieher durch den Stützbock geschoben, um die dahinter sitzende Blechhaltezunge (nach unten zeigender Pfeil) nach unten zu biegen. Dann läßt sich der Sitz nach hinten ganz herausschieben und herausnehmen.

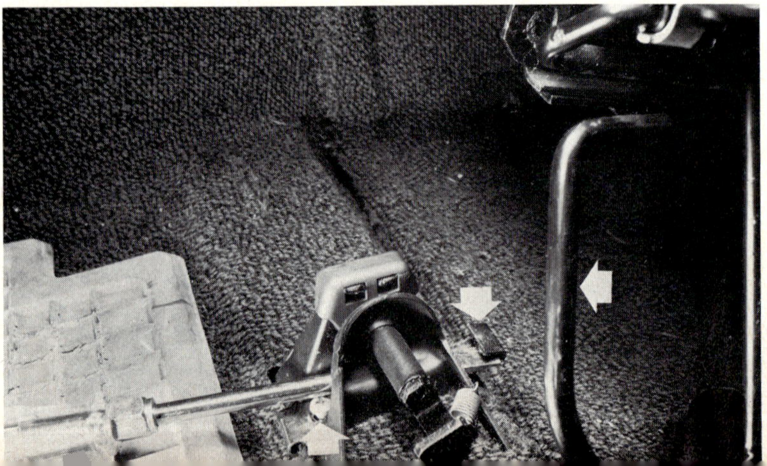

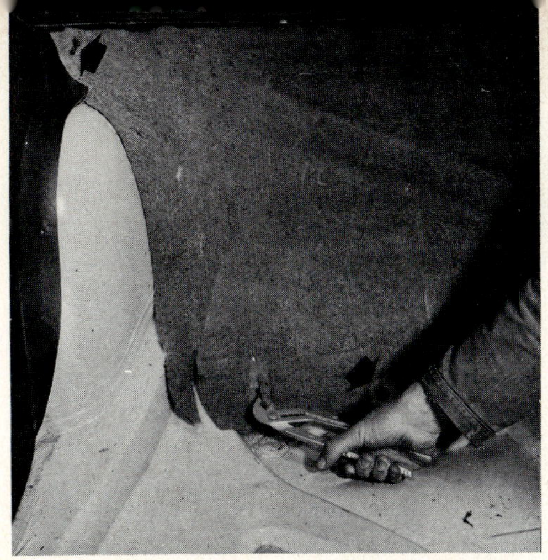

Um die hintere Rückenlehne ausbauen zu können, müssen zuerst, wie hier im Bild gezeigt, die beiden Blechzungen unten an den Haltelaschen der Lehne aufgebogen werden. Eventuell vorhandene seitliche Armstützen (mit je 2 Kreuzschlitzschrauben, von schräg unten zugänglich) abbauen, damit die Lehne nach vorne gezogen und oben aus ihren Halteösen (Pfeil oben links) ausgehängt werden kann. Bei manchen Ausführungen sitzen allerdings oben Schraubenbolzen, deren Muttern vom Kofferraum her gelöst werden müssen. Wenn sich also die Lehne nicht leicht aushängen läßt, muß man nach diesen Sicherungsmuttern im Kofferraum suchen.
Auch für die Rücksitze können Sicherheitsgurte montiert werden, für die bereits serienmäßig Festpunkte an der Karosserie vorgesehen sind. Der schwarze Pfeil unten zeigt auf den unteren Festpunkt für den rechtsseitigen Rücksitz.

Sitze ausbauen

Vordersitze

Bei den Audi 80 der ersten Baujahre lassen sich die Vordersitze ohne jede Schwierigkeit nach Anheben des Arretierungshebels nach vorne aus der Sitzschiene herausziehen.
Bei der neuen Sitzausführung geht das nicht mehr so einfach (Bild links unten). Vor dem Wiedereinbau Sitzschienen sorgfältig säubern und Gleitbahnen (aber nur diese) sparsam mit Fett einstreichen.

Hintere Sitzbank

Um die hintere Sitzbank herauszunehmen, drückt man diese ein wenig zur Rückenlehne hin und zieht sie an der Vorderkante nach oben, so daß die Halteösen unter der Sitzbank-Vorderkante aus ihren Ausschnitten im Karosseriequersteg herausgehoben werden. Sitzbank, am besten mit Helfer an der anderen Sitzbankseite, darauf beidseitig gleichmäßig nach vorne gegen die Vordersitze ziehen und seitlich zu einer Tür herausnehmen.

Hintere Rückenlehne

Etwas schwieriger ist der – allerdings auch nur selten notwendige – Ausbau der hinteren Rückenlehne (Bild oben).

Handschuh- und Ablagefach

Die Ablage unter dem Armaturenbrett auf der Fahrerseite ist innen sehr glatt, so daß sich bei recht flottem Abfahren der Inhalt – Fahrzeugpapiere, Straßenatlas, Sonnenbrille und dergleichen – über die Fahrerbeine verteilen kann. Abhilfe: Einen Tesamoll-Streifen (das ist selbstklebender Schaumstoffstreifen) quer innen über die hintere Kante des Ablagefachs kleben. Das bremst die Rutschfreudigkeit des Ablagefach-Inhalts.
Bei Fahrten über wellige Fahrbahn oder beim plötzlichen Bremsen kann das rechtsseitige Handschuhfach aufspringen, wenn bei vorherigem Werken an der Armaturenbrettverkleidung die Schloß-Justierung des Handschuhfachdeckels verändert wurde. Als Abhilfe ist nicht das Schloß im Kastendeckel zu verstellen, sondern das »Fangstück« aus Kunststoff, das am Armaturenbrettblech verschraubt ist und die Haltebolzen des Deckelschlosses aufnimmt. Dazu Kreuzschlitzschraube lösen und das Fangstück etwas verstellen oder, wenn es nach etlichen Dienstjahren ausgeschliffen ist, durch ein neues ersetzen. Der Fehler kann auch in einer ungenauen Befestigung des Kastendeckelscharniers im Karosseriequerblech liegen. Sechskantschrauben etwas lockern und Scharnier etwas verschieben und wieder festschrauben.
Wie die Abdeckteile unter dem Armaturenbrett aus- und eingebaut werden, ist auf Seite 124 beschrieben.

Kühle Erwägungen

Dünneres Motoröl im Winter

Das Herstellerwerk empfiehlt für den Audi 80 bei Temperaturen unter + 5 °C das dünnflüssige Motoröl SAE 20 W/20 (und bei noch tieferen Temperaturen unter zumeist – 10 °C sogar SAE 10 W). Für den Winterfahrbetrieb ziehen wir jedoch eines der ebenfalls empfohlenen Mehrbereichsöle (siehe auch Seite 36) vor, auch wenn uns im Sommer das Einbereichsöl SAE 30 ausreichend und preisgünstiger erscheint. Begründung für ein Mehrbereichsöl im Winterfahrbetrieb, das am besten mit »SAE 10 W - ...« beginnen sollte: Im Winter ist der zu richtiger Betriebstemperatur gefahrene Motor durch die thermostatgesteuerte Kühlung genau so heiß wie im Sommer, aber die Starttemperatur liegt wesentlich tiefer. Im Winter hat also der Motor eine wesentlich größere Temperaturspanne (bis zu 45 Celsius-Grade mehr) zu überbrücken, das kann einem Einbereichsöl schwer fallen. Mehrbereichsöl SAE 10 W - 30 oder SAE 10 W - 40 ist da anpassungsfähiger.

Kühlflüssigkeit frostfest machen

Wurde durch zu reichliches Wassernachfüllen im Sommer die Frostschutzmischung so weit verdünnt, daß sie nicht mehr genügend wirksam ist, reicht es durchaus, wenn Sie oben aus dem Wasserkasten des Kühlers mit Hilfe eines dünnen Schlauches das gut erreichbare Kühlwasser absaugen, stattdessen einen ganzen Liter Frostschutzmittel (Glysantin, Genantin oder VW/Audi-Frostschutzmittel) einfüllen und mit dem abgesaugten Wasser zuletzt bis zur Einfüllmarke auffüllen. Das mischt sich bei den nächsten Fahrten durch und nach einigen Fahrtagen wird nochmals die Frostfestigkeit nachgeprüft. Wenn es doch noch nicht reicht, füllt man im Verlaufe der kommenden Zeit statt Kühlwasser reines Frostschutzmittel nach, denn so plötzlich kommt ja harter Frost kaum.

Wenn das Kühlsystem mit Frostschutz vollständig neu befüllt werden soll, muß der Kühler selbst entleert werden, indem man, wie auf Seite 68 gezeigt, die Ablaßschraube unten am Kühler herausdreht. Dieses Kühlwasser kann man, wenn es nicht verschmutzt ist, ohne weiteres für die Frostschutzmischung benutzen, denn es ist ja bereits »entkalkt«.

Das Kühlsystem faßt insgesamt 6,2 (bzw. bei Ausgleichsbehälter 6,5) Liter Flüssigkeit. Es laufen jedoch nur etwa 4,5 Liter aus dem Kühler und den Schläuchen ab, der Rest bleibt im Kühlsystem. Nun gibt es in der Betriebsanleitung und anderswo genaue Mischtabellen, bei wieviel Frostschutzmittel (etwa 2,6 Liter) und wieviel Liter Wasser (z. B. 3,6 Liter) welche Frostfestigkeit erreicht werde (in diesem Falle – 25 °C). Darum brauchen Sie sich nicht viel zu kümmern, denn Frostschutzmittel wird in aller Regel in 1,5-Liter-Dosen verkauft und Sie brauchen demgemäß sowieso 2 Dosen, das sind 3 Liter. Mischen Sie also diese 3 Liter – was sollen Sie auch sonst mit dem Rest? – mit knapp 2 Liter vom abgelassenen Kühlwasser (wenn es sauber ist) in einem sauberen Kunststoffeimer oder Waschmittel-Plastikkanister gut

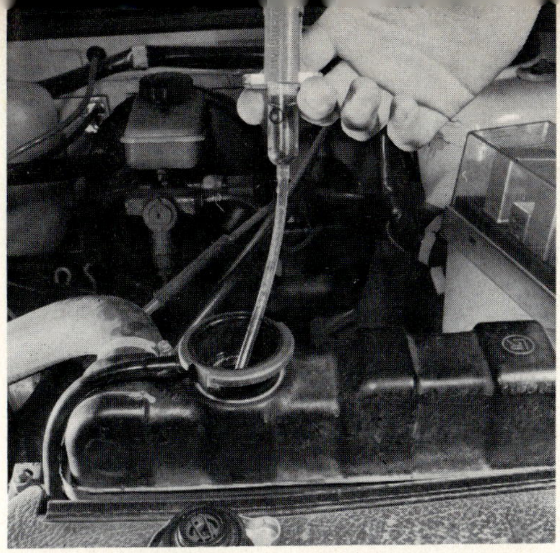

Rechtzeitig vor den ersten Nachtfrösten muß das Kühlwasser frostfest gemacht oder zumindest nachgeprüft werden, ob der vorhandene Frostschutz des Kühlsystems noch ausreicht. Denn, wie im Kapitel über die Kühlung bereits erläutert, werden nicht alle Audi 80 bereits im Werk mit einer Frostschutzmischung befüllt.
Der erste Schritt der Frostschutzprüfung ist das sogenannte „Spindeln". Das macht die Werkstatt mit einem Hebermesser, auf dem mit Hilfe von Tabellen der genaue Celsiusgrad der Frostfestigkeit festgestellt werden kann. Der hier gezeigte „Glysantester" ist dagegen temperaturunabhängig und einfach, denn er zeigt nur durch eine schwimmende Kugel an, ob eine Frostfestigkeit bis –25 °C gegeben ist oder nicht. Da man diese Frostfestigkeit für alle Fälle braucht, ist die Prüfmethode völlig ausreichend. Auch gilt die Messung nicht nur für das bekannte Glysantin, sondern für alle Frostschutzmittel, da es bei der ganzen Angelegenheit nur auf das Messen des spezifischen Gewichtes der Frostschutzmischung ankommt.

durch, füllen Sie diese Mixtur in den Kühler und entlüften Sie das Kühlsystem, wie auf Seite 69 beschrieben. Bei den nächsten Fahrten mischt sich diese »dicke« Frostschutzmischung mit dem Kühlwasserrest im System durch und Sie haben insgesamt etwa –30 bis – 35 °C Frostfestigkeit und keine Sorgen mehr, ob es auch reichen könnte.
VW/Audi empfiehlt in der Betriebsanleitung nachdrücklich das hauseigene VW/Audi-Frostschutzmittel. Nun ja, jeder Metzger lobt seine eigene Wurst, das ist sein gutes Recht. Aber alle handelsüblichen Frostschutzmittel tun die gleichen Dienste, man kann sie auch schadlos miteinander mischen, denn alle haben die gleiche Glykolbasis.

Frostschutz für Scheibenwascher

Der Scheibenwascherbehälter im Motorraum wird von der Ausstrahlung des Motors während der Fahrt zwar warmgehalten, aber davon darf man sich nicht irritieren lassen, denn maßgebend ist der kalte Fahrwind, der die Außentemperatur um das Auto noch herabsetzt, so daß nicht genügend frostfestes Wasser beim Versprühen auf der Windschutzscheibe sofort vereist.
Für diesen Zweck gibt es an den Tankstellen eine Fülle von Spezialmitteln, die dem Scheibenwaschwasser beigemischt werden können. Sie zu kaufen hat aber nur Sinn, wenn sie gleichzeitig in der Lage sind, Öldunst- und Silikonschleier von der Windschutzscheibe zu vertreiben. Nicht jeder Waschwasserzusatz, der das verspricht, kann das auch. Besonders wirkungsvoll fand der ADAC in einem großangelegten Test Pingo Ice-cleaner (blaue Kunststoff-Flasche mit 400 ccm Inhalt kostet 2,75 DM).
Man kann auch Brennspiritus zusetzen, wenn man den Sommer über mit einem Scheibenwascherzusatz gute Reinigungs-Erfahrungen gemacht hat, dieses Mittel aber von sich aus keinen Frostschutz bietet. Brennspiritus allein genügt heutzutage nicht mehr als Zugabe, da es nicht genügend Reinigungswirkung hat, um bei regnerischer Nachtfahrt die Windschutzscheibe verkehrsgerecht klar zu halten.

Wagenwäsche im Winter

Da wir gerade beim Wasser sind: Im Winter, so denkt gar mancher, wird der Wagen ja doch gleich wieder schmutzig und außerdem ist es so ungemütlich, bei Kälte den Wagen zu waschen – also läßt man es. Das ist aber nur bei hartem Frost richtig, da können nachher Türen und Hauben einfrieren. Aber sobald frostfreies Wetter herrscht, sollten Sie Ihrem verschmutzten Wagen eine sehr gründliche Wäsche gönnen und vor allem kräftig mit dem Wasserschlauch die Kotflügel und die Unterseite des Wagens ausspritzen.

Für alle Winterfahrten gut gerüstet und nicht kostspielig: Breite Kohlenschaufel zum Schneeschippen; Satz Gleitschutzketten (Schneeketten); Plastiksack mit scharfkörnigem Streusand; Unterlegmatten aus alten Kokosläufern zum Anfahren an vereister Steigung; Abschleppseil aus dehnbarem Material; Handfeger zum Freikehren der Karosserie; Antibeschlagtuch; Windschutzscheiben-Entfroster; Scheibenwascherzusatzmittel gegen Frost; Eisschaber. Am besten verstaut man alle diese Sachen in einem stabilen Karton, damit sie nicht im Kofferraum des Audi umherpoltern.
Der besondere Pfiff der Unterlegmatten: Daran ist jeweils eine lange Schnur befestigt. Damit wird die Matte vor dem Unterlegen an der betreffenden Seite der hinteren Stoßstange angebunden. Wenn man den Wagen in Fahrt gebracht hat, braucht man zum Aufsammeln der Matten nicht anzuhalten, sondern kann bis zum Gipfel der Steigung hinauffahren. Langer Rückweg oder wiederholte Anfahrbemühungen werden dadurch erspart.

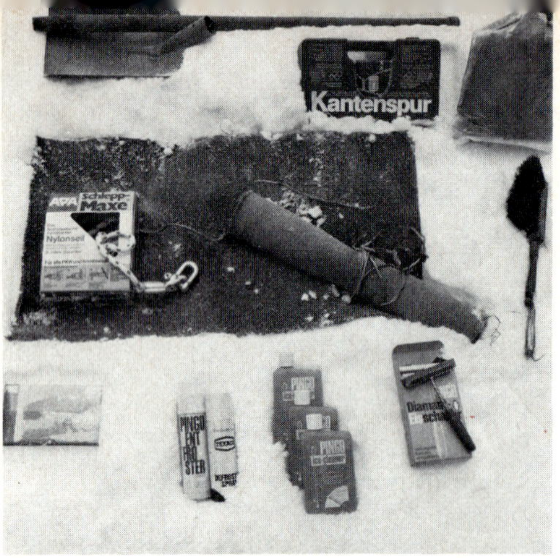

Denn der mit Auftausalzen vermischte Schmutz nagt wie Gift am Wagen – die Quittung hat man andernfalls im Frühjahr, wenn unter einer winterlangen Schmutzschicht bei der Wäsche überall Rostpickel (meist Durchrostungen von der dünnen Blechinnenseite her) findet.

Lackpflege

Gründliche Lackpflege mit kräftig polierenden oder lackreinigenden Mitteln unterläßt man im Winter – das ist eine wichtige Maßnahme beim Frühjahrsputz. Aber trotzdem darf man den Autolack nicht sich selbst überlassen, er würde von Wasser, Salz und schleifendem Schmutz doch zu stark strapaziert. Deshalb sollte man nach der winterlichen Wagenwäsche den Lack mit einem Lack-Konservierer (»Auto-Wachs«, »Hartwachs«, »Hartglanz« usw.) behandeln. Einfacher geht es – und durchaus ausreichend – mit einem sogenannten Wasch-Konservierer, der nach der gründlichen Wasserwäsche auf den sauberen, aber noch nassen Lack aufgesprüht oder mit dem Schwamm aufgetragen und nach kurzer Zeit noch einmal mit klarem Wasser abgespült wird. Besonders wirkungsvoll fanden wir den Waschkonservierer »14 Tage Wäsche« von Pingo.

Chromschutz

Auch der Chromzierrat muß im Winter besonders pfleglich gegen Rost geschützt werden. Nach unseren Erfahrungen braucht man dazu kein besonderes Chromputzmittel, sondern ein gutes Lackpflegemittel mit konservierenden Eigenschaften (also z. B. Autopolish) tut die gleichen Dienste. Vor sogenannten Chromschutzlacken, die den ganzen Winter über die Verchromung gegen alle Angriffe schützen sollen, sei jedoch gewarnt. Denn diese Klar-Lacke lassen sich im Frühjahr oft nur noch mit größten Schwierigkeiten beseitigen und außerdem sind sie dermaßen wasserdicht, daß im Herbst darunter eingeschlossene Feuchtigkeitströpfchen bösartige Rostpickel entstehen lassen, womit das Gegenteil der schützenden Absicht erreicht ist.

Fingerzeige: *Falls Sie nach dem Winter Lackschäden selbst mit Sprühlack beseitigen wollen, dann finden Sie beim Audi 80 das Etikett mit der genauen Farbangabe auf der Innenseite der Kofferraumhaube aufgeklebt. Diese Farbbezeichnung und die Farbnummer müssen Sie kennen, damit Sie unter den vielen tausend Autofarbtönen auch den richtigen erhalten.*
Genaue Anweisungen und hunderte von Ratschlägen zur Karosseriepflege, von der Wagenwäsche bis zur Reparatur von Blechschäden, finden Sie im Sonderband (Nr. 45) dieser Buchreihe »Die Auto-Karosserie«.

Die Zündanlage

Zum guten Starten im Winter muß der Elektrodenabstand der Zündkerzen stimmen. Oft sind sie im Sommer zu weit abgebrannt und das bringt im Winter Startschwierigkeiten. Der Elektrodenabstand ist allgemein mit 0,6 bis 0,7 mm vorgeschrieben. Nach unseren Erfahrungen ist es gut, im Winter den Elektrodenabstand auf 0,5 bis 0,6 mm einzustellen, jedenfalls sollte er nicht mehr als 0,6 mm betragen. Zündleitungen, Zündspule und Verteiler müssen schmutz- und ölfrei sein und vor allem darf sich auf diesen Teilen keine weißliche Schicht zeigen, denn dabei handelt es sich um hochgespritztes und angetrocknetes Streusalz. Alle Verschmutzungen der Zündanlage können den Zündstrom ganz oder teilweise ableiten und Kurzschlüsse bewirken. Deshalb Kabel und alle Teile der Zündanlage sorgfältig waschen, trocknen und mit Isolierspray (Seite 22) einsprühen.

Die Batterie

Die Leistungskraft der Batterie ist, wie auf Seite 100 näher beschrieben, sehr stark temperaturabhängig. Bei – 15 °C hat sie nur noch die halbe Kraft. Und gleichzeitig fordert der kältesteife Motor erhöhte Anlasserkraft zum Starten. Deshalb vor sehr kalten Nächten die Batterie des im Freien geparkten Wagens ausbauen – das ist beim Audi 80 ja nicht schwierig – und neben die Heizung oder den Ofen (nicht drauf!) stellen.

Vergaser auf Winterbetrieb

Der Audi-Motor ist bekanntlich für gute Stimmung in Zündanlage und Vergaser besonders empfänglich. So bekommt er im Winter leicht den Husten, wenn die Vergaser-Ansaugluft ihm zu kühl zuströmt. Seine Väter haben dafür vorgesorgt und einen dicken Papierschlauch an die Motorraum-Seitenwand montiert, dessen Mundstück bei Außentemperaturen um + 15 °C, also schon im frühen Herbst, über den Gegenstutzen am Auspuffkrümmer montiert werden soll, damit der Vergaser von dort vorgewärmte Luft erhält (siehe Bild Seite 96). Außerdem muß bereits im Herbst – bei Temperaturen unter + 15 °C – der Frischluftschieber hinter dem Frontziergitter (Bild Seite 96) vom Motorraum aus geschlossen werden.

Reifen im Winter

Radialreifen als »Ganzjahres-Reifen«

Schon mit den serienmäßigen Radialreifen kann man leichte Winterbedingung bewältigen, denn ihre Laufflächen liegen ohne seitliche Eigenbewegungen auf der Fahrbahn (durch die bei den veralteten Diagonalreifen die Rutscherei eingeleitet wird). Auf ebener Schnee- oder Eisstrecke kommt der Frontantrieb des Audi noch als Vorteil hinzu, da er den Wagen geradeaus zieht und nicht »schiebt«. Dieser Vorteil kehrt sich allerdings (trotz aller gegenteiliger Schwüre der Audi-Verkäufer und anderer »Fachleute«) schon bei geringen Steigungen zum Nachteil, denn beim Anfahren rutschen durch den entlasteten Frontantrieb die Vorderräder wesentlich schneller durch als etwa die Hinterräder eines heckmotorbelasteten Volkswagens.
Falls man also keine besonders harten Winterbedingungen zu erwarten hat (vorwiegend Stadtfahrten, keine Gebirgsfahrten), reichen vor allem jene Radial-Reifen auch im Winter aus, die sich den Ruf von »Ganzjahres-Reifen« aus der Praxis erworben haben. (»Ganzjahres-Reifen« ist an sich ein unerfüllbarer Wunschtraum der Reifenhersteller, von denen viele diese Bezeichnung darum gar nicht hören wollen, weil es so etwas im Ideal gar nicht geben kann. Was wir hier so nennen, ist darum auch als Kompromiß zu betrachten.) Viel gelobt werden in diesem Sinne der Michelin zX bzw. XzX, der Goodyear G 800 S, der Pirelli CN 54 und der Uniroyal Rallye. Das sind alles Radialreifen mit Stahldrahtkarkasse. Dagegen haben Radialreifen mit Textilkarkasse nicht so gute Wintereigenschaften.

Die Anfang 1975 verbotenen Spike-Reifen, die auf winterlichen Straßen die beste Sicherheit boten, wurden inzwischen von sogenannten Haftreifen abgelöst, die zwar kein vollwertiger Ersatz für die Spike-Reifen sind, aber immerhin bessere Hafteigenschaften bei bestimmten winterlichen Straßensituationen bieten als die vorher üblichen M+S-Reifen. Das wurde einerseits durch verbessertes Profil mit feinen Schnittlamellen und andrerseits durch eine besonders „eisfreundliche" Gummimischung der Profilfläche erreicht.
Hier ein Vertreter dieser Reifengattung, der Dunlop SP 66 Icegrip.

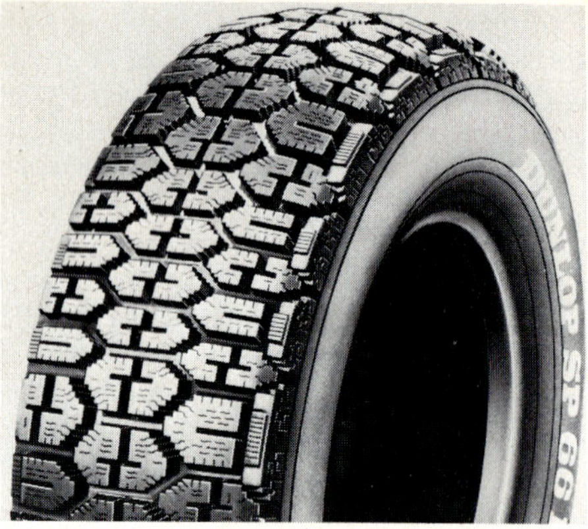

M+S-Reifen für tiefen Schnee

Durch das Verbot der besonders wintergünstigen Spikes-Reifen sind die schon fast vergessenen M+S-Reifen (M+S = Matsch + Schnee) wieder etwas aktueller geworden. Mit ihren groben Stollen treiben sie das Auto in Schnee und Matsch auch besser vorwärts als ein Reifen mit »Sommerprofil«, auch wenn er gute »Ganzjahres-Eigenschaften« hat. Andererseits sind aber diese grobstolligen Reifen bei Nässe und auf Glatteis (und beides hat man öfter im Winter als tiefen Schnee) den Sommerreifen erheblich unterlegen (allenfalls besser bei Aquaplaning durch ihre hohen Stollen), so daß die Reifenfirmen sich bemühen, die Gummimischungen dieser M+S-Reifen (auch der Laufgummi spielt bei der Wintertauglichkeit eine große Rolle!) winterfreundlich zu machen (wodurch sie sich andererseits sehr schnell im Sommer abnutzen).
Gelobt werden als gute M+S-Reifen der Michelin XM+S, der Semperit MR 381 M+S (besonders grobstolliger Alpenreifen), der Uniroyal »Winterkralle« und die Textilgürtelreifen Dunlop SP M+S oder Pirelli MS 35.

Fingerzeig: *Reifen mit M+S-Profil in der Radialausführung »SR« (siehe Seite 200) dürfen nach den gesetzlichen Bestimmungen nur mit 160 km/h gefahren werden, während die SR-Reifen mit Sommer-Profil (auch die im Abschnitt »Ganzjahres-Reifen« erwähnten) mit 180 km/h gefahren werden dürfen. Nach den Bestimmungen muß bei jenen Fahrzeugen, die mit ihrer amtlichen Spitzengeschwindigkeit über 160 km/h liegen, am Armaturenbrett ein Aufkleber aufgebracht werden, der die zulässige Geschwindigkeit anzeigt, wenn M+S-Reifen montiert sind.*

Besondere Felgen für den Winter

Da die besonderen Winter-Reifen zu teuer sind, um sie bei normalen Straßenverhältnissen ohne Schnee und Eis abzuradieren, sollten Sie sich einen besonderen Satz Felgen für die Winterreifen anschaffen. Das zahlt sich auf die Dauer aus, denn Sie ersparen sich jeweils vor und nach dem Winter das kostspielige Ummontieren der Reifen auf den Felgen und können auch im Winter, wenn wochenlang von Schnee und Eis weithin nichts zu sehen ist, schnell die teureren Winterreifen gegen die Sommerreifen austauschen.

Mensch, ärgere dich nicht

Es hilft nichts, eines Tages ist doch etwas an Ihrem Audi kaputt, zu dessen Instandsetzung auch ein gut sortierter Heimwerker-Werkzeugschrank nicht mehr ausreicht. Oder es handelt sich um ein Teil, von dem wesentlich die Verkehrssicherheit abhängt und von dessen Selbsthilfe-Reparatur wir nur dringend abraten können (z. B. Lenkung oder Bremsen) oder Sie haben keine Zeit zur Eigenreparatur und brauchen Ihr Fahrzeug möglichst schnell intakt wieder. Also: auf zur Werkstatt!

Was wird das wohl kosten?

Da haben, wie wir immer beobachten, viele Autofahrer eine große Scheu vor der direkten Frage nach den Reparaturkosten. Man will seine Unkenntnis nicht zugeben (obwohl unmöglich ein Mensch erwarten kann, daß man etwa als Bankangestellter die Ersatzteilpreise für eine neue Kupplungsscheibe und die zugehörigen Montagekosten kennt), läßt sich etwas Unverständliches erzählen, erteilt dementsprechend verschwommene Reparaturaufträge und wartet dann mit banger Sorge auf die Höhe der Rechnung.

Kraftfahrzeug-Reparaturbedingungen

Das muß nicht sein, denn 1974 hat der ADAC mit dem Kraftfahrzeughandwerk neue Reparaturbedingungen ausgehandelt, an die sich jede seriöse Werkstatt hält. Besonders wichtige Punkte:

■ Die Werkstatt leistet für ihre Reparaturen 6 Monate Garantie ohne Kilometerbegrenzung. Eventuelle Garantiefehler werden in der Werkstatt kostenlos behoben.

■ Reklamationen bezüglich der Rechnung sind nicht nur bei Auslieferung des Fahrzeugs, sondern noch innerhalb der folgenden 4 Wochen möglich. Bei Streitigkeiten kann sich der Kunde an eine der rund 60 Schiedsstellen im Bundesgebiet (nächste Schiedsstelle bei Handwerkskammer, Automobil-Club oder TÜV erfragen) wenden, deren Inanspruchnahme kostenlos ist.

■ Auf Verlangen des Kunden wird ein Kostenvoranschlag erstellt, dessen Einzelposten im Reparaturauftrag eingetragen werden und damit für die Werkstatt 3 Wochen lang verbindlich sind. Diese Preise dürfen ohne Zustimmung des Kunden bei Aufträgen bis zu 500 DM um nicht mehr als 20 Prozent, bei höheren Aufträgen um nicht mehr als 15 Prozent überschritten werden. Deshalb wichtig: Eigene Telefonnummer bei der Auftragserteilung notieren lassen, damit eventuell zusätzlich erforderliche Reparaturen mit Ihnen abgesprochen werden können.

Zeiteinheiten und Stundenarbeitspreis

Solch ein Kostenvoranschlag über die Ersatzteilkosten und den anfallenden Arbeitslohn — besser: Arbeitspreis — ist für eine Audi-Werkstatt kein Problem. Denn jede autorisierte Audi-Werkstatt hat ein vom Werk herausgegebenes „Arbeitspositionsbuch“, in dem Tausende möglicher Wartungs- und Instandsetzungsarbeiten an den Audi-Modellen stichwortartig aufgeführt sind.

Das ist keine „Reparaturpreisliste", denn Festpreise gibt es ja nicht mehr, sondern es wird durch die darin aufgeführten „Zeiteinheiten" (abgekürzt: ZE) festgelegt, innerhalb welcher Zeit die jeweilige Arbeit erledigt werden kann. Diese Berechnung nach Zeiteinheiten (ZE) ist einfach: Man hat die Arbeitsstunde in 100 ZE eingeteilt. Ein ordentlicher Monteur einer ordentlichen Auto-Union-Werkstatt soll also in 1 Stunde eine Arbeit mit 100 ZE schaffen. Unterteilt wird bis zu 5 ZE, was 3 Minuten entspricht.

Bezüglich dieser Zeiteinheiten haben also alle Audi-Werkstätten eine gleiche Berechnungsbasis. Was aber 100 ZE (also 1 Arbeitsstunde) jeweils kosten, das muß der Werkstattinhaber selbst kalkulieren. Was dabei herauskommt, ist allerdings sehr unterschiedlich. So kostet die Werkstatt-Arbeitsstunde im Durchschnitt heute (Frühjahr 80) 45 DM, recht selten sind 38 und 40 DM geworden, dagegen muß man in Großstädten mit 55 oder gar über 60 DM rechnen! Das liegt an den sehr unterschiedlichen Unkosten der Werkstattinhaber – Löhne, Gehälter, Gebäude- und Geräteamortisation, allgemeine Betriebskosten, Steuern und dergleichen – und so ist es natürlich, daß ein Werkstattbesitzer auf ererbtem Grundstück in der Kleinstadt und bei niedrigeren Löhnen billiger sein kann als der Inhaber einer aufwendigen Großstadt-„Reparaturfabrik" auf sündteurem Grund und Boden. Aber die Werkstattpreise werden auch nicht selten vom Blick auf die Konkurrenz beeinflußt, was die wohl als „Stunden-Arbeitspreis" berechnet.

Diese Preisunterschiede bringen es mit sich, daß Sie als Grundpreis für Wartungsdienst und Diagnose Ihres Audi 80 (zusammen 130 ZE) hier vielleicht 39 DM und dort 62 DM zahlen sollen. Lassen Sie sich darum vor größeren Reparaturen auch den Preis für die Reparaturstunde nennen! Vielleicht findet sich nicht allzuweit eine Werkstatt, deren Preise niedriger liegen.

„Geheimtip": Mit einer nicht so dringenden Reparatur warten, bis man im Urlaub weit von der Großstadt ist und auch Zeit hat, ein paar Tage auf den Wagen zu warten. Voraussetzung: Die Finanzen reichen für Urlaub und Reparatur gleichzeitig. Aber: In einem feudalen Kurort ist man auch nicht immer weit genug weg von teuren Preisen.

Ausgenommen von der ZE-Festlegung sind allerdings Arbeiten, deren Zeitaufwand vorher schwer bestimmbar ist, vor allem Ausbeularbeiten am Blech, Richtarbeiten an einem zerknautschten Fahrzeug und dergleichen. Schwierig ist ein Kostenvoranschlag natürlich auch, wenn erst Teile ausgebaut werden müssen, um den eigentlichen Defekt erkennen zu können, etwa an den Kolben oder im Getriebe.

Fingerzeige: *Lassen Sie sich ausgetauschte Teile auf eine Zeitung in den Kofferraum legen (Vermerke auf dem Reparaturauftrag!). Damit haben Sie eine gewisse Kontrolle der Werkstattarbeit und es bremst leicht einen zu großzügigen Einbau neuer Teile.*

Achten Sie beim Empfang der Werkstattrechnung darauf, daß auf ihr genau beschrieben ist, was und mit welchen Ersatzteilen repariert wurde. Dies ist für eine eventuell notwendige Reklamation innerhalb der Sechs-Monate-Garantiefrist sehr wichtig.

Der Audi in Zahlen

Alles an einem Auto, was sich in irgendwelcher Form in Zahlen ausdrücken läßt, trägt die Bezeichnung »Technische Daten«. Auch eine Kurzbeschreibung der einzelnen Teile des Motors, der Elektrik und des Fahrwerks gehören dazu. Nach der sogenannten Typprüfung werden die meisten dieser Angaben in der »Allgemeinen Betriebserlaubnis« (ABE) registriert. An diesen Teilen Veränderungen vorzunehmen, ist daher nur mit amtlichem Segen zulässig. Alle Angaben, die für Sie eines Tages vielleicht von Interesse sein können, haben wir nachstehend für folgende Modelle zusammengestellt:

- Audi 80/L 1300/55 PS (ab Juli 1972)
- Audi 80 S/LS 1500 S/75 PS (Juli 72 bis Juli 74)
- Audi 80 S/LS 1500 N/75 PS (Aug. 74 bis Aug. 75)
- Audi 80 S/LS 1600 N/75 PS (ab September 75)
- Audi 80 GL 1500/1600/85 PS (Juli 72 bis Juli 76)
- Audi 80 GLS 1600/75 oder 85 PS (ab Aug. 76)
- Audi 80 GT 1600/100 PS (Nov. 73 bis Sept. 75)
- Audi GTE 1600/110 PS (ab Oktober 1975)

Die Produktion des Audi 80 begann im Juli 1972 mit der Fahrgestell-Nr. 823 20 000 001, wobei die vorangestellte 8 für »Audi 80« steht. Die zweite Zahl gibt Aufschluß über die Karosserie: 2 = Limousine zweitürig, 4 = Limousine viertürig. Die nachfolgende Ziffer bezeichnet das Modelljahr (jeweils vom 1. 8. bis zum 31. 7. des darauffolgenden Jahres): 3 = 1973 4 = 1974 5 = 1975 usw. Die vierte Zahl in der Fahrgestell-Numerierung stellt eine werksinterne Steuerziffer dar; die eigentliche Fahrgestell-Nummer beginnt jedes Modelljahr mit 000 001.

Motor

Typ		1300	1500 S	1500/1600 N	1500/1600	1600 GT/GTE
Kennbuchstabe		ZA	ZB	YJ/YN	ZC/YP	XX/YS
Bauart		Wassergekühlter Vierzylinder-Reihenmotor				
Bohrung	mm	75	76,5	76,5/79,5	76,5/79,5	79,5
Hub	mm	73,4	80	80	80	80
Hubraum effektiv	cm³	1297	1471	1471/1588	1471/1588	1588
Hubraum nach Steuerformel	cm³	1291	1460	1460/1578	1460/1578	1578
Höchstleistung DIN-PS (kW)		55 (40)	75 (55)	75 (55)	85 (63)	100 (74)/110 (81)
bei	U/min	5500	5800	5800/5600	5800/5600	6000/6100
Höchstes Drehmoment	mkp	9,4	11,6	11,4/12,1	12,3/12,7	13,4/14,0
bei	U/min	2500	3500	3500/3200	4000/3200	4000/5000
Verdichtung		8,5 : 1	9,7 : 1	8,2 : 1	9,7/8,2 : 1	9,5 : 1
Oktanzahlbedarf	nach ROZ	93	98	91	98/91	98
	nach MOZ	82	86	80	86/80	86
Ventilsteuerung		Durch eine obenliegende Nockenwelle über Tassenstößel direkt auf hängende Ventile				
Ventilspiel bei warmem Motor						
Einlaß	mm	0,20–0,30	0,20–0,30	0,20–0,30	0,20–0,30	0,20–0,30
Auslaß	mm	0,40–0,50	0,40–0,50	0,40–0,50	0,40–0,50	0,40–0,50
Steuerzeiten						
Einlaß öffnet		9° v. OT	9° v. OT	9°/4° v. OT	9°/4° v. OT	9° v. OT
Einlaß schließt		29° n. UT	41° n. UT	41°/46° n. UT	41°/46° n. UT	46° n. UT
Auslaß öffnet		45° v. UT	49° v. UT	49°/44° v. UT	49°/44° v. UT	44° v. UT
Auslaß schließt		3° v. OT	1° n. OT	1°/6° n. OT	1°/6° n. OT	6° n. OT
Schmiersystem		Druckumlaufschmierung durch Zahnradpumpe mit Ölwechselfilter im Hauptstrom				
Öl-Mindestdruck im Leerlauf bei 80 °C Öltemperatur	kp/cm² (bar Überdruck)	1	1	1	1	1
Öl-Höchstdruck	kp/cm² (bar Überdruck)	7	7	7	7	7
Kühlsystem		Wasserumlaufkühlung mit Flügelradpumpe und Thermostat, Kühler mit thermostatisch geregeltem Elektroventilator, Kühlflüssigkeit mit Dauerfrostschutz				
Motorgewicht mit Kupplung, Auspuffanlage und Öl	kg	107	111	111	113	115

(Angaben hinter Schrägstrich (/) entsprechen Motorausführung ab Herbst 75)

Kraftstoffanlage

Vergaser		Fallstromvergaser mit Startautomatik und Beschleunigungspumpe				
Typ		Solex 35 PDSIT	Solex 35 PDSIT	Solex 35 PDSIT	Solex 32/35 TDID (32/35 DIDTA) [1]	Solex 35/40 DIDTA
Leerlaufdrehzahl	U/min	950 ± 50	950 ± 50	950 ± 50	950 ± 50	950 ± 50
CO-Wert	Vol. %	1,5 ± 0,2	1,5 ± 0,2	1,5 ± 0,2	1,5 ± 0,2	1,5 ± 0,2

[1]) Audi 80 GL Automatic ab Oktober 1973

Elektrische Anlage

Netzspannung	12 V
Batterie	12 V/36 Ah, auf Wunsch 12 V/45 Ah (serienmäßig im GL und GT) oder 12 V/54 Ah
Lichtmaschine	Bosch K 1 (R) 14 V 35 A 20 oder Bosch K 1 (R) 14 V 55 A 20 (serienmäßig im GL und GT)
Regler-Typ	Bosch EE 14 V 3 (in Lichtmaschine)
Anlasser	Bosch EF (R) 12 V 0,7 PS (0,51 kW)
Zündverteiler	Bosch IFU 4
Zündverstellung	Durch Unterdruck und Fliehkraft
Unterbrecher-Kontaktabstand	0,4 mm
Schließwinkel	47 ° ± 3 ° bzw. 52,3 % ± 3,5 %
Zündzeitpunkteinstellung	Siehe Seiten 136/137
Zündspule	Bosch KW 12 V
Zündfolge	1 – 3 – 4 – 2
Zündkerzen	Siehe Tabelle Seite 141
Glühlampen	Siehe Seite 142

Kraftübertragung

bei Motor	55/60 PS	75 PS	85 PS	100 PS
Kupplung	Einscheiben-Trockenkupplung mit Membranfeder			
Kupplungs-Durchmesser mm	180	190	190	200
Schaltgetriebe	Schrägverzahntes, voll- und sperrsynchronisiertes Viergang-Getriebe mit angebautem Achsantrieb			
Getriebekennzeichen	ZT	ZS	ZU	ZZ
Übersetzungen				
Achsantrieb	4,555 [1]	4,111	4,111	4,111
1. Gang	3,454	3,454	3,454	3,454
2. Gang	2,055 [2]	2,055 [2]	2,055 [2]	2,055 [2]
3. Gang	1,371 [3]	1,371 [3]	1,371 [3]	1,333
4. Gang	0,968 [4]	0,968 [5]	0,939 [6]	0,909
R-Gang	3,166	3,166	3,166	3,166
Automatic-Getr.	Hydraulisch gesteuertes Dreigang-Getriebe mit hydronamischem Dreielement-Drehmomentwandler			

[1]) ab 8. 76: 4,444
[2]) ab 8. 74: 1,947
[3]) ab 8. 76: 1,286
[4]) ab 8. 76: 0,909
[5]) ab 10. 74: 0,939, ab 8. 76: 0,909
[6]) ab 8. 76: 0,882

Maße und Gewichte

Radstand	mm 2456			
Spurweite				
vorn	mm 1340			
hinten	mm 1340			
Bodenfreiheit, unbeladen/beladen	mm 180/88 (bis Juli 1973)			
	mm 200/100 (ab August 1973)			
Länge	mm 4175			
Breite	mm 1600			
Höhe	mm 1362			
	Audi 80/L	S/LS	GL	GT/GTE
Leergewicht	kg 835	850 (870)	855 (875)	855
Ges.-gewicht	kg 1260	1275 (1295)	1280 (1300)	1280
Nutzlast	kg 425	425	425	425
Anhängelast				
ungebremst	kg 450	450	450	450
gebremst	kg 850	1000	1000	1000

Fahrwerk

Vorderachse	Einzelradaufhängung an Federbeinen und Dreieckslenkern, Drehstabilisator
Hinterachse	Torsionskurbelachse an Federbeinen mit 2 Längslenkern und diagonal verlaufender Querstrebe
Lenkung	Zahnstangenlenkung mit stoßnachgiebiger Lenksäule
Übersetzung des Lenkgetriebes	19,1
Lenkradumrehungen von Anschlag zu Anschlag	3,94
Wendekreisdurchmesser	10,28 m
Vorderradeinstellung (auf Leergewicht bezogen)	
Gesamtspur (ungedrückt)	+ 10 ′ ± 10 ′
Sturz in Geradeausstellung	+ 30 ′ ± 25 ′
Spurdifferenzwinkel bei 20 °	
Lenkeinschlag nach links bzw. rechts (ungedrückt)	+ 54 ′ ± 30 ′
Nachlauf	+ 30 ′ ± 30 ′
Hinterachseinstellung (nicht korrigierbar)	
Sturz	– 30 ′ ± 30 ′
Gesamtspur	± 50 ′
Bremsanlage	Hydraulische Vierradbremse mit zwei diagonal angelegten Bremskreisen Bremskraftverstärker auf Wunsch oder serienmäßig Bremskraftregler serienmäßig ab 85 PS sowie bei automatischem Getriebe Mechanische räder wirkend Handbremse auf Hinter-
Fußbremse vorn	Scheibenbremsen mit Schwimmsattel, ein Bremskolben je Scheibe
Bremsscheibe	
Durchmesser	239 mm
Nennstärke/Mindeststärke	10,0/8,0 mm (Audi 80, L, S, LS u. GL) 12,0/10,0 mm (bei automatischem Getriebe und Audi 80 GT)
Fußbremse hinten	Simplex-Trommelbremsen mit schräg abgestützten Gleitbacken
Bremstrommel-Durchmesser	
Nennmaß/Höchstmaß	180/180,5
Belagfläche	294 cm^2
Bremsbelagstärke neu/mindestens	5/2,5 mm
Felgen	4½ J x 13 oder 5 J x 13
Reifen	Siehe Seite 199

Füllmengen (in Liter)

Kraftstofftank	Ltr. 45
Kurbelgehäuse	
ohne Ölfilterwechsel	Ltr. 2,5
mit Ölfilterwechsel	Ltr. 3,0
Schaltgetriebe mit Achsantrieb	1,7 (Wechselmenge 1,5)
Getriebeautomatik	Ltr. 6,0 (Wechselmenge 3,0)
Achsantrieb	Ltr. 1,0
Bremsanlage	Ltr. 0,26
Kühlsystem ohne Ausgleichsbehälter	Ltr. 6,2
mit Ausgleichsbehälter	Ltr. 6,5

Fahrwerte (Werksangaben)

		1300/55 PS	1300/60 PS	1500/75 PS 1600/75 PS	1500/85 PS 1600/85 PS	1600 100/110 PS
Höchstgeschwindigkeit	km/h	145	147	160 (155)	170 (165)	175/181
bei Motordrehzahl	U/min	6090	6170	6060 (6040)	6250 (6140)	6190
Motordrehzahl bei 100 km/h	U/min	4200	4200	3790 (3900)	3680 (3720)	3540
Beschleunigung 0–100 km/h	s	16,9	15,9	13,4 (14,8)	11,3 (12,5)	10,2/9,2
Kraftstoffverbrauch nach DIN	l/100 km	8,8	8,8	8,6 (9,1)	8,6 (9,1)	8,6

Klammerwerte für Fahrzeuge mit Getriebeautomatik

Lebensgeschichte

1972
Juli: Vorstellung des Audi 80 als zwei- und viertürige Limousine. Fahrwerk mit Federbein-Vorderachse und „negativem Lenkrollradius", Kurbel-Hinterachse mit Federbeinen. Neu konstruierte Motorenreihe mit obenliegender Nockenwelle als 1300/55 PS sowie 1500/75 und 85 PS.
Dezember: Geänderte Kraftstoffpumpe mit Heißstartventil und Isolierflansch. Verbesserter Synchronkörper zwischen 3. und 4. Gang, verhindert eventuelles Herausspringen des 4. Ganges.

1973
Februar: Viertürige Limousine im Verkauf. Elektrische Zeituhr (bei L-Ausstattung) quarzgesteuert.
Juni: Hintere Bremsträgerplatten mit Schauloch zur Bremsbelagkontrolle. Neue Zylinderkopfdichtung mit dikkerer Weichstoffauflage, neue Ölwannendichtung mit Stahleinlage sowie verbesserter Zwischenflansch zur Verringerung von Motorundichtigkeiten.
August: Dreipunktgurte serienmäßig an den Vordersitzen. Kühlergrill aus Kunststoff. 1,5-Liter-Motoren mit zusätzlichem Vorschalldämpfer.
Vorstellung des Audi 80 GT (nur als Zweitürer) mit 100 PS aus 1600 cm^3. Serienmäßige Ausstattung: Sportlenkrad, Mittelkonsole, großer Drehzahlmesser, Dreipunkt-Automatikgurte vorn, Kopfstützen, Stahlgürtelreifen 175/70 SR 13 auf 5-Zoll-Felgen.
Oktober: Solex-Vergaser 32/35 DIDTA statt 32/35 TDID für Audi 80 GL Automatic.

1974
April: Geänderte, einstellbare Zahnstangenlenkung; bisherige Lenkgetriebe können umgerüstet werden.
August-September: 1500/75-PS-Motor mit Muldenkolben, geänderter Auspuffanlage und Vergaserabstimmung, kommt jetzt mit Normalkraftstoff aus. Vergaser-Startautomatik zusätzlich elektrisch beheizt. Asymmetrische Lagerung des Motors am Getriebehals gegen Leerlaufschütteln. Kurbelwelle des 1,3-Liter-Motors statt geschmiedet jetzt gegossen.
Getriebe und Schaltmechanik geändert, kürzerer Schalthebel, dadurch verbesserte Schaltbarkeit und kürzere Schaltwege. Getriebeölwechsel alle 45 000 km entfällt. Übersetzung des 2. Ganges von 2,055 in 1,947 geändert; 4. Gang beim 75-PS-Motor statt 0,968 mit 0,939 übersetzt.
Audi 80 S und LS serienmäßig mit Stahlgürtelreifen ausgestattet.
Zentralelektrik in den Wasserkasten vor der Windschutzscheibe verlegt, dadurch Schaltgeräusche des Blink-Relais jetzt hörbar; Änderungen in einigen Schaltungen. Kippschalter für Stand- und Hauptlicht statt der beiden Drucktastenschalter. Scheibenwischerschalter mit Tipp-Wisch-Schaltung (nicht bei Intervall-Schaltung). Audi 80 und 80 S serienmäßig mit elektrischer Scheibenwaschanlage. Tachometer mit Tageskilometerzähler für Audi 80 L/LS und GL.
Stoßstangen vorn und hinten mit Kunststoffecken und beim Audi 80 L und LS mit Gummi-Rammschutzleisten. Seitliche Zierleisten am Audi 80 L/LS/GL mit Gummieinlage. Außenspiegel von innen verstellbar. Audi 80 GL mit Türablagen und Mittelkonsole, alle anderen Modelle mit zusätzlicher Mittelablage. Neue Sitze mit geänderter Befestigung (Dreibeinsitz). Kunststoffumschäumtes Lenkrad für Audi 80 L/LS/GL. Seitliche Belüftungsdüsen im Armaturenbrett beim Audi 80 und 80 S.
Oktober: Dachlast auf 75 kg erhöht.
November: Nachschalldämpfer beim 1,3-Liter-Motor entfallen.
Dezember: Öleinfüllmengen für den Motor verringert auf 2,5 Liter ohne und 3,0 Liter mit Filterwechsel (gilt auch rückwirkend).

1975
Januar: Straffe gepolsterte Vollschaumstoffsitze vorn.
Mai: Grundausstattung verbessert. Der Audi 80 mit 55-PS-Motor erhält serienmäßig Gürtelreifen, alle Modelle erhalten eine heizbare Heckscheibe und einen Bremskraftverstärker.
Juni: 500 000 Audi 80 produziert.
September: Hubraumerweiterung für den 75- und den 85-PS-Motor, statt 1,5 Ltr. jetzt 1,6 Ltr., geänderter Brennraum, geänderte Nockenwelle. Dazu 85-PS-Motor mit neuem Vergaser Zenith 2 B 2.
Die Schaltgetriebe erhalten vom Werk Lebensdauer-Ölfüllung, bisher noch fälliger Getriebeölwechsel bei Kilometerstand 1000 entfällt.
Wartungserschwernis durch Verlegen der Relais- und Sicherungsplatte aus dem Motorraum in den Fußraum vor dem Fahrersitz.
Oktober: Der Audi GTE mit 1,6 Ltr./110-PS-Motor und K-Jetronic-Einspritzanlage ersetzt den GT mit 1,6 Ltr./100-PS-Motor. Die Mehrleistung wird außerdem erreicht durch größere Einlaßventile, Muldenkolben und Änderung der Zündanlage-Einstelldaten.

1976
August: Mit Beginn des Modelljahres 77 tritt anstelle des Audi 80 GL der Audi 80 GLS mit wahlweise 75 PS oder 85 PS (beiden genügt Normalkraftstoff) aus 1,6 Ltr. Hubraum. Auch für den Audi 80 LS ist wahlweise der 1,6 Ltr./85 PS-Motor zu haben. Bei allen Audi-80-Modellen geänderte Front- und Heckansicht mit Rechteck-Scheinwerfern, „integrierten" vorderen Blinkleuchten, vergrößerten Heckleuchten und weiter herumgezogenen Stoßstangen. Einheitliches Schaltgetriebe mit neuen Achsübersetzungen für alle 1,3- und 1,6-Liter-Motoren. Neue Abgasanlage ohne Nachschalldämpfer. Detailveränderungen in der Innenausstattung, z. B. grundsätzlich Automatik-Sicherheitsgurte und Wegfall der regelbaren Instrumentenbeleuchtung. Oktober: Ölwannen-Ablaßschraube am Automatik-Getriebe entfällt. ATF-Wechsel mit Absaugsonde.

1977
Juli: Wegfall der Computer-Diagnose-Vorrichtungen. Maßnahmen zur Herabsetzung des Innengeräuschpegels, wie vibrationsfreie Motor- und Getriebelagerung, geänderter Luftfilterdeckel, schwerer Schalthebel, verbesserte Motorraumauskleidung. Alle Modelle erhalten Felgen 5 J x 13. Sicherheitsgurtverankerung an Vordersitzgestelle verlegt. Ansaugluftvorwärmung mit automatischer Regelung (nicht bei 110-PS-Motor). Weicheres Vorderachs-Querlager, härtere Vorderfedern, neue Dämpferabstimmung, Vergrößerung der Sturz- und Vorspurweite.

1978
Mai: 1 Million Audi 80 seit 1972 produziert.

Stichwortverzeichnis

Erläuterungen zum Schaltplan

in der hinteren Buchklappe

Der zweiteilige Stromlaufplan in der hinteren Buchklappe entspricht nicht der tatsächlichen Kabelverlegung im Audi 80 (diese ist in der Zeichnung auf der Außenseite der hinteren Buchklappe dargestellt), sondern veranschaulicht übersichtlicher die Stromwege der gesamten Schaltung.
Die Zahlen in der gelben Fußleiste (entspricht dem Autoblech der Karosserie) nennen den jeweiligen Strompfad, der das Aufsuchen der in der untenstehenden Tabelle genannten Aggregate erleichtert.
Die Zahlen in den gelben Karos an Kabelenden nennen den Strompfad, in dem sich der Stromweg fortsetzt.
Die Zahlen in den orangefarbigen Kreisen an Kabelenden, bezeichnen die entsprechenden Prüfnetz-Anschlüsse am Diagnose-Zentralstecker (heute zumeist bedeutungslos).
Die oberen grauen Felder des Stromlaufplanes stellen die Relaisplatte mit den jeweiligen Sicherungen dar.
Die Zahlen an den Kabelanschlüssen der verschiedenen Aggregate entsprechen den deutschen Klemmen-Normbezeichnungen, auf die jeweils im Buchtext hingewiesen ist.
Die Stromlaufpläne anderer Audi-80-Modelle und -Jahrgänge können vom Stromlaufplan in der hinteren Buchklappe in Einzelheiten abweichen.

Benennung		Strompfad
A	– Batterie	2
B	– Anlasser	3, 4, 5
C	– Drehstrom-Lichtmaschine	1
D	– Zündanlaßschalter	10–16
E	– Scheibenwischerschalter f. Intervall	75–77
E 1	– Lichtschalter	18–21
E 2	– Blinkerschalter	59, 60
E 3	– Warnlichtschalter	55–61
E 4	– Schalter Abblendung und Lichthupe	40
E 9	– Schalter Frischluftgebläse	63, 64
E 15	– Schalter heizbare Heckscheibe	65, 66
E 19	– Schalter Parklicht	16
E 20	– Leuchtstärkeregler für Instrumente	22
F	– Bremslichtschalter	46
F 1	– Öldruckschalter	50
F 2, 3	– Türkontaktschalter	27, 28
F 4	– Schalter Rückfahrleuchte	28
F 18	– Thermoschalter für Kühlventilator	81
F 26	– Thermoschalter Kaltstarteinrichtung	32
F 35	– Thermoschalter II Kaltstarteinrichtung	33
G	– Geber für Kraftstoffanzeige	48
G 1	– Kraftstoffanzeige	54
G 2	– Geber Kühlwassertemperatur	49
G 3	– Kühlwassertemperaturanzeige	53
H	– Signalhorntaste im Lenkrad	79
H 1	– Signalhorn	80
J	– Relais Handabblendung und Lichthupe	40–43
J 2	– Relais Warnblinken	59–63
J 6	– Spannungskonstanthalter	53, 54
J 9	– Relais beheizbare Heckscheibe	65, 67
J 31	– Relais Wisch-Wasch-Intervallautomatik	75–77
K 1	– Kontrollampe Fernlicht	45
K 2	– Ladekontrollampe	10
K 3	– Kontrollampe Öldruck	52
K 5	– Kontrollampe Blinker	51
K 6	– Kontrollampe Warnblinken	62
K 10	– Kontrollampe Heckscheibenheizung	67
L 1, 2	– Hauptscheinwerfer-Lampen	41–44
L 9	– Lampe Lichtschalterbeleuchtung	17
L 10	– Lampe Instrumentenbeleuchtung	19–21
L 21	– Lampe Heizungshebelbeleuchtung	22
L 22	– Anschlußkabel für Nebellampen	72
M 1,2,3,4	– Lampen Stand-Schlußlichter	36–39
M 5,6,7,8	– Lampen Blinklicht	69–72
M 9,10	– Lampen Bremslichter	46, 47
M 16,17	– Lampen Rückfahrleuchten	29, 30
N	– Zündspule	7, 8
N 1	– Vergaserautomatik	32
N 3	– Vergaserabschaltventil	31
N 6	– Vorwiderstandsleitung Zündspule	7
N 36	– Vorwiderstand Startautomatik	33
O	– Zündverteiler	7, 9
P	– Zündkerzenstecker	8, 9
Q	– Zündkerzen	8, 9
R	– Anschluß für Radio	24
S 1–15	– Sicherungen (Tabelle S. 121)	
T xx	– Steckverbindungen	
T 20	– Diagnose-Zentralstecker	11
U 1	– Zigarrenanzünder	24
V	– Scheibenwischermotor	73, 74
V 2	– Frischluftgebläse	64
V 5	– Scheibenwascherpumpe	78
V 7	– Kühlerventilator	81
W	– Innenleuchte	26
W 6	– Handschuhfachleuchte	23
X	– Kennzeichenleuchte	34, 35
Y	– Zeituhr	25
Z 1	– Heckscheibenheizung	68